# 临床营养与衰老手册

## Handbook of Clinical Nutrition and Aging

## 第 3 版

主　编　Connie Watkins Bales　Julie L. Locher
　　　　Edward Saltzman

主　译　何成奇　吴锦晖

副主译　杨　茗　蒋佼佼

译　者（以姓氏汉语拼音为序）

陈宝玉　陈丽华　代水平　丁　香　窦青瑜　桂尘璠　郝勤建
何成奇　江汉宏　蒋佼佼　蒋彦星　李　磊　李　颖　李思远
梁玉祥　刘　颖　刘龚翔　莫　莉　蒲虹杉　宋　娟　唐天娇
王　双　王任杰　吴锦晖　杨　茗　袁益明　张绍敏　邹雨珮

单　位　四川大学华西医院

人民卫生出版社

·北京·

First published in English under the title
Handbook of Clinical Nutrition and Aging ( 3rd Ed.)
edited by Connie Watkins Bales, Julie L. Locher and Edward Saltzman
Copyright © Springer Science+Business Media New York, 2015
This edition has been translated and published under licence from
Springer Science+Business Media, LLC, part of Springer Nature.

图书在版编目（CIP）数据

临床营养与衰老手册 /（美）康妮·沃特金斯·贝尔
斯（Connie Watkins Bales），（美）朱莉·L. 洛彻
（Julie L. Locher），（美）爱德华·萨尔兹曼
（Edward Saltzman）主编；何成奇，吴锦晖主译 . —北
京：人民卫生出版社，2024.1
　ISBN 978-7-117-35852-1

Ⅰ. ①临… Ⅱ. ①康… ②朱… ③爱… ④何… ⑤吴
… Ⅲ. ①临床营养 – 手册②抗衰老 – 手册 Ⅳ.
①R459.3-62②R339.3-62

中国国家版本馆 CIP 数据核字（2024）第 021429 号

| 人卫智网 | www.ipmph.com | 医学教育、学术、考试、健康，购书智慧智能综合服务平台 |
| 人卫官网 | www.pmph.com | 人卫官方资讯发布平台 |

图字：01-2021-0526 号

临床营养与衰老手册
Linchuang Yingyang Yu Shuailao Shouce

主　　译：何成奇　吴锦晖
出版发行：人民卫生出版社（中继线 010-59780011）
地　　址：北京市朝阳区潘家园南里 19 号
邮　　编：100021
E - mail：pmph @ pmph.com
购书热线：010-59787592　010-59787584　010-65264830
印　　刷：北京华联印刷有限公司
经　　销：新华书店
开　　本：787 × 1092　1/16　印张：25
字　　数：608 千字
版　　次：2024 年 1 月第 1 版
印　　次：2024 年 2 月第 1 次印刷
标准书号：ISBN 978-7-117-35852-1
定　　价：158.00 元

打击盗版举报电话：010-59787491　E-mail：WQ @ pmph.com
质量问题联系电话：010-59787234　E-mail：zhiliang @ pmph.com
数字融合服务电话：4001118166　E-mail：zengzhi @ pmph.com

# 主译简介

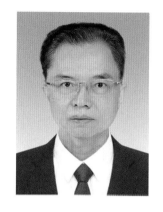

何成奇,医学博士,二级教授,主任医师,博士后合作导师,国务院政府特殊津贴专家,四川大学华西医院康复医学中心主任、医学技术学院副院长、康复医学四川省重点实验室主任。担任中国康复医学会副会长、中华医学会物理医学与康复学分会主任委员、中国医师协会康复医师分会副会长、四川大学华西临床医学院 / 华西医院教授委员会副主任、四川省康复医学会副会长。先后获得中国医师奖、中国优秀科技工作者、宝钢优秀教师奖、教育部科技进步二等奖、华夏医学科技一等奖、中国康复医学会科技一等奖、中国康复医学会教学成果一等奖及香港理工大学荣誉教授;先后主持科技部重点项目 1 项、国家自然科学基金面上项目 6 项;发表第一作者与通讯作者 SCI 论文 96 篇,总主编康复技术规培教材 13 部,主编本科教材等 16 部。

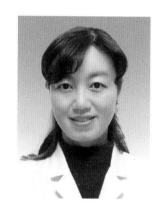

吴锦晖,博士,教授,主任医师,博士生导师,四川大学华西医院老年医学中心主任。"天府青城"医疗卫生领军人才。国家科技部重点研发计划项目负责人,国家健康科普专家库成员。美国哈佛大学访问学者,四川省海外高层次留学人才。2021 年四川"最美科技工作者"。作为项目负责人,承担国家科技部重点研发计划"主动健康和老龄化科技应对"专项。牵头发布 4 部中国专家共识,入选世界卫生组织指南实施与知识转化合作中心 TOP 300 指南 / 共识。担任中国老年学和老年医学学会老年医学科建设分会副主任委员、中华预防医学会老年病预防与控制专委会副主任委员、中国老年保健协会脏器康复专委会副主任委员、中国医院协会医养结合工作委员会副主任委员、四川省医学会老年医学专委会主任委员、四川省老年病质控中心业务主任等。

# 编者名单

**Elaine J. Amella, Ph.D., R.N., F.A.A.N.** College of Nursing, Medical University of South Carolina, Charleston, SC, USA

**Connie Watkins Bales, Ph.D., R.D.** Durham VA Medical Center and Duke University Medical Center, Durham, NC, USA

**Melissa Batchelor-Aselage, Ph.D., R.N.-B.C., F.N.P.-B.C.** School of Nursing, Duke University, Durham, NC, USA

**Srinivasan Beddhu, M.D.** Medical Service, Salt Lake Veterans Affairs Healthcare System and Division of Nephrology & Hypertension, University of Utah School of Medicine, Salt Lake City, UT, USA

**Alison Clune Berg, B.S.F.C.S., M.S.** Department of Foods and Nutrition, University of Georgia, Athens, GA, USA

**Danielle R. Bouchard, Ph.D.** Department of Kinesiology and Recreation Management, University of Manitoba, Winnepeg, MB, Canada

**Anne O. Brady, B.S., M.S., Ph.D.** Department of Kinesiology, University of North Carolina at Greensboro, Greensboro, NC, USA

**David R. Buys, Ph.D.** Department of Food Science, Nutrition, and Health Promotion State Health Specialist, MSU Extension Service Mississippi State University, MS, USA

**Xiaorui Chen, M.S.** Department of Nephrology, University of Utah, Salt Lake City, UT, USA

**Paul M. Coates, Ph.D.** Office of Dietary Supplements, National Institutes of Health, Bethesda, MD, USA

**Rebecca Costello, Ph.D.** Office of Dietary Supplements, National Institutes of Health, Bethesda, MD, USA

**Kristen E. D'Anci, Ph.D.** Department of Psychology, Salem State University, Salem, MA, USA
Department of Psychology, Tufts University, Medford, MA, USA

**Bess Dawson-Hughes, M.D.** Bone Metabolism Laboratory, Jean Mayer USDA Human Nutrition Research Center on Aging, Tufts University, Boston, MA, USA

**Rose Ann DiMaria-Ghalili, Ph.D., R.N., F.A.S.P.E.N., C.N.S.C.** Doctoral Nursing Department, College of Nursing and Health Professions, Drexel University, Philadelphia, PA, USA

**Johanna T. Dwyer, D.Sc. R.D.** Office of Dietary Supplements, National Institutes of Health, Bethesda, MD, USA

**Ellen M. Evans, Ph.D.** Department of Kinesiology, University of Georgia, Athens, GA, USA

**Grace E. Giles, M.S.** Department of Psychology, Tufts University, Medford, MA, USA

**L. Anne Gilmore, Ph.D.** Department of Reproductive Endocrinology and Woman's Health, Pennington Biomedical Research Center, Baton Rouge, LA, USA

**Christopher L. Holley, M.D., Ph.D.** Cardiovascular Division, Department of Internal Medicine, Barnes-Jewish Hospital, St. Louis, MO, USA

**Ian Janssen, Ph.D.** Department of Community Health and Epidemiology, Queen's University, Kingston, ON, Canada

**Aminah Jatoi, M.D.** Department of Oncology, Mayo Clinic, Rochester, MN, USA

**Gordon L. Jensen, M.D., Ph.D.** Department of Nutritional Sciences, Penn State University, University Park, PA, USA

**Mary Ann Johnson, Ph.D.** Department of Foods and Nutrition, University of Georgia, Athens, GA, USA

**Elizabeth J. Johnson, Ph.D.** Jean Mayer USDA Human Nutrition Research Center on Aging, Tufts University, Boston, MA, USA

**Kaumudi J. Joshipura, B.D.S., M.S., Sc.D.** Center for Clinical Research and Health Promotion, School of Dental Medicine, University of Puerto Rico, San Juan, Puerto Rico

**Robin B. Kanarek, Ph.D.** Department of Psychology, Tufts University, Medford, MA, USA

**Abby C. King, Ph.D.** Health Research and Policy, and the Stanford Prevention Research Center, Stanford University School of Medicine, Stanford, CA, USA

**Holly M. Knight, B.A.** Department of Psychological and Brain Sciences, University of Louisville, Louisville, KY, USA

**William E. Kraus, M.D.** Division of Cardiology, Department of Medicine, Duke University School of Medicine, Durham, NC, USA

**Alice H. Lichtenstein, D.Sc.** Cardiovascular Nutrition Laboratory, Jean Mayer USDA HNRCA at Tufts University, Boston, MA, USA

**Julie L. Locher, Ph.D.** Translational Nutrition and Aging Program, Departments of Medicine and Health Care Organization, University of Alabama at Birmingham, Birmingham, AL, USA

**Joyce Merkel, M.S., R.D.** Office of Dietary Supplements, National Institutes of Health, Bethesda, MD, USA

**Sri Prakash L. Mokshagundam, M.D.** Division of Endocrinology and Metabolism, University of Louisville, Louisville, KY, USA

**Douglas Paddon-Jones, Ph.D.** Department of Nutrition and Metabolism, The University of Texas Medical Branch, Galveston, TX, USA

**Cristina Palacios, L.N.D., M.Sc., Ph.D.** Nutrition Program, Graduate School of Public Health, University of Puerto Rico, San Juan, Puerto Rico

**Krishna A. Patel, M.D.** Department of Internal Medicine, Mayo Clinic Rochester, Rochester, MN, USA

**Julie D. Pruitt, M.S., R.D., L.D.N.** Division of Cardiology, Department of Medicine, Duke University School of Medicine, Durham, NC, USA

**Eric Ravussin, Ph.D.** Department of Health and Human Performance, Pennington Biomedical Research Center, Baton Rouge, LA, USA

**Leanne M. Redman, M.S., Ph.D.** Department of Reproductive Endocrinology and Women's Health, Pennington Biomedical Research Center, Baton Rouge, LA, USA

**Michael W. Rich, M.D.** Washington University School of Medicine, St. Louis, MO, USA

**Christine Seel Ritchie, M.D., M.S.P.H.** Department of Medicine, University of California San Francisco, San Francisco, CA, USA

**Sarah Broome Rose, M.S., R.D.** Department of Molecular and Medical Genetics, Oregon Health and Science University, Portland, OR, USA

**Aaron P. Russell, Ph.D.** Centre for Physical Activity and Nutrition (C-PAN) Research, School of Exercise and Nutrition Sciences, Deakin University, Melbourne, VIC, Australia

**Edward Saltzman, M.D.** Jean Mayer USDA Human Nutrition Research Center on Aging, Tufts University, Boston, MA, USA

**Krupa Shah, M.D., M.P.H.** Department of Medicine and Orthopedics, Highland Hospital, University of Rochester School of Medicine and Dentistry, Rochester, NY, USA

**Joseph R. Sharkey, Ph.D., M.P.H., R.D.** Program for Research in Nutrition and Health Disparities, School of Rural Public Health, College Station, TX, USA

**Jylana L. Sheats, Ph.D., M.P.H.** Stanford Prevention Research Center, Stanford University School of Medicine, Palo Alto, CA, USA

**Barbara Stetson, Ph.D.** Department of Psychological and Brain Sciences, University of Louisville, Louisville, KY, USA

**David R. Thomas, M.D., F.A.C.P., A.G.S.F.,** Division of Geriatric Medicine, Department of Internal Medicine, Saint Louis University Hospital, Saint Louis, MO, USA

**Katherine L. Tucker, Ph.D.** Department of Clinical Laboratory and Nutritional Sciences, University of Massachusetts, Lowell, MA, USA

**Justin M. Vader, M.D.** Cardiovascular Division, Department of Internal Medicine, Washington University School of Medicine, St. Louis, MO, USA

**Dennis T. Villareal, M.D.** Department of Medicine, Baylor College of Medicine and Michael E. DeBakey Va Medical Center, Houston, TX, USA

**Sandra J. Winter, Ph.D.** Stanford Prevention Research Center, Stanford University School of Medicine, Palo Alto, CA, USA

**Michi Yukawa, M.D., M.P.H.** Division of Geriatrics, Department of Medicine, San Francisco VA Medical Center, University of California San Francisco, San Francisco, CA, USA

# 译者序

随着中国老龄化状况的加剧,糖尿病、高血压、冠心病、肿瘤、阿尔茨海默病、肌少症、肥胖、老年衰弱等疾病开始凸显,不仅对个人、家庭造成巨大经济、精神负担,也大大增加了社会、国家的医疗保健压力。

世界卫生组织在"健康老龄化行动十年 2020—2030"中提出,重点关注老年人的功能发挥,以实现健康老龄化,其中营养不良和衰弱状态是两大阻碍因素。饮食营养与老年人健康息息相关,对老年人来说,均衡营养、科学饮食有助于保持健康状态、延缓衰老、减少老年综合征,而营养不良不仅会加速老化与衰老,也会带来身体各个系统功能减退,比如在免疫系统表现为免疫减退与失调,视觉器官表现为视力减退、心血管系统表现为血管日趋硬化、消化系统表现为肠蠕动减慢 – 胀肚便秘等。老年人的营养情况不容忽视。如何预防老年病,保障老年人身心健康成为亟待解决的问题。

美国 Connie Watkins Bales 等教授主编的《临床营养与衰老手册》全面展示了老年各个疾病领域推荐的营养方案研究成果,结合老年人的健康服务与生活管理,紧密联系临床实际,针对衰老引起的生理变化和对营养的特殊需求作出了图文并茂的详细描述,是一本出色的工具书,值得向老年医学工作者、老年康复工作者、老年社区工作者及关心老年营养与衰老的同仁们推荐。为了比较准确地将原著的内容及主要观点全面地呈现给读者,我们组织了四川大学华西医院多位身在临床一线的老年医学和康复医学专家翻译了此书,几经校正,终于面世。

希望本书可供更多人去了解老年人不同阶段和不同疾病下的营养需求,更好地宣传老年营养健康知识,加强老年人群营养干预,提升老年营养健康服务能力,推进老年营养改善行动,提高老年疾病的预防和治疗能力。感谢四川大学华西医院老年医学中心和康复医学中心的各位同仁为本书付出的心血!

最后,本书的出版得到了科技部国家重点研发计划(2018YFC2002100)的资助,在此一并致谢。

何成奇　吴锦晖
2023 年 12 月于成都

# 原著序言

《临床营养与衰老手册》(第 3 版) 由 Connie Watkins Bales、Julie L. Locher 和 Edward Saltzman 主编,全面概述了相关领域的新发现,各个章节分享了该领域杰出领导者的知识和经验,供从业者、研究者和政策制定者参考。

随着 21 世纪的到来,在照顾老年人方面,全世界将面临许多挑战,远远超过以往任何时候。美国 65 岁及以上的人口在过去 20 年里增长了 21%。在未来的几年里,将增长得更快,到 2060 年将增长两倍以上。最年长的老年人预计增长更快,85 岁以上的老人预计将在 2012—2040 年间增加两倍。不仅在西方世界,包括发达国家和发展中国家的全球范围内,这种前所未有的老年人口增长将导致人口年龄分布的重大变化。这些巨大变化将对医疗保健和临床营养的实践产生不可磨灭的影响。

这些预测至少已经出现了 20 年,在某种程度上,这虽是老生常谈,但也促使人们考虑为老年人提供新的综合医疗保健系统。随着我们现在接触"婴儿潮一代"老龄化群体,未来已至,我们必须面对人口结构变化和资源有限的现实。老年人的含义也在不断演变,在 100 年前,谁能想象预期寿命会上升到现在的水平? 谁能想到,对某些人来说,70 岁的人在功能上会像 60 岁? 谁能想到这么多的老年人会有如此活跃、丰富和充实的生活? 不幸的是,相当多的老年人没有这些机会,因为他们患有与衰老相关的疾病,如慢性疾病、抑郁、痴呆、口腔健康不良、肌少症、功能衰退和衰弱。营养不良与其中许多疾病有关,它既是诱发因素,也是妨碍医疗成功和导致疾病恶化的不良结局。肥胖症在老年人中也很常见,并与疾病负担和功能限制密切相关。肥胖型肌少症尤其常见,并可能导致功能障碍。矛盾的是,许多肥胖的老年人饮食质量差,同时还患有微量营养素缺乏症。因此,正如本书所强调的,从业者将面对老年人一系列复杂的营养问题:从典型饥饿情况下的营养不良,到疾病或损伤情况下的营养不良,再到肥胖情况下的营养不良。

在大多数西方国家,包括美国,与饮食有关的慢性疾病是发病和死亡的最大原因。预防性营养和医疗营养疗法的最佳实施,有可能成为决定老龄化对世界人口最终影响的主要因素。合理的营养为改变老年人与健康有关的生活质量以及医疗资源的使用提供了机会。在老龄化相关的政策方面,我们看到两个不断发展的趋势,将老年人的营养问题置于首位。首先,越来越多的人开始将长期护理的重点从机构环境转移到家庭和社区环境。这一改变的核心是向居住在社区中有营养风险的老年人,特别是那些缺乏资源(包括经济和社会资源)的老年人提供营养服务,以及那些经历慢性疾病负担和功能衰退的老年人,这增加了他们住院或被安置在专业护理机构中的可能性。其次,当患者出现不良后果时(如过早再次住院等),医院和医疗保健提供者面临的经济处罚将增加。营养不良与此类不良结局的风险增加密切相关。连接解决营养需求的医疗和社会服务,对于照顾老年人至关重要。本版一个重要的新特点是关注居住在社区的老年人,以及如何以最佳的方式满足他们的营养需求。

Gordon L. Jensen,医学博士

(宋娟 译 袁益明 校)

# 原著前言

自本手册第 1 版问世已有 10 年之久。此间时日,亦喜亦忧。科学的快速发展和信息传输的进步以前所未有的速度促进了医学发现和健康相关信息的传播。消费者比以往任何时候都更加意识到健康促进行为的价值,老年人也在密切关注。例如,老年人是膳食补充剂的最大消费者。许多雇主已经推出了工作场所健康倡议,包括对其退休人员。然而,过去几年的严峻的经济困难给许多个人和家庭带来了意想不到的挑战,往往使他们难以利用这些进步的优势。有限的时间和资源所带来的压力,以及媒体中混杂的信息所带来的混乱,对老年人来说可能是特别大的挑战。许多靠固定收入为生的人,在对健康相关行为(包括营养)做出选择时,还要应对多种并存疾病。因此,他们可能不会在与健康相关的各种建议中高度重视营养问题,但我们认为他们应该这样做!

在晚年,和任何年龄段一样,不良的饮食习惯以及诸如缺乏运动和肥胖症等相关因素会增加罹患一系列慢性疾病的风险,如心血管疾病、2 型糖尿病、代谢综合征、胆囊疾病和癌症。反之,坚持对肾脏疾病和慢性心力衰竭等与年龄有关的疾病进行医学营养治疗,可通过保留器官功能和减少问题性症状,促进与健康有关的生活质量的重要改善。考虑到这一点,我们在本手册第 3 版中试图强调以往关注有限的新主题,以及评估和治疗方法不断发展和改进的主流课题。例如,有 3 个相关章节(第 6、7 和 22 章)支持了对身体功能作为晚年独立和幸福的决定因素的进一步认识。有 2 章(第 8 和 18 章)涉及饮食和认知方面,这是目前老年营养学中的一个热门话题。有关食物不安全(第 9 章)、压疮(第 14 章)、晚期痴呆的进食(第 18 章)和临终问题(第 19 章)的章节强调了高度衰弱人群的营养问题。与以前的版本一样,我们关于临床状况的章节包括肥胖、糖尿病、心力衰竭、癌症、肾脏疾病和骨质疏松症。我们也很高兴地加入有关营养和抗衰老的新章节(第 20 章)和有关饮食补充剂这一具有挑战性的主题的最新信息(第 22 章),以及一些附加章节介绍了关于营养在老龄化中广泛应用的新见解。这些章节的内容反映了比较乐观的前景。显然,各章节的作者都支持这样的观点,即最佳营养对所有老年人有益,并且他们提供了实现这些益处的具体建议。

与前两个版本一样,本版目前是关于老年人二级疾病预防和医学营养治疗的一个独特而全面的资源。我们希望它能成为临床营养学家/营养师、医师、护士、语言和职业治疗师,以及其他许多为这一高危人群提供护理的卫生专业人员,包括社会工作者和个案管理者的宝贵指南。我们真诚地感谢许多为我们编纂本手册作出贡献的人,我们要特别感谢 Springer 的策划编辑 Diane Lamsback,由于主编和编者都面临巨大的时间压力,她一直以来的支持无可估量,并帮助此版本付诸实现。感谢 Sarah B. Rose(营养学硕士),她协助完成了所有

## 原著前言

章节的初始审查,并支持了杜克老龄化中心的手册工作。还要感谢一直在 Springer 任职的 Amanda Quinn,为本手册的 3 个版本都提供了支持和指导。作为编辑,我们特别感谢我们的丛书主编 Adrianne Bendich 博士,鼓励我们通过与研究老年营养学的天才科学家合作,探讨老年营养学的关键临床问题。正是这些科学家最终使本书成功付梓,特此感谢。

| | |
|---|---|
| Durham, NC, USA | Connie Watkins Bales, Ph.D., R.D. |
| Birmingham, AL, USA | Julie L. Locher, Ph.D. |
| Boston, MA, USA | Edward Saltzman, M.D. |

（宋娟 译 袁益明 校）

# 目录

# 第一部分
# 晚年营养健康的总体问题

# 第1章
# 老年人的营养干预

Jylana L. Sheats, Sandra J. Winter, and Abby C. King

## 要点

- 年龄的增长会增加患慢性疾病和其他健康问题的风险,所以良好的营养对于正常和健康的衰老来说必不可少。
- 老龄化人口是多样化的,需要个体化及基于科学理论的干预措施,来确保他们的营养需求得到满足。
- 认识人群的特定问题,并使用各种干预手段和策略,将有助于制订合适和明确的干预目标、措施和结果。
- 与营养相关的行为是复杂的,因此,需要在干预措施实施前、实施中和实施后对其进行评估。
- 特殊人群,如少数民族、社会经济地位低的人、有身体或认知障碍的人、难以获得食品储备和食品相关的服务的人,以及生活在农村社区的人,可能会面临独特的营养挑战。
- 以技术为基础的健康促进和干预战略能有助于减轻营养相关疾病的负担。

**关键词** 老年人·营养·饮食·干预·健康促进·健康行为改变·理论·生态模型·技术

## 引言

### 了解全球老龄化趋势、健康老龄化和营养的作用

　　20世纪国家工业化带来的一项重大成就是大大提高了人类的预期寿命[1]。据预测,美国的老年人(65岁以上)[2]数量将加倍,从目前的4 020万增加到8 850万[3];到2030年,美国超高龄老年人口(85岁或以上)将增长到1 900万[3]。"银发美国"的原因包括[1]:寿命的延长、"婴儿潮"一代(1946年至1964年出生的人)的老龄化以及移民[3]。同时,老年美国人的人口结构将向种族和种族更加多样化转变,预计到2042年,少数族裔(即非西班牙裔白人以外的所有种族和族裔群体)将成为老年人群体的多数。与美国一样,据预测,到2036年,加拿大老年人口将翻一番[4]。世界上其他工业化地区正在经历类似的趋势,如欧洲[5]、澳大利亚[6]、新西兰和日本[1]。

　　衰老是生命周期中一个人身体、认知和心理社会相关功能的、逐渐衰退的一部分,这些

功能的衰退会导致在生命的最后几年中医疗资源使用率不成比例地增高[7]。然而,也有一些老年人过着充满活力的健康生活[8]。根据美国老龄化管理局的数据[9],41.6% 的非住院老年人认为自己的健康状况"极好"或"非常好",而 64.5% 的 18~64 岁的人认为自己的健康状况"很好"或"非常好"。此外,许多 85 岁及以上的成年人能够从事独立的日常生活活动(independent activities of daily living,IADLs)[10],例如能够完成家务和洗衣、购物、准备食物和处理财务等家庭事务。早期积极的健康行为,如日常饮食健康,对正常和健康的衰老至关重要[8]。虽然定义各不相同,但正常老龄化的基本特征包括具有高水平的身体和认知功能、没有重大慢性疾病和残疾以及有与他人进行社交活动的能力[11]。

据《健康人 2020》记载,美国老年人的主要目标是"改善健康、功能和生活质量"[12]。对于即将到来的"银发海啸"[13],最佳的营养是关键,它能改善健康结果、生活质量和幸福感[14]。人是环境的产物,并且食物的摄入、健康状况的病因学和积极健康行为往往受个体以外的因素的影响,因此在解决老年人的营养健康问题时[15-17],建议采用整体多层次方法进行研究。因此,研究人员越来越多地使用关注个体因素的生态模型,以及可能造成积极或消极的健康行为和 / 或健康结果的更广泛的环境中的因素[18]。生态学观点认为,个人内在(个人特征)、人际过程、制度、社区和公共政策能影响行为[18]。本章将采用多层次方法描述影响老年人营养状况和食物摄入量的因素;探讨针对老年人的营养干预措施的规划、实施和评估中的主要概念;提供当前和新兴营养干预措施的示例;同时考虑他们的异质性和不同的需求,讨论未来的发展方向。

# 老年人的营养状况

随着个人年龄的增长,他们经历了各种各样的人生转变,并面临着更大的健康问题风险[19,20]。营养状况通常是一种自我管理的状态,在这种状态下,少量的自我保健和生活方式的改善可以产生显著的益处[14,21]。然而,美国政府对老龄化进行的一项预实验[22]发现,48% 和 43% 的受访者分别有中度或高度营养风险。随着年龄的增长,个体对能量摄入的要求可能会降低,需要更多营养密集的食物(如高营养、低热量的食物)[23]。因此,他们可能对富含抗氧化营养素,钙、纤维、叶酸、锌、维生素 A、$B_{12}$、C、D 和 E[8,24]的食物和 / 或补充剂有更高的需求,以解决衰老带来的问题(包括但不限于慢性疾病,低骨密度[8],视力低下[25],认知障碍[26])。研究表明,老年人很难达到国家对每种食物的推荐标准,特别是谷物类和乳制品类[27-30]。此外,在老年人中报告的 6 种最常见的健康问题中,未控制的高血压(34%)、确诊的关节炎(50%)、所有类型的心脏病(32%)、任何癌症(23%)、糖尿病(19%)和鼻窦炎(14%),有 4 种是与营养有关的慢性病。这并不奇怪,因为 80% 的老年人至少患有 1 种慢性疾病[9],50% 的人有超过 2 种[31]。健康、营养丰富、适量的饮食对所有人群保持健康,预防和延缓慢性疾病及失能都至关重要,对老年人尤其重要[32]。

# 影响老年人食物摄入的因素

老年人的食物摄取不仅受个体、个人内在和社会层面的因素影响,还受其所处的社区环境、医疗服务和政策环境的影响。

## 人 - 人和个人内在因素

在人 - 人,或者说个体层面上,食物摄入和食欲可能受到终生饮食行为、欠佳的健康状况、失能和感觉功能(如视力、味觉和嗅觉)改变的影响。潜在的影响因素包括:服用多种药物、药物与营养的相互作用和 / 或副作用、欠佳的口腔健康和功能、与控制饱腹感有关的激素相关变化、关节炎导致的准备食品困难、食量控制不足、缺乏与个人饮食需求相关的信息,以及由于当前的健康状况或其他因素而有限制性饮食或复杂的饮食需求[8,14,33]。其他需要考虑的因素包括:贫困或有限的财政资源、由于交通问题无法从商店和一些膳食 / 营养计划获得食物,以及缺乏食品储存和制备设施[34-38]。文献中提到的个人内在因素包括:自我效能、感知障碍、个人意愿和社会支持[38,39]。

## 社会因素

老年人的食物摄入也受到社会因素的影响,如就业状况的变化(如退休)、家庭结构的改变(如"空巢")导致的角色功能丧失,因家庭成员和 / 或朋友、照顾者的死亡或离开而导致的独立生活能力丧失 / 孤独和社会孤立,以及社会文化和宗教 / 精神影响[8,34-36]。

## 社区环境、医疗服务和政策相关因素

老年人可能生活在缺乏提供健康食品的食品商店,或营养支持项目和服务有限的地区[40]。许多提供营养支持的机构无法满足日益增长的需求,因此需要优先考虑那些最需要服务的人。此外,越来越多的医疗服务是在门诊而不是在急症室提供的。这种医疗服务提供的转变,加上早期出院政策,可能会使患病或正在康复的老年人难以获得和准备健康食品[40,41]。这些情况使得老年人的营养风险更高,并增加了老年人抑郁症和食物相关的焦虑[41]的患病率。确保营养为出院计划的一部分,可以减轻这一负担。最后,人们注意到,促进社区花园、当地种植的农产品和农贸市场的政策可能会帮助人们有更多的获取健康食品的途径[40]。

总之,对老年人饮食影响因素的研究是一个复杂的领域,人们对它的了解还不够[42]。无论年龄大小,改善饮食摄入和习惯都能改善营养状况[21]。然而,改变饮食相关的行为可能比较困难,可能会花费大量的时间和精力[21]。除了这里描述的因素外,与年龄相关的健康问题和不断变化的营养需求对老年人是一个独特的挑战,需要个体化的营养干预措施解决这个挑战[43]。

# 帮助老年人应对营养挑战的干预

## 营养干预规划与设计

营养干预通常旨在改善和适当增加食物 / 营养素的摄入和种类(包括口服补充)、提供营养教育或咨询和增加个人 / 社区获得健康食品的资源。成功的营养干预能减轻疾病负担,提高生活质量。因此,通过制订和实施有效的营养干预措施来应对老年人所面临的营养挑战是非常重要的。然而,对于老年人来说,及时了解营养促进和推荐专业发生的变化可能会存在困难。因此,确定并实施针对这一人群的基于循证的最佳方案至关重要[40,37,44]。对目标人群具体问题的认识将有助于制订适当和明确的干预目标、措施和结果。

## 指导制订和实施营养干预的框架

为了协助干预者,Bartholomew 及其同事[45]确定了用于绘制干预措施的框架,并提出了6个基本步骤:

1. 需求评估。
2. 根据行为因素和环境因素确定改进目标。
3. 选择基于理论的干预方法和实用策略。
4. 将方法和理论转化为系统性的项目。
5. 对项目的采用、实施和可持续性进行规划。
6. 创建评估计划。

制订框架前,应该对目标人群的相关文献和研究进行全面的回顾。对于老年人(社区居住、居家、住院的老年人),干预人员应考虑人群的异质性和影响食物选择、摄入和制备的因素,以及主观认知的积极性和障碍、营养风险、需求、偏好和情境因素[46]。对老年人及其照顾者(也可能是老年人)这些因素的评估对成功的干预措施至关重要[47,48]。评估方法可能包括饮食回顾和其他营养评估和筛选工具,如访谈、调查、有组织的小组讨论/焦点小组和家访[41,47]。Freudenberg 和他的同事还确定了其他成功有效的干预设计原则[49]:根据目标受众和环境进行调整;让参与者参与计划、实施和评估;将参与者的健康问题与更深的生活和社会问题联系起来当作一个整体来考虑;利用现有的环境资源;发挥参与者及其社区的力量;倡导改变政策以支持实现卫生目标;培训参与者,让参与者发挥力量;支持创新扩散;并将有效的干预措施制度化和复制。这些原则适用于不同的人群、环境和策略[49]。

使用健康行为改变理论来告知和指导干预措施有许多好处,建议使用[50]。这种方法能让人更好地了解可能影响风险和有益策略的决定因素;在探究某种饮食领域时,这种方法还有助于找到改善这些决定因素、行为和环境的方法[45]。已有多种健康行为改变理论和模型被应用,或推荐用于指导老年人营养干预,如健康信念模型[51]、跨理论模型[52]、社会认知理论[48]、计划行为理论[53]、社会支持模型[54]、生态模型[48,54]。这些理论包含了被认为非常适用于老龄化人口的概念。例如,社会生态模型对营养干预特别有用,因为饮食往往受到微观和宏观因素的影响[48]。行为改变理论的有效性取决于其作为干预的一部分的应用[55,56]。因此,在理论应用于实践方面需要更多的指导[45]。

## 提供渠道和干预措施

营养干预所使用的渠道类型和引入人群的具体内容可能不同。然而,至关重要的是,干预机制应当迎合受众的喜好[45,47]。为老年人提供营养的首选渠道的包括:引人入胜的视频、精心设计的 PowerPoint 演示文稿(例如,大而简单的文本、明亮的颜色、与老年人一起使用图像和音乐)以及提供补充讲义,以及旨在补充干预措施的教育内容的简报或小册子[57]。为老年人设计的营养干预措施已产生积极的健康结果,其中包括基于理论的行为矫正措施;老年人积极参与确定干预目标,以及使用少量的但有针对性、清晰、简单、有冲击力、难以忽视、实用和强化的信息[15,55]。促进老年人积极变化的其他有效手段包括:将现实生活情景纳入干预内容和过程;允许动手、互动学习,以补充和促进对信息的理解;促进社会支持;提供接触相关医疗专业人员和资源的机会;利用"老年性"学习(即以适合任何特殊需要的方式指导老年人的学习,如教师指导的学习、监督下的决策、以个人为中心的活动);并应用相关的教育和健康行为改变理论[47,55,58-60]。与年轻人相比,老年人的学习方式、能力和需求往往更加多样化。为了解决这一问题,可以利用多种战略的结合来提高老年人营养干预措施的质量和范围[21,56,57]。

同样重要的是,要关注干预因素的稳健性,以防止引发行为改变和第二类错误(即,由于项目设计或实施不当,而未能确定干预的有效性)[45,61]。Kristal 和 Ollberding[62]指出能增强营养干预稳健性的设计有以下几个特征:有一个有代表性的潜在参与者样本;在干预前对评估结果有一次或多次测量;一个或多个比较组(如未接受干预的对照组);随机分配到治疗组(接受干预的干预组);以及在干预后的进行一项或多项评估结果的测量。虽然每个组成部分都很重要,但除了对照组和干预后的结果测量值外,所有这些并不是必须出现在干预措施中[62]。

## 生态视角下的营养干预

Cutler[15]在对行为健康干预措施的评估中提出,如果没有环境变化(如机构、组织、政策导向的干预措施),个人行为变化就不会发生。为了支持这一观点,Sahyoun 和他的同事[55]主张有必要利用生态学方法来探索可能影响老年人营养健康的个人和环境因素。在这里,我们提供了个人、个人内在、机构、社区、政策和多层次的营养干预的例子以及见解。

## 个人和个人内在层面的营养干预

以人为中心的干预措施(个人的和个人内在层面的)要求个人主动改变生活方式。在满足需要丰富营养膳食的老年人的需要方面,在个人层面进行的一些干预措施已经成功,例如由受过培训的食品和营养从业者进行一系列个性化的营养课程[63];以手册和简报的形式来运用基于理论的行为改变教育,专家系统评估报告以实现个性化反馈,以及电话辅导[52,56,64];以及家访、两周一次的电话联系和关于行为改变方法的每月简报;目标设定[53];以及为参与者的饮食模式和生活方式提供个体化量建议[65]。上述方法在老年痴呆症营养干预设计中的使用已在文献中广泛被记录,如根据参与者的个人学习需求进行调整、多次的当面或电话联系,以及基于理论等[38,50,65,66]。伯恩斯坦和他的同事们[65]进一步指出,在使用干预措施时,可以通过让参与者保持记录以及研究团队的持续监测和正向强化来增加参与者对干预措施的遵从性遵守协议。未来的干预措施应旨在增加治疗(比如干预措施)的剂量。虽然长期的干预措施可能代价高昂,但人们发现,纵向的健康促进活动可以延长老年人的健康年数[67]。此外,还应调查老年人使用营养支持项目和服务的动机和障碍,特别是考虑到全球经济衰退和"新贫困人口"的出现,他们可能不习惯获得营养支持项目和服务。迄今为止,很少有对老年人的以理论为基础的行为营养干预研究的随机对照试验。具有合适代表性的样本群体和足够样本量的随机对照试验优于观察性、横断面或准试验设计,因为随机化过程减少了已知或未知因素的混杂;并允许研究人员假定因果关系。单独使用以个人为中心的视角的一个主要缺点是,行为目标的实现最终是由个人控制的,而不考虑外部因素;行为上的改变往往是短期的,不可能长期持续;而且,对于更大范围的人群的健康影响有限[53,55],这进一步强调了在多个层面上采取措施的必要性。

## 机构和社区营养干预

从医院过渡到居家的老年人被发现缺乏新鲜水果、蔬菜和肉类的消费并且在购物和准备食物方面遇到困难[41]。因此,建议要确保营养是出院计划的一部分。DiMaria Ghalili 和 Amella[68]认为,对用餐地点的评估是实施环境改造的关键组成部分。例如,在长期护理医院单元中创建一个"像家一样"的环境,而不是传统的像机构一样的环境,可以优化认知障碍老年人的能量摄入[69]。在住院老年人的就餐环境中可以发生的其他变化是改进照明;观察住院前的饮食礼节和习惯(如祝福食物,饭前洗手);以及在就餐区很近的地方准备食物来刺激感官[69]。Abusabha 等[70]在当地社区实施了一项创新性研究,以增加农产品的获取和供应。他们项目的独特之处在于:使用一辆"素食车"(即面包车),在低收入的老年住宅区出售便宜的水果和蔬菜。

通过改变提供信息的渠道和环境(例如,政策和使用媒体/大众传播)的公众健康,或者说以人群为基础的行为改变方法被证明是成功的[15,56]。此外,与多学科交叉的机构和组织合作可能有助于消除或减少服务方面的差距,加强现有服务的类型,使更多的人获得服务,提高老年人、其家庭和护理人员对现有社区资源的认识和利用。

## 多层次和政策性营养干预

与环境或政策干预措施相比,以人为中心的干预措施更频繁地进行和评估。在一篇对健康促进的干预措施的综述中,Golden[71]发现,在 62 项营养干预措施中,95% 侧重于个人活动,71% 侧重于人际活动,只有 3% 侧重于政策环境[71]。这篇综述还表明,与其他健康行为改变的干预措施(如促进体育活动和减少吸烟)相比,营养干预措施更有可能针对 3 个或 3 个以上的干预水平[71]。横断面研究表明,中年人和老年人的营养相关知识[72]、自我效能感[73]、家庭支持[73]、环境因素均与饮食行为相关[74]。因此,在多种情况下实施的各种策略可能最有希望确保成功的营养干预[55]。Johnson[75]成功地利用多层次干预策略来增加老年人群水果和蔬菜的消费,其中包括:使用食量指南(个人水平)和社区志愿者(送餐的司机)(人际水平);与社区组织和大学(社区水平)建立合作关系;利用现有的以相似目的修建的基础设施(组织层面)以及美国各地现有的全国性项目(机构层面)[75]。诸如此类的多层次的方式能让干预措施对更多人产生影响;为目标群体和决策者加强对创新的接受和传播创造条件;并对政策产生影响[75]。为了进一步增加成功的机会,深入了解老年人的社会支持系统和联系,或缺乏这些系统和联系的原因,对于制订和实施多层次营养干预措施至关重要[55]。在政策领域,与农贸市场和低价农产品销售相关的是,最近对包括美国在内的 7 个国家的食品补贴方案的审查发现,对健康食品的补贴(如通过超市、餐馆和农贸市场)可以有效地改变饮食行为[76]。老年农贸市场营养计划（Senior Farmer's Market Nutrition Program，SFMNP）就是这样一个例子。SFMNP利用优惠券分发系统，让老年人可以购买当地种植的新鲜水果和蔬菜[75]，来减少食品不安全。与以人为中心的干预措施类似，应该考虑高于横断面和准实验设计之外的稳健评估和评估方法。作为推进多层次干预设计的一种手段，干预学家和营养师可能会发现，咨询科学家来评估提出的干预方法是有益的。虽然咨询服务可能超出非营利组织和政府项目的预算，但这些努力将有助于评估干预结果的有效性[62]。与学术机构和/或其他组织合作可能有助于减轻相关费用的负担。为了更好地为政策提供信息，研究应致力于找到减少老年人粮食不安全的预测因素和干预措施。研究人员应当确保研究预算里包含向目标人群转化和传播研究结果的经费。

加大监测和评估粮食援助计划的影响和效力的力度对于制订政策至关重要。倡导减少食品安全隐患，消除健康饮食的障碍，改善老年人的饮食质量的多层次合作，将为相关项目和服务的规划以及未来的营养相关政策提供信息。

## 营养干预的评估和评价

有人呼吁对精心设计的干预研究和方法进行评估，以确定它们对营养结果的有效性[77]。对众多营养干预结果的评估尤其重要，因为营养行为是复杂的，个人的自我报告数据并不总是可靠的，提高营养知识并不总能导致行为的变化，短期项目不一定导致长期变化[78]。因此，必须在实施干预前、干预期间和干预之后进行评估[45]。评价有3种类型：①形成性评价；②过程性评价；③结果性评价。形成性评价有助于确保干预既适合目标受众又适合环境。过程评估有助于确保干预将按计划实施。结果评估有助于确保达到干预的预期目标[62]。在营养干预中使用的形成性评价方法包括访谈、焦点小组、试点测试，在某些情况下，还包括参与者完成的调查[79,80]。过程评价方法包括干预后参与者满意度问卷、干预保真度评价（即干预人员遵守干预程序和方案的情况）、参与度指标（如干预活动中的参与者参与情况和干预成分的遵守情况），以及对参与者和干预人员就干预的实施和实施进展的访谈[50]。可以审查工作人员和参与者的项目活动记录、资源分配文件以及干预过程的视频或音频记录，以确保干预方案的有效性[81]。结果评估——最常见的干预评估类型，可以包括多种结果，例如：

- 生理指标，如体重、腰围、体重指数、血压、血清胆固醇和血糖水平[82]。
- 知识结果，包括陈述性知识（关于事实和事件的知识）和程序性知识（知道如何应用陈述性知识）[83]。例如，知道从饮食中摄入足够的蛋白质对老年人很重要[84]，以及如何在饮食中摄入足够的蛋白质。
- 心理结果，如心理动机改变引起的行为改变，以及行为结果预期和自我效能的变化[83]。
- 行为改变的结果，如减少脂肪的每日能量消耗百分比，或增加每日水果和蔬菜的摄入[55]。

针对所有人群的干预措施，包括老龄化人群，必须认真仔细设计。应在有针对性的营养干预的规划、实施和评估阶段均使用以循证和理论为基础的策略。应进行形成性、过程性和结果性评估，以调整干预措施并评估其干预措施实施的质量和有效性。有人建议，具有多个组成部分的复杂干预措施应考虑采用分阶段实施干预的方法以及定量和定性的评估方法[85]。此外，如果使用的生态干预方法不仅干预个体层面的特征，而且还干预社会、环境和政策决定因素,那么应该对每个层面的干预进行评估。

总而言之,当前需要对营养干预措施进行更全面的评估,包括:①形成性、过程性和结果性评估;②计划或行为的可持续,以帮助个人和社区保持长期的营养改善;③多层次的观点,以适应社会生态的观点。

## 为特殊人群量身定制干预措施

随着美国人年龄、人数和多样性的增加,越来越需要针对特殊人群进行营养干预。少数族裔是美国人口中增长最快的群体,他们往往有独特的饮食模式和不同的疾病风险,这就需要根据当地文化量身定制营养计划和政策[86,87]。营养筛查和评估工具、教育材料和干预措施应针对种族特定饮食进行设计和验证[36],干预措施应提供多种语言和文字的版本[40]。

生活在农村地区与慢性病发病率增高、肥胖和欠佳的健康状况有相关性[88]。与城市地区相比,更多的老年人生活在农村地区[89]。社会隔离、低收入、缺乏交通、购买食物或利用营养项目的距离增加,低质量的饮食、强调高脂肪和以钠为基础的食物制作方法的"乡村烹饪"饮食模式、健康食品的供应减少和较高的活动量不足发生率,都可能是为这一人群量身定做干预措施时需要考虑的因素[37,88,89]。需要制订支持农村食品店经营和改善农村交通网络的政策来解决其中一些问题[90]。

对于有身体缺陷的老年人,以及那些出行有困难的人来说,获得食物来源和营养支持计划的机会减少,这增加了营养和健康不良的风险[91]。患有慢性或退行性疾病的老年人也有较高的营养不良的风险[34,35],能从专门的医疗营养治疗(medical nutrition therapy,MNT)服务中获益[34,92,93],MNT由注册营养师提供,专注于疾病管理,包括详细和个性化的营养诊断、治疗和咨询服务[94]。

研究表明,财力较弱的人更有可能选择热量和糖含量较高的高度加工食品。这些食物通常比较便宜。令人担忧的是,自2007年以来,美国老年人的食品安全问题有所增加[95]。老年人的身体和心理健康状况出现不良后果的风险增高。2009年有1 560万50岁或50岁以上的成年人面临饥饿威胁(即在有粮食物保障和没有保障的交界),880万人面临饥饿的风险(即粮食没有保障),350万人经历了饥饿(即几乎没有粮食)[95]。有各种政府和非政府食品援助计划,它们都专门针对社区居住的老年人或老年人是受众的一部分[32]。不幸的是,缺乏对这些资源的了解可能导致参与率不理想[40]。应努力确保老年人及其照料者了解这些项目。

实施灵活的项目可以帮助扩大干预的覆盖面,更好地适应老年人群中的亚群体。例如,有人建议重新评估传统的居家服务模式。有必要针对可能有不同营养需求的受试者的特定亚组,例如,食物不足的人需要更多营养密集的膳食[96,97]。其他的例子包括在不同的地点提供项目,包括私人家庭和机构,如老年住宅区、辅助生活住宅、长期护理机构和养老院[34]。并使用代金券项目,使参与者能够从餐馆、杂货店、收容所和医院自助餐厅获得食物[40]。

总之,虽然营养干预的目的和策略各不相同,但营养干预可能是一种潜在的有用途径,通过营养干预,特殊的老年人群体可以改善健康,并获得其他必要的社会和健康服务[34,36]。

# 促进健康的信息技术:新兴的干预措施

一些障碍(如健康状况不佳、身体活动不便、交通不便和社会因素)可能会阻碍老年人参与社区健康促进计划[98]。以技术为基础的健康促进的开发和设计被认为是一种有前景的干预策略[99],并且是满足老龄人口需求的一种可行选择[100-105]。越来越多的老年人由于数字通信技术的不同用途而使用它。Pew 研究中心(Pew Research Center)的互联网和美国生活项目(Internet and American Life Project)最近进行的一项全国性调查显示,在 65 岁或以上的美国成年人中,53% 的人使用互联网或电子邮件,69% 的人拥有手机,33% 的人使用社交网站[106]。使用计算机(传统、触摸屏、自助服务设备)、电子平板电脑、智能手机、个人数字助理(PDA)和自动电话系统进行基于技术的健康促进,为实现个性化、实时、方便、成本效益高、分布广的证据和理论基础的干预措施提供了机会。使用 PDA[100,107]、互联网[108,109]和电话[110]的营养干预,已经在老年人群中进行了测试,并成功地用于监测健康变化、促进和支持积极的健康行为变化以及提供个人反馈[111,112]。由于以技术为基础的干预不需要面对面的互动,与传统的干预和健康促进策略相比,干预者可能能够接触到更多的人。越来越多的创新应用通过智能手机和可穿戴技术来鼓励健康行为的改变和坚持(如饮食、体育活动、药物治疗),其中一些技术利用了决策点提示[113,114]。这些新方法需要进一步的系统评估,以确定这些方法的有效性[99,115]。这对于为老年人设计的干预措施尤其重要[99,116]。在设计供老年人使用的电子技术时,应特别考虑老年人的感觉、运动技能、计算机读写能力和认知能力,例如,创建简单的用户界面,使用大而清晰的字体和易于操作的系统[117-119]。总之,已经进行了一些研究来评估基于技术和 / 或网络的干预措施在老年人中的使用情况[99],但还需要进行更多的研究来确定其有效性,特别是考虑到老年人对互联网和信息技术的使用越来越多。

# 结论和建议

随着全球 65 岁及以上人口的增加,将营养研究成果转化为以循证为基础、影响范围广泛的、有针对性的干预措施,对促进成功老龄化至关重要。健康结果的改善最常发生在饮食和相关行为的改善之后,尤其是在这些行为改变持续了很长一段时间之后[50]。老年人群体的异质性以及各种影响饮食和相关行为的因素可能会影响观察到健康和幸福的客观和主观指标变化的时间长度。20 多年前,研究人员根据老年人的健康状况确定了 3 类老年人。Rowe 和 Kahn 提出的老龄化分类是"成功老年人"(无慢性疾病、与年龄相关的生理变化极小)和"正常老年人"(存在与年龄相关的慢性疾病和残疾)[120],Harris 和 Feldman 随后描述了"高危老年人"(3 个类型中经历最重的慢性疾病负担)[121]。以这种方式对老年人进行概念化可能有助于干预者、食品、营养和 / 或医疗从业者确定营养干预的优先顺序并相应进行调整。其他优先事项和今后工作重点应包括:

- 满足特殊人群的需要,如老年人(即年龄 >75 岁的人)[27]、少数族裔、农村居民和经济困难者。

- 制订方案和服务,满足老年人对体重状况的需求,即那些体重不足的人和那些肥胖或超重的人。

• 在制订针对老年人的项目时,明确将营养和身体活动结合起来,考虑到这两种关键健康行为的优化所带来的生理和行为的协同效应[113]。

• 通过利用基础设施,来促进获得健康食品和增加身体活动的机会,从而创造支持健康行为的城乡环境。

• 促进社区合作伙伴关系(如食品银行、非营利组织和宗教机构),专门针对老年人(具有满足营养和社会参与需求的双重优势)。

• 制订和使用专门针对老年人需求和偏好的通信和基于技术的干预措施,促进老年人积极的健康行为,努力减轻疾病负担,帮助减少数字鸿沟。

在全球范围内,包括在老龄人口中,肥胖症的流行率不断上升[122],对基于循证医学和理论的营养干预措施的需求得到重视,从生命历程的角度出发,并考虑到人们生活的社会和环境背景。这种方法有可能以一种成本效益高但效率高的方式改善许多人的健康状况和生活质量。尽管在这一领域还有许多工作要做,但将科学以及公共卫生能源和资源集中在上述领域可能会产生重要的观点,从而推动该领域的发展。鉴于目前人口老龄化的趋势,美国和其他国家从这些投资中获益匪浅,这些投资可以帮助老年人充分发挥其作为个人和公民的潜力,通过塑造积极和有活力的老年生活,最大限度地发挥老龄人口的潜力[123]。

致谢　King博士得到了美国公共卫生服务基金R01 HL089694、RC1 HL099340和U01 AG022376的支持。Sheats博士和Winter博士得到了美国国家心脏、肺和血液研究所的公共卫生服务基金T32 HL007034的支持。

（刘颖　译　桂尘璠　校）

# 参考文献

1. Christensen K, Doblhammer G, Rau R, Vaupel JW. Aging populations: the challenges ahead. Lancet. 2009; 374:1196–208.

2. World Health Organization. Definition of an older or elderly person [Internet]. 2013 [cited 2012 Dec 15]. Available from: http://www.who.int/healthinfo/survey/ageingdefnolder/en/index.html

3. Vincent GK, Velkoff VA. The next four decades—the older population in the United States: 2010 to 2050 population estimates and projections. Census report on the latest (2008) projections of the older population to 2050 [Internet]. 2010 May [updated 2010 Jun 23; cited 2013 Dec 15]. Available from: http://www.aoa.gov/aoaroot/aging_statistics/future_growth/future_growth.aspx

4. Statistics Canada. Population projections for Canada, provinces and territories, 2009 to 2036 [Internet]. 2009 [updated 2011 Jul 5; cited 2013 Dec 19]. Available from: http://www.statcan.gc.ca/daily-quotidien/100526/dq100526b-eng.htm

5. Giannakouris K. Ageing characterises the demographic perspectives of the European societies. Eurostat, Statistics in Focus 2008;72.

6. Australian Bureau of Statistics. Population Projections, Australia, 2006 to 2101, 3222.0 [Internet]. 2008 [2011 Jul 6; cited 2013 Dec 15]. Available from: http://www.abs.gov.au/AUSSTATS/abs@.nsf/DetailsPage/3222.02006%20to%202101

7. Jeste DV, Savla GN, Thompson WK, Vahia IV, Glorioso DK, Palmer BW, et al. Association between older age and more successful aging: critical role of resilience and depression. Am J Psychiatry. 2013;170(2):188–96.

8. Bernstein M, Munoz N. Position of the Academy of Nutrition and Dietetics: food and nutrition for older adults: promoting health and wellness. J Acad Nutr Diet. 2012;112(8):1255–77.

9. U.S. Department of Health and Human Services Administration on Aging. Profile of older Americans [Internet]. 2010 [cited 2012 Dec 29]. Available from: http://www.aoa.gov/aoaroot/aging_statistics/Profile/2010/docs/2010profile.pdf

10. American Dietetic Association. Position of the American Dietetic Association: nutrition, aging, and the continuum of care. J Am Diet Assoc. 2000;100(5):580–95.

11. Pruchno RA, Wilson-Genderson M, Cartwright F. A two-factor model of successful aging. J Gerontol B Psychol Sci Soc Sci. 2010;65B(6):671–9. doi:10.1093/geronb/gbq051.

12. U.S. Department of Health and Human Services. Office of Disease Prevention and Health Promotion. Healthy People 2020 [Internet]. 2010 [updated 2013 Jan 25; cited 2013 Dec 28]. Available from: http://www.healthypeople. gov/2020/default.aspx

13. Delafuente JC. The silver tsunami is coming: will pharmacy be swept away with the tide? Am J Pharm Educ. 2009;73(1):1.

14. Schlenker ED. Healthy aging: nutrition concepts for older adults. In: Wilson B, Bray G, Temple N, Strubble M, editors. Nutrition guide for physicians. New York: Humana Press; 2010.

15. Cutler D. Behavioral health interventions: what works and why? In: Bulatao R, Anderson N, editors. Understanding racial and ethnic differences in health in late life: a research agenda. Washington, DC: National Academies Press; 2004.

16. McLeroy KR, Bibeau D, Steckler A, Glanz K. An ecological perspective on health promotion programs. Health Educ Behav. 1988;15(4):351–77.

17. Pentz MA. Institutionalizing community-based prevention through policy change. J Community Psychol. 2000;28(3):257–70.

18. Richard L, Gauvin L, Raine K. Ecological models revisited: their uses and evolution in health promotion over two decades. Annu Rev Public Health. 2011;32:307–26.

19. Edstrom KM, Devine CM. Consistency in women's orientations to food and nutrition in midlife and older age: a 10-year qualitative follow-up. J Nutr Educ. 2001;33(4):215–23.

20. Kremers SPJ, Visscher TLS, Brug J, Paw MCA, Schouten EG, Schuit AJ, et al. Netherlands research programme weight gain prevention (NHF-NRG): rationale, objectives and strategies. Eur J Clin Nutr. 2005;59(4):498–507.

21. Higgins M, Barkley M. Important nutrition education issues and recommendations related to a review of the literature on older adults. J Nutr Elder. 2003;22(2):65–78.

22. U.S. Department of Health and Human Services Administration on Aging. Highlights from the pilot study: first national survey of older Americans Act Title III service recipients [Internet]. 2004 [cited 2013 Dec 28]. Available from: http://nutritionandaging.fiu.edu/suann/cd_contents/5%20Using%20Management%20Tools%20&%20Evaluation%20Data/POMP%20highlights.pdf

23. Lichtenstein AH, Rasmussen H, Yu WW, Epstein SR, Russell RM. Modified MyPyramid for older adults. J Nutr. 2008;138:5–11.

24. Pettigrew S, Pescud M, Donovan RJ. Older people's diet-related beliefs and behaviours: intervention implications. Nutr Diet. 2012. doi:10.1111/j.1747-0080.2012.01602.x.

25. Sin HP, Liu DT, Lam DS. Lifestyle modification, nutritional and vitamins supplements for age-related macular degeneration. Acta Ophthalmol. 2013;91(1):6–11.

26. Devore EE, Kang JH, Stampfer MJ, Grodstein F. Total antioxidant capacity of diet in relation to cognitive function. Am J Clin Nutr. 2010;92:1157–64.

27. Weeden AM, Remig VM. Food intake of Kansans over 80 years of age attending congregate meal sites. Nutrients. 2010;2:1297–307.

28. Ervin RB. Healthy eating index scores among adults, 60 years of age and over, by sociodemographic and health characteristics: United States, 1999–2002. Adv Data. 2008;395:1–16.

29. Vitolins MZ, Quandt SA, Bell RA, Arcury TA, Case LD. Quality of diets consumed by older rural adults. J Rural Health. 2002;18:49–56.

30. Foote JA, Giuliano AR, Harris RB. Older adults need guidance to meet nutritional recommendations. J Am Coll Nutr. 2000;19:628–40.

31. Centers for Disease Control and Prevention. Healthy aging at a glance [Internet]. 2011 [updated 2011 May 11; cited 2012 Dec 28]. Available from: http://www.cdc.gov/chronicdisease/resources/publications/AAG/aging.htm

32. Kamp B. Position of the American Dietetic Association, American Society for Nutrition, and Society for Nutrition Education: food and nutrition programs for community-residing older adults. J Am Diet Assoc. 2010;110(3):463–72.

33. Dorner B, Friedrich E, Posthauer M. Position of the American Dietetic Association: individualized nutrition approaches for older adults in health care communities. J Am Diet Assoc. 2010;110(10):1549–53.

34. Haughton B, Stang J. Population risk factors and trends in health care and public policy. J Acad Nutr Diet. 2012;112 Suppl 1:s35–46.

35. Chen CC-H, Schilling LS, Lyder CH. A concept analysis of malnutrition in the elderly. J Adv Nurs. 2001;36(1):131–42.

36. Buchowski MS, Sun M. Nutrition in minority elders: current problems and future directions. J Health Care Poor Underserved. 1996;7(3):184–209.

37. Krondl M, Coleman P, Lau D. Helping older adults meet nutritional challenges. J Nutr Elder. 2008;27(3–4):205–20.

38. Sahyoun NR, Zhang XL. Dietary quality and social contact among a nationally representative sample of the older adult population in the United States. J Nutr Health Aging. 2005;9(3):189–93.

39. Nestle M, Wing R, Birch L, DiSogra L, Drewnowski A, Middleton S, Sobal J, Winston M, Economos C. Behavioral and social influences on food choice. Nutr Rev. 1998;56(5 Pt 2):S50–64.

40. Institute of Medicine. Nutrition and healthy aging in the community: workshop summary. Washington, DC: The National Academies Press; 2012.

41. Anyanwu UO, Sharkey JR, Jackson RT, Sahyoun NR. Home food environment of older adults transitioning from hospital to home. J Nutr Gerontol Geriatr. 2011;30(2):105–21.

42. McNaughton SA, Crawford D, Ball K, Salmon J. Understanding determinants of nutrition, physical activity and quality of life among older adults: the wellbeing, eating and exercise for a long life (WELL) study. Health Qual Life Outcomes. 2012;10(1):109.

43. Chernoff R. Nutrition and health promotion in older adults. J Gerontol A Biol Sci Med Sci. 2000;56A:47–53.

44. Higgins MM. Food and nutrition professionals can help older adults improve dietary practices. J Am Diet Assoc. 2007;107(5):806–7. doi: http://dx.doi.org/10.1016/j.jada.2007.02.009.

45. Bartholomew LK, Parcel GS, Kok G, Gottlieb NH, Fernandez ME. Planning health promotion programs: an intervention mapping approach. 3rd ed. San Francisco: Jossey-Bass; 2011.

46. Locher JL, Ritchie CS, Roth DL, Sen B, Vickers Douglas K, Vailas LI. Food choice among homebound older adults: motivations and perceived barriers. J Nutr Health Aging. 2009;13(8):659–64.

47. Higgins MM, Barkley MC. Tailoring nutrition education intervention programs to meet needs and interests of older adults. J Nutr Elder. 2003;23(1):59–79.

48. Locher JL, Bales CW, Ellis AC, Lawrence JC, Newton L, Ritchie CS, Roth D, Buys D, Vickers KS. A theoretically based behavioral nutrition intervention for community elders at high risk: the B-NICE randomized controlled clinical trial. J Nutr Gerontol Geriatr. 2011;30(4):384–402.

49. Freudenberg N, Eng E, Flay B, Parcel G, Rogers T, Wallerstein N. Strengthening individual and community capacity to prevent disease and promote health: in search of relevant theories and principles. Health Educ Behav. 1994;22(3):290–306.

50. Burke L, Froehlich R, Zheng Y, Glanz K. Current theoretical bases for nutrition intervention and their uses. In: Coulston A, Boushey CJ, Ferruzzi M, editors. Nutrition in the prevention and treatment of disease. 3rd ed. New York: Elsevier; 2013.

51. Shikany JM, Bragg CS, Ritchie CS. Behavioral theories applied to nutritional therapies for chronic diseases in older adults. In: Bales C, Ritchie C, editors. Handbook of clinical nutrition and aging. New York: Springer; 2009.

52. Clark PG, Blissmer BJ, Greene GW, Lees FD, Riebe DA, Stamm KE. Maintaining exercise and healthful eating in older adults: the SENIOR project II: study design and methodology. Contemp Clin Trials. 2011;32(1):129–39.

53. Kelley K, Abraham C. RCT of a theory-based intervention promoting healthy eating and physical activity amongst out-patients older than 65 years. Soc Sci Med. 2004;59(4):787–97.

54. Campbell MK, Demark-Wahnefried W, Symons M, Kalsbeek WD, Dodds J, Cowan A, et al. Fruit and vegetable consumption and prevention of cancer: the Black Churches United for Better Health project. Am J Public Health. 1999;89(9):1390–6.

55. Sahyoun NR, Pratt CA, Anderson AMY. Evaluation of nutrition education interventions for older adults: a proposed framework. J Am Diet Assoc. 2004;104(1):58.

56. Clark PG, Nigg CR, Greene G, Riebe D, Saunders SD. The study of exercise and nutrition in older Rhode islanders (SENIOR): translating theory into research. Health Educ Res. 2002;17(5):552–61.

57. Parker S, Powell L, Hermann J, Phelps J, Brown B. Preferred educational delivery strategies among limited income older adults enrolled in community nutrition education programs. J Ext. 2011;49(1):n1.

58. Doerksen SE, Estabrooks PA. Brief fruit and vegetable messages integrated within a community physical activity program successfully change behaviour. Int J Behav Nutr Phys Act. 2007;4(1):12.

59. Schuetz J. Geragogy: instructional programs for elders. Commun Educ. 1982;31(4):339–47.

60. Maderer P, Skiba A. Integrative geragogy: Part 1: theory and practices based model. Educ Gerontol. 2006; 32(2):125–45.

61. Green J. The role of theory in evidence-based health promotion practice. Health Educ Res. 2000;15(2):125–9.

62. Kristal A, Ollberding N. Evaluation of nutrition interventions. In: Coulston A, Boushey CJ, Ferruzzi M, editors. Nutrition in the prevention and treatment of disease. 3rd ed. New York: Elsevier; 2013.

63. Endevelt R, Lemberger J, Bregman J, Kowen G, Berger-Fecht I, Lander H, et al. Intensive dietary intervention by a dietitian as a case manager among community dwelling older adults: the edit study. J Nutr Health Aging. 2011; 15(8):624–30.

64. Greene GW, Fey-Yensan N, Padula C, Rossi SR, Rossi JS, Clark PG. Change in fruit and vegetable intake over 24 months in older adults: results of the SENIOR project intervention. Gerontologist. 2008;48(3):378–87.

65. Bernstein MA, Nelson ME, Tucker KLL, Layne J, Johnson E, Nuernberger A, et al. A home-based nutrition intervention to increase consumption of fruits, vegetables, and calcium-rich foods in community dwelling elders. J Am Diet Assoc. 2002;102(10):1421–7.

66. Bandayrel K, Wong S. Systematic literature review of randomized control trials assessing the effectiveness of nutrition interventions in community-dwelling older adults. J Nutr Educ Behav. 2011;43(4):251–62.

67. Chernoff RJ. Nutrition and health promotion in older adults. Gerontol A Biol Sci Med Sci. 2001;56 Suppl

2:47–53.

68. DiMaria-Ghalili RA, Amella E. Nutrition in older adults: intervention and assessment can help curb the growing threat of malnutrition. Am J Nurs. 2005;105(3):40.

69. Desai J, Winter A, Young KW, Greenwood CE. Changes in type of foodservice and dining room environment preferentially benefit institutionalized seniors with low body mass indexes. J Am Diet Assoc. 2007;107(5): 808–14.

70. AbuSabha R, Namjoshi D, Klein A. Increasing access and affordability of produce improves perceived consumption of vegetables in low-income seniors. J Am Diet Assoc. 2011;111(10):1549–55.

71. Golden SD, Earp JAL. Social ecological approaches to individuals and their contexts twenty years of health education & behavior health promotion interventions. Health Educ Behav. 2012;39(3):364–72.

72. Dallongeville J, Marecaux N, Cottel D, Bingham A. Association between nutrition knowledge and nutritional intake in middle-aged men from northern France. Public Health Nutr. 2001;4(1):27–33.

73. Hermstad AK, Swan DW, Kegler MC, Barnette JK, Glanz K. Individual and environmental correlates of dietary fat intake in rural communities: a structural equation model analysis. Soc Sci Med. 2010;71(1):93–101.

74. Sharkey JR, Johnson CM, Dean WR. Food access and perceptions of the community and household food environment as correlates of fruit and vegetable intake among rural seniors. BMC Geriatr. 2010;10:32.

75. Johnson D, Beaudoin S, Smith L, Beresford S, LoGerfo J. Increasing fruit and vegetable intake in homebound elders: the Seattle Senior Farmers' Market Nutrition Pilot Program. Prev Chronic Dis. 2004;1(1):1–9.

76. An R. Effectiveness of subsidies in promoting healthy food purchases and consumption: a review of field experiments. Public Health Nutr. 2012;1(1):1–14.

77. McCormack LA, Laska MN, Larson NI, Story M. Review of nutritional implications of farmer's markets and community gardens: a call for evaluation and research efforts. J Am Diet Assoc. 2010;110(3):399–408.

78. Higgins MM, Barkley MC. Evaluating outcomes and impact of nutrition education programs designed for older adults. J Nutr Elder. 2003;22(4):69–81.

79. Buta B, Brewer L, Hamlin DL, Palmer MW, Bowie J, Gielen A. An innovative faith-based healthy eating program from class assignment to real-world application of PRECEDE/PROCEED. Health Promot Pract. 2011;12(6): 867–75.

80. Vereecken C, Covents M, Maes L, Moyson T. Formative evaluation of the feedback component of Children's and Adolescents' Nutrition Assessment and Advice on the Web (CANAA-W) among parents of schoolchildren. Public Health Nutr. 2012;16:15–26.

81. Bellg AJ, Borrelli B, Resnick B, Hecht J, Minicucci DS, Ory M, et al. Enhancing treatment fidelity in health behavior change studies: best practices and recommendations from the NIH Behavior Change Consortium. Health Psychol. 2004;23(5):443.

82. Wunderlich S, McKinnon C, Piemonte J, Ahmad ZN. Measuring the impact of nutrition education and physical activity on older adults participating in government sponsored programs. J Nutr Elder. 2009;28(3):255–71.

83. Miller CK, Edwards L, Kissling G, Sanville L. Evaluation of a theory-based nutrition intervention for older adults with diabetes mellitus. J Am Diet Assoc. 2002;102(8):1069–74. 79–81.

84. Chernoff R. Protein and older adults. J Am Coll Nutr. 2004;23 Suppl 6:627S–305.

85. Campbell M, Fitzpatrick R, Haines A, Kinmonth AL, Sandercock P, Spiegelhalter D, et al. Framework for design and evaluation of complex interventions to improve health. BMJ. 2000;321(7262):694.

86. Weddle D, Wilson FL, Berkshire SD, Heuberger R. Evaluating nutrition risk factors and other determinants of use of an urban congregate meal program by older African Americans. J Nutr Gerontol Geriatr. 2012;31(1):38–58.

87. Arandia G, Nalty C, Sharkey JR, Dean WR. Diet and acculturation among Hispanic/Latino older adults in the United States: a review of literature and recommendation. J Nutr Gerontol Geriatr. 2012;31(1):6–37.

88. Befort CA, Nazir N, Perri MG. Prevalence of obesity among adults from rural and urban areas of the United States: findings from NHANES (2005–2008). J Rural Health. 2012;28(4):392–7.

89. Johnson JE. Informal social support networks and the maintenance of voluntary driving cessation by older rural women. J Commun Health Nurs. 2008;25(2):65–72.

90. Durazo E, Jones M, Wallace S, Van Arsdale J, Aydin M, Stewart C. The health status and unique health challenges of rural older adults in California. Policy Brief UCLA Cent Health Policy Res. 2011;PB2011-7:1–8.

91. Satariano WA, Guralnik JM, Jackson RJ, Marottoli RA, Phelan EA, Prohaska TR. Mobility and aging: new directions for public health action. Am J Public Health. 2012;102(8):1508–15.

92. Racine E, Troyer JL, Warren-Findlow J, McAuley WJ. The effect of medical nutrition therapy on changes in dietary knowledge and DASH diet adherence in older adults with cardiovascular disease. J Nutr Health Aging. 2011;15(10):868–76.

93. Mooradian AD, Haas MJ, Wehmeier KR, Wong NC. Obesity-related changes in high-density lipoprotein metabolism. Obesity. 2012;16(6):1152–60.

94. Daly A, Michael P, Johnson EQ, Harrington CC, Patrick S, Bender T. Diabetes white paper: defining the delivery of nutrition services in Medicare medical nutrition therapy vs. Medicare diabetes self-management training programs. J Am Diet Assoc. 2009;109(3):528–39. doi: http://dx.doi.org/10.1016/j.jada.2008.11.004.

95. Ziliak JP, Gundersen C. Senior hunger in America 2010: an annual report. Alexandria, VA: Meals on Wheels

Research Foundation; 2012.

96. Sharkey JR. Risk and presence of food insufficiency are associated with low nutrient intakes and multimorbidity among homebound older women who receive home-delivered meals. J Nutr. 2003;133(11):3485–91.

97. Sharkey JR, Branch LG, Zohoori N, Giuliani C, Busby-Whitehead J, Haines PS. Inadequate nutrient intakes among homebound elderly and their correlation with individual characteristics and health-related factors. Am J Clin Nutr. 2002;76(6):1435–45.

98. Schutzer KA, Graves BS. Barriers and motivations to exercise in older adults. Prev Med. 2004;39:1056–61.

99. Ammann R, Vandelanotte C, de Vries H, Mummery K. Can a website-delivered computer-tailored physical activity intervention be acceptable, usable, and effective for older people? Health Educ Behav. 2012. doi:10.1177/1090198112461791.

100. Atienza AA, King AC, Oliveira BM, Ahn DK, Gardner CD. Using hand-held computer technologies to improve dietary intake. Am J Prev Med. 2008;34(6):514–8. doi:10.1016/j.amepre.2008.01.034.

101. Coughlin JF, Pope J. Innovations in health, wellness, and aging-in-place. Eng Med Biol Mag. 2008;27(4):47–52.

102. King AC, Friedman R, Marcus B, Castro C, Napolitano M, Ahn D, et al. Ongoing physical activity advice by humans versus computers: the Community Health Advice by Telephone (CHAT) trial. Health Psychol. 2007;26(6):718–27.

103. Atienza AA, Oliveira B, Fogg BJ, King AC. Using electronic diaries to examine physical activity and other health behaviors of adults age 50+. J Aging Phys Act. 2006;14(2):192–202.

104. Dishman E. Healthcare revolution: technologies enable seniors to age gracefully at home. Technology@ Intel Mag. 2004; pp. 1–11.

105. Coughlin JF. Technology needs of aging boomers. Issues Sci Technol. 1999;16(1):53–60.

106. Zickuhr K, Madden M. Older adults and internet use. Report of the Pew Research Center's Internet & American Life Project [Internet]. 2012 [updated 2012 June 6; cited 2013 Jan 6]. Available from: http://pewinternet.org/Reports/2012/Older-adults-and-internet-use

107. Welch JL, Siek KA, Connelly KH, Astroth KS, McManus MS, Scott L, et al. Merging health literacy with computer technology: self-managing diet and fluid intake among adult hemodialysis patients. Patient Educ Couns. 2010;79(2):192–8.

108. McCoy MR, Couch D, Duncan ND, Lynch GS. Evaluating an internet weight loss program for diabetes prevention. Health Promot Int. 2005;20(3):221–8.

109. Pintauro SJ, Regimbald S, Burczy SA, Nickerson A, Buzzell PR, Berlin L. Evaluation of a nutrition and health educational online computer program for older adults. J Nutr Food Sci. 2011;1(5):117.

110. Lee AH, Jancey J, Howat P, Burke L, Kerr DA, Shilton T. Effectiveness of a home-based postal and telephone physical activity and nutrition pilot program for seniors. J Obes. 2011. doi:10.1155/2011/786827.

111. Piette JD. Interactive behavior change technology to support diabetes self-management: where do we stand? Diabetes Care. 2007;30(10):2425–32.

112. Czaja S, Lee CC. Information technology and older adults. In: Sears A, Jacko J, editors. The human-computer interaction handbook. 2nd ed. New York: CRC Press; 2007.

113. Silva JM, Mouttham A, El Saddik A. UbiMeds: a mobile application to improve accessibility and support medication adherence. Proceedings of the 1st ACM SIGMM International Workshop on Media Studies and Implementations that Help Improving Access to Disabled Users; 2009 October 23; Beijing China; 2009, pp. 71–78.

114. King AC, Castro CM, Buman MP, Hekler EB, Urizar GG, Ahn DK. Behavioral impacts of sequentially versus simultaneously delivered dietary plus physical activity interventions: the CALM trial. Ann Behav Med. 2013;46(2):157–68.

115. Kroeze W, Werkman A, Brug J. A systematic review of randomized trials on the effectiveness of computer-tailored education on physical activity and dietary behaviors. Ann Behav Med. 2006;31(3):205–23.

116. Wantland DJ, Portillo CJ, Holzemer WL, Slaughter R, McGhee EM. The effectiveness of web-based vs. non-web-based interventions: a meta-analysis of behavioral change outcomes. J Med Internet Res. 2004;6(4):e40.

117. Pak R, Price MM, Thatcher J. Age-sensitive design of online health information: comparative usability study. J Med Internet Res. 2009;11(4):e45.

118. Kaufman DR, Pevzner J, Hilliman C, Weinstock RS, Teresi J, Shea S, Starren J. Redesigning a telehealth diabetes management program for a digital divide seniors population. Home Health Care Manag Pract. 2006;18(3):223–34.

119. Sheats JL, Winter SJ, Padilla-Romero P, King AC.. *FEAST (Food Environment Assessment using the Stanford Tool): Development of a mobile application to crowd-source resident interactions with the food environment.* Poster presented at the annual meeting of the Society of Behavioral Medicine, Philadelphia, PA. April, 2014.

120. Rowe JW, Kahn RL. Human aging: usual and successful. Science. 1987;237:143–9.

121. Harris TB, Feldman JJ. Implications of health status in analysis of risk in older persons. J Aging Health. 1991;3:262–84.

122. Villareal DT, Apovian CM, Kushner RF, Klein S. Obesity in older adults: technical review and position statement of the American Society for Nutrition and NAASO. The Obesity Society. Obesity Res. 2012;13(11):1849–63.

123. King AC, Guralnik JM. Maximizing the potential of an aging population. JAMA. 2010;304(17):1944–5.

# 第 2 章

# 营养学领域的系统评价

Alice H. Lichtenstein

## 要点

- 系统评价是及时了解不断发展的营养和衰老研究、制订营养指南、制订营养参考摄入量、制订临床实践指南、评估健康声明和制订研究安排的宝贵工具。
- 进行系统评价的基本步骤包括:确定评价小组,建立分析框架,设订关键问题,选择纳入 / 排除标准,确定检索词,检索文献,选择要纳入的学术文章,提取和汇总数据,评价所纳入研究的设计方法的质量,如果有足够的数据,则进行荟萃分析。
- 营养学相关研究的特有问题包括基线暴露、营养状况、营养生物利用度、营养生物等效性、生物储存、多种生物功能、营养干预的未定义性质以及评估剂量 - 反应关系的不确定性。
- 系统评价或荟萃分析的结论是有助于决策的,但它们本身并不能建立指南或研究计划。

**关键词** 营养•饮食•系统评价•关键问题•分析框架•证据表•荟萃分析•生物利用度•生物等效性•膳食补充剂•老年人

每年出版的科学文献数量呈指数级增长。很少有人有时间能同步去了解这些最新发现,更没有人有时间将最新发现运用和整合到以前的工作中。对于与自己专业知识或研究重点不一致的主题,这项工作变得更难以完成。在这种情况下,综述文章可以发挥重要作用。

综述有两种类型:叙述性和系统性。两者都总结了关于某一特定主题的文献。在大多数情况下,叙述性综述没有使用统一的方法来完成这项任务。用于纳入或排除研究的标准不明确,这使得读者很难确定该综述是否对文献进行了全面和公正的评价。

系统评价规定了纳入 / 排除标准,并遵循相对标准的格式,旨在对有关主题的所有现有文献进行公正和全面的评估。本章将着重于后一种类型,系统评价,以及在评价营养相关主题时应该考虑的一些独特因素。

## 背景

系统评价最早是作为制订临床实践指南的方法在医学领域发展起来的[1-3]。该方法不仅用于制订指南[4,5],还用于制订研究安排[6]和制订科学性的共识声明[7,8]。近年来,系统评价被应用于营养领域[9-11]。除了帮助专业人士跟上不断发展的主题,这些评论还作为制订膳食指南[12]、制订营养参考摄入量[13]、制订临床实践指南[14]、评估健康声明[15]和制订研究安排[16]的基础。

# 进行系统评价的步骤

有一些基本的组成部分在系统评价中必不可少的[17-19]。系统评价的关键是能够以公正客观的方式识别和整合所有可用数据,以回答预先设定的问题。进行系统评价的一个关键组成部分是彻底记录这一过程的所有方面。后者不仅对确保有效性和可重复性很重要,而且新数据出现时,能促进系统评价高效的定期更新。制订系统评价的指南的两个组织是考科蓝合作组织(Cochrane Collaboration)[20]和美国卫生保健研究与质量局[21]。

## 评价小组

在开始进行系统评价之前,必须确定从事该项目的人员及其角色。团队的规模取决于相关人员的专业知识,要解决的研究问题的范围,数量和详细性质,以及可用文献的范围。除了负责进行实际系统评价的人员之外,还可能涉及其他人员。如其他领域的专家,通常被称为技术专家小组。特别是在营养领域,包括代表多个学科领域的专家很重要。其他领域的专家能在完善研究课题和确定检索词方面提供指导。他们通常不参与实际的评价过程,以确保进行系统评价的人员的独立性,并避免潜在偏差或者根据以前的出版物或公开声明产生的偏差。一旦系统评价完成,由技术专家小组担任评审人的情况并不少见。

## 分析框架

分析框架是用图表来表示系统评价的组织结构,里面包括评价的基本元素:暴露、指标标记、替代结果和感兴趣的临床结果。一个通用的分析框架如图 2.1[11]所示。

一般来说,实线表示暴露、指示标记、替代标记或临床结果之间的发展和关系。虚线表示可能的关系或尚未验证的关系。每个研究问题的某些组成部分应包括在分析框架内。分析框架的复杂性取决于主题的广度和要解决的问题的数量。例如,图 2.2 描述了一个分析框架,旨在解决涉及维生素 D 和钙[22]这两种营养素的 5 个关键问题。这个分析框架是在系统的文献回顾之前,由方法学家和其他领域的专家联合开发的。

## 研究(关键)问题

最初的研究问题(以下称为关键问题)由发起者或研究人员起草。研究团队仔细审查这些问题,并频繁修改,以提高清晰度或增加特异性。例如,单个问题可以分为多个问题,每个问题都由特定标准定义。每个关键问题的必要组成部分均以 PICO 缩写。PICO 是人群(population/patient)、干预 / 自变量(intervention/independent variable)、比较(comparator)和结果(outcome)的缩写。在某些情况下,使用 PICO-D,D 表示研究设计(design)。关键问题

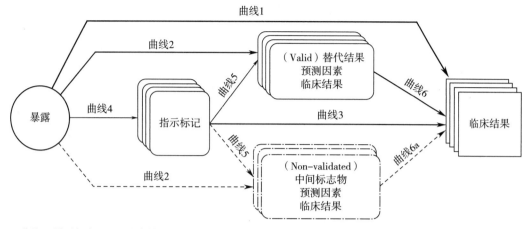

曲线 1. 暴露与感兴趣的临床结果的关系
曲线 2. 暴露与中间标志物替代结果的关系（有良好或可能的证据表明与临床结果相关）
曲线 3. 指示标志物与临床预后的关系
曲线 4. 暴露和标志物之间的关联
曲线 5. 替代结果或中间标志物的关联（具有与临床结局相关的良好或可能证据）
曲线 6. 替代结局与临床结局之间的关系（"良好"联系证据）
曲线 6a. 中间标志物和临床预后的关系(不确定的证据)

图 2.1 膳食参考摄入量的一般分析框架[22]。Reprinted with permission of the Agency for Healthcare Research and Quality from M. Chung，et al. Vitamin D and Calcium：A Systematic Review of Health Outcomes，p. 23

必须仔细制订以确保它符合系统评价的目的,因为关键问题将会被用来定义文献检索词、纳入标准和排除标准。在最终确定关键问题之前,可评估该项目可用的资源和可能的文献的范围（horizon scan）来帮助确定关键问题。这些信息可能导致重新评估项目范围和 / 或修改 PICO 标准。

## 纳入 / 排除标准

在关键问题确定之后,系统评价过程的下一步是基于 PICO 确定纳入 / 排除标准。根据具体特征界定人群,如年龄范围、性别、健康状况等。干预将由具体的饮食成分(在营养相关的系统评价中)、剂量、化学形式和干预时间来确定。例如,如果要探究的是 ω-3 脂肪酸,则干预措施可以是所有 ω-3 脂肪酸、α- 亚麻酸、二十碳五烯酸或二十二碳六烯酸、鱼油或鱼或其某种组合。剂量可以设定最小和最大每日限额,并且持续时间可以限制最小 / 最大时间长度。继续以 ω-3 脂肪酸为例,对照组可以是安慰剂,如另一种植物油,或者,如果干预是鱼,则对照可以是蛋白质含量相同的替代食品。结局指标可以比较广泛,如全因死亡率,具体的,如冠心病和卒中;或仅限于生物指标,如血浆甘油三酯或 C 反应蛋白浓度。对于某些主题,如果生物指标物的分析方法随着时间的推移而改变,或者涉及关键问题的研究数量很大,则纳入标准可以限制发表日期。

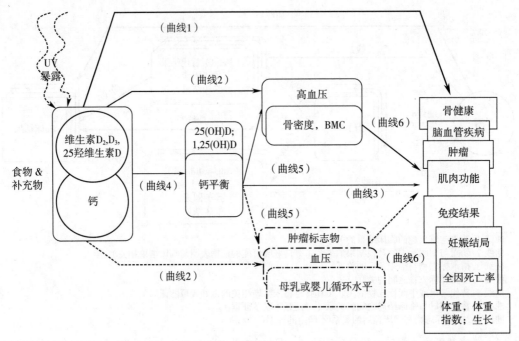

图 2.2　维生素 D 和 / 或钙估计平均需要量的分析框架[22]。Reprinted with permission of the Agency for Healthcare Research and Quality from M. Chung, et al. Vitamin D and Calcium：A Systematic Review of Health Outcomes，p. 23

## 检索词

检索词是根据关键问题组成部分来确定的。方法学家和该领域专家都应该参与识别检索词，以确保检索词足够全面，足以充分覆盖所有可用的文献，并且足够具体，以尽量减少与关键问题无关的文献。因为人工过滤无关的文献可能是一个耗时的过程。

## 文献检索

文献检索时，领域专家应退出，由研究团队的其他成员进行文献检索。这种分工很有必要，以避免潜在的偏差或审查过程中出现偏差。为确保找到符合纳入标准的所有文献，应检索多个数据库（如 Medline、CAB 摘要和 Cochrane Library Central），并审查最近的研究的引文，以确保通过检索策略确定最相关的文献。如果使用后一种方法找到的文献超过几篇，则研究小组应重新评估检索词。在文献检索的各个阶段，仔细地记录方法至关重要。

## 文献筛选

通常，系统文献检索确定的大多数文献不符合纳入标准。最初可以按照纳入 / 排除标准筛选摘要。排除的主要原因包括：文章类型（如社论，综述，个案研究），研究设计（如统计分析不足，对照组缺乏），以及其他不符合纳入标准的原因（与相关的暴露或结局指标无关，干

预措施不足,研究对象特征超出范围)。筛选过程中,记录检索出的文献总数以及初步筛选
过后剩余的文献数量信息,特别注意记录筛掉的文献信息,来生成流程图。初筛完成后,下
一步检索已筛选文献的全文,同初筛一样,详细记录排除原因。流程图的一个示例如图2.3[23]
所示。

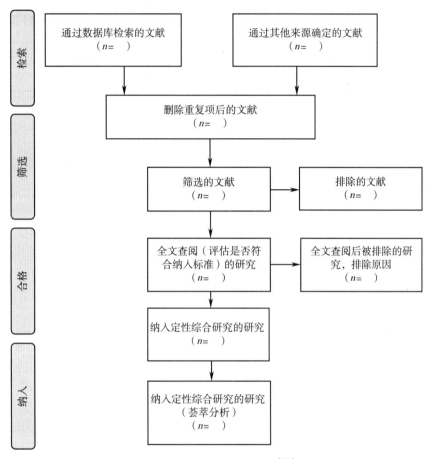

图 2.3　流程图(PRISMA)[23]

## 提取和汇总数据

必须用一种系统的方法来把包含的研究中的数据准确和全面地提取出来。使用证据表
可以帮助数据的提取。证据表的格式可以是每个系统综述所特有的。主要要素包括受试者
特征、研究设计、干预措施、用于测量依从性的方法、结果、统计显著性和结论。重要的是要
包括回答关键问题所需的所有信息,其格式要有利于研究之间的比较。提取数据非常耗时,
应该尽一切努力避免由于遗漏而重新提取数据。一些系统评价包括的研究设计完全不同,
如临床干预和观察性群组研究,在这种情况下,可设计单独的证据表,以确保每一种研究设
计的关键部分都能被提取出来。证据表往往比较大,使用起来很麻烦。可以通过使用证据
表来制作包含汇总数据所需具体要素的综合证据表,从而促进研究之间的比较。

## 研究方法的质量和研究的适用性

质量评估通常是系统评价的一部分。表 2.1 提供了一个包含一些常见元素的简单示例[17]。可用的质量评估工具有很多,如考科蓝合作组织[20]、美国预防服务工作组(U.S. Preventive Services Task Force)[21]和证据等级评比系统(Grading Recommendations Assessment,Development and Evaluation working group,GRADE)[24]。选择哪一种取决于评价的主题和特点。

表 2.1 评估研究方法质量和研究适用性的一种方法[a]

方法学质量
– A 最小偏倚;结果有效
– B 易受某些偏倚,但不足以使结果无效
– C 可能导致结果无效的重大偏倚
适用性
– I 样本具有代表性。样本量大,能够体现性别,年龄范围和目标人群的其他重要特征(如饮食)
– II 样本代表目标人群的相关亚组,但不代表整个人群
– III 样本仅代表受试者的一个狭窄的亚组,并且对其他亚组的适用性有限
整体效果
– ++ 证明有临床获益
– + 存在临床获益趋势,但证据并不充分
– 0 临床意义的影响未得到证实或不可能发生
– –– 已证明或可能产生有害影响

[a] 改编自参考文献[17]。

## 荟萃分析

荟萃分析通过使用统计学方法合并多个研究的数据,得出基于所有数据的结论。荟萃分析的结果通常是计算一个总体效应估计。在某些情况下,可以进行荟萃回归分析来评估研究之间的差异,探讨诸如剂量-反应关系等因素。当进行和解释荟萃分析时,主要的关注点是将没有使用相同实验方案的研究进行合并是否适宜。关于合并研究是否合适必须视具体情况而定。荟萃分析不应该与合并分析混淆。在合并分析中,来自多个独立研究的原始数据被合并和分析。对于荟萃分析来说,将发表研究的平均数据进行合并和分析。

## 与营养相关的系统评价的特殊问题

系统评价的方法,最初是为了解决医学领域的问题[25]。与营养学相关的研究相比,药物干预的文献往往更加简单明了。在对营养相关主题进行系统评价时,必须考虑到一些独特的因素(表 2.2)。重要的是,在开始进行系统评价之前要意识到这些因素,以便在必要时作出调整。

## 基线暴露

所有必需营养素都有基线暴露。作为观察性研究,这种暴露可能是感兴趣的变量,或者是干预研究要考虑的初始值点。对于干预性研究,该信息作为初始值,干预则是基于此进行增加或减少摄入量。对研究对象之间基线暴露的潜在差异的不正确解释会改变实验结论。基线暴露最常见于食品和饮料、营养和草药补充剂、内源性合成(如维生素 D,维生素 K)和 / 或环境污染(如铁锅)。

**表 2.2　与营养相关的系统评价的特殊问题**

- 基线暴露
- 基线营养状况
- 营养生物利用度
- 营养生物等效性
- 生物储存
- 多种相互关联的生物学功能
- 营养 / 食物干预的不确定性
- 评估剂量反应关系的不确定性

准确量化基线营养素暴露的局限性包括:自我报告的食品和饮料摄入的主观性、用于分析数据的数据库不完整、与收集摄入数据相关的受试者负担,以及量化体内合成的方法不足。目前,能用来体现基线营养暴露的生物学指标很少。关于如何评估基线食物 / 营养素摄入量的信息应包括在系统评价的方法部分中。

## 营养状况

个体或人群在基线时的营养状况将影响对所研究的组群的摄入量与结果之间潜在关系的能力,以及干预后对改变摄入量的反应。测定营养状态的方法有很多种,包括但不限于血液细胞的浓度、硬组织(毛发、指甲)的浓度、以该营养素为辅助因子的酶的活性、载体蛋白的饱和度以及营养素或代谢产物的排泄。除极少数情况外,平衡机制、营养物质向不同组织的转移以及相关营养物质的储存能力都排除了使用血浆浓度作为指标的可能性。

## 营养的生物利用度

并非所有形式的营养素都以相同的效率吸收,也就是所谓的生物利用度。许多因素决定了营养的生物利用度,包括但不限于:离子状态(如铁[$Fe^{3+}$]/ 亚铁[$Fe^{2+}$]);化学形式(如活性叶酸 / 合成叶酸);营养素之间的相互作用(如维生素 C 和非血红素铁);营养素与食物的相互作用(如饮食中的脂肪促进了脂溶性维生素的吸收,含有植酸 / 草酸的食物阻碍了锌的吸收);营养素与药物相互作用(如异烟肼和维生素 $B_6$,香豆素和维生素 K,叶酸和二甲双胍);矿物盐(如碳酸钙、柠檬酸钙、苹果酸钙);单次或多次每日剂量(如钙、铁)和通常摄入量(如铁、维生素 C)。可能改变营养素生物利用度的其他因素包括生物状态(如妊娠对铁的影响、胃酸缺乏症对维生素 $B_{12}$ 吸收的影响)、食品加工(如粒径和膳食纤维、碱液处理[玉米]和色氨酸、热处理和类胡萝卜素)、营养素完整性或释放速率(如涂层、赋形剂、表面活性剂)。

## 营养生物等效性

许多营养素以多种形式存在,具有不同的生物活性,这通常称为生物等效性。解决这一问题的一般方法是计算营养当量,就像设定维生素 A(已形成的维生素 A 和类胡萝卜素)、叶酸(活性叶酸和人工合成叶酸)、维生素 K(叶甲醌和甲喹酮)、烟酸(烟酸和色氨酸)的推荐摄入量时所做的那样[26-28]。最近发现 β-胡萝卜素[27]在计算营养当量时,确定准确换算系数具有挑战性。

## 从生物储存中获得的营养物质

在人类中,营养物质从体内的释放可能与生物需求无关。从肝储备中释放维生素 A 依赖于蛋白质营养。脂溶性维生素在脂肪细胞中的释放或沉积取决于组织质量的变化,而不是由生物对营养素的需要来决定。

## 营养素的多重及相关生物学功能

大多数营养素具有多种生物学功能。关键问题为定义系统评价的营养素的具体范围。通常通过缩小工作范围来实现(如维生素 D 和骨骼健康或乳腺癌的风险,维生素 A 和传染病或干眼症)。营养素的某些生物学功能取决于其他营养素(如叶酸/维生素 $B_{12}$/维生素 $B_6$,维生素 D/钙)的生物学状态,必须考虑到这一点。

## 营养干预的不确定性

与以补充剂为基础的干预措施相比,以食物为基础的干预措施在准确地将因果关系归因于单个营养素或营养素族群方面面临独特的挑战。例如,增加超长链 n-3 脂肪酸[二十碳五烯酸(EPA)和二十二碳六烯酸(DHA)]摄入量的一种方法是提供或指导研究参与者增加鱼类摄入量。然而,不同鱼类,同一类型鱼的不同种类、捕捞的季节、养殖鱼类的畜牧业方法都使 EPA 和 DHA 的含量存在相当大的差异[29]。此外,除了 EPA 和 DHA 之外,鱼类中还有其他化合物,它们可能会改变所评估的生物学结果。使用营养补充剂评估 EPA 和 DHA 的效果也面临类似的挑战,因为可用鱼油中的脂肪酸分布范围很广,在长期储存或热暴露期间绝对水平可能发生变化,脂肪酸化学形式(如甘油三酯、乙酯)也不同。营养素摄入评估的文件记录很重要。

## 评估剂量-反应关系的不确定性

很难准确地评估食物的营养摄入量。在某些情况下,使用现有的饮食评估工具难免存在系统性偏差。这对于旨在评估绝对而非相对剂量 - 反应关系的系统评价尤其重要。在一般情况下,食物频率问卷低估了能量和蛋白质摄入量,其偏差要比 24 小时回忆的偏差大[30]。虽然对其他营养素摄入量估计的潜在偏差没有充分的记录,但可能会存在。营养状态生物标志物的检测手段也会显著影响报告值的平均值和分布,需要在数据解释中加以考虑[31,32]。

# 营养应用系统评价方法的优势和局限性

在营养学应用中采用系统回顾的方法既有优势也有局限(表 2.3)。

表 2.3　系统评价的优势和局限性

优势
- 代表客观的过程,避免偏差的出现
- 总结对现有文献的全面评估
- 根据关键问题确定审查范围
- 详细的文献检索策略
- 在不影响严谨性的前提下,允许灵活地按每个主题自定义检索
- 生成一份能够高效更新的报告
- 确定透明的综述回顾流程
- 通过同时评估多个且经常是小型研究来增强统计检验力
- 包含检测出版偏差的能力
- 提供方法学质量、适用性和总体效果的评估
- 有助于发现研究差距

局限性
- 人群、干预、比较指标和结局衡量指标等关键问题造成的局限性
- 符合纳入标准的研究数量带来的局限性
- 可用数据的质量和范围带来的局限性(如研究设计不佳、数据缺失、出版偏差)

## 优势

系统评价过程的优势包括:代表一个客观过程,同时避免出现偏差,对现有文献进行全面评估总结,根据关键问题确定审查范围,详细记录检索策略,在不影响严谨性的前提下,允许灵活地定制每个主题的检索,生成一份能够以高效更新的报告,确定透明的综述回顾流程,通过同时评估多个小的研究来增强统计能力,包含检测出版偏差的能力,提供方法学质量、适用性和总体效果的评估,并有助于确定研究差距。

对过程详细的记录是系统评价的一个重要特点。系统评价带来的另一个好处是能够确定在研究报告的质量和性质上需要改进的地方。这在营养领域尤其有价值,因为在这个领域中,可以用来回答一个关键问题的研究数量往往是有限的。

## 局限性

系统评价过程的局限性包括人群、干预措施、比较指标和结局衡量指标等关键问题造成

的局限性,符合纳入标准的研究数量的局限性以及现有数据的质量和范围所造成的局限性(如欠佳的研究设计、数据缺失、发表偏倚)。

当涉及同一主题的多个系统性评价得出不同结论时,可能会造成混淆[9,33,34]。这种差异通常可归因于关键问题、研究的纳入/排除标准、可用数据的演变不同以及用于生成数据或数据质量的分析方法的变化。对该过程进行细致的记录可以避免混淆。

## 系统评价对老年人营养状况的贡献

在界定老年人的营养状况或了解他们独特的营养挑战方面,很难分离出系统评论的独立贡献。然而,系统评价对了解健康结果,特别是在慢性病风险方面的贡献,有明显的效果。

2013年,据报道,在美国,多病共存(同时存在两种或两种以上的慢性疾病)率正在增加,与寿命的延长和人口结构向老年人群的转移相一致[35]。年龄<65岁、65~74岁、75~84岁和>85岁的多病共存率分别为50%、62%、76%和82%。这些数据被之前发表的系统性评价[35]所证实。很难满足患有多种疾病的个人的营养需求。最有效的干预方法可能需要针对不同的年龄组进行调整。然而,一项对营养和健康知识文献的系统评价表明,健康知识比年龄、收入、就业、教育和种族[36]更能预测健康状况。在设计改善老年人健康状况的干预方案时,这类信息至关重要。

评估老年人的营养状况是评估健康状况的重要组成部分。确定哪种营养筛查工具是老年人状况的最佳预测工具是一个挑战,它能提供有用的信息,以优化健康结果。对现有工具进行的系统评价解决了这一问题[37]。除了提供有关可获得数据的每种工具的相对优势的有价值的信息之外,系统评价还找出了值得被关注的研究空白。钙和维生素D的膳食参考摄入量的最新迭代在很大程度上依赖于对证据的系统评价[13,22]。评价的结论导致大多数年龄组,包括70岁以上的人群,维生素D饮食参考摄入量发生了变化[22]。

使用多种维生素在老年人中很普遍[38,39]。令人吃惊的是,这在饮食营养最充足的人中使用最普遍[40,41]。一项系统评价的结论表明,在所有美国成年人中使用营养补充剂的最主要动机是希望改善整体健康状况。然而,对于老年人来说,情况并非如此,他们的动机更多的是来自特定的健康问题,而营养补充剂的使用与更有利的健康和生活方式的行为相平行[42]。近年来,人们开始关注老年人服用多种维生素复合矿物质补充剂与死亡率升高之间的关系[43-45]。为了解决这个问题,进行了系统评价,结果表明,多维生素-微量-多矿物补充剂的使用并没有导致全因死亡的增加,并且有降低血管疾病和癌症导致的死亡率的趋势[46]。此外,系统评价未发现有统计学意义的证据表明存在异质性或发表偏差。只有将所有数据综合考虑无偏差的方法才能充分解决这一问题。

## 结论

系统评价本质上是对某个特定主题的现有文献的客观评估。对与营养有关的问题进行系统评价是非常有用的。该过程是灵活的,能对多种问题进行评级,并且随着新数据的出现,有利于定期更新。然而,需要注意的是,根据定义,系统评价局限于关键问题所定义的范围;另一个局限性就是经常会有数据的不完整。回答的关键问题是离散的而不是相互关联的。

系统评价或荟萃分析的结论本身并不确立指南或研究计划。它们只是重要的工具,可以促进这些领域的决策。一个有据可查的透明过程对回顾数据至关重要,如果现有数据不足,专家意见会对最终建议产生影响,要明确说明何时发生,在什么情况下发生。

(邹雨珮 译 桂尘璠 校)

# 参考文献

1. Chalmer I, Atlamn DG. Systematic reviews. London: BMJ Publishing Group; 1995.
2. West S, King V, Carey TS, Lohr KN, McKoy N, Sutton SF, et al. Systems to rate the strength of scientific evidence. Evid Rep Technol Assess (Summ). 2002;47:1–11.
3. Harris RP, Helfand M, Woolf SH, Lohr KN, Mulrow CD, Teutsch SM, et al. Current methods of the US Preventive Services Task Force: a review of the process. Am J Prev Med. 2001;20(3 Suppl):21–35.
4. Guirguis-Blake J, Calonge N, Miller T, Siu A, Teutsch S, Whitlock E, et al. Current processes of the U.S. Preventive Services Task Force: refining evidence-based recommendation development. Ann Intern Med. 2007;147(2): 117–22.
5. Briss PA, Zaza S, Pappaioanou M, Fielding J, Wright-De Aguero L, Truman BI, et al. Developing an evidence-based guide to community preventive services–methods. The Task Force on Community Preventive Services. Am J Prev Med. 2000;18(1 Suppl):35–43.
6. Oxman AD, Sackett DL, Guyatt GH. Users' guides to the medical literature. I. How to get started. The Evidence-Based Medicine Working Group. JAMA. 1993;270:2093–5.
7. Ratko TA, Burnett DA, Foulke GE, Matuszewski KA, Sacher RA. Recommendations for off-label use of intravenously administered immunoglobulin preparations. University Hospital Consortium Expert Panel for off-label use of polyvalent intravenously administered immunoglobulin preparations. JAMA. 1995;273(23):1865–70.
8. Jassal SV, Roscoe JM, Zaltzman JS, Mazzulli T, Krajden M, Gadawski M, et al. Clinical practice guidelines: prevention of cytomegalovirus disease after renal transplantation. J Am Soc Nephrol. 1998;9(9):1697–708.
9. Wang C, Harris WS, Chung M, Lichtenstein AH, Balk EM, Kupelnick B, et al. n-3 Fatty acids from fish or fish-oil supplements, but not alpha-linolenic acid, benefit cardiovascular disease outcomes in primary- and secondary-prevention studies: a systematic review. Am J Clin Nutr. 2006;84(1):5–17.
10. Balk EM, Tatsioni A, Lichtenstein AH, Lau J, Pittas AG. Effect of chromium supplementation on glucose metabolism and lipids: a systematic review of randomized controlled trials. Diabetes Care. 2007;30(8):2154–63.
11. Russell R, Chung M, Balk EM, Atkinson S, Giovannucci EL, Ip S, et al. Opportunities and challenges in conducting systematic reviews to support the development of nutrient reference values: vitamin A as an example. Am J Clin Nutr. 2009;89:728–33.
12. Dietary Guidelines for Americans. 2010. http://www.cnpp.usda.gov/DGAs2010-DGACReport.htm
13. IOM. Dietary reference intakes for calcium and vitamin D. 2010. http://www.iomedu/Reports/2010/Dietary-Reference-Intakes-for-Calcium-and-Vitamin-Daspx
14. Stang J, Bayerl CT. Position of the American Dietetic Association: child and adolescent nutrition assistance programs. J Am Diet Assoc. 2010;110:791–9.
15. Trumbo PR, Ellwood KC. Lutein and zeaxanthin intakes and risk of age-related macular degeneration and cataracts: an evaluation using the Food and Drug Administration's evidence-based review system for health claims. Am J Clin Nutr. 2006;84(5):971–4.
16. Balk EM, Horsley TA, Newberry SJ, Lichtenstein AH, Yetley EA, Schachter HM, et al. A collaborative effort to apply the evidence-based review process to the field of nutrition: challenges, benefits, and lessons learned. Am J Clin Nutr. 2007;85(6):1448–56.
17. Lichtenstein AH, Yetley EA, Lau J. Application of systematic review methodology to the field of nutrition. J Nutr. 2008;138:2297–306.
18. Chung M, Balk EM, Ip S, Lee J, Terasawa T, Raman G, et al. Systematic review to support the development of nutrient reference intake values: challenges and solutions. Am J Clin Nutr. 2010;92:307–14.
19. Trikalinos TA, Moorthy D, Chung M, Yu WW, Lee J, Lichtenstein AH, et al. Concordance of randomized and non-randomized studies was unrelated to translational patterns of two nutrient-disease associations. J Clin Epidemiol. 2012;65:16–25.
20. Higgins JP, Green S. Cochrane handbook for systematic reviews of interventions Version 5.0.0. [updated February 2008; cited 2008 Aug]. Available from: www.cochrane-handbook.org
21. AHRQ. Agency for Healthcare Research and Quality Rockville, MD: U.S. Department of Health & Human Services. [cited 2008 August]. Available from: http://www.ahrq.gov

22. Chung M, Balk E, Bendel M, Ip S, Lee J, Lichtenstein AH, et al. Vitamin D and calcium: a systematic review of health outcomes. AHRQ Publication No. 09-E015. Rockville, MD: Agency for Healthcare Research and Quality; 2009.

23. PRISMA. http://www.prisma-statement.org/statement.htm

24. GRADE. GRADE Working Group [homepage on Internet]. Available from: http://www.gradeworkinggroup.org/

25. Moher D, Tricco AC. Issues related to the conduct of systematic reviews: a focus on the nutrition field. Am J Clin Nutr. 2008;88:1191–9.

26. IOM. Dietary reference intakes. Thiamin, riboflavin, niacin, vitamin B6, folate, vitamin B12, pantothenic acid, biotin and choline. Washington, DC: National Academy of Sciences; 1998.

27. IOM. Dietary reference intakes. Vitamin C, vitamin E, selenium and carotenoids. Washington, DC: National Academy of Sciences; 2000.

28. IOM. Dietary reference intakes. Vitamin A, vitamin K, arsenic, boron, chromium, copper, iodine, iron, manganese, molybdenum, nickel, silicon, vanadium and zinc. Washington, DC: National Academy of Sciences; 2001.

29. USDA. http://www.nalusdagov/fnic/foodcomp/Data/

30. Schatzkin A, Kipnis V, Carroll RJ, Midthune D, Subar AF, Bingham S, et al. A comparison of a food frequency questionnaire with a 24-hour recall for use in an epidemiological cohort study: results from the biomarker-based Observing Protein and Energy Nutrition (OPEN) study. Int J Epidemiol. 2003;32(6):1054–62.

31. National Center for Health Statistics. Questionnaire for NHANES 2001–02. Internet: http://www.cdcgov/nchs/data/nhanes/nhanes_01_02/sp_dsqpdf. Accessed 7 May 2008.

32. Official Journal of the European Communities. Directive 2002/46/EC of the European Parliament and of the Council of 10 June 2002 on the approximation of the laws of the Member States relating to food supplements [Internet].

33. Hooper L, Thompson RL, Harrison RA, Summerbell CD, Ness AR, Moore HJ, et al. Risks and benefits of omega 3 fats for mortality, cardiovascular disease, and cancer: systematic review [see comment]. BMJ. 2006;332(7544):752–60.

34. Kwak SM, Myung SK, Lee YJ, Seo HG, Korean Meta-analysis Study Group. Efficacy of omega-3 fatty acid supplements (eicosapentaenoic acid and docosahexaenoic acid) in the secondary prevention of cardiovascular disease: a meta-analysis of randomized, double-blind, placebo-controlled trials. Arch Intern Med. 2012;172:638–94.

35. Salive ME. Multimorbidity in older adults. Epidemiol Rev. 2013;35:75–83.

36. Carbone ET, Zoellner JM. Nutrition and health literacy: a systematic review to inform nutrition research and practice. J Acad Nutr Diet. 2012;112:254–66.

37. Dent E, Visvanathan R, Piantadosi C, Chapman I. Nutritional screening tools as predictors of mortality, functional decline, and move to higher level care in older people: a systematic review. J Nutr Gerontol Geriatr. 2012;31:97–145.

38. Nahin RL, Pecha M, Welmerink DB, Sink K, DeKosky ST, Fitzpatrick AL, et al. Concomitant use of prescription drugs and dietary supplements in ambulatory elderly people. J Am Geriatr Soc. 2009;57:1197–205.

39. Bailey RL, Fulgoni VL, Keast DR, Dwyer JT. Dietary supplement use is associated with higher intakes of minerals from food sources. Am J Clin Nutr. 2011;94:1376–81.

40. Bailey RL, Fulgoni VL, Keast DR, Dwyer JT. Examination of vitamin intakes among US adults by dietary supplement use. J Acad Nutr Diet. 2012;112:657–63.

41. Morgan TK, Williamson M, Pirotta M, Stewart K, Myers SP, Barnes J. A national census of medicines use: a 24-hour snapshot of Australians aged 50 years and older. Med J Aust. 2012;196:50–3.

42. Bailey RL, Gahche JJ, Miller PE, Thomas PR, Dwyer JT. Why US adults use dietary supplements. JAMA Intern Med. 2013;4:1–7. doi:10.1001/jamainternmed.2013.2299.

43. Watkins ML, Erickson JD, Thun MJ, Mulinare J, Heath CWJ. Multivitamin use and mortality in a large prospective study. Am J Epidemiol. 2000;152:149–62.

44. Park SY, Murphy SP, Wilkens LR, Henderson BE, Kolonel LN. Multivitamin use and the risk of mortality and cancer incidence: the multiethnic cohort study. Am J Epidemiol. 2001;173:906–14.

45. Mursu J, Robien K, Harnack LJ, Kyong Park K, Jacobs Jr DR. Dietary supplements and mortality rate in older women: Iowa Women's Health Study. Arch Intern Med. 2011;171:1625–33.

46. Macpherson H, Pipingas A, Pase MP. Multivitamin-multimineral supplementation and mortality: a meta-analysis of randomized controlled trials. Am J Clin Nutr. 2013;97:437–44.

# 第3章
# 营养评估

Rose Ann DiMaria-Ghalili and Michi Yukawa

## 要点

- 老年人在所有照护阶段中都有发生营养不良(营养不足)的风险。
- 老年人应常规进行营养筛查,特别是在初入院、初入住长期照护机构、首次家访、纳入基于社区的项目时以及每年基础医疗就诊时。
- 推荐的营养筛查量表有微型营养评估简表(MNA-SF)以及 DETERMINE 量表。
- 具有营养风险的老年人均应进行营养评估。
- 营养评估是对患者进行的全面评估,主要关注于:体重下降、人体成分、体格检查、多病共存情况、功能状态、用药史、膳食摄入、精神状态及经济状况。
- 成人疾病相关营养不良的诊断适用的老年人群包括:饥饿、慢性疾病相关营养不良以及急性疾病相关营养不良。
- 所有健康专业从业人员(医师、护士、营养师、药师、牙医、言语康复师、康复治疗师)都应该掌握老年营养筛查及评估相关知识。

**关键词** 营养评估•营养筛查•营养不良•体重下降•非计划体重下降•MNA-SF•DETERMINE 量表

## 引言

营养在促进和维持老年人最佳机体功能和生活质量方面发挥着重要作用[1]。营养状况反应营养摄入、生理需求及代谢水平的动态平衡。营养不良不仅包含营养不足(蛋白质和/或能量缺乏),还包括营养过剩(肥胖)。在老年人群中,营养不良通常指营养不足。肥胖(BMI ≥ 30kg/m$^2$)是反应老年人健康状况的重要指标,2009—2010 年,38% 的美国老年人存在肥胖问题[2]。肥胖容易识别与察觉,而非计划的体重下降及营养不良常常更隐匿且难以发现。营养不良是一种常见的老年综合征[3],12%~72% 的老年人存在营养不良或营养不良风险[4-9]。营养不良严重影响生活质量[10,11],与不良临床结局紧密相关,包括感染、压疮、跌倒、住院时间延长、住院、照护费用增加及死亡[9,12-19]。营养筛查与评估有助于早期识别营养不良的老年人,进而及时采取干预措施,对于改善或维持老年人营养健康状态,改善临床结局具有重要意义。

# 营养筛查

满足老年人的营养需求包括筛查营养风险,进行营养评估,实施营养干预,监测干预措施的反应,再次筛查,并在适当的时候诊断营养不良(表 3.1)。营养筛查是营养诊断与治疗[20]的第一步,其定义为"在个体中识别营养不良或营养不良风险的过程,以确定是否需要进行更详细的营养评估"[21]。通过使用有效且可靠的营养筛查工具,营养筛查及再筛查可由所有医疗机构中的任何医疗保健专业人员完成[22]。鉴于营养筛查可在多种照护环境中完成(基层或社区医疗照护机构、门诊、急性照护、家庭照护、社区照护及长期照护机构),根据患者所处的环境适当地选择营养筛查工具及筛查时机尤为重要[22]。

## 营养筛查操作流程

### 医院或急性照护机构

在医院环境中,联合委员会要求所有入院或入住急性照护机构的患者在入院后的 24 小时内完成一次营养筛查[23]。这项流程标准没有因老年患者而有所不同,营养筛查的内容也未特殊说明。入院时完成的营养筛查可识别出哪些患者有营养不良风险,以及哪些患者需要更深入的营养评估,在入院时就启动营养师的跟进随访。患者的营养状况可能在住院期间恶化,因此老年患者出院时发生营养不良的风险可能比入院时更高。目前,营养筛查流程中并未强制规定患者入院期间进行连续的再筛查,尤其是在出院时。

### 长期照护机构

对于新入住照护机构(护理院/养老院)的老人,联邦规定在入院 14 天内需进行营养筛查。在长期照护的过程中,患者的营养状况及非计划体重下降被密切监测。美国医疗保险和医疗补助服务中心(Centers for Medicare and Medicaid Services,CMS)把入住者在机构中"显著的体重减轻"规定为一个质量评价的指标。CMS 将"显著的体重减轻"定义为在没有减重医嘱的情况下,1 个月内体重减轻≥5% 或在最近两个季度内体重减轻≥10%,同时数据收集软件(Minimum DataSet MDS 3.0 版本)将追踪护理院中老人的体重数据。当入院老人出现显著体重减轻时,MDS 护理协调员会联系医生。

### 基层医疗

联合委员会规定:门诊诊所等基层医疗机构应该制定规范系统的医疗政策详细说明应何时进行营养筛查和评估[24]。联合委员会推荐"营养筛查应在第一次就诊时完成",而"患者在就诊时有充分的理由"时应进行再筛查及营养评估[24]。尽管专家呼吁对老年患者进行体重减轻的监测,对于未被联合委员会认证的基层医疗单位目前没有具体的规定要求监测体重或进行营养筛查[25-27]。

表 3.1 老年人群营养筛查及评估

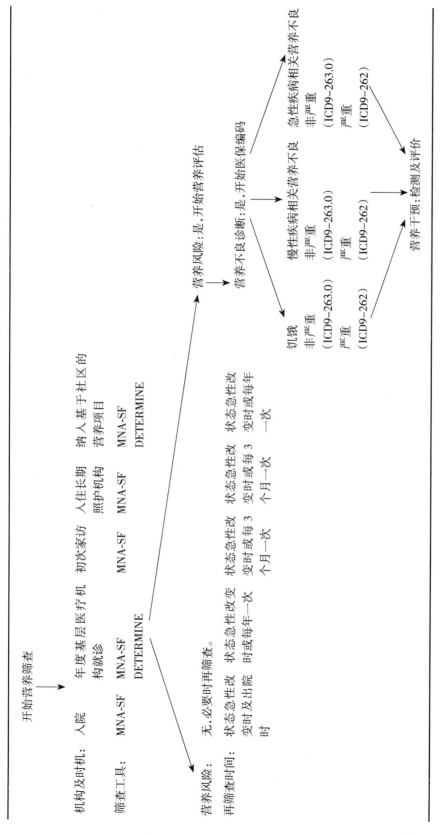

### 社区照护

对于居住在社区的老年人,显著体重减轻定义为 1 年内体重下降超过 5%[26,27]。虽然美国预防服务工作组(US Preventive Services Task Force)并未建议在老年人群中监测体重变化或营养筛查,但美国营养与膳食学会(Academy of Nutrition and Dietetics)发布的循证实践指南对于老年人群非计划体重下降仍强烈建议:"无论在何种医疗环境中[28],老年人应例行接受非计划体重下降的筛查"。美国老龄管理局(Administration on Aging)也要求所有接受家庭送餐服务或参加《美国老人法案》第 3 章营养服务项目中聚餐项目[31]的社区老年人接受基于 DETERMINE 量表的营养筛查[29,30]。

### 居家照护

美国国家医疗保险覆盖的家庭保健机构使用的结局与评估信息集(Outcomes and Assessment Information Set,OASIS)中[32]并未包括营养筛查。但收集的信息中包含了患者是否可以自己进行某些活动的信息,如进食,做饭及购物。联合委员会要求家庭照护机构以书面形式详细描述其在患者评估和再评估中收集的营养状况信息[33]。

## 营养筛查工具

营养筛查工具可识别营养不良或营养不良风险[22]。在美国,目前尚无用于筛查老年人群营养风险的标准化工具。在不同实践环境及机构中使用不同的营养筛查工具限制了其划分营养风险或营养不良和来确定营养不良年发病率的能力。一篇文献综述介绍了 21 种用于老年人群的营养筛查和评估工具[34],然而其中许多工具还没有得到充分开发,其有效性、可靠性、敏感性和特异性尚未得到验证[34]。MNA-SF 和 DETERMINE 量表是推荐用于老年人群的营养筛查工具。

### 微型营养评估简表

微型营养评估简表(Mini-Nutrition Assessment-Short Form,MNA-SF)开发于 1991 年,其完整版本由人体测量、饮食评价、综合评估、自我评价 4 个指标共 18 个问题组成[35],包含营养筛查和营养评估两部分。目前 MNA 已被翻译为 24 种语言,超过 122 项国际研究中包含不同照护环境中的 30 000 名老年人使用过 MNA[35]。MNA 的可靠性及有效性在多种照护环境都得到了很好的验证。据报道,MNA 的敏感度为 96%,特异度为 98%[35]。MNA-SF 是MNA 量表的筛查部分,其作为营养筛查工具可用于识别患有营养不良或营养不良风险的老年人。MNA-SF 最新的版本包括 6 个问题,涉及食物摄入、体重下降、活动能力、心理创伤或急性疾病、合并痴呆或抑郁以及体重指数(body mass index,BMI)。若无法获取 BMI,可通过测量小腿围替代 BMI。MNA-SF 的敏感度为 89%,特异度为 82%,具有很好的阳性预测值(Youden 指数 =0.70)[36]。虽然 MNA-SF 是从完整 MNA 开发而来,但 MNA-SF 的可靠性尚缺乏验证[37]。MNA-SF 是基于循证推荐适用于老年人的营养筛查工具,仅需约 5 分钟即可完成[20,22,38]。

### DETERMINE 量表

DETERMINE 量表由营养筛查倡议组织开发,用于老年人群的营养风险的评估。该量表为自评式量表,但卫生专业人员也可以使用。量表由 10 个问题组成,这些问题评估受试者的饮食习惯、口腔问题、经济收入、单独进餐、服用药物、体重减轻(或增重)以及购物、烹饪、进食的能力[29,30]。目前 DETERMINE 量表的有效性已得到验证[34],但使用该量表进行营养筛查阳性率较高[39]。建议 DETERMINE 量表用于老年人群的营养风险筛查,尤其适用于社区[31]和基层医疗机构。

## 建立营养筛查项目

无论在何种照护环境,都可以简单地将营养筛查整合入老年人的日常照护活动中。老年患者在等待就诊时即可完成 DETERMINE 量表以及 MNA 自评营养风险量表,在就诊时讨论筛查结果。营养风险筛查工具(MNA-SF)可以整合入患者入院、入住护理院、长期照护机构或接受家庭护理服务时所进行的初始护理评估。尽管营养筛查可以识别那些有营养风险而需要更深入的营养评估和 / 或营养干预的老年患者,但营养筛查只能为患者提供测试时营养风险的情况。目前尚缺乏关于营养重复筛查的循证标准,任何病史、心理、社会或功能状况的改变都可能对营养状况产生影响而需要重复筛查。住院老人在出院时再次进行营养有益于确定患者从医院向家庭过渡期间的营养问题[40,41]。居住在护理院的老年人应每 3 个月接受一次营养筛查,而营养状况正常的社区生活的老人应每年接受一次营养筛查[42](见表 3.1)。

# 营养评估

营养评估是一个通过整合患者多维度的信息来进行营养诊断的过程。其收集的信息包括:病史、营养状况、用药史、体格检查、人体测量以及实验室检查[21]。精神心理状况、经济因素及功能状态同样是老年综合营养评估的重要组成部分。

## 人体测量

### 体重

体重是人体的重量,代表人体各部分的总和。体重在不同层次具有其相应特征,如原子水平(氧、碳、氢及其他)、分子水平(水、脂肪、蛋白质及其他)、细胞水平(细胞质量、细胞外液、细胞外固体)、组织水平(骨骼肌、脂肪组织、骨骼、血液等)及全身水平(头、颈、躯干、下肢、上肢)[43],上述任何组分的改变都可以引起体重的改变。在分子水平上,体重是水(健康人体重的 60% 是水)与干体重(矿物质、蛋白质和脂质)的总和[43]。瘦体重与去脂体重基本相同——都包含了水、蛋白质和矿物质,而瘦体重不包括含量较少的必需脂肪酸。体重处于动态变化之中,它代表能量摄入与以机体活动和新陈代谢为表现的能量消耗间的平衡。

体重是老年人的重要的生命体征。体重的测量应在脱鞋及没有穿着厚重衣服的情况下完成。床秤和椅秤可用于无法站直的老年人。体重减轻的百分比应按以下公式计算:(平日体重－当前体重)/平日重量×100%[46]。如果患者无法确定自己是否出现了体重减轻,可以询问其衣服尺寸的变化,检查皮带扣带的变化或询问亲人[44]。健康成人每日体重的波动很小(<±0.5kg)[45],如每天体重增加1~2kg则提示心力衰竭患者发生液体潴留[44]或液体超负荷[46]。体重增加/减轻反应了身体成分的改变。此外,身体成分可以随时间改变(即脂肪或肌肉的增加或减少)而体重却没有变化[47,48]。

加速的体重下降并非正常衰老。体重变化贯穿整个成年期,一般在60岁之前会逐渐增加,在70岁左右稳定下来,然后在70~75岁之后开始缓慢下降。基于健康老人的研究提示,只有非常小的体重下降(每年0.1~0.2kg)可以归因于正常老化[49]。对于80岁及以上的老人,还需要更多的研究来探索其正常的体重轨迹。

在慢性半饥饿状态下,体重的下降可达理想体重的50%~60%。当机体蛋白[51]丢失超过20%,生理功能就明显受损。Hill的早期研究表明,体重丢失超过10%即与生理功能障碍[51]相关;当体重丢失15%以上的[51]时,蛋白质的损失在临床上即是显著的。然而,这些研究并不只限于老年人。尽管一年内体重下降超过日常体重4%是定义"具有临床意义的体重下降"敏感性和特异性最高的分界点,在老年人中被广为使用的分界点却是6~12个月内体重丢失超过日常体重的5%。

## 计划性及非计划性体重下降

在评估体重下降时,应考虑计划性体重下降情况。主动减重往往是由于有计划的饮食控制或膳食摄入量的改变(如节食),增加体力活动量或两者共同导致的。非计划的体重下降是指患者在没有减轻体重的意愿的情况下在特定时间范围内发生的体重下降[53]。在无法确定患者体重下降的原因时,可以认为非计划性体重下降是无法解释的。如患者没有体重波动的病史(如"溜溜球"节食),持续的、无法解释的体重下降是特别值得关注的。非计划性体重下降可以单独发生[50],也可以合并其他老年性综合征发生,如营养不良(营养不足)[54]和衰弱[55],也可以继发于肌少症[56]、恶病质[56]和炎性疾病[56]。一些患者可能忽略其非计划性体重下降病史或弱化其重要性而未向医师报告[44,57]。一些发生非计划性体重下降的老年人由于既往多年减重的努力可能会对其体重下降情况而感到满意,并表示不愿恢复其丢失的体重[57]。一项研究发现:尽管体重下降影响了机体功能状态,与患癌前体重相比,发生体重下降(可多达27.2kg)的癌症患者并不对此感到忧虑[58]。如果临床医生不监测老年人的体重变化,患者发生的非计划性体重下降就可能得不到治疗。老年人的非计划性体重下降与并发症和死亡率的增加有关,而这主要由肌肉质量[48]减少引起。因此临床医生应该把老年人的体重作为一个重要的生命体征。

## 非计划性体重下降的危害

老年人的体重下降均与去脂体重的丢失相关[48,59],该过程加速了肌少症的发生与发展[59],进而导致功能下降[60,61]。非计划性体重下降与衰弱[55]、自我健康评价低下[62]、再入院[63,64]及跌倒[65,66]相关。非计划性的体重下降是营养不良(营养不足)的危险因素[67],并增加了死亡的风险[52,68-70]。如果非自主体重下降是由饥饿引起,当体重下降最大达到约初始体重的30%时则会导致死亡[45]。

身高:作为正常衰老的一部分,老年人可能发生身高下降。因此应每年监测身高(不穿鞋)。老年人存在站立困难时,替代身高的方法包括半身距测量(demi-span measurement)[71]或使用卡尺测量膝高[71,72]。

体重指数:体重指数(BMI)是反映机体脂肪含量的指标。与具有相同体重指数的年轻人相比,老年人体内的脂肪更多,而 BMI 可能会高估具有较高 BMI 的老年人的健康风险[48]。BMI 是确定体重与身高之比是否在正常范围内的最佳指标,因为理想体重表并不是基于老年人的常模参照测试而制作出来的[73,74]。然而,不同机构推荐的对老年群体的正常的 BMI 值往往是相互矛盾的(表 3.2)。

表 3.2　老年体重指数(BMI)推荐建议

| 来源 | 老年正常 BMI |
| --- | --- |
| 美国医疗保险和医疗补助服务中心(Centers for Medicare and Medicaid Services)[101] | $23\sim<30kg/m^2$ |
| Medline Plus[102] | $25\sim27kg/m^2$ |
| 美国国家心肺及血液研究所(National Heart,Lung,and Blood Institute)a[103] | $18.5\sim24.9kg/m^2$ |
| 营养筛查计划(Nutrition Screening Initiative)[30] | $22\sim27kg/m^2$ |

a 美国国家心肺及血液研究所指南对 BMI 的推荐并未区分年轻、中年及老年人。

## 人体成分

衰老伴随着人体成分的改变。无论有无计划的体重下降,去脂体重(主要为肌肉)均会下降,该生理过程通常开始于 30 岁,以每年 0.3kg 的速度减少。从 30 岁开始,预计到 70 岁时去脂体重丢失量约 40%[75]。瘦体重的减少可部分归因于缺乏锻炼、与年龄相关的合成激素下降、自由基的副反应、细胞因子的增加以及急性疾病的影响[50]。随着年龄的增长,两性均会丢失去脂体重[76],与男性相比,女性的去脂体重下降更少。与 65~74 岁人群相比,年龄大于 75 的人群随时间推移下降的瘦体重更多(男性:每年 0.4kg;女性:每年 0.2kg)。

在 65~70 岁之前,去脂体重会逐步被脂肪组织替代。脂肪分布也会随着年龄的增长而改变。皮下脂肪会逐渐增长直到 60 岁,与年轻人相比,老年人臂围及腿围更小。在 65 岁以上的老年人中,腰围增大[77],腰臀比及腰围与大腿比例增加[76,77],腹部肥胖更为明显[76,77]。随着年龄的增长,身体成分的改变还取决于其他与年龄相关的因素,如急性及慢性疾病、机体活动、药物、激素和营养摄入[76]。在衰老的过程中增加的体育锻炼可能会减缓瘦体重的丢失[76]。许多专家认为体重下降的问题不应被视为正常衰老的一部分[48,50,68]而被忽视,体重下降的测量的方法也不能区别去脂体重及脂肪的变化情况[68]。

测量老年人体成分有多种方法,特殊的测量方法如全身浸没,空气体积描记法,中子活化分析和稀释法等非常准确及精确,但仅在专业的研究机构中可使用[78]。此外,衰弱的老年人可能无法耐受测试程序。基于 CT、MRI、双能 X 射线吸收仪(dual energy X-ray absorptiometry DXA)的检测方法也可用于测量身体成分。全身 DXA 是衰老相关流行病学队列研究中公认检测身体成分的"金标准",具有良好的耐受性,适用于临床使用,并且辐射暴露极小。生物电阻抗分析(bioelectrical impedance analysis,BIA)是一种更为便宜、安全、便携以及更容易在临床应用的身体成分分析方法。人体测量是最便宜并且最容易在临床中使用的身体成分分析方法,测量内容包括皮褶厚度(评估皮下脂肪)以及上臂和小腿围的测量(评估肌肉质量)。尽管研究者们持续推进身体成分分析领域的研究,但以上测试方法还尚未整合在常规临床实践中。老年人群的正常参考值范围还有待进一步确定,在合适的情况下,身体成分测试应被受过专业训练的测试员多次测量以评估脂肪及肌肉组织随时间的变化。

## 体格检查

体格检查时应注意营养不良的体征,如皮下脂肪的丢失(眼眶,肱三头肌)、肌肉丢失(太阳穴、锁骨、双肩、前臂、肩胛骨和小腿部位消瘦)和体液潴留(四肢、外阴、阴囊水肿或腹水)[67]。免疫力下降、认知功能障碍、骨质疏松以及贫血也与蛋白质营养不良相关[79,80]。蛋白质营养不良的患者可能由于维持血容量的胶体渗透压下降而导致全身性水肿、下肢凹陷性水肿、皮肤萎缩干燥以及头发脆弱暗沉。蛋白质营养不良的患者可能在身体外观上难以区分恶病质及肌少症。饥饿或慢性蛋白质营养不良可能通过营养支持逆转,而简单地增加卡路里摄入却难以有效地治疗恶病质及肌少症。

合并蛋白质能量营养不良的老年患者也可能同时合并微量元素的缺乏,表3.3详细列出了与维生素或矿物质缺乏相关的体征。尽管维生素D对钙和骨骼生理的影响最为显著,由于其复杂的生理效应,对维生素D缺乏症的研究仍在增加。维生素D缺乏症与动脉疾病、心力衰竭、胰岛素抵抗、血糖控制不良甚至癌症的风险增加有关[81-83]。但是,维生素D缺乏症最明显的生理症状是骨软化症、骨质疏松症以及跌倒、平衡困难和骨折的风险增加。尽管锰缺乏症罕见,但一项临床研究发现其与血脂异常及鳞屑性皮炎相关[84]。

**表3.3 微量营养素缺乏相关的体征**

| | 体征 |
|---|---|
| **脂溶性维生素缺乏** | |
| A[105] | 夜盲,干眼症,免疫功能下降,皮肤干燥,毛囊角化过度,伤口愈合不良 |
| E[106] | 脊髓小脑性共济失调、深部腱反射减弱或消失、周围神经病变、肌病、本体感觉和振动感觉障碍、视网膜病变、眼外肌麻痹 |
| D | 骨软化症、骨质疏松、频发跌倒、椎体和非椎体骨折风险增加 |
| K | 出血风险增加 |
| **水溶性维生素缺乏** | |
| $B_1$(硫胺素) | 韦尼克氏脑病(意识混乱、共济失调和眼球震颤)、科萨科夫综合征(逆行性遗忘、虚构、无法学习新事物)、脚气病、神经损伤引起的足下垂或手腕下垂 |
| $B_2$(核黄素) | 角膜血管新生,唇干裂,舌炎 |
| $B_3$(烟酸) | 腹泻、认知功能损害(谵妄、失忆、抑郁、躁狂、偏执)、皮炎(大疱性、小疱性、间擦皮炎或慢性增生伴色素沉着) |
| $B_6$(吡哆醇) | 口炎、舌炎、口角干裂、铁粒幼红细胞性贫血 |

续表

| 体征 | |
| --- | --- |
| B$_{12}$ | 周围神经病、抑郁、认知功能障碍、巨幼细胞性贫血 |
| C[107] | 伤口愈合不良、胶原交联减少、关节出血、毛囊周围出血点、肥大性牙龈炎、牙龈出血、瘀斑、瘀点、甲床出血 |
| 叶酸 | 巨幼细胞性贫血 |
| **矿物质缺乏** | |
| 铜[108] | 肌无力,共济失调,神经病变,认知功能障碍,毛发畸形,皮肤色素脱失 |
| 碘[109] | 甲状腺肿、甲状腺功能减退症 |
| 铁 | 小细胞低色素性贫血、嗜睡 |
| 锰[84] | 鳞屑性皮肤病、血脂异常 |
| 硒[100,110] | 心肌病、骨骼肌功能障碍、情绪障碍、免疫功能下降 |
| 锌[111,112] | 伤口愈合不良,免疫功能下降,阳痿,性腺功能减退,味觉减退,脱发,肠病性肢端皮炎 |

## 内脏蛋白

虽然血清白蛋白、转铁蛋白和前白蛋白是检测内脏蛋白的指标,但它们作为炎症期间营养状况的指标时敏感性和特异性较差[67,72]。为了确定白蛋白和前白蛋白的消耗是否反映了营养不良,建议获取 C 反应蛋白水平[72]。如果 C 反应蛋白升高,而白蛋白和前白蛋白降低,那么白蛋白和前白蛋白的变化是由于潜在的炎症引起的[72]。

## 膳食摄入

膳食摄入可以通过改良膳食摄入问卷或 24 小时食物回顾问卷进行评估,尽管食物回顾问卷有可能不够准确,特别是对伴有认知功能损害的老年人。如果老年人处于照护机构之中,则 3 天的热量计算[71]可以帮助确定当前摄入的总热量以及蛋白质、脂肪和碳水化合物。老年人可能由于药物副作用、抑郁或衰老引起的厌食[27]而减少膳食摄入(另见第 18 章)。同时,导致日常生活能力(activities of daily living, ADL)或工具性日常生活能力(instrumental activities of daily living, IADL)受损的慢性疾病可能会损害老年人购物、做饭或进食的能力[71]。吞咽障碍、吞咽困难、口腔健康不良(蛀牙、牙龈疾病、牙齿缺失)亦会限制膳食摄入[71]。口腔健康不良是老年人群中应重点关注的问题,由于美国国家医疗保险未覆盖牙科治疗,许多老年人可能没钱去看牙医(见第 5 章)。

## 功能状态

身体功能表现是老年综合评估的组成部分。非计划性体重下降及营养不良会对肌肉力量和肌肉质量产生负面影响,导致衰弱和失能。握力是反映上肢肌肉功能的指标,也是反应营养状况的指标和营养干预研究的结局指标[85]。握力测量方便、具有非侵入性,易在床旁完成[86]。不同的握力测试仪器具有不同的人体工程学特点,Jamar握力计是握力测量的"金标准"仪器。美国肠外肠内营养学会及营养与饮食学会推荐将握力降低作为反映营养不良的临床指标[67]。然而,将握力测量广泛地应用于临床实践前还需要建立标准测试方法以及标准数据库。

## 药物

药物的副作用可能导致老年患者的体重减轻[87,88]。表3.4中列出了与非计划性体重下降相关的常见处方药及非处方药。一些药物可以导致口干、味觉或嗅觉改变,进而导致食欲下降。另一些药物可以使胃动力减弱,引起持续的饱腹感而导致食物摄入减少。建议对所有出现体重下降的患者进行药物评价,包括所有的非处方药、维生素及处方药。

表 3.4　药物导致的与营养相关的副反应[87,88,96,113]

| 与营养相关的改变 | 药物 |
| --- | --- |
| 厌食 | 金刚烷胺、安非他明、苯二氮䓬类、地高辛、金、左旋多巴、二甲双胍、尼古丁、阿片类药物、五羟色胺再摄取抑制剂类药物、茶碱 |
| 味觉或嗅觉改变 | 血管紧张素转换酶抑制剂、钙通道阻滞剂、螺内酯、铁、左旋多巴、培高利特、司来吉兰、阿片类药物、金、别嘌醇 |
| 口干 | 抗胆碱能药物、利尿剂、抗组胺药 |
| 恶心、呕吐 | 抗生素(阿托伐醌、环丙沙星、克拉霉素、多西环素、乙胺丁醇、甲硝唑、氧氟沙星、戊烷脒、利福布丁、四环素)、双膦酸盐、地高辛、左旋多巴、阿片类药物、三环类抗抑郁药、五羟色胺再摄取抑制剂 |
| 胃动力减慢 | 红霉素 |

## 心理社会及经济因素

贫穷或收入少可影响购物模式,如经济紧张和/或缺乏交通工具可能导致难以获取新鲜水果、蔬菜和高质量的蛋白质食品[71]。有报道显示收入下降的老年人会因经济原因而限制每日进餐次数。作为孙辈主要照顾者的老年人更有可能存在缺乏食物保障的问题[89]。心理社会因素可以通过降低食欲或减少膳食摄入而导致非计划性体重下降。独居的老年人可能会感到孤独而丧失进食的欲望[71],丧偶的悲伤亦会影响食欲或进食的乐趣[71]。如果妻子是家庭内的主要照护者,则丧偶的老年男性可能不习惯自己购买、准备或烹饪食物。抑郁症也是老年人食欲下降的主要原因[71]。

非计划性体重下降是阿尔茨海默病（Alzheimer's disease AD）的典型症状[90-92]，无论处于疾病的何种阶段，25%~90% 的患者均会出现这种症状[52,92,93]。AD 被认为是一种促炎疾病，机体细胞因子的升高可导致与 AD 相关的体重减轻及消瘦[94]。虽然确切的机制尚不清楚，但非计划性体重下降在 AD 前临床阶段就已经开始出现。导致 AD 患者体重下降的大脑神经病理变化包括进食行为和记忆的改变[90-92]、食欲信号紊乱[90]、促食欲神经因子浓度下降[90]、自主吞咽障碍[91]和味觉、嗅觉改变[91]。同样，治疗 AD 药物的副作用也会影响食欲或进食能力[90,92]。AD 各个阶段的行为改变均可严重影响患者的膳食摄入，进而导致非计划性体重下降。

## 合并疾病

病史回顾可以找出与非计划性体重下降及营养不良相关的合并疾病。表 3.5 列出了与非计划性体重下降相关的疾病。非计划性体重下降主要可分为以下 3 种病因：恶性肿瘤性、非恶性肿瘤性及特发性。20 世纪 80 年代以来有关非计划性体重下降的标志性研究[95,96]提示：19%~36.6% 的患者患有恶性肿瘤，40.5% 的患者患有非恶性疾病，而在 23.2%~35% 的患者中，尽管进行了充分的检查仍未发现潜在的病因。导致非计划性体重下降最常见恶性肿瘤性疾病是胃肠道（胰腺、肝、食管和结直肠）的恶性病变，其次为泌尿生殖道、血液系统、肺、乳腺和脑[96]的恶性肿瘤。对于引起体重下降的非恶性疾病，常见的原因包括胃肠道疾病（26%）及精神疾病（10.3%）[96]。近期的研究证实了先前的发现：38% 的非计划性体重下降患者身体有肿瘤病变，在这些病例中，胃肠道肿瘤占到了绝大多数[87,97,98]。23% 的患者患有精神疾病；非恶性胃肠道疾病在非计划性体重下降的患者中则更为常见。有 11%~25% 体重下降的原因无法确定。前面提到过，对于老年患者，痴呆可能导致非计划性体重下降。

表 3.5　与成人非自主体重下降相关的合并疾病[87,88,96,113]

| 肿瘤性疾病 | 非肿瘤性疾病 |
| --- | --- |
| 胃肠道恶性肿瘤（食管癌、胰腺癌、胃癌、结直肠癌、肝癌、胆管癌） | 胃肠道疾病（胃肠动力障碍或吞咽功能障碍、肠系膜缺血、消化性溃疡、炎症性肠病、慢性肝病、慢性胰腺炎） |
| 肺癌 | 充血性心力衰竭 |
| 淋巴瘤 / 白血病 | 痴呆 |
| 前列腺癌 | COPD |
| 卵巢癌 | 代谢性疾病（糖尿病、甲亢、甲旁亢） |
| 膀胱癌 | 卒中 |
| 乳腺癌 | 终末期肾病 |
| 颅内肿瘤 | 感染性疾病（结核、艾滋病） |
|  | 酗酒 |
|  | 结缔组织疾病（类风湿性关节炎、风湿性多肌痛） |
|  | 口腔问题 |

续表

| 精神疾病 | 未知病因 |
| --- | --- |
| 抑郁 | |
| 焦虑 | |

# 诊断营养不良

营养筛查与评估的目的是识别出与营养不良（营养不足）相关的表现。多年来，研究者及临床医师使用了许多临床判断标准及术语来定义营养不良。消瘦症（marasmus）、夸希奥科病（kwashiorkor）以及混合型夸希奥科病（mixed-marasmus kwashiorkor）曾经被用于对饥荒儿童基本营养素缺乏（macronutrient deficiencies）进行分类的术语，后来被用来描述和诊断成人疾病相关性营养不良。来自美国肠外肠内营养学会（American Society for Parenteral and Enteral Nutrition ASPEN）及欧洲肠外肠内营养学会（European Society for Parenteral and Enteral Nutrition ESPEN）的领导者们组建了国际共识指南委员会，提议对成人饥饿和与疾病相关的营养不良进行基于病因的诊断。炎症导致肌肉分解，长期以来被认为对营养状况有负面影响，而现在更成为新的成人营养不良分类标准的基石。2012 年 ASPEN 及美国营养及膳食学会发表了一份关于成人营养不良（营养不足）的识别诊断和文书书写的共识声明，该声明也适用于老年人。

成人营养不良的 3 种类型是：与饥饿相关或社会、环境相关的营养不良（纯慢性饥饿、神经性厌食症）；慢性疾病相关营养不良（轻度至中度炎症状态，如器官衰竭、胰腺癌、风湿性关节炎、肥胖型肌少症）；以及急性疾病相关营养不良（急性炎症伴显著的炎症反应，如严重感染、烧伤、创伤、闭合性头外伤）[67]。以上 3 种类型的营养不良均进一步被划分为非严重（中等严重）和严重两种类型。临床特征包括：能量摄入减少、体重下降、体脂和肌肉质量减少、体液潴留及握力降低[67]。表 3.6 总结了诊断营养不良的临床特征和相关的 ICD-9 诊断编码。ASPEN 及美国营养及膳食学会建议诊断严重或非严重营养不良（即与饥饿相关的营养不良、慢性疾病相关营养不良或急性疾病相关营养不良）至少需要满足 6 个特征中的两个。随着新证据的出现，表 3.6 推荐的成人营养不良的临床特征将不断更新[67]。值得注意的是，急性期蛋白不再被认为是反映营养状况的有效指标，而是反映了炎症程度[99]。

表 3.6　成人营养不良的临床特征及相关医保编码

| | 临床特征 [a] | | | | | | ICD-9 编码 | | | |
| --- | --- | --- | --- | --- | --- | --- | --- | --- | --- | --- |
| | 体重（体重丢失数量/时间） | 预计能量需要量 | 皮下脂肪 | 肌肉质量 | 水肿 | 握力 | 260 | 261 | 262 | 263.0 |
| 饥饿（社会或环境相关营养不良） | | | | | | | | | | |
| 非严重 | 5%/1 个月<br>7.5%/3 个月<br>10%/6 个月<br>20%/1 年 | <75%≥3 个月 | ↓ | ↓ | + | NA | NA | NA | 否 | 是 |

续表

| | 临床特征 [a] | | | | | | ICD-9 编码 | | | |
|---|---|---|---|---|---|---|---|---|---|---|
| | 体重（体重丢失数量/时间） | 预计能量需要量 | 皮下脂肪 | 肌肉质量 | 水肿 | 握力 | 260 | 261 | 262 | 263.0 |
| 严重 | >5%/1 个月<br>>7.5%/3 个月<br>>10%/6 个月<br>>20%/1 年 | ≤50%<br>≥1 个月 | ↓↓↓ | ↓↓↓ | +++ | 下降 | NA | NA | 是 | 否 |
| 慢性疾病相关营养不良 | | | | | | | | | | |
| 非严重 | 5%/1 个月<br>7.5%/3 个月<br>10%/6 个月<br>20%/1 年 | <75%<br>≥1 个月 | ↓ | ↓ | + | NA | NA | NA | 否 | 是 |
| 严重 | >5%/1 个月<br>>7.5%/3 个月<br>>10%/6 个月<br>>20%/1 年 | ≤75%<br>≥1 个月 | ↓↓↓ | ↓↓↓ | ++ | 下降 | NA | NA | 是 | 否 |
| 急性疾病相关营养不良 | | | | | | | | | | |
| 非严重 | 1%~2%/1 周<br>5%/1 个月<br>7.5%/3 个月 | <75%<br>>7 天 | ↓ | ↓ | + | NA | NA | NA | 否 | 是 |
| 严重 | >2%/1 周<br>>5%/1 个月<br>>7.5%/3 个月 | ≤50%<br>≥5 天 | ↓↓ | ↓↓ | ++ | 下降 | NA | NA | 是 | 否 |

改编自参考文献［67］。

NA，不适用；↓，轻度下降；↓↓，中度下降；↓↓↓，重度下降；+，轻度；++，中度；+++，重度。

[a] 严重或非严重营养不良的诊断推荐 6 个特征中至少需要满足 2 个。

## 结论：医疗行业的营养筛查与评估

许多医学专业的营养教育与培训不足，尤其在老年营养学方面。美国医学研究所指出，"营养不良在老年人中普遍存在，但大多数专业人士仍然没有接受过老年人营养需求相关的培训"。最近，美国国立卫生研究院（National Institutes of Health）国家心肺血液研究所（National Heart Lung and Blood Institute）召集了一个"未来方向工作组"，旨在将营养学融入医学与健康专业的各个阶段：从教育、培训到研究。此次为期两天的会议执行摘要中总结的指导原则也适用于老年人的营养筛查与评估。

- 卫生专业人员应实施推荐的营养实践建议,推广当前针对所有患者的疾病预防和治疗的膳食指南。
- 卫生专业人员应了解营养照护流程中的基础知识,包括营养状况和饮食摄入的评估,诊断营养相关问题,以及实施、监督和评估营养照护计划。需要了解不同卫生专业人员的角色和职责——何时转诊、如何互动以及多学科团队如何工作。
- 营养师在医疗团队中扮演着重要的角色,可以为其他卫生专业人员提供相关技术培训,也可与医师在营养评估、治疗建议及患者联合随访方面进行相互配合。
- 跨专业的营养教育对在教学、训练、学习以及患者护理方面培养团队合作至关重要。
- 卫生专业人员应该知道在哪里可以获得营养教育及宣传资源,应使用创新的方法,包括在线资源和基于案例的方法来加强学习。
- 医学院/专业学校的营养教育应努力采用纵向整合的方法,而非单一的课程,这涉及多个相关专业和部门的合作努力。
- 需要进一步研究以确定和验证为健康专业学生和执业临床医生提供营养教育的策略。
- 卫生专业人员应了解基于循证的研究在制定公共卫生饮食和营养指南中的作用,并且必须能够将这些知识应用于改善患者预后。

营养筛查和评估是所有为老年人提供照护的卫生专业人员(医生、营养师、护士、药剂师、物理治疗师、职业治疗师、言语治疗师)的责任。当老年人发生营养不良时,应及时给予营养干预措施。最佳的情况下,应将老年人转介给注册营养师(registered dietitian,RD)进行深入的营养评估和营养护理计划。然而,由于人力和医疗政策问题,如注册营养师独立地在基层、家庭或社区照护环境中提供的医疗营养治疗只能得到有限的保险报销,可能会导致医院环境之外营养师咨询需要等待漫长时间。因此,所有为老年人提供照护服务的卫生专业人员都应具备营养筛查和评估的能力,并对老年人饮食和营养循证指南有足够的了解。此外,对从事老年医学的注册营养师所提供的医学营养治疗,还需大力提倡提高保险报销力度。

临床建议包括:

- 营养筛查应在初入院、初入住长期照护机构、首次家访、首次参加基于社区的项目时、营养计划以及每年基础初级保健医疗就诊随访时。
- 推荐的营养筛查工具是微型营养评估简表和 DETERMINE 量表。
- 对任何有营养风险的老年人进行营养评估。
- 对于老年人来说,有临床意义的体重下降最广为接受的定义是 6~12 个月内体重丢失超过日常体重的 5%。
- 营养评估是一项综合评估,重点关注体重变化、人体成分状态、体格检查、合并疾病、功能状况、用药史、膳食摄入及心理和经济状况。

（刘龚翔　译　蒋佼佼　校）

# 参考文献

1. Kamp BJ, Wellman NS, Russell C, American Dietetic Association, American Society for Nutrition, and Society for Nutrition Education. Position of the American Dietetic Association, American Society for Nutrition, and Society for Nutrition Education: food and nutrition programs for community-residing older adults. J Am Diet Assoc. 2010;110(3):463–72.

2. Federal Interagency Forum on Aging-Related Statistics. Older Americans 2012: key indicators of well-being. Washington, DC: U.S. Government Printing Office; 2012.

3. Institute of Medicine. Retooling for an aging America: building the health care workforce. Washington, DC: National Academies Press; 2008.

4. Kaiser MJ, Bauer JM, Ramsch C, Uter W, Guigoz Y, Cederholm T, et al. Frequency of malnutrition in older adults: a multinational perspective using the mini nutritional assessment. J Am Geriatr Soc. 2010;58(9):1734–8. PubMed PMID: 20863332. Epub 2010/09/25. eng.

5. Edington J, Boorman J, Durrant ER, Perkins A, Giffin CV, James R, et al. Prevalence of malnutrition on admission to four hospitals in England. The Malnutrition Prevalence Group. Clin Nutr. 2000;19(3):191–5. PubMed PMID: 10895110.

6. Singh H, Watt K, Veitch R, Cantor M, Duerksen DR. Malnutrition is prevalent in hospitalized medical patients: are housestaff identifying the malnourished patient? Nutrition. 2006;22(4):350–4. PubMed PMID: 16457988. Epub 2006/02/07. eng.

7. Westergren A, Unosson M, Ohlsson O, Lorefalt B, Hallberg IR. Eating difficulties, assisted eating and nutritional status in elderly (>or =65 years) patients in hospital rehabilitation. Int J Nurs Stud. 2002;39(3):341–51. PubMed PMID: 11864657.

8. Kagansky N, Berner Y, Koren-Morag N, Perelman L, Knobler H, Levy S. Poor nutritional habits are predictors of poor outcome in very old hospitalized patients. Am J Clin Nutr. 2005;82(4):784–91. quiz 913–4. PubMed PMID: 16210707. Epub 2005/10/08. eng.

9. Heersink JT, Brown CJ, Dimaria-Ghalili RA, Locher JL. Undernutrition in hospitalized older adults: patterns and correlates, outcomes, and opportunities for intervention with a focus on processes of care. J Nutr Elder. 2010; 29(1):4–41.

10. Keller HH. Nutrition and health-related quality of life in frail older adults. J Nutr Health Aging. 2004;8(4):245–52. PubMed PMID: 15316589. Epub 2004/08/19. eng.

11. Keller HH, Osthye T, Goy R. Nutritional risk predicts quality of life in elderly community living Canadians. J Gerontol A Biol Sci Med Sci. 2004;59(1):68–74. PubMed PMID: 14718488. Epub 2004/01/14. eng.

12. Agarwal N, Acevedo F, Leighton LS, Cayten CG, Pitchumoni CS. Predictive ability of various nutritional variables for mortality in elderly people. Am J Clin Nutr. 1988;48(5):1173–8. PubMed PMID: 3189202.

13. Constans T, Bacq Y, Brechot JF, Guilmot JL, Choutet P, Lamisse F. Protein-energy malnutrition in elderly medical patients. J Am Geriatr Soc. 1992;40(3):263–8. PubMed PMID: 1538047.

14. Haydock DA, Hill GL. Impaired wound healing in surgical patients with varying degrees of malnutrition. J Parenter Enteral Nutr. 1986;10(6):550–4. PubMed PMID: 3098996.

15. Klidjian AM, Foster KJ, Kammerling RM, Cooper A, Karran SJ. Relation of anthropometric and dynamometric variables to serious postoperative complications. Br Med J. 1980;281(6245):899–901. PubMed PMID: 7427501.

16. Dwyer J, editor. Screening older Americans nutritional health: current practices and future possibilities. Washington, DC: Nutrition Screening Initiative; 1991.

17. Ek AC, Larsson J, von Schenck H, Thorslund S, Unosson M, Bjurulf P. The correlation between anergy, malnutrition and clinical outcome in an elderly hospital population. Clin Nutr. 1990;9(4):185–9. PubMed PMID: 16837354. Epub 1990/08/01. eng.

18. Langkamp-Henken B, Hudgens J, Stechmiller JK, Herrlinger-Garcia KA. Mini nutritional assessment and screening scores are associated with nutritional indicators in elderly people with pressure ulcers. J Am Diet Assoc. 2005;105(10):1590–6. PubMed PMID: 16183360.

19. van Venrooij LM, Verberne HJ, de Vos R, Borgmeijer-Hoelen MM, van Leeuwen PA, de Mol BA. Postoperative loss of skeletal muscle mass, complications and quality of life in patients undergoing cardiac surgery. Nutrition. 2012;28(1):40–5. PubMed PMID: 21621393. Epub 2011/05/31. eng.

20. Mueller C, Compher C, Ellen DM, American Society for Parenteral and Enteral Nutrition Board of A.S.P.E.N Directors. A.S.P.E.N clinical guidelines: nutrition screening, assessment, and intervention in adults. J Parenter Enteral Nutr. 2011;35(1):16–24. PubMed PMID: 21224430.

21. A.S.P.E.N. Board of Directors and Clinical Practice Committee. Definition of terms, style, and conventions used in A.S.P.E.N. Board of Directors-approved documents, 2010 January 2, 2013.

22. Skipper A, Ferguson M, Thompson K, Castellanos VH, Porcari J. Nutrition screening tools: an analysis of the evidence. J Parenter Enteral Nutr. 2012;36(3):292–8. PubMed PMID: 22045723.

23. Joint Commission on Accreditation of Healthcare Organizations. Comprehensive accreditation manual for hospitals. Chicago, IL: Joint Commission on Accreditation of Healthcare Organizations; 2007.

24. Joint Commission on Accreditation of Healthcare Organizations. Standards frequently asked questions: nutritional, functional, and pain assessment and screens. http://www.jointcommissioni.org/standards_information/jcfaqdetails.aspx? Accessed 2 Jan 2013.

25. Wallace JI, Schwartz RS. Involuntary weight loss in elderly outpatients: recognition, etiologies, and treatment. Clin Geriatr Med. 1997;13(4):717–35. PubMed PMID: 9354751.

26. Payette H, Coulombe C, Boutier V, Gray-Donald K. Weight loss and mortality among free-living frail elders: a prospective study. J Gerontol A Biol Sci Med Sci. 1999;54(9):M440–5. PubMed PMID: 10536646. Epub 1999/10/28. eng.

27. Morley JE. Anorexia and weight loss in older persons. J Gerontol A Biol Sci Med Sci. 2003;58(2):131–7. PubMed PMID: 12586850. Epub 2003/02/15. eng.

28. American Dietetic Association. Unintended weight loss (UWL) in older adults evidence-based nutrition practice guideline Chicago, IL: American Dietitic Association. 2009 [cited 2013 1/06]. Available from: www.guideilnes.gov.

29. Posner BM, Jette AM, Smith KW, Miller DR. Nutrition and health risks in the elderly: the nutrition screening initiative. Am J Public Health. 1993;83(7):972–8. PubMed PMID: 8328619.

30. White JV, Dwyer JT, Posner BM, Ham RJ, Lipschitz DA, Wellman NS. Nutrition screening initiative: development and implementation of the public awareness checklist and screening tools. J Am Diet Assoc. 1992;92(2):163–7. PubMed PMID: 1737899.

31. National Resource Center on Nutrition, Physical Activity & Aging . Older Americans act nutrition programs toolkit. Miami, FL: Florida International University; 2005.

32. Centers for Medicare & Medicaid Services. Outcome and assessment information set. Available from: http://www.cms.gov/Medicare/Quality-Initiatives-Patient-Assessment-Instruments/OASIS/index.html.

33. The Joint Commission. Comprehensive accreditation manual for home care. Chicago, IL: The Joint Commission; 2012.

34. Green SM, Watson R. Nutritional screening and assessment tools for older adults: literature review. J Adv Nurs. 2006;54(4):477–90. PubMed PMID: 16671977.

35. Guigoz Y. The Mini Nutritional Assessment (MNA) review of the literature—what does it tell us? J Nutr Health Aging. 2006;10(6):466–85. discussion 85–7. PubMed PMID: 17183419. Epub 2006/12/22. eng.

36. Kaiser MJ, Bauer JM, Ramsch C, Uter W, Guigoz Y, Cederholm T, et al. Validation of the Mini Nutritional Assessment short-form (MNA-SF): a practical tool for identification of nutritional status. J Nutr Health Aging. 2009;13(9):782–8. PubMed PMID: 19812868. Epub 2009/10/09. eng.

37. Skates JJ, Anthony PS. Identifying geriatric malnutrition in nursing practice: the Mini Nutritional Assessment (MNA(R))-an evidence-based screening tool. J Gerontol Nurs. 2012;38(3):18–27. quiz 8–9. PubMed PMID: 22329392. Epub 2012/02/15. eng.

38. National Guideline Clearinghouse. Unintended weight loss in older adults (UWL) evidence-based nutrition practice guideline. Rockville, MD: Agency for Healthcare Research and Quality (AHRQ). [1/9/2013]. Available from: http://www.guidelines.gov/content.aspx?id=15436&search=weight+loss+and+older+adult.

39. Thomas DR. Nutrition assessment in long-term care. Nutr Clin Pract. 2008;23(4):383–7. PubMed PMID: 18682589.

40. Locher JL, Wellman NS. "Never the Twain Shall Meet": dual systems exacerbate malnutrition in older adults recently discharged from hospitals. J Nutr Gerontol Geriatr. 2011;30(1):24–8.

41. Sahyoun NR, Anyanwu UO, Sharkey JR, Netterville L. Recently hospital-discharged older adults are vulnerable and may be underserved by the Older Americans Act Nutrition Program. J Nutr Elder. 2010;29(2):227–40. Epub 2010/05/18. eng.

42. DiMaria-Ghalili R, Amellea E. Assessing nutrition in older adults. New York University, College of Nursing: Hartford Institute for Geriatric Nursing. 2012 [cited 2013 01-06]. Issue Number 9. Available from: www.ConsultGeriRN.org.

43. Wang ZM, Pierson Jr RN, Heymsfield SB. The five-level model: a new approach to organizing body-composition research. Am J Clin Nutr. 1992;56(1):19–28. PubMed PMID: 1609756. Epub 1992/07/11. eng.

44. Vanderschueren S, Geens E, Knockaert D, Bobbaers H. The diagnostic spectrum of unintentional weight loss. Eur J Intern Med. 2005;16(3):160–4. PubMed PMID: 15967329. Epub 2005/06/22. Eng.

45. Gibson RS. Anthropometric assessment of body size. In: Gibson RS, editor. Principles of nutritional assessment. New York, NY: Oxford University Press; 2005.

46. Lindenfeld J, Albert NM, Boehmer JP, Collins SP, Ezekowitz JA, Givertz MM, et al. HFSA 2010 comprehensive heart failure practice guideline. J Card Fail. 2010;16(6):e1–194. PubMed PMID: 20610207. Epub 2010/07/09. eng.

47. Baumgartner RN, Heymsfield SB, Roche AF. Human body composition and the epidemiology of chronic disease. Obes Res. 1995;3(1):73–95. PubMed PMID: 7712363. Epub 1995/01/01. eng.

48. Miller SL, Wolfe RR. The danger of weight loss in the elderly. J Nutr Health Aging. 2008;12(7):487–91. PubMed PMID: 18615231. Epub 2008/07/11. eng.

49. Chumlea WC, Garry PJ, Hunt WC, Rhyne RL. Distributions of serial changes in stature and weight in a healthy elderly population. Hum Biol. 1988;60(6):917–25. PubMed PMID: 3235081. Epub 1988/12/01. eng.

50. Wallace JI, Schwartz RS. Epidemiology of weight loss in humans with special reference to wasting in the elderly. Int J Cardiol. 2002;85(1):15–21. PubMed PMID: 12163206. Epub 2002/08/07. eng.

51. Hill GL. Jonathan E. Rhoads Lecture. Body composition research: implications for the practice of clinical nutrition. JPEN J Parenter Enteral Nutr. 1992;16(3):197–218. PubMed PMID: 1501350. Epub 1992/05/01. eng.

52. Wallace JI, Schwartz RS, LaCroix AZ, Uhlmann RF, Pearlman RA. Involuntary weight loss in older outpatients: incidence and clinical significance. J Am Geriatr Soc. 1995;43(4):329–37. PubMed PMID: 7706619.

53. Wu JM, Lin MH, Peng LN, Chen LK, Hwang SJ. Evaluating diagnostic strategy of older patients with unexplained unintentional body weight loss: a hospital-based study. Arch Gerontol Geriatr. 2011;53(1):e51–4. PubMed PMID: 21071102. Epub 2010/11/13. eng.

54. Institute of Medicine. Retooling for an aging America: building the health care workforce. Washington, DC: National Academies Press; 2010.

55. Fried LP, Tangen CM, Walston J, Newman AB, Hirsch C, Gottdiener J, et al. Frailty in older adults: evidence for a phenotype. J Gerontol A Biol Sci Med Sci. 2001;56(3):M146–56. PubMed PMID: 11253156.

56. Thomas DR. Unintended weight loss in older persons. Aging Health. 2008;4(2):191–200.

57. Thompson Martin C, Kaiser Jones J, Stotts NA, Sivarajan Froelicher E. Community-living elder's views on normal and low weight. J Nutr Health Aging. 2008;12(1):45–8. PubMed PMID: 18165844. Epub 2008/01/01. eng.

58. Locher JL, Robinson CO, Bailey FA, Carroll WR, Heimburger DC, Magnuson JS, et al. The contribution of social factors to undereating in older adults with cancer. J Support Oncol. 2009;7(5):168–73. PubMed PMID: 19831160. Epub 2009/10/17. eng.

59. Newman AB, Lee JS, Visser M, Goodpaster BH, Kritchevsky SB, Tylavsky FA, et al. Weight change and the conservation of lean mass in old age: the Health, Aging and Body Composition Study. Am J Clin Nutr. 2005;82(4):872–8. quiz 915–6. PubMed PMID: 16210719. Epub 2005/10/08. eng.

60. Lee JS, Kritchevsky SB, Tylavsky F, Harris T, Simonsick EM, Rubin SM, et al. Weight change, weight change intention, and the incidence of mobility limitation in well-functioning community-dwelling older adults. J Gerontol A Biol Sci Med Sci. 2005;60(8):1007–12. PubMed PMID: 16127104.

61. Janssen I, Baumgartner RN, Ross R, Rosenberg IH, Roubenoff R. Skeletal muscle cutpoints associated with elevated physical disability risk in older men and women. Am J Epidemiol. 2004;159(4):413–21. PubMed PMID: 14769646. Epub 2004/02/11. eng.

62. DiMaria-Ghalili RA. Changes in nutritional status and postoperative outcomes in elderly CABG patients. Biol Res Nurs. 2002;4(2):73–84. PubMed PMID: 12408213. Epub 2002/11/01. eng.

63. DiMaria-Ghalili RA. Changes in body mass index and late postoperative outcomes in elderly coronary bypass grafting patients: a follow-up study. Biol Res Nurs. 2004;6(1):24–36. PubMed PMID: 15230244.

64. Friedmann JM, Jensen GL, Smiciklas-Wright H, McCamish MA. Predicting early nonelective hospital readmission in nutritionally compromised older adults. Am J Clin Nutr. 1997;65(6):1714–20. PubMed PMID: 9174465.

65. Zoltick ES, Sahni S, McLean RR, Quach L, Casey VA, Hannan MT. Dietary protein intake and subsequent falls in older men and women: the Framingham Study. J Nutr Health Aging. 2011;15(2):147–52. PubMed PMID: 21365169. Pubmed Central PMCID: 3136106. Epub 2011/03/03. eng.

66. Bales CW, Ritchie CS. Sarcopenia, weight loss, and nutritional frailty in the elderly. Annu Rev Nutr. 2002;22:309–23. PubMed PMID: 12055348.

67. White JV, Guenter P, Jensen G, Malone A, Schofield M. Consensus statement of the Academy of Nutrition and Dietetics/American Society for Parenteral and Enteral Nutrition: characteristics recommended for the identification and documentation of adult malnutrition (undernutrition). J Acad Nutr Diet. 2012;112(5):730–8. PubMed PMID: 22709779. Epub 2012/06/20. eng.

68. Lee CG, Boyko EJ, Nielson CM, Stefanick ML, Bauer DC, Hoffman AR, et al. Mortality risk in older men associated with changes in weight, lean mass, and fat mass. J Am Geriatr Soc. 2011;59(2):233–40. PubMed PMID: 21288234. Pubmed Central PMCID: 3403719. Epub 2011/02/04. eng.

69. Locher JL, Roth DL, Ritchie CS, Cox K, Sawyer P, Bodner EV, et al. Body mass index, weight loss, and mortality in community-dwelling older adults. J Gerontol A Biol Sci Med Sci. 2007;62(12):1389–92. PubMed PMID: 18166690. Pubmed Central PMCID: 2750037. Epub 2008/01/02. eng.

70. Newman AB, Yanez D, Harris T, Duxbury A, Enright PL, Fried LP. Weight change in old age and its association with mortality. J Am Geriatr Soc. 2001;49(10):1309–18. PubMed PMID: 11890489.

71. DiMaria-Ghalili RA, Amella E. Nutrition in older adults. Am J Nurs. 2005;105(3):40–50. quiz 50–1. PubMed PMID: 15729041. Epub 2005/02/25. eng.

72. Jensen GL, Hsiao PY, Wheeler D. Adult nutrition assessment tutorial. J Parenter Enteral Nutr. 2012;36(3):267–74. PubMed PMID: 22402644. Epub 2012/03/10. eng.

73. Pai MP, Paloucek FP. The origin of the "ideal" body weight equations. Ann Pharmacother. 2000;34(9):1066–9. PubMed PMID: 10981254. Epub 2000/09/12. eng.

74. Shah B, Sucher K, Hollenbeck CB. Comparison of ideal body weight equations and published height-weight tables with body mass index tables for healthy adults in the United States. Nutr Clin Pract. 2006;21(3):312–9. PubMed PMID: 16772549. Epub 2006/06/15. eng.

75. Gallagher D, Ruts E, Visser M, Heshka S, Baumgartner RN, Wang J, et al. Weight stability masks sarcopenia in elderly men and women. Am J Physiol Endocrinol Metab. 2000;279(2):E366–75. PubMed PMID: 10913037. Epub 2000/07/27. eng.

76. Genton L, Karsegard VL, Chevalley T, Kossovsky MP, Darmon P, Pichard C. Body composition changes over 9 years in healthy elderly subjects and impact of physical activity. Clin Nutr. 2011;30(4):436–42. PubMed PMID: 21324569. Epub 2011/02/18. eng.

77. Hughes VA, Roubenoff R, Wood M, Frontera WR, Evans WJ, Fiatarone Singh MA. Anthropometric assessment of 10-y changes in body composition in the elderly. Am J Clin Nutr. 2004;80(2):475–82. PubMed PMID: 15277173. Epub 2004/07/28. eng.

78. Woodrow G. Body composition analysis techniques in the aged adult: indications and limitations. Curr Opin Clin Nutr Metab Care. 2009;12(1):8–14.

79. Di Francesco V, Fantin F, Omizzolo F, Residori L, Bissoli L, Bosello O, et al. The anorexia of aging. Dig Dis. 2007;25(2):129–37. PubMed PMID: 17468548. Epub 2007/05/01. eng.

80. Rodondi A, Ammann P, Ghilardi-Beuret S, Rizzoli R. Zinc increases the effects of essential amino acids-whey protein supplements in frail elderly. J Nutr Health Aging. 2009;13(6):491–7. PubMed PMID: 19536417. Epub 2009/06/19. eng.

81. de Boer IH, Levin G, Robinson-Cohen C, Biggs ML, Hoofnagle AN, Siscovick DS, et al. Serum 25-hydroxyvitamin D concentration and risk for major clinical disease events in a community-based population of older adults: a cohort study. Ann Intern Med. 2012;156(9):627–34. PubMed PMID: 22547472. Epub 2012/05/02. eng.

82. van de Luijtgaarden KM, Voute MT, Hoeks SE, Bakker EJ, Chonchol M, Stolker RJ, et al. Vitamin D deficiency may be an independent risk factor for arterial disease. Eur J Vasc Endovasc Surg. 2012;44(3):301–6. PubMed PMID: 22841360. Epub 2012/07/31. eng.

83. George PS, Pearson ER, Witham MD. Effect of vitamin D supplementation on glycaemic control and insulin resistance: a systematic review and meta-analysis. Diabet Med. 2012;29(8):e142–50. PubMed PMID: 22486204. Epub 2012/04/11. eng.

84. Friedman BJ, Freeland-Graves JH, Bales CW, Behmardi F, Shorey-Kutschke RL, Willis RA, et al. Manganese balance and clinical observations in young men fed a manganese-deficient Diet. J Nutr. 1987;117(1):133–43. PubMed PMID: 3819860. Epub 1987/01/01. eng.

85. Norman K, Stobaus N, Gonzalez MC, Schulzke JD, Pirlich M. Hand grip strength: outcome predictor and marker of nutritional status. Clin Nutr. 2011;30(2):135–42. PubMed PMID: 21035927.

86. Guerra RS, Amaral TF. Comparison of hand dynamometers in elderly people. J Nutr Health Aging. 2009;13(10):907–12. PubMed PMID: 19924352.

87. Alibhai SM, Greenwood C, Payette H. An approach to the management of unintentional weight loss in elderly people. CMAJ. 2005;172(6):773–80. PubMed PMID: 15767612. Pubmed Central PMCID: 552892. Epub 2005/03/16. eng.

88. Stajkovic S, Aitken EM, Holroyd-Leduc J. Unintentional weight loss in older adults. CMAJ. 2011;183(4):443–9. PubMed PMID: 21324857. Pubmed Central PMCID: 3050948. Epub 2011/02/18. eng.

89. IOM (Institute of Medicine). Nutrition and healthy aging in the community: workshop summary. Washington, DC: The National Academies Press; 2012.

90. Smith KL, Greenwood CE. Weight loss and nutritional considerations in Alzheimer disease. J Nutr Elder. 2008;27(3–4):381–403. PubMed PMID: 19042581. Epub 2008/12/02. eng.

91. Inelmen EM, Sergi G, Coin A, Girardi A, Manzato E. An open-ended question: Alzheimer's disease and involuntary weight loss: which comes first? Aging Clin Exp Res. 2010;22(3):192–7. PubMed PMID: 19940557. Epub 2009/11/27. eng.

92. Hansen ML, Waldorff FB, Waldemar G. Prognostic factors for weight loss over 1-year period in patients recently diagnosed with mild Alzheimer Disease. Alzheimer Dis Assoc Disord. 2011;25(3):269–75. PubMed PMID: 21285857. Epub 2011/02/03. eng.

93. Nordenram G, Ljunggren G, Cederholm T. Nutritional status and chewing capacity in nursing home residents. Aging (Milano). 2001;13(5):370–7. PubMed PMID: 11820710. Epub 2002/02/01. eng.

94. Jensen GL. Inflammation as the key interface of the medical and nutrition universes: a provocative examination of the future of clinical nutrition and medicine. J Parenter Enteral Nutr. 2006;30(5):453–63. PubMed PMID: 16931617.

95. Marton KI, Sox Jr HC, Krupp JR. Involuntary weight loss: diagnostic and prognostic significance. Ann Intern Med. 1981;95(5):568–74. PubMed PMID: 7294545. Epub 1981/11/01. eng.

96. Rabinovitz M, Pitlik SD, Leifer M, Garty M, Rosenfeld JB. Unintentional weight loss. A retrospective analysis of 154 cases. Arch Intern Med. 1986;146(1):186–7.

97. Hernandez JL, Riancho JA, Matorras P, Gonzalez-Macias J. Clinical evaluation for cancer in patients with involuntary weight loss without specific symptoms. Am J Med. 2003;114(8):631–7. PubMed PMID: 12798450. Epub 2003/06/12. eng.

98. Bilbao-Garay J, Barba R, Losa-Garcia JE, Martin H, Garcia de Casasola G, Castilla V, et al. Assessing clinical probability of organic disease in patients with involuntary weight loss: a simple score. Eur J Intern Med. 2002;13(4):240–5. PubMed PMID: 12067819. Epub 2002/06/18. Eng.

99. Jensen GL, Mirtallo J, Compher C, Dhaliwal R, Forbes A, Grijalba RF, et al. Adult starvation and disease-related malnutrition: a proposal for etiology-based diagnosis in the clinical practice setting from the International Consensus Guideline Committee. J Parenter Enteral Nutr. 2010;34(2):156–9. PubMed PMID: 20375423.

100. Hawkes WC, Hornbostel L. Effects of dietary selenium on mood in healthy men living in a metabolic research unit. Biol Psychiatry. 1996;39(2):121–8. PubMed PMID: 8717610. Epub 1996/01/15. eng.

101. Centers for Medicare & Medicaid Services. 2012 Physician quality reporting system measures specification manual for claims and registry: reporting of individual measures. Chicago, IL: American Medical Association. 2011 [cited 2012 Nov 8]. Available from: http://www.aan.com/globals/axon/assets/9111.pdf.

102. National Library of Medicine. Body mass index. Available from: http://www.nlm.nih.gov/medlineplus/ency/article/007196.htm.

103. National Heart, Lung, and Blood Institute Clinical guidelines on the identification, evaluation, and treatment of overweight and obesity in adults: the evidence report 1998. Available from: http://www.nhlbi.nih.gov/guidelines/obestiy/ob_gdlns.pdf.

104. Johnson KA, Bernard MA, Funderburg K. Vitamin nutrition in older adults. Clin Geriatr Med. 2002;18(4):773–99. PubMed PMID: 12608503. Epub 2003/03/01. eng.

105. Tang G, Qin J, Dolnikowski GG, Russell RM, Grusak MA. Golden Rice is an effective source of vitamin A. Am J Clin Nutr. 2009;89(6):1776–83. PubMed PMID: 19369372. Pubmed Central PMCID: 2682994. Epub 2009/04/17. eng.

106. Ueda N, Suzuki Y, Rino Y, Takahashi T, Imada T, Takanashi Y, et al. Correlation between neurological dysfunction with vitamin E deficiency and gastrectomy. J Neurol Sci. 2009;287(1–2):216–20. PubMed PMID: 19709675. Epub 2009/08/28. eng.

107. Raynaud-Simon A, Cohen-Bittan J, Gouronnec A, Pautas E, Senet P, Verny M, et al. Scurvy in hospitalized elderly patients. J Nutr Health Aging. 2010;14(6):407–10. PubMed PMID: 20617280. Epub 2010/07/10. eng.

108. Kumar N, Gross Jr JB, Ahlskog JE. Copper deficiency myelopathy produces a clinical picture like subacute combined degeneration. Neurology. 2004;63(1):33–9. PubMed PMID: 15249607. Epub 2004/07/14. eng.

109. Hetzel BS, Potter BJ, Dulberg EM. The iodine deficiency disorders: nature, pathogenesis and epidemiology. World Rev Nutr Diet. 1990;62:59–119. PubMed PMID: 2180217. Epub 1990/01/01. eng.

110. Rayman MP. The importance of selenium to human health. Lancet. 2000;356(9225):233–41. PubMed PMID: 10963212. Epub 2000/08/30. eng.

111. Langemo D, Anderson J, Hanson D, Hunter S, Thompson P, Posthauer ME. Nutritional considerations in wound care. Adv Skin Wound Care. 2006;19(6):297–8, 300, 3. PubMed PMID: 16885642. Epub 2006/08/04. eng.

112. Macdonald JB, Connolly SM, DiCaudo DJ. Think zinc deficiency: acquired acrodermatitis enteropathica due to poor diet and common medications. Arch Dermatol. 2012;148(8):961–3. PubMed PMID: 22911205. Epub 2012/08/23. eng.

113. Hernandez JL, Matorras P, Riancho JA, Gonzalez-Macias J. Involuntary weight loss without specific symptoms: a clinical prediction score for malignant neoplasm. QJM. 2003;96(9):649–55. PubMed PMID: 12925720. Epub 2003/08/20. eng.

# 第二部分
# 营养与老年综合征

# 第4章
# 营养与眼睛老化

**Elizabeth J. Johnson**

## 要点

- 人们对营养在改变老年人视力障碍的发展和 / 或疾病进展中的作用越来越感兴趣,包括年龄相关性白内障和黄斑变性。
- 现有的证据显示有几种营养素可能具有保护作用,包括维生素 C 和 E,类胡萝卜素叶黄素和玉米黄质,以及 ω-3 脂肪酸。
- 由于目前关于营养素剂量和组合的研究结果不一致,最实际的建议是选择富含维生素 C 和 E、叶黄素和玉米黄质、ω-3 脂肪酸和锌这些组合的特定天然饮食,这些天然食物来源的其他成分也会提供潜在的益处。

**关键词** 白内障·黄斑变性·眼病·视网膜

## 引言

老年人的视力下降是一个重要的健康问题。大约三分之一的人在 65 岁之前患有某种形式的视力下降性眼病[1]。年龄相关性白内障和年龄相关性黄斑变性(age-related macular degeneration,AMD)是美国老年人视力障碍和失明的主要原因。全世界 3 000 万 ~5 000 万失明病例中,约有 50% 是由未经手术的白内障引起的[2,3]。在 52~64 岁的美国白人中,约 5% 有白内障临床表现,在 75~85 岁的美国白人中,46% 患有白内障[4]。在美国,白内障摘除联合人工晶状体植入是目前医疗保险受益人最常做的外科手术方式。晶状体植入在恢复视力方面非常成功。然而,手术费用昂贵,占美国医疗保险预算的 12%,每年的医疗支出超过 30 亿美元[5,6]。由于这些原因,人们对白内障的预防很感兴趣,认为预防可以成为手术的替代方案。

AMD 的患病率也随着年龄的增长而急剧上升。在 75 岁以上的美国人中,近 30% 的人有 AMD 的早期症状,7% 有晚期病变,而在 43~54 岁人群中其患病率分别为 8% 和 0.1%[4]。干性 AMD 是 AMD 早期或中期最常见的形式,约有 90% 的人为此类型。湿性 AMD 比干性 AMD 的早期和中期更为严重。湿性 AMD 发生时,视网膜后的异常血管开始在黄斑下生长。这些新生血管很脆弱,会产生渗血和积液,进而导致黄斑肿胀,并迅速发生损害,进而可能导致视网膜瘢痕形成。

AMD 是工业化国家老年人失明的主要原因。由于目前对于大多数 AMD 患者尚无有效的治疗策略,因此研究者将注意力集中于防止疾病进展和预防疾病相关损伤[7]。

白内障和 AMD 具有共同的可改变的危险因素,如光照和吸烟[7,8]。值得关注的是,营养咨询或干预可能会降低这些疾病的发生率或延缓疾病发展。对预防白内障和 AMD 有重要作用的饮食成分包括维生素 C 和 E、类胡萝卜素、叶黄素和玉米黄质,ω-3 多不饱和脂肪酸二十碳五烯酸(eicosapentaenoic acid,EPA)和二十二碳六烯酸(docosahexaenoic acid,DHA)以及锌等。

晶状体中含有维生素 C 和 E[9-11]。ω-3 脂肪酸、叶黄素和锌在眼内高度富集[12-15]。鉴于晶状体和视网膜遭受氧化损伤,其中一些营养素被认为具有抗氧化剂的保护作用。维生素 E 和类胡萝卜素是脂溶性氧化剂清除剂,可保护生物膜。维生素 C 是一种重要的水溶性抗氧化剂,还促进维生素 E 的再生。在人体血液和组织中发现的 20~30 种类胡萝卜素中[16],只有叶黄素和玉米黄质存在于晶状体和视网膜中[10,17]。叶黄素和玉米黄质集中在视网膜的黄斑或中央区,被称为黄斑色素。除具有抗氧化剂作用外,叶黄素和玉米黄质还被认为可以通过吸收蓝光和 / 或抑制活性氧来抑制视网膜的氧化损伤。许多公认的 AMD 危险因素都与黄斑色素缺乏有关,包括女性、晶状体密度、吸烟、虹膜浅色、肥胖和视觉敏感度降低[7,18]。鉴于炎症也是年龄相关性眼病的病因之一[13,19],ω-3 脂肪酸因此被认为具有保护作用。研究表明,供应视网膜血管的动脉粥样硬化可增加 AMD 风险,其机制与冠心病的潜在机制相似[20]。长链 ω-3 脂肪酸除了对心血管系统具有抗血栓和降血脂作用外,还可能在视网膜功能中发挥特殊作用。DHA 是 ω-3 脂肪酸中关注的重点,它是在视网膜中发现的主要脂肪酸[21]。脊椎动物视网膜视杆细胞外段具有较高的 DHA 含量[21,22]。由于视网膜光感受器外段不断更新,因此可能需要持续供应 DHA 来维持视网膜的正常功能,而视网膜边缘的损耗可能会损害视网膜功能并影响 AMD 的发展。

# 白内障和 AMD 的生理基础

晶状体的作用是将光线传输并聚焦在视网膜上。因此,为了达到最佳性能,晶状体必须是透明的。晶状体是一个被包裹的器官,没有血管或神经(图 4.1)。前半球被含有亚细胞器的单层上皮细胞所覆盖。在晶状体赤道处,上皮细胞开始伸长并分化纤维细胞。完全分化的纤维细胞没有细胞器,但是充满了一种叫作晶体蛋白的蛋白质,这些蛋白质以重复的晶格排列在一起。晶体蛋白的高密度和重复性的空间排列产生了折射率几乎均匀的介质,其尺寸类似于光的波长[23]。当某些事件(如光暴露)引起秩序丧失并导致折射率突然波动,引起光散射增加和晶状体透明度降低时,就会导致白内障。有人提出,晶状体不透明是由于暴露在光和其他类型的辐射下,活性氧如过氧化氢、超氧阴离子和羟基自由基等对晶状体的酶、蛋白质和膜造成的损害。根据白内障在晶状体中的位置,可分为 3 种类型。核性白内障发生在晶状体中央或核内。皮质性白内障开始于晶状体的外缘,即皮质,并向晶状体中心发展。后囊下白内障(posterior subcapsular cataract,PSC)发生在中央后皮质区,就在包裹晶状体的后囊下方。核性白内障是白内障最常见的类型[1]。它会干扰人看到远处物体的能力,通常是年龄增长的结果。皮质性白内障最常见于糖尿病患者。PSC 可能存在于年轻个体中,进展更快,导致眩光和模糊[24]。这种类型的白内障通常见于使用糖皮质激素、患有糖尿病或极度近视的患者。

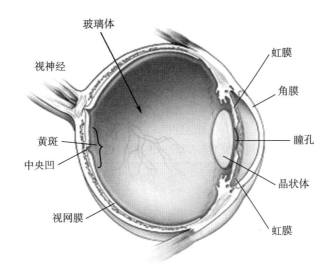

**图 4.1　人眼的典型组织和术语。**感谢美国国家眼科研究所,国家健康研究所供图

AMD 是一种影响视网膜中央区(黄斑)的疾病(见图 4.1),导致中心视力丧失。在疾病的早期,脂质物质(玻璃膜疣)聚集在视网膜色素上皮(retinal pigment epithelium,RPE)下的沉积物中,这被认为是由于 RPE 未能充分发挥其消化功能而引起的,可以在视网膜上看到淡黄色斑点。随着年龄的增长,出现一些小的硬性玻璃膜疣是正常的。然而,黄斑部出现模糊、柔软、较大、网状和数量较多的玻璃膜疣是 AMD 的常见早期征象[25]。RPE 的色素可能会受到色素沉着和色素减退区域的干扰。在疾病的晚期,RPE 可能会完全萎缩,这种萎缩可能发生在较小的局部区域,也可能广泛存在。在某些病例中,新生血管在 RPE 下生长,偶尔进入视网膜下间隙(渗出性或新生血管性 AMD)。可能会发生出血,导致视网膜瘢痕增加。AMD 的早期阶段通常没有症状。在晚期,可能会出现严重的视觉失真和视力功能完全丧失,尤其是在视觉中心区域[7]。尽管 AMD 的具体发病机制尚不清楚,但化学和光诱导的光感受器氧化损伤被认为是导致 RPE 功能障碍的重要原因。视网膜耗氧量高、多不饱和脂肪酸含量高,而且暴露在可见光下,因此特别容易受到氧化应激的影响。目前还没有治疗方法可以恢复 AMD 患者的视力,因此,努力主要集中在预防或延缓其进展上。

鉴于光损伤在白内障和老年性黄斑变性的病因中的作用,许多抗氧化营养物质可能通过与光吸收过程中产生的自由基反应,以及降低视网膜光感受器中的氧化应激,从而防止晶状体的损伤。

## 膳食摄入量、血液营养素水平与眼病的流行病学研究

对人类受试者的研究提供了有关营养因素与疾病发生频率之间关联强度的信息。此类研究可能是识别和评估风险因素的一种有价值的手段。尽管此类研究存在局限性,但研究结果一致认为营养在年龄相关的眼部健康中所发挥的作用具有可信度。

# 白内障

## 维生素 C

一些研究发现,饮食中维生素 C 的增加与白内障风险的降低之间存在相关性(表 4.1)。例如,实验观察到,对于总维生素 C 摄入量处于最高五分位数的男性,其核白内障患病率低于摄入量处于最低五分位数的男性[26]。还观察到维生素 C 摄入量 >490mg/d 的人群中,白内障的患病率比摄入量 <125mg/d 的人群低约 75%[27]。也有人报道维生素 C 摄入对皮质性白内障、PSC 和白内障摘除术没有影响[26,28-32]。

**表 4.1　膳食维生素 C[a] 和白内障流行病学研究总结**

| 数据分析方法 | 结果 | 参考文献 |
|---|---|---|
| **阳性结果** | | |
| 最高和最低五分位数(男性,104 和 33mg/d) | 最高五分位数人群白内障患病率更低 | Mares-Perlman 等[26] |
| >490mg/d 和 <125mg/d | 摄入量高的白内障患病率降低 75% | Jacques 等[27] |
| 病例对照 | 低膳食维生素 C 在核性白内障中的作用 | Leske 等[39] |
| 最高和最低五分位数(767 和 101mg/d) | 核性白内障发病率降低 45% | Tan 等[32] |
| **无效结果** | | |
| 最高和最低五分位数(女性,171 与 34mg/d) | 组间白内障患病率无差异 | Mares-Perlman 等[26] |
| 最高和最低五分位数(705 和 70mg/d)(女性) | 组间白内障患病率无差异 | Hankinson 等[29] |
| 最高和最低五分位数 | 组间白内障患病率无差异 | Tavani 等[31] |
| 最高和最低四分位数(261.1 和 114.4mg/d) | 核性白内障和皮质性白内障组间患病率无差异 | Vitale 等[30] |
| 多元 Logistic 回归 | 核性或皮质性白内障与膳食维生素 C 无关 | 意裔美国人白内障研究组[28] |
| 最高和最低五分位数 | 皮质、PSC 白内障或白内障手术间发生率无差异 | Tan 等[32] |

[a] 成人推荐每日摄入量:60mg/d。

与饮食相比,营养素的血浆浓度被认为是衡量营养状况的更好指标。有许多报道表明血浆抗坏血酸浓度与白内障患病率呈负相关[27,33-36]。例如,美国国家健康与营养检查调查Ⅱ(National Health and Nutrition Examination Survey Ⅱ,NHANES Ⅱ)使用相关性分析发现老年人(62~70 岁)血浆中抗坏血酸每增加 1mg/dL,白内障风险就会降低 26%[33]。然而,也有人观察到,血浆维生素 C 浓度与核性或皮质性白内障的患病风险无关[30,37]。此外,印度 - 美国的年龄相关性白内障的病例对照研究发现,血浆维生素 C 浓度升高时,PSC 和核性白内障的患病率增加[38]。然而,在这项研究中,当维生素 C 状态与其他抗氧化剂状态指标(谷胱甘肽过氧化物酶、维生素 E 和葡萄糖 -6- 磷酸脱氢酶）结合时,维生素 C 与这些疾病的关系就变得具有保护性（表 4.2）。这可能反映了抗氧化系统的协同作用。

表 4.2　血浆维生素 Cª 和白内障流行病学研究总结

| 数据分析方法 | 结果 | 参考文献 |
|---|---|---|
| **阳性结果** | | |
| 多元 Logistic 回归 | 血清维生素 C 和白内障患病率呈负相关（*P*=0.03） | Simon 等[33] |
| >90 和 <40μmol/L | 血浆维生素 C 水平高的白内障患病率低 | Jacques 等[27] |
| 增加 1mg/mL 血浆维生素 C | 降低 26% 的白内障风险 | Valero 等[34] |
| 病例对照 | 白内障患者的平均血浆维生素 C 明显低于对照组（分别为 0.96 和 1.12mg/dL） | Jalal 等[36] |
| 最高和最低三分位数 >15 和 <6.3μmol/L | 血浆维生素 C 和白内障发病风险呈负相关 | Dherani 等[35] |
| **无效结果** | | |
| 最高和最低四分位数 | 血浆维生素 C 水平与皮质性或核性白内障风险无关 | Vitale 等[30] |
| 多元 Logistic 回归 | 血浆维生素 C 和白内障无关 | Ferrigno 等[37] |
| **阴性结果** | | |
| | 白内障患病率随血浆维生素 C 增高而增高 | Mohan 等[38] |

ª 参考范围：23~125μmol/L（塔夫茨大学营养评估实验室,2001 年）。

## 维生素 E

一些研究观察到饮食中维生素 E 的保护作用（表 4.3）。据报道,与维生素 E 摄入量最低的五分位数人群相比,维生素 E 摄入量最高的五分位数人群接受白内障摘除术的可能性降低 50%[31]。Mares-Perlman 等[26]观察到,总维生素 E 摄入量最高五分位的男性核性白内障的患病率低于维生素 E 摄入量最低的男性。同样,Leske 等[39]报道,维生素 E 摄入量处于最高五分位数患者的白内障患病率比摄入量处于最低五分位数的患者低 40%。Jacques 和 Chylack[27]发现,尽管维生素 E 摄入量 >35.7mg/d 的人群比摄入量 <8.4mg/d 的人群白内障患病率低 55%,但未发现有显著差异。另外两项研究还报道了维生素 E 摄入量高和低的人群之间白内障患病率无差异[26,29]。在这两项研究中的第一项中,这种关系仅在女性中存在（在男性中,饮食中的维生素 E 具有保护作用）。在第二项研究中,仅研究了女性。

表 4.3　膳食维生素 Eª 和白内障流行病学研究总结

| 数据分析方法 | 结果 | 参考文献 |
|---|---|---|
| **阳性结果** | | |
| 最高和最低五分位数 | 最高五分位数人群白内障摘除率降低 50% | Tavani 等[31] |

续表

| 数据分析方法 | 结果 | 参考文献 |
|---|---|---|
| 最高和最低五分位数（男性，12.8 和 4.0mg/d） | 核性白内障发病率最高 | Mares-Perlman 等[26] |
| 最高和最低五分位数 | 白内障患病率在最高五分位数人群中降低 40% | Leske 等[39] |
| **无效结果** | | |
| >35.7mg/d 和 <8.4mg/d | 两组之间没有差异 | Jacques 等[27] |
| 最高和最低五分位数（女性，19.9 和 5mg/d） | 两组之间没有差异 | Mares-Perlman 等[26] |
| | 女性膳食维生素 E 和白内障摘除术无关 | Hankinson 等[29] |

a 成人推荐每日摄入量：女性 8mg/d，男性 10mg/d。

关于血浆维生素 E 与白内障之间关系的研究结果不一。在研究该问题的 8 项研究中，有 5 项研究观察到血浆维生素 E 的增加可以预防白内障的发生[30,40-43]（表 4.4）。然而，一项研究发现白内障的患病率与血浆维生素 E 的浓度无关[28]，另一项研究发现血浆维生素 E 浓度高（>30μmol/L）和低（<19μmol/L）的患者之间皮质性白内障的患病率没有差别[30]。Mares-Perlman 等报道，血清维生素 E 最高五分位数的人群中，女性和男性中核性白内障的患病率显著高于最低五分位数的人群。其他几项研究发现血浆 α- 生育酚水平升高是导致核性白内障[44]、皮质性[28,37]和 PSC 白内障[28]的危险因素。这些结果与预期相反。由于这些是横断面观察研究，未校正的混杂因素可能影响研究结果。

**表 4.4　血浆维生素 E[a] 和白内障流行病学研究总结**

| 数据分析方法 | 结果 | 参考文献 |
|---|---|---|
| **阳性结果** | | |
| 最高和最低四分位数 | 最高五分位数人群的皮质白内障进展降低 | Rouhiainen 等[42] |
| >30μmol/L 和 <19μmol/L | 高血浆维生素 E 组的核性白内障较少 | Vitale 等[30] |
| >20μmol/L 和 <20μmol/L | 高血浆维生素 E 组的白内障手术仅占一半 | Knekt 等[40] |
| 最高和最低五分位数 | 最高五分位数人群的核性白内障患病率更低 | Leske 等[41] |
| 回归模型 | 高血浆维生素 E 和核性白内障患病率降低有关 | Leske 等[43] |
| 多元 Logistic 回归 | 白内障患者的血浆维生素 E 明显低于对照组（分别为 9.16mg/mL 和 13.26mg/mL） | Nourmohammadi 等[113] |
| **无效结果** | | |
| >30μmol/L 和 <19μmol/L | 皮质性白内障进展无差异 | Vitale 等[30] |
| 多元 Logistic 回归 | 血浆维生素 E 和白内障无关 | 意裔美国人白内障研究组[28] |

续表

| 数据分析方法 | 结果 | 参考文献 |
|---|---|---|
| **阴性结果** | | |
| 最高和最低五分位数，男性 37.8μmol/L 和 16.9μmol/L，女性 46.5μmol/L 和 18.2μmol/L | 最高五分位数人群的核性白内障患病率升高 | Mares-Perlman[26] |
| 多元 Logistic 回归 | 高血浆维生素 E 与皮质性、PSC 或任何白内障的患病率增加有关 | Rouhiainen 等[42] |

a 参考范围：12.0~43.2μmol/L（塔夫茨大学营养评价实验室，2001 年）。

## 叶黄素和玉米黄质

大多数流行病学数据表明，膳食中的叶黄素和玉米黄质在预防白内障方面有一定作用。墨尔本视力损伤研究是一项对超过 3 000 名 40 岁以上人群的观察性研究，报告了大量摄入叶黄素和玉米黄质与核性白内障风险呈负相关[45]。

据报道，富含叶黄素的食物（如绿叶蔬菜）摄入减少与白内障摘除率增加有关[29]。同样，观察到叶黄素摄入量最高五分位数的女性核性白内障的患病率比叶黄素摄入量最低的五分位数的女性低 27%[26]。在这项研究中，没有在男性中观察到这种现象。在护士健康研究中，在调整了其他危险因素后，与最低五分位数者相比，摄入叶黄素和玉米黄质最高五分位数者发生白内障手术和核性白内障的风险降低了 22%[46]。其他膳食类胡萝卜素的摄入与核性白内障无关。在美国男性医疗保健专业人员的前瞻性研究中也观察到了类似的结果，叶黄素和玉米黄质摄入量最高的五分位数的男性相对于最低的五分位数的男性，白内障手术风险降低了 19%。未观察到与其他类胡萝卜素的关系[47]。比弗丹眼部研究（Beaver Dam Eye Study）发现，叶黄素摄入量最多的五分位数的受试者中核性白内障的发生率是最低五分位数受试者的一半[48]。来自 372 名志愿者的一项观察性研究的数据发现，在血浆叶黄素浓度最高的人群中，PSC 白内障的风险最低[49]。血浆叶黄素和玉米黄质与皮质性和 PSC 白内障无关。在一项前瞻性观察研究中，从食物和补充剂中摄入较高的叶黄素和玉米黄质，可以显著降低 20% 的白内障风险[50]。Delcourt 等[51]在一项对 899 名 60 岁以上的成年人进行的前瞻性研究中发现，高血浆玉米黄质人群患核性白内障的风险降低了 75%，但叶黄素并没有这个效果。评估叶黄素与白内障关系的研究总结见表 4.5。

表 4.5 叶黄素 / 玉米黄素状态和白内障流行病学研究总结

| 数据分析方法 | 结果 | 参考文献 |
|---|---|---|
| **阳性结果** | | |
| 叶黄素 / 玉米黄素摄入量的关系 | 与核性白内障的风险成反比（不吸烟女性） | Vu 等[45] |
| 菠菜食用量≥每周 5 次与＜每月 1 次（女性） | 降低 29% 白内障摘除风险 | Hankinson 等[29] |
| 叶黄素 / 玉米黄素摄入量最高和最低五分位数（女性） | 核性白内障患病率降低 27% | Mares-Perlman 等[26] |

续表

| 数据分析方法 | 结果 | 参考文献 |
|---|---|---|
| 叶黄素 / 玉米黄素摄入量最高和最低五分位数（女性） | 白内障摘除手术风险降低 22% | Chasen-Taber 等[46] |
| 叶黄素 / 玉米黄素摄入量最高和最低五分位数（男性） | 白内障摘除手术风险降低 19% | Brown 等[47] |
| 叶黄素 / 玉米黄素摄入量最高和最低五分位数（女性） | 白内障发生风险降低 14% | Christen 等[50] |
| 叶黄素 / 玉米黄素摄入量最高和最低五分位数（1 245μg/18MJ 和 298μg/18MJ） | 最高五分位数的人患白内障的可能性是最低五分位数的人的一半 | Lyle 等[48] |
| 血浆类胡萝卜素的 Logistic 回归分析 | 叶黄素浓度较高的人患 PSC 白内障的风险最低 | Gale 等[49] |
| 和血清类胡萝卜素的关系 | 血清玉米黄质增加可降低 75% 患核性白内障的风险 | Delcourt 等[51] |
| **无效结果** | | |
| 使用比值比估计的第 2 和第 3 三分位数相对于第 1 三分位数的风险 | 血清叶黄素和核性白内障无关 | Lyle 等[114] |
| 叶黄素摄入量最高和最低五分位数（男性） | 核性白内障患病率无差异 | Mares-Perlman 等[26] |

### ω-3 脂肪酸

　　白内障的形成与晶状体膜组成、结构和功能的紊乱[52-54]以及脂肪酸组成的变化有关[55]。在大鼠中的研究发现，大量摄入多不饱和脂肪酸可延缓白内障的形成[56,57]。在蓝山眼部研究（The Blue Mountain Eye Study）队列中，膳食中 ω-3 多不饱和脂肪酸的高摄入量可以降低核性白内障的发病率[58]。一项前瞻性研究研究了膳食脂肪与女性白内障摘除术之间的关系（$n$=71 083 人，随访 16 年），膳食中长链 ω-3 脂肪酸含量最高（0.21% 能量）与最低五分位数（0.03% 能量）的女性相比，白内障摘除风险降低 12%（相对风险 =0.88，95%CI=0.79~0.98，趋势性检验 $P$=0.02）[59]。Arnarsson 等[60]和 Cumming 等[61]研究均发现，含 ω-3 脂肪酸的食物或油类的摄入与年龄相关白内障的患病率之间没有关联。

## AMD

### 维生素 C

　　Seddon 等[62]观察发现，维生素 C 摄入量最高和最低的五分位数人群的晚期 AMD 患病率相同。在年龄相关性眼病研究中，未观察到膳食维生素 C 摄入量与白内障风险之间的关系[63]。但是，在该研究结果中，血浆维生素 C 水平和 AMD 之间的关系表明，血浆维生素 C 增加可能降低 AMD 的风险。West 等[64]报道血浆维生素 C 浓度 >80μmol/L 的人，AMD 患病率比浓度 <60μmol/L 的人低 45%。其他研究报告血清维生素 C 浓度≥91μmol/L 的人群与血清维生素 C 浓度 <40mol/L 的人群相比，新生血管性 AMD 的患病率低 30%[65]（表 4.6）。

表 4.6　AMD 患者膳食和血浆维生素 C[a] 流行病学研究总结

| 数据分析方法 | 结果 | 参考文献 |
|---|---|---|
| **膳食维生素 C** | | |
| 维生素 C 摄入量最高和最低五分位数（1 039mg/d 和 65mg/d） | 组间晚期 AMD 患病率无差异 | Seddon 等[62] |
| 维生素 C 摄入能量调整，按五分位数分类。饮食和 AMD 的关系用 Logistic 回归分析 | 维生素 C 摄入量和 AMD 无关 | AREDS[63] |
| **血浆维生素 C** | | |
| >80μmol/L 和 <60μmol/L | 高血浆维生素 C 组 AMD 患病率降低 45% | West 等[64] |
| >91μmol/L 和 <40μmol/L | 高血浆维生素 C 组新生血管性 AMD 患病率低 | EDCCSG[65] |

[a] 成人推荐每日摄入量：60mg/d。参考范围 23~125mol/L（塔夫茨大学营养评价实验室，2001 年）。

## 维生素 E

某些研究[62,64,65]发现，增加膳食和血浆维生素 E 对 AMD 有保护作用，但在其他研究[44,66]中未发现（表 4.7）。

表 4.7　AMD 患者膳食和血浆维生素 E[a] 流行病学研究总结

| 数据分析方法 | 结果 | 参考文献 |
|---|---|---|
| **膳食维生素 E** | | |
| 维生素 E 摄入量最高和最低五分位数（405 和 3.4mg/d） | 各组晚期 AMD 患病率无差异 | Seddon 等[62] |
| **血浆维生素 E** | | |
| >30μmol/L 和 <19μmol/L | 高血浆维生素 E 的 AMD 患病率低 | West 等[64] |
| >43μmol/L 和 <25μmol/L | 高血浆维生素 E 的 AMD 患病率低 | EDCCSG[65] |
| >23μmol/L 和 <23μmol/L | 各组 AMD 患病率无差异 | Mares-PerlmanJ 等[44] |
| AMD 患者和年龄、性别匹配的对照组 | 各组血浆维生素 E 浓度无差异 | Sanders 等[66] |

[a] 成人推荐每日摄入量：女性和男性分别为 8mg/d 和 10mg/d。参考范围：12.0~43.2mol/L（塔夫茨大学营养评价实验室）。

## 叶黄素和玉米黄质

几项病例对照研究的结果表明，大量摄入类胡萝卜素，尤其是叶黄素和玉米黄质，与晚期新生血管性 AMD 的风险降低相关[62,65,67]。类胡萝卜素与年龄相关性眼病研究（Carotenoids in Age-Related Eye Disease Study，CAREDS）评估了类胡萝卜素状态与年龄相关性眼病的风险之间的关系，该研究是一项包含 1 678 名女性（54~86 岁）的横断面研究[68]。在 CAREDS 中，膳食中高叶黄素和玉米黄质摄入与 75 岁以下女性中期 AMD 风险降低相关，但在 75 岁及以上女性人群中没有观察到此效果[68]。同样,蓝山眼部研究发现,摄入大量的叶黄素/玉米黄质,在5年和10年内可降低新生血管性AMD和不明显的软玻璃膜疣或网状玻璃膜疣的风险[69]。在年龄相关性眼病研究(Age-Related Eye Disease Study,AREDS)中,当比较最高和最低五分位数摄入量的人群时,叶黄素/玉米黄质的摄入量与普遍的新生血管性AMD和大玻璃膜疣或广泛的中等玻璃膜疣的风险降低相关[63]。然而,一项来自比弗丹眼部研究的巢式病例对照研究发现,早期AMD患者与年龄、性别和吸烟匹配的对照组之间的血清叶黄素/玉米黄质水平没有差异[44]。

高浓度黄斑色素可能会降低AMD风险的证据,来自AMD供体的视网膜及叶黄素和玉米黄质的对照分析[70]。平均而言,AMD患者视网膜组织中叶黄素和玉米黄质的浓度低于对照组。黄斑色素可以在体内无创检测[71]。在健康眼睛受试者(21~81岁)和一侧眼睛健康、一侧眼睛患有晚期疾病的AMD高风险的受试者中,高危眼的黄斑色素明显低于非高危眼[72]。在另一项研究中,AMD患者眼中的黄斑色素含量比健康眼低32%[73]。在一项针对早期和晚期AMD患者及其子女以及正常对照的前瞻性研究中,发现晚期AMD的黄斑色素密度降低[74]。相反,在CAREDS中,黄斑色素密度与AMD无关[75]。研究之间的不一致可能是由于横断面研究设计所致,这表明需要进行前瞻性研究来确定AMD风险与黄斑色素密度之间是否存在关系。评估叶黄素/玉米黄质状态与AMD风险之间关系的研究总结见表4.8。

表4.8 叶黄素/玉米黄素状态和AMD研究总结

| 研究设计 | 结果 | 参考文献 |
|---|---|---|
| **阳性结果** | | |
| 病例对照 | 膳食叶黄素/玉米黄素显著降低AMD的风险 | Seddon 等[62] |
| 病例对照 | 与低百分位组(≤20百分位)相比,叶黄素/玉米黄质摄入组第20~80百分位组新生血管性AMD的风险降低一半 | EDCCSG[65] |
| 病例对照 | 低叶黄素摄入组AMD患病率是高叶黄素摄入组的两倍 | Snellen 等[67] |
| 横断面研究 | 高、低和中等叶黄素/玉米黄质摄入组AMD患病率无明显差异。与>75岁的女性相比,<75岁的女性有饮食改变风险的比值比较低 | Moeller 等[68] |
| 前瞻性研究 | 食用叶黄素/玉米黄素最多的三分之一受试者,患新生血管性AMD和模糊柔软的玻璃膜疣的可能性明显降低 | Tan 等[69] |
| 病例对照 | 高叶黄素/玉米黄素摄入量与新生血管性AMD、地图样萎缩和大玻璃膜疣或广泛的中等玻璃膜疣的风险降低相关 | AREDS[63] |
| 病例对照 | 和最低四分位数相比,最高四分位数的视网膜叶黄素/玉米黄素和AMD风险降低82%相关 | Bone 等[70] |
| AMD高危的健康眼睛 非AMD高危的健康眼睛 | 高危的健康眼睛黄斑色素明显减少 | Beatty 等[72] |
| 病例对照 | AMD患者的黄斑色素比对照组低32% | Bernstein 等[73] |

续表

| 研究设计 | 结果 | 参考文献 |
|---|---|---|
| 前瞻性研究 | 黄斑色素升高与晚期 AMD 风险降低显著相关 | Schweitzer 等[74] |
| **无效结果** | | |
| 病例对照 | 血清叶黄素 / 玉米黄质和 AMD 风险无关联 | Mares-Perlman 等[44] |
| 横断面研究 | 最高五分位数和最低五分位数的女性患 AMD 的风险没有区别 | LaRowe 等[75] |

### ω-3 脂肪酸

一项包括 9 项前瞻性研究和 3 项随机临床试验的荟萃分析报告称,饮食中高摄入 ω-3 脂肪酸可使晚期 AMD 风险降低 38%[76]。每周至少进食两次鱼类可使早期 AMD 风险降低 24%,晚期 AMD 风险降低 33%(合并 OR,0.67;95%CI,0.53~0.85)。在护士健康研究和健康专业人员随访研究的前瞻性随访研究中发现,随着 DHA 摄入量的增加,发生 AMD 的概率降低。在合并多变量分析中,与每月 ≤3 份相比,每周食用 >4 份鱼可使 AMD 风险降低 35%[77]。在被检测的鱼类中,只有金枪鱼的摄入量与 AMD 呈显著的负相关。

眼部疾病的膳食辅助病例对照研究[65] 报告了患有新生血管性 AMD 的受试者和非 AMD 对照受试者的研究结果[78]。在人口统计学调整分析中,亚油酸(一种不饱和 n-6 脂肪酸)摄入量增加与 AMD 患病率较高显著相关(相关性趋势的 $P=0.004$)。这种关联在多变量分析中仍然存在(相关性趋势的 $P=0.02$)。但是,控制混杂变量后,ω-3 脂肪酸的摄入与 AMD 无关。当研究人群按亚油酸摄入量( ≤5.5 或 ≥5.6g/d)分层时,只有在亚油酸摄入量较低的人群中,高 ω-3 脂肪酸摄入量才能显著降低 AMD 的风险(相关性趋势的 $P=0.05$;连续变量的 $P=0.03$)。一项前瞻性队列研究报告了类似的发现。在这项研究中,261 人基线年龄为 60 岁及以上,平均随访 4.6 年后评估他们是否进展到晚期 AMD。在亚油酸摄入量较低的受试者中,较高的鱼类摄入量将进展为晚期 AMD 的风险降低 64%[79]。其他人也观察到 ω-3 脂肪酸摄入量高和亚油酸摄入量低的好处[80]。这些结果表明,ω-3 和 n-6 脂肪酸之间存在相互作用或竞争,因此在考虑 AMD 的风险 / 收益因素时,ω-3 脂肪酸的水平及其与 n-6 脂肪酸的比例可能很重要。

蓝山眼部研究是一项基于人群的视力调查,评估患者( ≥49 岁)在基线、首次入组后 5 年和 10 年时 AMD 的患病情况,并评估能量调整的营养摄入与 AMD 风险的关系[81]。在 2 915 名受试者中,校正年龄、性别和吸烟等因素后,更频繁地食用鱼类与晚期 AMD 风险降低有关。鱼类摄入量相对较低时也可观察到保护作用(比较每月 1~3 次和每月 <1 次,校正年龄、性别和吸烟后 OR=0.23,95%CI=0.08~0.63)。尽管摄入量较高时 OR 约为 0.5,但这并没有统计学意义;几乎没有证据表明增加鱼的摄入可以降低早期 AMD 的风险;一项来自 AREDS 试验的前瞻性队列研究发现,增加 ω-3 脂肪酸的摄入量可将中心性地图样萎缩和新生血管性 AMD 的发生风险降低 30%[82]。

比弗丹眼研究是一项基于人群的回顾性研究,未发现鱼类摄入量、新生血管性 AMD 或地图样萎缩之间的关系。其结果可能是由于观察到的鱼类摄入量非常低[83]且变化幅度不足以衡量 AMD 风险的差异。在 NHANES Ⅲ 研究中,每周吃鱼超过一次与每月吃一次或更少与早期或晚期 AMD 无相关性[84]。评估 ω-3 脂肪酸与 AMD 之间关系的研究总结见表 4.9。

表 4.9 新生血管性 AMD 和晚期 ARM 和 ω–3 脂肪酸摄入量的多变量优势比

| 研究 | 样本设计 | 暴露（高和低） | 结果 | 例数 | OR | 95 % CI | 参考文献 |
|---|---|---|---|---|---|---|---|
| NHS/HPFU | 前瞻性 | 长链多不饱和脂肪酸 | 新生血管性 AMD | 9 | 0.4 | 0.2~1.2 | [77] |
| EDCCS | 病例对照 | 长链多不饱和脂肪酸 | 新生血管性 AMD | 349 | 0.6 | 0.3~1.4 | [78] |
| BDES | 基于人群 | 鱼 | 晚期 ARM | 30 | 0.8 | 0.2~1.5 | [83] |
| NHANES | 全国调查 | 鱼 | 晚期 ARM | 9 | 0.4 | 0.2~1.2 | [84] |
| BMES | 基于人群 | 鱼 | 晚期 ARM | 46 | 0.5 | 0.2~1.2 | [81] |
| Seddon 等 | 前瞻性 | 鱼 | 晚期 AMD | 261 | 0.4 | 0.1~0.95 | [79] |

改编自参考文献[13]。
缩写：BDES，比弗丹眼部研究；BMES，蓝山眼部研究；NHS/HPFU，护士的健康研究 / 健康专业人员随访；NHANES，国家健康和营养调查；EDCCS，眼病病例对照研究；晚期 ARM，地图样萎缩或新生血管性老年黄斑变性，AMD，老年黄斑变性。

AREDS 2 临床试验评估了 1g 二十碳五烯酸 +DHA（2∶1）对进展为晚期 AMD 的益处[85]。初步分析表明，在 AREDS 配方中添加 DHA+EPA 并不能进一步降低进展为晚期 AMD 的风险。

## 锌

在 Newsome 等[86]的研究中，早期 AMD 老年患者接受锌补充剂治疗后的视力维持效果优于接受安慰剂治疗的患者；锌摄入与 AMD 的发生或发展有关的科学证据有限。最近的一项研究发现，与正常眼睛相比，AMD 眼睛中 RPE 和脉络膜中的锌水平显著降低了 24%，这支持了锌在 AMD 中可能的重要性[87]。

在蓝山眼部研究中，锌摄入量的最高十分位数（≥15.8mg/d）人群与其余人群的相对风险，在所有 AMD 类型中为 0.56（95% CI=0.32~0.97），早期 AMD 的相对风险为 0.54（95% CI=0.30~0.97）。然而，在两个大型的前瞻性研究（护士健康研究和卫生专业人员随访研究）中，基线未诊断为 AMD 的男性和女性（n=72 489 人），食物或补充剂中的锌摄入量与降低 AMD 风险无相关性[88]。此外，在参与营养和视力项目的护士健康研究队列中，未观察到锌摄入量与 AMD 相关性玻璃膜疣患病率之间的相关性[89]。与上述提到的锌的保护作用不同，在 RPE 下沉积物中发现高浓度锌，AMD 眼中锌的含量尤其高[14]。

总而言之，关于膳食中某些营养素的摄入量和眼病之间的关系，研究结果并不完全一致。研究方法学差异可能在一定程度上解释了不一致的原因。此外，研究营养素与疾病之间关系的这类研究存在局限性，因为由于数据库或受试者记忆能力的局限性，通过饮食回忆计算估计营养素摄入量可能并不总是准确。此外，单一的血液营养素指标并不能准确反映长期状态。另外，各种膳食微量营养素之间摄入量的高度相关性使得研究难以确定哪种或多种特定营养素与观察到的关系有关。尽管存在这些缺点，某些营养素可能的保护作用不能被忽视,因为发现其保护作用的研究数量很多,而发现其负面影响的研究相对较少。在某些情况下,如果仅通过饮食摄入营养素,可能难以衡量结果。也就是说,饮食摄入和血浆水平可能不够高,不足以看到结果。在这方面,对补充营养剂的摄入与白内障和 AMD 风险之间的关系进行回顾性研究可能有所帮助。

## 营养补充剂对眼病风险的影响

维生素 C 和 E 补充剂长期以来一直为普通大众所用。目前,在保健食品商店中有各种各样每粒含有 6~25mg 叶黄素的补充产品。如今叶黄素可以在一些复合维生素产品中找到。善存是第一种含叶黄素的复合维生素补充剂,每粒含有 250μg 叶黄素。爱尔康实验室(Alcon Laboratories)和博士伦(Bausch & Lomb)已经提供了多种针对眼部健康的维生素补充剂,这些产品中叶黄素含量较高。

### 白内障

Jacques 等[90]观察到,服用维生素 C 补充剂≥10 年的女性的早期晶状体混浊率降低了75% 以上(表 4.10)。使用维生素 C 补充剂 10 年以上的 26 名女性中,没有一人进展到晚期核性白内障。Hankinson 等[29]观察到,使用维生素 C 补充剂超过 10 年的女性白内障手术率减少了 45%。Robertson 等的研究[91]观察到,摄入维生素 C 补充剂 >300mg/d 的人群中白内障的患病率约为未摄入维生素 C 补充剂的人群的三分之一。Chasen-Tabar 等[92]对 73 956 名女护士进行了为期 12 年的前瞻性随访,观察维生素补充剂摄入与白内障摘除发生率之间的关系。在校正了吸烟、体重指数和糖尿病等白内障危险因素后,服用维生素 C 补充剂 10 年及以上的人和不服用维生素 C 补充剂的人相比,白内障发生率没有差别。与服用维生素 C 1~4 年、≥10 年以及从未服用维生素 C 的女性相比,服用维生素 C 补充剂 5~9 年的老年女性(≥60 岁)皮质性白内障的风险增加[93]。同样,在一项包括 24 593 名女性(≥65 岁)的基于人群的前瞻性研究中,观察到摄入 1 000mg 维生素 C 补充剂的女性患白内障的风险显著增加,但摄入维生素 C 含量低得多的复合维生素的女性患白内障的风险则没有增加[94]。但是,这种关系并非总能被观察到[28-31]。

表 4.10 补充维生素 C[a]和白内障流行病学研究总结

| 数据分析方法 | 结果 | 参考文献 |
|---|---|---|
| **阳性结果** | | |
| 使用年数≥10 年和使用年数 <10 年 | 维生素 C 补充剂长期使用者的白内障减少 | Jacques 等[90] |
| 使用年数≥10 年和使用年数 <10 年 | 随着维生素 C 补充剂使用量的增加,白内障手术减少 | Hankinson 等[29] |
| >300mg/d 和不服用维生素 C 补充剂的人比较 | 维生素 C 补充剂使用者白内障患病率较低 | Robertson 等[91] |

续表

| 数据分析方法 | 结果 | 参考文献 |
|---|---|---|
| **无效结果** | | |
| 使用年数≥10 年 | 两组之间没有差异 | Chasen-Taber 等[92] |
| Logistic 回归分析 | 血清维生素 C 与皮质及核性白内障无关 | Vitale 等[30] |
| 回归模型 | 维生素 C 摄入量与白内障摘除术无关 | Tavani 等[31] |
| 摄入量最高和最低五分位数(705mg/d 和 70mg/d) | 维生素 C 摄入量与白内障摘除术无关 | Hankinson 等[29] |
| 病例对照 | 维生素 C 摄入量与白内障无关 | 意裔美国人白内障研究组[28] |
| **阴性结果** | | |
| 使用年数 5~9 年和 1~4 年 | 增加皮质性白内障的风险 | Gritz 等[93] |
| 维生素 C 1 000mg/d 和服用复合维生素 | 增加白内障风险 | Rautianen 等[94] |

a 成人推荐每日摄入量:60mg/d。

Nadalin 等[95]对志愿者进行横断面研究,发现了既往补充维生素 E 与早期白内障之间的关系(表 4.11)。在 1 111 名参与者中,有 26% 的人既往补充过维生素 E。这些参与者中只有 8.8% 的人补充剂量超过了建议的每日摄入量(10mg/d)。在校正年龄因素后,发现既往服用补充剂与晶状体皮质混浊缺失之间存在显著统计学相关性。然而,报告摄入和既往未补充维生素 E 的人之间的晶状体核混浊水平在统计学上没有差异。Leske 等[43]的一项纵向研究显示了抗氧化营养素和晶状体核混浊风险的相关性。在定期服用多种维生素补充剂、维生素 E 补充剂和血浆维生素 E 含量较高的人群中,随访时晶状体核混浊的风险降低。研究人员得出结论,在定期服用多种维生素补充剂的人群中,晶状体核混浊的风险降低了三分之一。他们还报告,在维生素 E 补充剂的常规使用者和血浆中维生素 E 含量较高的人群中,患病风险降低了大约一半。这些结果得到 Robertson 等的证实[91],他们报告,与未摄入补充剂的人群相比,摄入维生素 E 补充剂的人群中白内障患病率低 56%。一项研究发现白内障风险与维生素 E 补充剂之间没有关系[29,95]。

表 4.11 补充维生素 E[a] 和白内障流行病学研究总结

| 数据分析方法 | 结果 | 参考文献 |
|---|---|---|
| **阳性结果** | | |
| 维生素 E 补充剂使用者和非使用者 | 维生素 E 补充剂使用者皮质性白内障减少 | Nadalin 等[95] |
| 维生素 E 补充剂使用者和非使用者 | 使用者的核性白内障减少 | Leske 等[41] |
| 维生素 E 补充剂使用者和非使用者 | 使用者白内障减少 | Robertson 等[91] |

| 数据分析方法 | 结果 | 参考文献 |
|---|---|---|
| **无效结果** | | |
| 维生素 E 补充剂使用者和非使用者 | 核性白内障无差异 | Nadalin 等[95] |
| 维生素 E 补充剂使用者和非使用者 | 使用者与非使用者白内障患病率无差异 | Hankinson 等[29] |

a 成人推荐每日摄入量:女性 810mg/d,男性 10mg/d。

迄今为止,关于维生素干预试验和白内障风险的研究很少。仅有一项随机、双盲、安慰剂对照试验评估了维生素 E 干预和白内障预防。据报道,在 55~80 岁的受试者中,连续 4 年使用维生素 E(500IU)可减少核性、皮质性或 PSC 白内障的发生率或进展。这可能为维生素 E 在预防白内障中的作用提供了最好的证据[96]。

据报道,高剂量的抗氧化剂组合(维生素 C 和 E、β- 胡萝卜素和锌)对白内障的发生或发展没有显著影响[97]。LINXIAN 试验[98]研究了抗氧化剂在预防白内障中的作用,但效果尚不明确。干预措施是联合使用 14 种维生素和 12 种矿物质。因此,无法准确评估任何一种营养素的特定作用。多种维生素成分表明营养可以改变核性白内障的风险,但未评估特定的营养素的作用。此外,研究开始时,研究人群的营养摄入不理想,因此,研究结果可能是由于纠正了某些营养素缺乏。

罗氏欧美抗白内障试验(Roche European-American Anticataract Trial,REACT)是为了检验口服抗氧化微量营养素混合物(β- 胡萝卜素,18mg/d;维生素 C,750mg/d;维生素 E,600mg/d)是否会改变年龄相关性白内障的进展[99]。这是一项对 445 例早期年龄相关性白内障患者开展的多中心前瞻性、双盲随机、安慰剂对照、为期 3 年的临床试验。在美国患者组治疗 2 年后和两个亚组(美国、英国)患者治疗 3 年后,REACT 显示出有统计学意义的积极治疗效果,但对英国患者组无效。这项研究的结论是,连续 3 年每天补充这些营养素,会延缓年龄相关性白内障的进展。

## AMD

最近的一项研究表明,高水平的抗氧化剂和锌可显著降低 AMD 及其相关视力丧失的风险[97]。在 AREDS 研究中发现,晚期 AMD 高危人群(一只眼睛患有中期 AMD 或晚期 AMD,而另一只眼睛未患有 AMD)在接受大剂量的联合维生素 C 和 E,β- 胡萝卜素和锌治疗后,患病风险降低了约 25%。在同一高风险组中,营养素可使晚期 AMD 引起的视力丧失风险降低约 19%[97](表 4.12)。对于无 AMD 或早期 AMD 的受试者,这些营养物质并没有带来能被测量到的益处。由于没有对单一营养素进行评估,因此无法确定具体的影响。AREDS2 旨在通过将叶黄素、玉米黄素以及 ω-3 脂肪酸纳入试验制剂中来完善 AREDS 的结果[100]。在二次分析中,在 AREDS 补充剂的基础上添加叶黄素和玉米黄质补充剂,降低了低叶黄素和玉米黄质膳食摄入的患者进展为晚期 AMD 的风险[85]。

表 4.12　补充剂使用和 AMD 流行病学研究总结

| 数据分析方法 | 结果 | 参考文献 |
| --- | --- | --- |
| **阳性结果** | | |
| 维生素 C、E、β- 胡萝卜素锌、铜（AREDS 配方） | 单眼中或重度 AMD 的患者，晚期 AMD 的风险降低 25% | 年龄相关眼病研究[97] |
| 锌和安慰剂 | 补锌使早期 AMD 患者视力改善 | Newsome 等[86] |
| 锌（50mg/d，6 个月）和安慰剂 | 干性 AMD 黄斑功能的改善 | Newsome 等[106] |
| 维生素 C、E、β- 胡萝卜素锌、铜（AREDs 配方加上叶黄素（10mg/d））和玉米黄素（2mg/d） | 那些在研究开始时，饮食中叶黄素 / 玉米黄质摄入量低，但在研究期间服用了含叶黄素 + 玉米黄质的 AREDS 配方的人，与饮食摄入量相似，但未服用 AREDS 的人相比，发生晚期 AMD 的可能性低 25% | 年龄相关眼病研究[85] |
| **无效结果** | | |
| 维生素 C 补充剂使用者（>2 年）和非使用者 | AMD 患病率组间无差异 | EDCCSG[65] |
| 维生素 E 补充剂使用者（>2 年）和非使用者 | AMD 患病率组间无差异 | Seddon 等[101] |
| 维生素 E（600IU/d，10 年）和安慰剂（女性） | 对 AMD 的风险无影响 | Christen 等[102] |
| 维生素 E（500IU，4 年）和安慰剂 | 对 AMD 的风险无影响 | Taylor 等[103] |
| 维生素 E（50mg/d，5~8 年）和安慰剂 | 对 AMD 的风险无影响 | Teikari 等[104] |

据报道，服用维生素 C 补充剂超过 2 年的人，AMD 患病率与从未服用维生素 C 补充剂的人相似[65]（见表 4.12）。在 Seddon 等进行的一项研究中[101]，服用维生素 E 超过 2 年的人和从未服用维生素 E 的人之间的 AMD 患病率也相似。3 项双盲、安慰剂对照的关于高剂量维生素 E 和 AMD 的一级预防研究结果发现，治疗组与 AMD 的发展无关[102-104]。α- 生育酚、β- 胡萝卜素试验评估了营养抗氧化剂对 AMD 的影响。总的来说，728 例患者被随机分到接受任何抗氧化剂（α- 生育酚和 / 或 β- 胡萝卜素），213 例患者被随机分配接受安慰剂。该研究结果发现，治疗组与任何黄斑病变均无关联。抗氧化剂组发病 216 例，安慰剂组发病 53 例。这些病例大多数是早期年龄相关性黄斑病变。治疗组与疾病早期发展没有相关性。当每个抗氧化剂组、α– 生育酚、β- 胡萝卜素、α- 生育酚 + β- 胡萝卜素与安慰剂进行比较时，结果是相似的。尽管这是一项大型、高质量的研究，但晚期 AMD 病例很少（共 14 例），这意味着该研究在解决补充剂预防晚期老年性黄斑变性的问题上力度有限。此外，对 α- 生育酚和 / 或 β- 胡萝卜素进行 5~8 年的干预可能不足以评估晚期 AMD 患病率的差异。这项研究是在芬兰男性吸烟者中进行的，在将研究结果推断到其他地理区域、其他年龄组人群、女性和不吸烟者时必须谨慎。然而，吸烟者中 AMD（尤其是新生血管性疾病）的发生率可能更高[105]，这意味着他们提供了一个良好的人群来证明抗氧化剂可能潜在的保护作用。

如上所述,AREDS 2 试验发现,在膳食中叶黄素和玉米黄质含量较低的人群中,叶黄素和玉米黄质补充剂可降低进展为晚期 AMD 的概率。

与接受安慰剂的老年人相比,患有早期 AMD 的老年人补充锌(100mg 硫酸锌,持续 12~24 个月)可以更好地维持视力[86]。最近的一项随机、安慰剂对照研究显示,补充 50mg/d 单半胱氨酸锌 6 个月可显著改善干性 AMD 患者的黄斑功能[106]。而单眼湿性 AMD 患者每天补充 200mg 锌 2 年后,对另一只诊断为玻璃膜疣的眼睛没有积极影响[107]。

综上所述,在研究营养补充剂使用与眼病风险的研究中,很难确定营养补充剂是否对眼病有任何额外的保护作用。报告阳性结果(即风险降低)的研究数量与无效结果的数量大致相同。此外,在最近的一项荟萃分析中得出的结论是,没有足够的证据支持膳食抗氧化剂的作用,包括使用膳食抗氧化剂补充剂作为来预防 AMD[108]。但是,AREDS 1 和 AREDS 2 强烈支持补充抗氧化剂可以延缓从中期到晚期 AMD 进展的有益效果。

# 临床建议 / 治疗指南

研究之间关于预防眼病所需的营养素数量的看法不一致,使得很难对这些抗氧化剂的膳食摄入剂量提出具体建议。因此,推荐富含维生素 C 和 E、叶黄素和玉米黄质、ω-3 脂肪酸和锌的特定食物可能更为实用,从而受益于食物中这些可能存在且可能重要的作用。这需要病人和临床医生了解营养抗氧化剂的膳食来源。维生素 C 的良好来源包括柑橘类水果、浆果、番茄和西蓝花(表 4.13)。维生素 E 的良好来源是植物油、小麦胚芽、全麦谷物、坚果和豆类(表 4.14)。叶黄素和玉米黄质含量最高的两种食物是羽衣甘蓝和菠菜(表 4.15),其他主要来源包括西蓝花、豌豆和球芽甘蓝。鱼油是 ω-3 脂肪酸的主要来源(表 4.16)。

表 4.13　食品中维生素 C[a] 含量

| 食品 | 量 | mg |
|---|---|---|
| 橙汁 | 1 杯 | 12 |
| 青椒 | 1/2 杯 | 96 |
| 葡萄柚汁 | 1 杯 | 94 |
| 木瓜 | 1/2 个中等大小 | 94 |
| 球芽甘蓝 | 4 芽 | 73 |
| 西蓝花,生食 | 1/2 杯 | 70 |
| 橙子 | 1 个中等大小 | 70 |
| 哈密瓜 | 1/4 个 | 70 |
| 芜菁,煮熟 | 1/2 杯 | 50 |
| 花椰菜 | 1/2 杯 | 45 |
| 草莓 | 1/2 杯 | 42 |
| 葡萄柚 | 1/2 个中等大小 | 41 |

续表

| 食品 | 量 | mg |
|---|---|---|
| 番茄汁 | 1 杯 | 39 |
| 马铃薯,带皮煮 | 6.35cm 直径 | 19 |
| 卷心菜,生食,切碎 | 1/2 杯 | 15 |
| 黑莓 | 1/2 杯 | 15 |
| 菠菜,生食,切碎 | 1/2 杯 | 14 |
| 蓝莓 | 1/2 杯 | 9 |

使用参考文献[115]的数据建表。

a 可食用部分。

表 4.14　食品中维生素 E[a] 含量

| 食品 | 量 | mg(α- 生育酚当量) |
|---|---|---|
| 小麦胚芽油 | 1 汤匙 | 26.2 |
| 葵花籽 | 1/4 杯 | 16.0 |
| 杏仁 | 1/4 杯 | 14.0 |
| 红花油 | 1 汤匙 | 4.7 |
| 花生 | 1/4 杯 | 4.2 |
| 玉米油 | 1 汤匙 | 2.9 |
| 花生酱 | 2 汤匙 | 4.0 |
| 大豆油 | 1 汤匙 | 2.0 |
| 山核桃,半个 | 1/4 杯 | 2.0 |

使用参考文献[115]的数据建表。

a 可食用部分。

表 4.15　食物中的叶黄素 / 玉米黄素含量[a]

| 食品 | 量 | mg |
|---|---|---|
| 甘蓝,煮熟 | 1/2 杯 | 8.7 |
| 菠菜,生食 | 1/2 杯 | 6.6 |
| 菠菜,煮熟 | 1/2 杯 | 6.3 |
| 西蓝花,煮熟 | 1/2 杯 | 2.0 |
| 甜玉米,煮熟 | 1/2 杯 | 1.5 |
| 青豆,煮熟 | 1/2 杯 | 1.1 |
| 球芽甘蓝,煮熟 | 1/2 杯 | 0.9 |
| 生菜,生食 | 1/2 杯 | 0.7 |

使用参考文献[116]的数据建表。

a 可食用部分。

表 4.16 鱼类中的 EPA 和 DHA 含量

| 鱼 | EPA + DHA,g/85g/ 份（可食用部分） |
| --- | --- |
| 鳟鱼 | |
|   养殖 | 0.15 |
|   野生 | 0.20 |
| 阿拉斯加帝王蟹 | 0.35 |
| 比目鱼 / 鲷 | 0.42 |
| 黑线鳕 | 0.20 |
| 大比目鱼 | 0.40~1.00 |
| 鲱鱼 | |
|   大西洋 | 1.71 |
|   太平洋 | 1.81 |
|   北大西洋 | 0.34~1.57 |
| 鲑鱼 | |
|   大西洋,养殖 | 1.09~1.83 |
|   大西洋,野生 | 0.90~1.56 |
|   奇努克鲑 | 1.48 |
|   红鲑 | 0.68 |
| 沙丁鱼 | 0.98~1.70 |
| 虾,混合品种 | 0.27 |
| 金枪鱼 | |
|   新鲜 | 0.24~1.28 |
|   金枪鱼,罐装泡水,鱼干 | 0.73 |

使用参考文献［117］的数据建表。

健康的饮食包括各种新鲜水果和蔬菜、豆类、鱼类和坚果,它们有许多益处,不会造成任何伤害,并且将是白内障和年龄相关性黄斑变性病因中涉及（但尚未证实）的抗氧化维生素和矿物质的良好来源。没有证据表明,这些食物中含有的已知和未知的高抗氧化剂成分含量对人体有害,事实上,水果和蔬菜摄入与癌症、心血管疾病和所有原因引起的死亡风险降低有关[109]。因此,诸如摄入更多营养丰富的饮食,即少吃甜食和脂肪,增加水果和蔬菜的摄入量等建议似乎无害,可能还有其他益处,尽管它们在预防或减缓疾病方面的疗效尚未得到证实。在确定服用含有营养素的补充剂的疗效和安全性之前,建议采用目前的饮食建议[110]。

除了抗氧化维生素之外,患者还会询问各种未经证实和经常未经测试的营养补充剂。其中包括越橘、鲨鱼软骨和银杏叶提取物。不幸的是,关于这些产品对白内障或 AMD 的作用知之甚少:尚未进行临床试验。眼病患者接受这些通常昂贵且有时有风险的治疗时,其获益或风险知之甚少,应该建议患者避免未经证实的治疗。

# 总结

　　抗氧化营养素可以预防白内障和 AMD 的假设是可行的，因为氧化损伤在这些疾病的病因学中起着重要作用。尚不清楚保护作用在哪个阶段可能很重要。需要解决的问题是，人们在 60 多岁和 70 多岁开始摄入抗氧化维生素是否会改变他们患老年黄斑变性的风险。虽然数据表明使用营养补充剂对白内障有保护作用，但是对于 AMD 来说，这些数据就不那么令人信服了。迄今为止的研究尚未充分评估营养补充剂的有效性与安全性。但是，提倡使用营养补充剂时必须谨慎，因为已有试验表明，补充 β- 胡萝卜素可能对吸烟者和暴露于石棉的工人的肺癌发生率产生不良影响[111,112]。显然，需要进一步的试验来阐明营养补充剂在预防眼部疾病中的作用。

　　白内障和 AMD 可能是多年进展而成的，其发病原因是多方面的。根据疾病的不同阶段，补充抗氧化剂的潜在保护作用可能存在差异。很重要的是，未来的研究需要考虑氧化损伤的阶段和抗氧化剂补充的时机。

（宋娟　译　袁益明　校）

# 参考文献

1. Congdon N, O'Colmain B, Klaver CCW, Klein R, Munoz B, Friedman DS, et al. Causes and prevalence of visual impairment among adults in the United States. Arch Ophthalmol. 2004;122(4):477–85.
2. World Health Organization. Use of intraocular lenses in cataract surgery in developing countries. Bull World Health Organ. 1991;69:657–66.
3. Thylefors B, Negrel AD, Pararajasegaram R, Dadzie KY. Global data on blindness. Bull World Health Organ. 1995;69:115–21.
4. Prevalence of Blindness Data Tables (NEI Statistics and Data). National Eye Institute, National Institute of Health. 2004 [cited 7 June 2012]. Available from: http://www.nei.nih.gov/eyedata/
5. Javitt JC. Who does cataract surgery in the United States? Arch Ophthalmol. 1993;111:1329.
6. Steinberg EP, Javitt JC, Sharkey PD, Zuckerman A, Legro MW, Anderson GF, et al. The content and cost of cataract surgery. Arch Ophthalmol. 1993;111:1041–9.
7. Snodderly DM. Evidence for protection against age-related macular degeneration by carotenoids and antioxidant vitamins. Am J Clin Nutr. 1995;62(6 Suppl):1448S–61.
8. Taylor HR. Epidemiology of age-related cataract. Eye. 1999;13:445–8.
9. Taylor A, Jacques PF, Nadler S, Morrow F, Sulsky SI, Shepard D. Relationship in humans between ascorbic acid consumption and levels of total and reduced ascorbic acid in lens, aqueous humor and plasma. Curr Eye Res. 1991;10:751–9.
10. Yeum KJ, Taylor A, Tang G, Russell RM. Measurement of carotenoids, retinoids, and tocopherols in human lenses. Invest Ophthalmol Vis Sci. 1995;36:2756–61.
11. Yeum KJ, Shang F, Schalch W, Russell RM, Taylor A. Fat-soluble nutrient concentrations in different layers of human cataractous lens. Curr Eye Res. 1999;19:502–5.
12. Newsome DA, Oliver PD, Deupree DM, Miceli MV, Diamond JO. Zinc uptake by primate retinal pigment epithelium and choroid. Curr Eye Res. 1992;11:213–7.
13. SanGiovanni JP, Chew EY. The role of omega-3 long-chain polyunsaturated fatty acids in health and disease of the retina. Prog Retin Eye Res. 2005;24:87–138.
14. Lengyel I, Flinn JM, Peto T, Linkous DH, Cano K, Bird AC, et al. High concentration of zinc in sub-retinal pigment epithelial deposits. Exp Eye Res. 2007;84(4):772–80.
15. Bone RA, Landrum JT. Macular pigment in Henle fiber membranes: a model for Haidinger's brushes. Vision Res. 1984;24:103–8.
16. Parker RS. Bioavailability of carotenoids. Eur J Clin Nutr. 1997;51:S86–90.
17. Bone RA, Landrum JT, Tarsis SL. Preliminary identification of the human macular pigment. Vision Res.

1985;25(11):1531–5.

18. Johnson EJ. Obesity, lutein metabolism, and age-related macular degeneration: a web of connections. Nutr Rev. 2005;63(1):9–15.

19. Hodge WG, Whitcher JP, Satariano W. Risk factors for age-related cataracts. Epidemiol Rev. 1995;17(2):336–46.

20. Sarks SH, Sarks JP. Age-related macular degeneration: atrophic form. In: Ryan SJ, Schachat SP, Murphy RM, editors. Retina. St. Louis: Mosby, Inc.; 1994. p. 149–73.

21. Fliesler SJ, Anderson RE. Chemistry and metabolism of lipids in the vertebrate retina. Prog Lipid Res. 1983;22(2):79–131.

22. Bazan NG, Reddy TS, Bazan HEP, Birkle DL. Metabolism of arachidonic and docosahexaenoic acids in the retina. Prog Lipid Res. 1986;25:595–606.

23. Benedek GB. Theory of transparency of the eye. Appl Opt. 1971;10:459–73.

24. Asbell PA, Dualan I, Mindel J, Brocks D, Ahmad M, Epstein S. Age-related cataract. Lancet. 2005;365(9459):599–609.

25. Facts about Age-Related Macular Degeneration. 2009 [cited 22 November 2011]. Available from: http://www.nei.nih.gov/health/maculardegen/armd_facts.asp#1

26. Mares-Perlman JA, Brady WE, Klein BE, Klein R, Haus GJ, Palta M, et al. Diet and nuclear lens opacities. Am J Epidemiol. 1995;141(4):322–34.

27. Jacques PF, Chylack Jr LT. Epidemiologic evidence of a role for the antioxidant vitamins and carotenoids in cataract prevention. Am J Clin Nutr. 1991;53:353S–5.

28. The Italian-American Cataract Study Group. Risk factors for age-related cortical, nuclear, and posterior subcapsular cataracts. Am J Epidemiol. 1991;133:541–53.

29. Hankinson SE, Stampfer MJ, Seddon JM, Colditz GA, Rosner B, Speizer FE, et al. Nutrient intake and cataract extraction in women: a prospective study. BMJ. 1992;305:244–51.

30. Vitale S, West S, Hallfrisch J, Alston CM, Wang F, Moorman C, et al. Plasma antioxidants and risk of cortical and nuclear cataract. Epidemiology. 1993;4:195–203.

31. Tavani A, Negri E, LaVeccia C. Food and nutrient intake and risk of cataract. Ann Epidemiol. 1996;6:41–6.

32. Tan AG, Mitchell P, Flood VM, Burlutsky G, Rochtchina E, Cumming RG, et al. Antioxidant nutrient intake and the long-term incidence of age-related cataract: the Blue Mountains eye study. Am J Clin Nutr. 2008;87(6):1899–905.

33. Simon JA, Hudes ES. Serum ascorbic acid and other correlates of self-reported cataract among older Americans. J Clin Epidemiol. 1999;52:1207–11.

34. Valero MP, Fletcher AE, DeStavola BL, Vioque J, Alepuz VC. Vitamin C is associated with reduced risk of cataract in a Mediterranean population. J Nutr. 2002;132:1299–306.

35. Dherani M, Murthy GVS, Gupta SK, Young IS, Maraini G, Camparini M, et al. Blood levels of vitamin C, carotenoids and retinol are inversely associated with cataract in a North Indian population. Invest Ophthalmol Vis Sci. 2008;49(8):3328–35.

36. Jalal D, Koorosh F, Fereidoun H. Comparative study of plasma ascorbic acid levels in senile cataract patients and in normal individuals. Curr Eye Res. 2009;34(2):118–22.

37. Ferrigno L, Aldigeri R, Rosmini F, Sperduto RD, Maraini G, Italian-American Cataract Study Group. Associations between plasma levels of vitamins and cataract in the Italian-american clinical trial of nutritional supplements and age-related cataract (CTNS): CTNS Report #2. Ophthalmic Epidemiol. 2005;12(2):71–80.

38. Mohan M, Sperduto RD, Angra SK, Milton RC, Mather RL, Underwood BA, et al. Indian-US case-control study of age-related cataracts. India-US case-control Study Group. Arch Ophthalmol. 1989;107:670–6.

39. Leske MC, Chylack Jr LT, Wu SY. The lens opacities case-control study. Risk factors for cataract. Arch Ophthalmol. 1991;109(2):244–51.

40. Knekt P, Heliovaara M, Rissenen A, Aronaa A, Aaran R. Serum antioxidant vitamins and risk of cataract. BMJ. 1992;304:1392–4.

41. Leske MC, Wu SY, Hyman L, Sperduto R, Underwood BA, Chylack LT, et al. Biochemical factors in the lens opacities case-control study. Arch Ophthalmol. 1995;113:1113–9.

42. Rouhiainen P, Rouhiainen H, Saloneen JT. Association between low plasma vitamin E concentrations and progression of early cortical lens opacities. Am J Epidemiol. 1996;114:496–500.

43. Leske MC, Chylack LT, He Q, Wu SY, Schofield F, Friend J, et al. Antioxidant vitamins and nuclear opacities: the longitudinal study of cataract. Ophthalmology. 1998;105:831–6.

44. Mares-Perlman JA, Brady WE, Klein R, Klein BE, Bowen P, Stacewicz-Sapuntzakis M, et al. Serum antioxidants and age-related macular degeneration in a population-based case-control study. Arch Ophthalmol. 1995;113(12):1518–23.

45. Vu HTV, Robman L, Hodge A, McCarty CA, Taylor HR. Lutein and zeaxanthin and the risk of cataract: the Melbourne visual impairment project. Invest Ophthalmol Vis Sci. 2006;47(9):3783–6.

46. Chasen-Taber L, Willett WC, Seddon JM, Stamper MJ, Rosner B, Colditz GA, et al. A prospective study of carotenoid and vitamin A intakes and risk of cataract extraction in US women. Am J Clin Nutr. 1999;70:517–24.

47. Brown L, Rimm EB, Seddon JM, Giovanucci EL, Chasen-Taber L, Speigelman D, et al. A prospective study of carotenoid intake and risk of cataract extraction in US men. Am J Clin Nutr. 1999;70:517–24.

48. Lyle BJ, Mares-Perlman JA, Klein BE, Klein R, Greger JL. Antioxidant intake and risk of incident age-related nuclear cataracts in the Beaver Dam eye study. Am J Epidemiol. 1999;149(9):801–9.

49. Gale CR, Hall NF, Phillips DIK, Martyn CN. Plasma antioxidant vitamins and carotenoids and age-related cataract. Ophthalmology. 2001;108:1992–8.

50. Christen WG, Liu S, Glynn RJ, Gaziano JM, Buring JE. Dietary carotenoids, vitamins C and E, and risk of cataract in women: a prospective study. Arch Ophthalmol. 2008;126(1):102–9.

51. Delcourt C, Carriere I, Delage M, Barberger-Gateau P, Schalch W, POLA Study Group. Plasma lutein and zeaxanthin and other carotenoids as modifiable risk factors for age-related maculopathy and cataract: the POLA Study. Invest Ophthalmol Vis Sci. 2006;47(6):2329–35.

52. Kistler J, Bullivant S. Structural and molecular biology of the eye lens membranes. Crit Rev Biochem Mol Biol. 1989;24:151–81.

53. Borchman D, Cenedella RJ, Lamba OP. Role of cholesterol in the structural order of lens membrane lipids. Exp Eye Res. 1996;62:191–7.

54. Simonelli F, Libondi T, Romano N, Nunziata G, D'Aloia A, Rinaldi E. Fatty acid composition of membrane phospholipids of cataractous human lenses. Ophthalmic Res. 1996;28:101–4.

55. Rosenfeld L, Spector A. Comparison of polyunsaturated fatty acid levels in normal and mature cataractous human lenses. Exp Eye Res. 1982;35:69–75.

56. Hatcher H, Andrews JS. Changes in lens fatty acid composition during galactose cataract formation. Invest Ophthalmol. 1970;9:801–6.

57. Hutton JC, Schofield PH, Williams JF, Regtop HL, Hollows FC. The effect of an unsaturated-fat diet on cataract formation in streptozotocin-induced diabetic rats. Br J Nutr. 1976;36:161–7.

58. Townend BS, Townend ME, Flood V, Burlutsky G, Rochtchina E, Wang JJ, et al. Dietary macronutrient intake and five-year incident cataract: the Blue Mountains eye study. Am J Ophthalmol. 2007;143(6):932–9.

59. Lu M, Cho E, Taylor A, Hankinson SE, Willett WC, Jacques PF. Prospective study of dietary fat and risk of cataract extraction among US women. Am J Epidemiol. 2005;161(10):948–59.

60. Arnarsson A, Jonasson F, Sasaki H, Ono M, Jonsson V, Kojima M, et al. Risk factors for nuclear lens opacification: the Reykjavik eye study. Dev Ophthalmol. 2002;35:12–20.

61. Cumming RG, Mitchell P, Smith W. Diet and cataract: the Blue Mountains eye study. Ophthalmology. 2000; 107(3):450–6.

62. Seddon JM, Ajani UA, Sperduto RD, Hiller R, Blair N, Burton TC, et al. Dietary carotenoids, vitamins A, C, and E, and advanced age-related macular degeneration. Eye Disease Case-Control Study Group. JAMA. 1994;272(18): 1413–20.

63. Age-Related Eye Disease Study Research Group, SanGiovanni JP, Chew EY, Clemons TE, Ferris III FL, Gensler G, et al. The relationship of dietary carotenoid and vitamin A, E, and C intake with age-related macular degeneration in a case-control study: AREDS Report No. 22. [see comment]. Arch Ophthalmol. 2007;125(9):1225–32.

64. West S, Vitale S, Hallfrisch J, Munoz B, Muller D, Bressler S, et al. Are antioxidants or supplements protective for age-related macular degeneration? Arch Ophthalmol. 1994;112(2):222–7.

65. Eye Disease Case-Control Study Group, (EDCCSG). Antioxidant status and neovascular age-related macular degeneration. Arch Ophthalmol. 1993;111:104–9.

66. Sanders TAB, Haines AP, Wormald R, Wright LA, Obeid O. Essential fatty acids, plasma cholesterol, and fat-soluble vitamins in subjects with age-related maculopathy and matched control subjects. Am J Clin Nutr. 1993; 57:428–33.

67. Snellen EL, Verbeek AL, Van Den Hoogen GW, Cruysberg JR, Hoyng CB. Neovascular age-related macular degeneration and its relationship to antioxidant intake. Acta Ophthalmol Scand. 2002;80(4):368–71.

68. Moeller SM, Parekh N, Tinker L, Ritenbaugh C, Blodi B, Wallace RB, et al. Associations between intermediate age-related macular degeneration and lutein and zeaxanthin in the carotenoids in age-related Eye disease study (CAREDS): ancillary study of the Women's health initiative. Arch Ophthalmol. 2006;124(8):1151–62.

69. Tan JSL, Wang JJ, Flood V, Rochtchina E, Smith W, Mitchell P. Dietary antioxidants and the long-term incidence of age-related macular degeneration: the Blue Mountains eye study. Ophthalmology. 2008;115(2):334–41.

70. Bone RA, Landrum JT, Mayne ST, Gomez CM, Tibor SE, Twaroska EE. Macular pigment in donor eyes with and without AMD: a case-control study. Invest Ophthalmol Vis Sci. 2001;42(1):235–40 [Erratum appears in Invest Ophthalmol Vis Sci. 2001;42(3):548].

71. Wooten BR, Hammond BR, Land RI, Snodderly DM. A practical method for measuring macular pigment optical density. Invest Ophthalmol Vis Sci. 1999;40:2481–9.

72. Beatty S, Murray IJ, Henson DB, Carden D, Koh H, Boulton ME. Macular pigment and risk for age-related macular degeneration in subjects from a Northern European population. Invest Ophthalmol Vis Sci. 2001;42(2): 439–46.

73. Bernstein PS, Shao D-Y, Wintch SW. Resonance Raman measurement of macular carotenoids in normal subjects and in age-related macular degeneration patients. Ophthalmology. 2002;109:1780–7.

74. Schweitzer D, Lang GE, Remsch H, Beuerman B, Hammer M, Thamm E, et al. Age-related maculopathy. Comparative studies of patients, their children and healthy controls. (German). Ophthalmologe. 2000;97:84–90.

75. LaRowe TL, Mares JA, Snodderly DM, Klein ML, Wooten BR, Chappell R, et al. Macular pigment density and age-related maculopathy in the carotenoids in age-related eye disease study. An ancillary study of the women's health initiative. Ophthalmology. 2008;115(5):876–83.e1.

76. Chong EWT, Kreis AJ, Wong TY, Simpson JA, Guymer RH. Dietary omega-3 fatty acid and fish intake in the primary prevention of age-related macular degeneration. Arch Ophthalmol. 2008;126(6):826–33.

77. Cho E, Hung S, Willett WC, Spiegelman D, Rimm EB, Seddon JM, et al. Prospective study of dietary fat and the risk of age-related macular degeneration. Am J Clin Nutr. 2001;73:209–18.

78. Seddon JM, Rosner B, Sperduto RD, Yannuzzi L, Haller JA, Blair NP, et al. Dietary fat and risk for advanced age-related macular degeneration. Arch Ophthalmol. 2001;119:1191–9.

79. Seddon JM, Cote J, Rosner B. Progression of age-related macular degeneration. Association with dietary fat, trans unsaturated fat, nuts and fish intake. Arch Ophthalmol. 2003;121:1728–37.

80. Tan JSL, Wang JJ, Flood V, Mitchell P. Dietary fatty acids and the 10-year incidence of age-related macular degeneration: the Blue Mountains eye study. Arch Ophthalmol. 2009;127(5):656–65.

81. Smith W, Mitchell P, Leeder SR. Dietary fish and fish intake and age-related maculopathy. Arch Ophthalmol. 2000;118:401–4.

82. Sangiovanni JP, Agron E, Meleth AD, Reed GF, Sperduto RD, Clemons TE, et al. {omega}-3 Long-chain polyunsaturated fatty acid intake and 12-y incidence of neovascular age-related macular degeneration and central geographic atrophy: AREDS report 30, a prospective cohort study from the age-related eye disease study. Am J Clin Nutr. 2009;90(6):1601–7.

83. Mares-Perlman JA, Brady WE, Klein R, VandenLangenberg GM, Klein BE, Palta M. Dietary fat and age-related maculopathy. Arch Ophthalmol. 1995;113:743–8.

84. Heuberger RA, Mares-Perlman JA, Klein R, Klein BE, Millen AE, Palta M. Relationship of dietary fat to age-related maculopathy in the Third National Health and Nutrition Examination Survey. Arch Ophthalmol. 2001;119(12):1833–8.

85. Age-Related Eye Disease Study 2 Research Group. Lutein + zeaxanthin and omega-3 fatty acids for age-related macular degeneration: the age-related eye disease study 2 (AREDS2) randomized clinical trial. JAMA. 2013;309(19):2005–15.

86. Newsome DA, Swartz M, Leone NC, Elston RC, Miller E. Oral zinc in macular degeneration. Arch Ophthalmol. 1988;106(2):192–8.

87. Erie JC, Good JA, Butz JA, Pulido JS. Reduced zinc and copper in the retinal pigment epithelium and choroid in age-related macular degeneration. Am J Ophthalmol. 2009;147(2):276–82.e1.

88. Cho E, Stampfer MJ, Seddon JM, Hung S, Spiegelman D, Rimm EB, et al. Prospective study of zinc intake and the risk of age-related macular degeneration. Ann Epidemiol. 2001;11:328–36.

89. Morris MS, Jacques PF, Chylack LT, Hankinson SE, Willett WC, Hubbard LD, et al. Intake of zinc and antioxidant micronutrients and early age-related maculopathy lesions. Ophthalmic Epidemiol. 2007;14(5):288–98.

90. Jacques PF, Taylor A, Hankinson SE, Lahav M, Mahnken B, Lee Y, et al. Long-term vitamin C supplement and prevalence of age-related opacities. Am J Clin Nutr. 1997;66:911–6.

91. Robertson JM, Donner AP, Trevithick JR. Vitamin E intake and risk of cataracts in humans. Ann N Y Acad Sci. 1989;570:372–82.

92. Chasan-Taber L, Willett WC, Seddon JM, Stamper MJ, Rosner B, Colditz GA. A prospective study on vitamin supplement intake and cataract extraction among US women. Epidemiology. 1999;10:679–84.

93. Gritz DC, Srinivasan M, Smith SD, Kim U, Lietman TM, Wilkins JH, et al. The antioxidants in prevention of cataracts study: effects of antioxidant supplements on cataract progression in South India. Br J Ophthalmol. 2006;90(7):847–51.

94. Rautiainen S, Lindblad BE, Morgenstern R, Wolk A. Vitamin C supplements and the risk of age-related cataract: a population-based prospective cohort study in women. Am J Clin Nutr. 2010;91(2):487–93.

95. Nadalin G, Robman LD, McCarty CA, Garrett SK, McNeil JJ, Taylor HR. The role of past intake of vitamin E in early cataract changes. Ophthalmic Epidemiol. 1999;6:105–12.

96. McNeil JJ, Robman L, Tikellis G, Sinclair MI, McCarty CA, Taylor HR. Vitamin E supplementation and cataract: randomized controlled trial. Ophthalmology. 2004;111(1):75–84.

97. Age-Related Eye Disease Study Research Group. A randomized, placebo-controlled, clinical trial of high-dose supplementation with vitamins C and E, beta carotene, and zinc for age-related macular degeneration and vision loss: AREDS report no. 8. Arch Ophthalmol. 2001;119(10):1417–36 [Erratum appears in Arch Ophthalmol. 2008;126(9):1251].

98. Sperduto RD, Hu TS, Milton RC, Zhao JL, Everett DF, Cheng QF, et al. The Linxian cataract studies. Two nutrition intervention trials. Arch Ophthalmol. 1993;111:1246–53.

99. Chylack LTJ, Brown NB, Bron A, Hurst M, Kopcke W, Thien U, et al. The Roche European American cataract trial (REACT): a randomized clinical trial to investigate the efficiency of a antioxidant micronutrient mixture to slow progression of age-related cataract. Ophthalmic Epidemiol. 2002;9:49–80.

100. Age-Related Eye Disease Study 2 (AREDS2). [cited 9 May 2013]. Available from: www.nei.nih.gov/areds2

101. Seddon JM, Christen WG, Manson JE, LaMotte FS, Glynn RJ, Buring JE, et al. The use of vitamin supplements and the risk of cataract among US male physicians. Am J Public Health. 1994;84(5):788–92.

102. Christen WG, Glynn RJ, Chew EY, Buring JE. Vitamin E and age-related macular degeneration in a randomized trial of women. Ophthalmology. 2010;117(6):1163–8.

103. Taylor HR, Tikellis G, Robman LD, McCarty CA, McNeil JJ. Vitamin E supplementation and macular degeneration: randomised controlled trial. BMJ. 2002;325(7354):11.

104. Teikari JM, Laatikaineen L, Virtamo J, Haukka J, Rautalahti M, Liesto K, et al. Six-year supplementation with alpha-tocopherol and beta-carotene and age-related maculopathy. Acta Ophthalmol Scand. 1998;76:224–9.

105. Solberg Y, Posner M, Belkin M. The association between cigarette smoking and ocular diseases (review). Surv Ophthalmol. 1998;42:535–47.

106. Newsome DA. A randomized, prospective, placebo-controlled clinical trial of a novel zinc-monocysteine compound in age-related macular degeneration. Curr Eye Res. 2008;33(7):591–8.

107. Stur M, Tittl M, Reitner A, Meisinger V. Oral zinc and the second eye in age-related macular degeneration. Invest Ophthalmol Vis Sci. 1996;37(7):1225–35.

108. Chong EWT, Wong TY, Kreis AJ, Simpson JA, Guymer RH. Dietary antioxidants and primary prevention of age related macular degeneration: systematic review and meta-analysis. [see comment]. BMJ. 2007;335(7623):755.

109. Kris-Etherton PM, Hecker KD, Bonanome A, Coval SM, Binkoski AE, Hilpert KF, et al. Bioactive compounds in foods: their role in the prevention of cardiovascular disease and cancer. Am J Med. 2002;113(Suppl 9B):71S–88.

110. USDA. Dietary Guidelines for Americans 2005. http://www.health.gov/dietaryguidelines/dga2005/document/

111. The Alpha-Tocopherol Beta-Carotene Cancer Prevention Study Group. The effect of vitamin E and beta-carotene on the incidence of lung cancer and other cancers in male smokers. N Engl J Med. 1994;330:1029–35.

112. Omenn GS, Goodman GE, Thornquist MD, Balmes J, Cullen MR, Glass A, et al. Risk factors for lung cancer and for intervention effects in CARET, the beta-carotene and retinol efficiency trial. J Natl Cancer Inst. 1996; 88:1550–9.

113. Nourmohammadi I, Modarress M, Khanaki K, Shaabani M. Association of serum alpha-tocopherol, retinol and ascorbic acid with the risk of cataract development. Ann Nutr Metab. 2008;52(4):296–8.

114. Lyle BJ, Mares-Perlman JA, Klein BE, Klein R, Palta M, Bowen PE, et al. Serum carotenoids and tocopherols and incidence of age-related nuclear cataract. Am J Clin Nutr. 1999;69(2):272–7.

115. USDA ARS Nutrient Data Laboratory. National Nutrient Database for Standard Reference. 2010 [cited 1 November 2010]. Available from: www.nal.usda.gov/fnic/foodcomp/search/

116. US Department of Agriculture. USDA-NCC Carotenoid Database for US Foods—1 Nov 1998. 2012. Available from: www.ars.usda.gov/SP2UserFiles/Place/12354500/Data/SR25/nutrlist/sr25a338.pdf

117. Kris-Etherton PM, Taylor DS, Yu-Poth S, Huth P, Moriarty K, Fishell V, et al. Polyunsaturated fatty acids in the food chain in the United States. Am J Clin Nutr. 2000;71:179S–88.

# 第5章

# 营养与口腔健康:双向关系

**Cristina Palacios and Kaumudi J. Joshipura**

## 要点

- 牙齿缺失会降低摄入多样饮食的能力,增加全身性疾病风险。
- 食用可发酵碳水化合物,以及导致口干的药物使用率增高使老年人成为发生龋齿的高危人群。
- 最近的研究表明钙、维生素 D 和维生素 C 可能在降低牙周炎风险中发挥重要作用。
- 富含水果和蔬菜的饮食被证明可以降低口腔癌风险。
- 牙齿脱落与老年人饮食质量下降相关,进而可能增加心血管疾病风险。

**关键词** 缺牙·龋齿·牙周炎·口腔癌·营养素·膳食结构·食物

## 引言:老年人的口腔健康状况

口腔卫生对老年人的生活质量有很大的贡献。不良的口腔健康会阻碍一个人保持令人满意的饮食、参与人际关系、保持积极的自我形象的能力[1-3]。口腔健康问题可能导致慢性疼痛、不适感和饮食改变,可能对全身性疾病产生不利影响。

龋齿和慢性牙周炎是目前老年人最常见的口腔疾病[4]。这两种疾病是导致牙齿缺失的主要原因,也是齿病的主要原因。龋齿、牙周病和牙齿缺失在美国仍然是重要的公共卫生问题。其他的口腔疾病或病症相对少见,即使它们也可能成为影响老年人健康的主要原因(如义齿性口炎和其他口腔软组织病变),但从公共卫生角度来看其重要性更低,与营养的关系也更小。因此我们将重点关注老年人最常见的口腔健康问题:龋齿、慢性牙周炎和牙齿缺失。此外,我们还将讨论口腔癌,虽然罕见,却往往是致命的,因此具有很高的公共卫生重要性。

## 老年人常见口腔疾病

### 龋齿

在 60 岁以上有牙齿的老年人中,93% 有龋齿病史。1999—2002 年,白人的龋齿病史(93.3%)较黑人(84.6%)和墨西哥裔美国人(83.5%)更高[4]。另外,18.6% 的人有未经治疗的龋齿,恒牙中龋齿及经过填充的龋齿平均数量为 9.1 颗。最近的一项统计显示 2005—2008 年,几乎 20% 的 65 岁以上的有牙齿的老年人至少有一颗未经治疗的龋齿[5]。这些老年人平均约有 18 颗牙齿为龋齿、缺失或填充后的状态。

## 牙根龋

牙根龋也是老年人的一个重要问题。美国国家健康与营养调查(National Health and Nutritional Examination Survey, NHANES)1988—1994 年和 1999—2002 年的数据显示,年龄 >60 岁者牙根龋患病率为 31.6%[4]。总体而言,该年龄组中未治疗的牙根龋患病率下降(从 20% 降至 12.8%)。此外,年龄 >60 岁者中约 22% 有一个或多个牙齿经过根管充填(修复),与 40~59 岁(8.0%)和 20~39 岁(1.7%)者相比更高。

## 牙周病

NHANES 2009—2010 年的数据显示,30 岁及以上成人牙周炎的患病率为 47%;在 65 岁以上人群中,64% 患有中度或重度牙周炎[6]。此外,该报告还显示,牙周炎在男性、墨西哥裔美国人、吸烟者以及高中以下文化程度者和低于联邦贫困水平的人群中发病率最高。

## 牙缺失

2009—2010 年,15% 的 65~74 岁成人和 23% 的 65 岁以上老年人缺牙(比如失去了所有的天然牙)[5]。好消息是,美国几项代表性健康调查的数据清楚地表明,从 20 世纪 60 年代开始的过去几十年中,缺牙、龋齿和牙周炎的患病率稳步下降。然而,并非所有人口群体都同样从这样的趋势中获益,不同社会经济群体和种族/族裔群体之间存在着巨大的异质性和差异。例如,与非西班牙裔白人成人(22%)相比,更多的 65 岁及以上的非西班牙裔黑人成年人(32%)缺牙,而只有 16% 的墨西哥裔美国成年人牙齿完全脱落[5]。此外,1999—2008 年,国家健康访问调查的数据显示:缺齿人群比例显著下降,其中美洲印第安人缺齿率最高(24%),其次是非洲裔美国人(19%)、白人(17%)、亚洲人(14%)和西班牙裔(14%)[7]。此外,65~74 岁的老年人中,生活在联邦贫困线以下的人完全缺齿的患病率是 34%,是生活在联邦贫困线以上的该年龄人群缺齿率的两倍以上(13%),但在 75 岁以上人群却并非如此。

总之,龋齿和牙周炎在老年人中仍然高发。尽管在大多数工业化国家,龋齿的患病率在过去几十年中有所下降,但龋齿、牙周炎以及相关的牙齿缺失仍然是主要的公共卫生问题。

## 口腔癌

老年人中最严重和最致命的口腔疾病是口腔癌。恶性口腔癌中最常见的是鳞状细胞癌。口腔(包括牙龈、舌、口底和其他口腔结构)、口咽、下咽和喉部的鳞状细胞癌常被称为"头颈部鳞状细胞癌"或"头颈部癌"。

每年有超过 7 800 人死于口腔癌和咽喉癌,其中大多数是美国老年人[8]。2007 年,美国新诊断的口腔癌和咽癌病例为 34 360 例(男性 24 180 例,女性 10 180 例),口腔癌和咽癌死亡病例为 7 550 例(男性 5 180 例,女性 2 370 例)[8]。2012 年,口腔新诊断病例增加至 40 250 例(男性 28 540 例,女性 11 710 例),口腔和咽部癌症死亡病例增加至 7 850 例(男性 5 440 例,女性 2 410 例)[9]。2009 年,口腔癌发病率从 2000—2004 年的 10.5 例/10 万人上升至 10.9 例 /10 万人，男性为 16.1/10 万人，女性为 6.2/10 万人[10]。然而，该报告还显示，与 2000—2004 年相比，口腔癌和咽癌的死亡率下降至 2.4/10 万人（男性：3.7/10 万人；女性：1.3/10 万人）。65 岁以上人群中口腔癌和咽癌的发病率和死亡率最高。2005—2009 年间该年龄组年龄标准化发病率为 39.7/10 万（男性 59.6/10 万，女性 24.9/10 万），死亡率为 11.8/10 万（男性 17.7/10 万，女性 7.4/10 万）。

口腔癌的发病率，特别是口腔癌的死亡率和生存率存在较大的人种 / 种族差异。例如，黑人男性和女性的死亡率分别为 5.7/10 万和 1.4/10 万，白人男性和女性的死亡率分别为 3.6/10 万和 1.4/10 万[10]。口腔癌和咽癌的 5 年生存率从 1999—2001 年的 60.4% 略微提高到 2002—2008 年的 64.6%。在白人中观察到这种改善（1975—1977 年为 55%，2002—2008 年为 66.5%），与非洲裔美国人相似（1975—1977 年为 36.1%，2002—2008 年为 45.2%）。虽然口腔和咽部很容易被检查到，但只有 33% 的口腔和咽部癌症是在局部阶段被诊断出来的（白人占 35%，黑人占 21%）。5 年相对生存率高度依赖于诊断分期，超过 80% 的局部病变患者生存 5 年，而局部和远处转移患者 5 年生存率分别为 57.3% 和 34.9%。然而，即使确诊时处于同一阶段，黑人的 5 年相对生存率也低于白人。

# 营养状况对口腔健康的影响

## 牙菌斑和牙结石的形成

口腔中的细菌即口腔菌群，形成一个复杂的群落或生物膜，黏附在牙齿上，称为菌斑。这些细菌发酵糖类和碳水化合物并生成酸，酸又会溶解牙齿釉质和牙本质中的矿物质，导致龋齿。此外，细菌产物和成分在牙龈上皮和下层的结缔组织（牙龈炎）中引起炎症免疫反应，可能导致易感个体发生牙周炎。虽然菌斑本身的存在不足以引起龋病或牙周炎，但目前从发病机制上认为菌斑是上述两种疾病的基本病因。因此，旨在消除或减少菌斑的口腔卫生措施是预防龋齿和牙周炎关键的措施。

牙菌斑可以存在于不食用碳水化合物的受试者中，但在进食富含蔗糖食物的个体中更多见且牙菌斑会产生更多的酸。食用碳水化合物的频率、食物的物理特性（如柔软性和黏性）以及进食的时间均影响斑块的形成和组成[11]。牙齿表面的牙菌斑矿化形成牙结石或牙垢，其表面常常覆盖未矿化的生物膜[12]。因此，饮食是牙菌斑数量和性质的重要决定因素，所以也是牙病（特别是龋齿）发病机制中重要的影响因素（见下文）。

## 龋齿

龋齿是牙齿硬组织（牙釉质和牙本质）被牙菌斑细菌产生的酸脱矿化。影响细菌产酸量和产酸时机的诸多因素最终决定了发生龋病的危险性。饮食在龋病发生和发展中起着重要作用。含有可发酵碳水化合物的食物会导致致龋细菌产酸。糖代谢细菌产生的有机酸进而导致菌斑 pH 显著下降，如果菌斑 pH 在相当长的一段时间内低于 5.5，牙釉质就会发生脱矿化。菌斑 pH 会根据菌斑细菌对可发酵碳水化合物的可用性而动态变化，在上述过程中不断发生脱矿和再矿化的过程。除饮食外的其他因素（如氟浓度）也会影响这一动态过程。

如果再矿化不能补偿脱矿化所造成的影响，釉质表面的就会被破坏，形成的空腔甚至可通过牙本质（牙齿位于釉质下方的部分）而延伸到牙髓组织。

由于脱矿/再矿化过程的复杂性，可发酵糖和其他碳水化合物的影响不仅仅取决于其数量。最重要的是摄入糖的频率（例如，在两餐之间多次进食甜食或作为零食）已被明确证明是发生龋病风险的主要决定因素[13]。含糖碳酸饮料的饮用也与龋病的患病率和发病率增加有关[14]。

此外，饮食摄入的糖类或其他碳水化合物的致龋作用还受到其他因素的影响，主要是氟摄入和口腔卫生。在过去的几十年中，氟化物（例如牙膏中的氟化物）已经变得非常丰富。在具有良好口腔卫生习惯和接受定期氟暴露的受试者中，饮食因素的重要性已减弱[15]。阿斯巴甜、糖精等人工甜味剂和山梨醇、甘露醇、木糖醇等糖醇在临床试验中显示无致龋作用[16]。临床试验表明，咀嚼无糖口香糖时加入木糖醇或山梨糖醇可以有效地减少龋齿的发生[17]，尽管含糖口香糖的防龋作用可能与刺激唾液分泌有关。事实上，唾液中还含有可直接攻击致龋菌的成分，并含有帮助牙齿釉质再矿化的钙和磷酸盐。

研究还发现食用乳制品无致龋性。在日本儿童中，与低酸奶摄入量相比，高酸奶摄入量与较低的龋齿患病率显著相关[18]。此外，西班牙儿童的奶酪摄入量与龋齿病史呈负相关[19]。一项在 600 名年龄≥70 岁的日本人中进行的纵向研究也发现摄入牛奶和其他乳制品对牙根龋有保护作用[20]。

## 慢性牙周炎

由于菌群及其产物在宿主牙周组织中诱发炎症反应，牙菌斑被认为是牙周炎的主要病因。在易感个体中，这种炎症反应导致牙周韧带和牙槽骨的吸收。牙周炎的易感性是由环境和遗传因素共同决定的。例如，吸烟和糖尿病是牙周炎和牙齿缺失的主要危险因素[21,22]。虽然遗传因素增加牙周炎易感性一观点已经被提出，但目前除了维生素 D 受体（vitamin D receptor，VDR）多态性，其他关于特定遗传因素的数据仍然存在许多争议[23,24]（在本章后面讨论）。

饮食和营养素可通过影响牙菌斑的质量和数量来影响牙周炎的发生风险，但也可能通过影响炎症反应来影响牙周炎的易感性，后面这一途径或许更为重要。值得注意的是，目前尚缺乏对牙周炎发生风险的营养相关因素的研究，目前大多数研究数据来自横断面调查，特别是 NHANES Ⅲ。在 NHANES Ⅲ 中，钙[25,26]和乳制品[26]的摄入（在美国与钙摄入高度相关）与牙周炎患病率之间的负相关关系已有报道。此外，一项针对 900 多名日本人的研究发现，增加乳酸食物（酸奶和乳酸饮料或发酵乳，也称为 kefir）的摄入与牙周疾病降低显著相关[27]。在校正混杂变量后，与不进食这些食物的患者相比，摄入 55g 或更多的乳酸显著降低了牙周探测深度和重度临床附着丧失的患病率。最近，一项针对丹麦老年人的研究显示，奶制品、牛奶和发酵食品的摄入量与牙周炎风险的降低显著相关（$P<0.05$），但在校正混杂变量后，奶酪和其他奶制品的摄入与牙周炎风险降低无关[28]。Krall 等一项小型横断面研究报告了钙和维生素 D 补充剂对牙齿保留的有益作用[29]。维生素 D 水平与骨密度相关[30]，最近的一项荟萃分析显示，补充维生素 D 可有效预防骨丢失和骨折，尤其是在补充剂量大于800IU/d 及联合钙补充剂时[31]。由于骨质疏松症被认为是牙周炎的一个危险因素，我们研

究了维生素 D 水平与牙周炎之间的关系,发现在血清 25(OH)D 水平较高的受试者(年龄大于 50 岁)中牙周炎患病率更低[32]。在最近发表的医疗从业者随访研究中纳入了 42 730 名受试者,与最低五分位数的 25(OH)D 预测分数相比,最高五分位数的 25(OH)D 预测分数(通过多个已知会影响 25(OH)D 水平的变量)与牙齿缺失率下降 20%(风险 =0.80,95%CI,0.76~0.85)及牙周炎的发生率降低 20%(风险 =0.80,95%CI,0.71~0.90)相关[33]。维生素 D 除了对钙代谢和骨的作用外,还具有免疫调节功能,可降低牙周炎的易感性。该假设与维生素 D 水平与牙龈炎(一种不受骨质疏松影响的牙周炎前体)患病率之间存在高度负相关的结果一致[34]。如果维生素 D 水平确实是牙周炎的一个危险因素,这些发现可能具有重要的公共健康意义,因为维生素 D 缺乏症在美国和其他地方非常普遍[35],特别是在牛奶摄入量较低和 / 或防晒效果较差的超重 / 肥胖个体中[36]。

有趣的是,遗传因素中 VDR 多态性被认为是牙周炎的潜在危险因素。一项探索 VDR 多态性(taqi、Bsm-I、Apa-I 和 Fok-I)与牙周炎相关性的荟萃分析发现,在亚洲人中,慢性牙周炎病例中,BsmI 的 bb 基因型频率显著较低,但 ApaI 的 AA 基因型频率较高,与其他基因型或疾病的严重程度无关[37]。最近的一项荟萃分析发现:Taq-I 变异型可能对慢性牙周炎具有保护作用,而 Fok-I 位点可能是亚洲人侵袭性牙周炎的危险因素,但在白人中并非如此[38]。然而,评估维生素 D 补充剂是否能有效预防牙周炎的干预研究是必要的。到目前为止,还没有临床试验对此进行研究。在 51 名接受牙周保养治疗的受试者中进行的一项小型横断面研究发现,与未接受补充剂的受试者相比,接受钙(≥1 000mg/d)和维生素 D(≥400IU/d)补充剂的受试者的牙周健康状况更好[39]。为期 1 年的随访表明,与没有服用补充剂的受试者相比,坚持服用补充剂对牙周健康有更积极的影响[40]。

随着我们对免疫功能和炎症反应在牙周炎中作用的认识不断加深,与免疫调节相关的营养素(如一些抗氧化剂和 ω-3 脂肪酸)可能会改变牙周炎的炎症过程。抗坏血酸盐的缺乏与牙龈炎的严重程度相关[41]。此外,NHANES Ⅲ数据显示维生素 C 摄入量与美国牙周炎患病率呈负相关[42]。血清维生素 C 水平与牙周炎患病率密切相关,这在不吸烟者中也得到了证实[43]。在社区居住的老年日本人的回顾性队列研究发现,调整了其他变量后,较高的膳食抗氧化剂(维生素 C、E 和 β- 胡萝卜素)摄入量与患有牙周病的牙齿数量呈负相关[44]。类胡萝卜素 β- 隐黄质和 β- 胡萝卜素[45]、ω-3 脂肪酸[46],特别是二十二碳六烯酸[47],也可以改变牙周炎的炎症过程。有趣的是,Merchant 等在一项涉及美国健康从业人员的大型队列研究中报告了全麦摄入与自我报告的牙周炎患病率之间的负相关关系[48],全谷物摄入量最高五分位数的男性患牙周炎的风险降低了 23%。

在几项横断面研究[49,50]和一项纵向研究[51]中已经注意到肥胖和牙周炎之间的相关性。最近,一项荟萃分析发现肥胖人群的牙周病的风险增加了 35%,一些证据表明在年轻人、女性和不吸烟者中这种相关性更强[52]。与体重指数(BMI)处于正常范围(18.5~24.9kg/m²;HR =1.30;95%CI,1.17~1.45)的男性相比,高 BMI(≥30kg/m²)男性患牙周病的风险有显著性的上升[53]。腰围和腰臀比(Waist-to-Hip Ratio,WHR)增加与增高的牙周病风险高度相关(极端五分位数的 HR:WC=1.27,95%CI,1.11~1.46;WHR=1.34,95%CI,1.17~1.54)。此外,在牙周患者有更高的平均 BMI,在肥胖人群有更高的平均临床附着丧失。鉴于脂肪组织可作为炎性细胞因子的储存库,增加体脂有可能增加牙周炎患者中活跃宿主炎症反应的可能性。最近在一项对 893 例男性进行的研究中证实了这一点,该研究随访了 40 年,在基线时体重增长最快（每年 >0.19kg）的超重患者发生的牙周囊袋探测深度（probing pocket depth，PPD）事件显著多于体重增加最低（每年 ≤−0.05kg）的患者[54]。此外，这项研究还发现，与腰围变化不大的男性相比，超重男性腰围（waist circumference，WC）增加导致更多的 PPD 事件。此外，BMI 和男性腰围 - 身高比与牙周病进展显著相关，而与牙周病指标无关。

## 口腔癌

口腔癌一般先有癌前病变，包括口腔上皮不典型增生、红斑、白斑、扁平苔藓和黏膜下纤维化（西方国家少见）。口腔癌的主要危险因素是吸烟和饮酒，而在亚洲国家，咀嚼烟草、槟榔和槟榔液是主要的风险因素。在美国，嚼用烟草的使用目前也在增加。营养与口腔癌的关系，口腔癌对患者进食和吞咽能力的影响讨论如下。

### 水果和蔬菜

水果和蔬菜富含许多营养物质，包括纤维素、维生素 C、维生素 E、叶酸、类胡萝卜素、酚类、异黄酮、异硫氰酸盐和吲哚类等。许多研究表明，食用这些食物可以预防慢性疾病，包括癌症。众多研究一致发现，富含水果和蔬菜的饮食可预防口腔癌前病变[55-57]和癌症[58,59]。一项综述发现蔬菜和水果摄入量高对口腔疾病具有保护作用，其相对风险分别为：上呼吸消化道癌症为 0.65（95%CI，0.53~0.80（基于 6 项队列研究和约 40 项病例对照研究），和 0.78（95%CI，0.64~0.95）（基于 3 项队列研究）；口腔癌和咽癌分别为 0.52（95%CI，0.45~0.61）和 0.55（95%CI，0.47~0.65）（基于 18 例病例对照研究）[60]。此外，即使考虑到吸烟和饮酒以及其他因素（包括总热量摄入），充足的水果摄入也可降低 20%~80% 的口腔癌风险。此外，摄入水果和蔬菜的多样性也被证明对口腔癌具有预防保护作用。

然而，并不是所有的研究都显示水果和蔬菜在降低癌症风险方面有保护作用[61]。这种不一致性可能是由于食用的蔬菜和水果的差异造成的，因为这些食物抑制癌症发生的能力存在差异。葱类蔬菜（如洋葱和大蒜）、胡萝卜、绿叶蔬菜、十字花科蔬菜和番茄，已被证明具有明确口腔癌防护作用[60,62]。特别是十字花科蔬菜，如西蓝花、卷心菜、花菜、羽衣甘蓝和芥菜等，富含类胡萝卜素、维生素 C、叶酸、可溶性纤维和硫代葡萄糖苷等，具有强大的抗致癌活性。一项大型日本研究和艾奥瓦州妇女健康研究也发现，大量食用绿、黄色蔬菜可降低口腔癌和咽癌风险[63,64]。在 15 项研究中的 12 项[65]和一项有关口腔黏膜白斑病的研究[57]显示，番茄与口腔癌高度负相关。柑橘类水果也被证明对预防口腔癌和咽喉癌有益[60]。

此外，与煮熟的蔬菜相比，生食蔬菜的防癌作用有更多的证据[66,67]，尤其是生食绿叶类蔬菜。生食番茄比熟食番茄更能降低患口腔癌的风险[65]。生熟蔬菜之间的这种差异可能与烹调过程中发生的变化有关，如一些营养物质的损失、消化酶的破坏以及食物结构和消化率的变化[66]。亚组研究发现，水果和蔬菜及其包含的微量营养素在吸烟者和饮酒者中发挥的有益作用高于不吸烟饮酒者[68]。

### 抗氧化剂和其他微量营养素

在蔬菜和水果中发现的几种营养素与口腔癌的发生呈负相关关系，其中包括维生素 A、维生素 B$_{12}$、维生素 C、生育酚（维生素 E）、维 A 酸、类胡萝卜素、番茄红素、β- 胡萝卜素、叶酸、谷胱甘肽、硫胺素、维生素 $B_6$、烟酸、叶黄素和黄酮类化合物等。它们在一项或多项研究中显示与口腔癌[58]和癌前病变的发生[57,69,70]呈负相关关系。

特别是维生素 C，在一项纳入了 42 340 名男性卫生专业人员的随访研究中，分析显示维生素 C 可降低发生口腔癌前病变的风险，但仅限于饮食来源的维生素 C 而非维生素 C 补充剂[71]。然而，近期一项对 12 项头颈部癌症病例对照研究（7 002 例病例和 8 383 例对照）的汇总分析发现，既往使用维生素 C 可降低口腔癌的发生风险，尤其是使用 10 年或更长时间时[72]。

使用控制治疗剂量的类视黄醇和 β- 胡萝卜素被研究证明对口腔癌又保护作用，可减少有口腔癌病史的患者出现新发肿瘤的概率，还可逆转或缩小口腔癌前病变[73]。高剂量的 13- 顺维甲酸（50~100mg/m² 体表面积 /d，治疗 1 年）对治疗口腔白斑有效[74]。该疗法使 27%~57% 的患者完全缓解，45%~90% 的患者部分缓解。使用 β- 胡萝卜素补充剂（60mg/d，持续 6 个月）的试验显示受试者口腔癌风险下降，在 39% 的患者中口腔癌前病变至少得到了一级异型增生改善，而 61% 的患者无变化[75]。队列和病例对照研究也表明，摄入不同种类胡萝卜素（包括 β- 隐黄质和 α- 胡萝卜素）的人群口腔癌患病风险更低[76]。

番茄红素是一种红色的类胡萝卜素，主要存在于番茄中，也存在于其他水果和蔬菜中。流行病学研究中显示其具有预防口腔癌的抗致癌作用，在初步人体临床试验中也显示对口腔癌前病变具有潜在的治疗作用[77]。研究发现叶酸的摄入也与口腔癌风险相关，但与酒精的摄入存在显著的相互作用。一项名为"护士健康研究"的队列研究纳入了 87 621 名女性，发现与不饮酒者和高酒精摄入者相比，低酒精摄入者与口腔癌的风险下降相关（相对风险 = 0.59；95%CI，0.39~0.87）[78]。然而，与低叶酸摄入的不饮酒者相比，低叶酸（<350μg/d）高酒精摄入（≥30g/d）者癌症风险增加（风险 =3.36；95%CI，1.57~7.20），但在高叶酸（≥350μg/d）高酒精摄入者中未观察到这种现象。这种现象可能与酒精、叶酸摄入与乙醛脱氢酶 2 基因型之间的相互作用有关[79]。谷胱甘肽是一种存在于水果和蔬菜中的抗氧化剂，只有当它来自水果和生蔬菜时才具有保护作用[80]。

### 其他食物和营养素

纤维素和全谷物在实验中被观察到对口腔黏膜下纤维化和白斑[57]以及口腔癌[58]有保护作用，尤其是在女性中[81,82]。有观点认为，肉类、甜点、玉米、饱和脂肪和 / 或黄油可能是危险因素，而橄榄油可能具有保护作用[58]。唾液中的硝酸盐、亚硝酸盐和硝酸盐还原酶的活性[83]以及大量摄入含亚硝酸盐的肉类[84]都与患病风险增加有关。铁对口腔癌[70]和白斑[85]有保护作用。曾经使用钙补充剂也被证明可以降低口腔癌的风险[72]。

### 膳食结构

相对于个别食物或营养素，研究还调查了饮食结构与口腔癌风险的关系。一项在印度尼西亚进行的病例对照研究发现，以熟食和生食蔬菜、快餐、发酵食品、海鲜、罐头食品、高脂和高糖零食为特征的饮食结构使口腔癌风险增加了两倍（OR=2.17；95%CI，1.02~4.50）[86]。虽然其他研究显示蔬菜摄入可降低风险，但该病例对照研究在结合其他非健康饮食模式时未观察到这一点。然而，以乳制品、肉类和水果为特征的膳食模式降低了口腔癌风险（OR=0.50；95%CI，0.24~1.00），即使肉类总消耗量（特别是红肉）与口腔癌的风险增加有关[87]。巴西的另一项病例对照研究发现,以蔬菜和生蔬菜、水果、乳制品、马铃薯和鱼类为特征的饮食模式可降低口腔癌的风险(OR=0.44;95%CI,0.25~0.75),以大米、面食以及豆类为特征的模式也观察到类似结果(OR=0.53;95%CI,0.30~0.93),而以面包、黄油、奶酪、猪肉、三明治肉、鸡蛋以及糖果和甜点为特征的饮食模式似乎会增加口腔癌的发生风险(OR=1.25;95%CI,0.73~2.15)[88]。一项来自意大利的病例对照研究纳入了804例口腔癌患者和2 080例对照者,研究发现富含维生素和纤维的膳食模式与口腔癌的发生呈负相关(OR=0.47;95%CI,0.34~0.65)[59]关系。最近对5项病例对照研究的汇总分析也发现,富含抗氧化维生素和纤维的饮食模式可降低口腔癌风险(OR=0.64;95%CI,0.45~0.90),而富含脂肪的饮食模式或动物产品和谷物模式未显示出显著相关性[89]。另一项在马来西亚进行的病例对照研究发现,以摄入饮料和淀粉为特征的饮食模式或富含乳制品、发酵/盐渍和肉类/副产品的饮食模式可显著增加口腔癌风险[90]。

总之,大多数研究表明,食用水果、蔬菜、其他富含纤维的食物和鱼类与癌症风险降低相关,而摄入饱和脂肪、加工和精制食品以及快餐与风险增加相关。

# 口腔健康对营养的影响

本节重点介绍牙齿缺失和齿列状况、口腔癌和口干燥症对营养的影响。口腔健康的其他方面,如口腔疼痛、牙周疾病和味觉改变也会对营养状况产生一些影响[91],但本文不做讨论。

## 牙齿缺失对营养状况的影响

大量研究证明牙齿缺失与饮食摄入相关。许多研究表明,缺牙的人(没有牙齿的人)与拥有自然牙齿的人相比,更有可能摄入不健康的饮食(例如,摄取太少营养密集的食物和太多热量丰富、高脂肪的食物)。Joshipura等[92]观察到,在校正了年龄、吸烟、运动和职业等因素后,缺牙的男性卫生专业人员比拥有25颗或更多颗牙齿的受试者摄入的蔬菜、纤维素和胡萝卜素更少,却摄入了更多胆固醇、饱和脂肪和热量。在尼日利亚一个州随机抽取的500名50岁及以上的尼日利亚人的代表性样本中,牙齿为20颗或更少的受试者更有可能因为牙齿/口腔状况而避免食用某些食物。Logistic回归分析在校正年龄、性别、收入、教育程度等因素后显示余留牙数与蔬菜/水果及其他硬食食物的选择显著相关[93]。在其他针对健康老年人的研究中,发现缺齿个体摄入的水果和蔬菜更少,摄入的纤维素含量更低而脂肪含量更高[94,95]。无牙个体的微量营养素摄入量,如钙、铁、泛酸、维生素C和E的可能低于有牙齿的个体[95-97]。总之,大多数关于牙齿缺失和营养的研究表明,牙齿较少的人更有可能营养摄入欠佳。牙齿缺失后水果、蔬菜、微量营养素摄入的变化可能部分解释了牙齿缺失与心血管和其他全身性疾病之间的关联[98]。因此,牙齿缺失的患者需要积极咨询维持饮食质量的方法(如混合或切碎新鲜水果和蔬菜)来保持足够的摄入量[99]。

虽然与无牙进食相比,用假牙进食可能更可取,但多数研究认为义齿配戴者的饮食与保留天然牙的人的饮食不同。在一项针对退伍军人的研究中[100],与保留天然牙的个体相比,保留全口义齿的个体摄入的热量、硫胺素、铁、叶酸、维生素A和胡萝卜素更少。另外,戴假牙的人比有牙齿的人消耗更多的精制碳水化合物、糖和膳食胆固醇[101,102]。上述研究可以解释为：与有牙齿的受试者相比，义齿对多种营养素摄入有负面影响。不良的义齿匹配可能导致了这些差异。然而，所有这些研究都报告了横断面相关性，龋齿和/或牙周炎导致的牙齿缺失很可能是营养不良的结果，而不是其原因。或者，这两种途径可能在牙齿缺失和饮食之间的横断面联系中发挥了相互作用。

令人惊讶的是，研究牙齿缺失是否会导致饮食改变（假设继发于功能受损）的纵向研究很少。一项纳入 31 813 名美国男性健康专业人士为期 8 年的纵向研究发现：与牙齿未脱落的男性相比，牙齿脱落 5 颗或 5 颗以上的男性在膳食纤维、完整水果、膳食胆固醇和多联饱和脂肪的摄入量方面存在显著的不利改变[103]。同样，来自护士健康研究的结果显示，牙齿缺失后两年内出现了不利的膳食改变，牙齿缺失的女性更倾向于避免食用生硬食物，如生胡萝卜、新鲜苹果或梨[104]。然而，这些差异的绝对值相对较小。这些发现对于慢性疾病风险的意义尚不确定，尽管几种营养素的微小影响的叠加可能会增加疾病风险。

## 牙齿缺失对体重状态的影响

牙齿状态、体重和 BMI 之间的关系随研究人群的不同而不同。在养老院居民中校正功能依赖和年龄后，口腔功能受损与更低的 BMI（小于 $21kg/m^2$）相关[105]。另一项社区老人的研究也发现，在校正年龄和性别后，咀嚼能力与更低的体重相关[106]。然而，另一项研究发现：与有牙齿的受试者相比，健康的缺齿老年人实际具有更高的 BMI[107]。同样，在巴西老年人中的一项研究发现，缺齿者仅佩戴上颌义齿和佩戴 0~1 个义齿的人更有可能肥胖[108]。最近发表的一项纳入 16 416 名瑞典老年人的纵向研究发现缺齿和肥胖之间存在显著相关性，尤其是在女性中[109]。这些研究结果中的差异可能是由于研究人群的不同特征所致，病情较重的老年人更可能因牙列改变而体重减轻，而更健康的老年人可能因改变膳食习惯摄入了更多的卡路里密集的软化食物而维持了足够的摄入量。然而，如上所述，横断面研究不足以做出因果推论，肥胖本身可能是龋齿或牙周炎继发牙齿缺失的危险因素。一项在社区居住的老年人中进行的纵向研究发现，在 1 年的随访期间，大约三分之一的受试者体重减轻了之前总体重的 4% 或以上，6% 的男性和 11% 的女性体重减少了之前总体重的 10% 或以上[50]。在校正了性别、收入、高龄和基线体重后，缺齿仍然是体重出现显著下降的危险因素（体重减轻 4% 时 OR 为 1.6，体重减轻 10% 时 OR 为 2.0）。

## 牙齿状态对血液营养状况的影响

迄今为止评价血液营养状态与牙齿状态关系最大的研究是英国国家饮食和营养调查[96]。他们对 490 名自由生活和居住在照护机构中的老年人进行了横断面调查，研究显示在校正了年龄、性别、社会阶层和居住区域后，缺齿受试者的平均血浆维生素 A、抗坏血酸和生育酚水平均显著低于有牙齿的受试者。在有牙受试者中，平均血浆维生素 C 水平与牙齿咬合对的数量增加呈正相关。另一项针对瑞典成年人的研究[107]报道，缺齿个体的血清高密度脂蛋白水平低于有牙齿的个体。这些结果与有关饮食摄入与牙列状态的研究一致。

再次，上文中提到的大多数研究均为横断面研究，必须谨慎看待结果。尚不清楚营养是否通过对龋病和牙周病的影响影响牙齿缺失,或者牙齿缺失是否影响营养摄入或两者都有。当评价与牙齿缺失和饮食相关的证据时,需要考虑的另一个重要问题是残留混杂因素的可能性,特别是社会经济地位和健康意识行为。虽然龋齿和/或牙周炎是牙齿缺失的主要原因,但是拔牙的决定受到许多其他因素的影响,包括患者、医疗服务从业者(牙医)和社区医疗水平(获得医疗的难易程度)。在这种情况下,社会经济因素是一个特别值得关注的混杂因素[110]。综上,牙列受损的个体往往饮食质量更差。这种相关性是否存在因果关系,即牙齿缺失是否会导致人的饮食发生重要的不利变化,目前还不确定[91]。因此有必要进行额外的纵向研究来回答这个重要的问题。预防龋齿和牙周疾病,并防止牙齿脱落,可能对保持咀嚼能力和促进健康饮食具有重要作用。

## 换牙策略对部分老年患者营养状况的影响

比较缺失牙齿替换的不同方式的研究间接证明了与牙齿缺失相关的功能性损伤可能会造成饮食变化。在一项针对魁北克义齿配戴者的研究中,佩戴咀嚼性能较差义齿的患者消耗的水果和蔬菜比佩戴咀嚼性能良好义齿的患者更少[111]。同样地,在瑞典老年人中,不合适的上颌义齿与维生素 C 摄入减少相关[112]。在澳大利亚老年人中,佩戴不合适假牙的女性消耗更多的糖果和甜点[113]。

研究还检查了缺齿受试者使用和不使用义齿时的饮食差异。不戴假牙的缺牙患者通常会食用更多磨碎后的食物,这也许并不令人惊讶。缺牙患者安放义齿是否使患者摄入量有实质性改善仍不清楚。在仅有的部分牙齿缺失患者的随机对照试验(RCT)中,未接受义齿、固定局部义齿或可摘局部义齿的患者之间的饮食摄入无差异[114]。Sebring 等[115]研究了传统上颌义齿、植入型假牙或传统下颌义齿对缺齿患者的影响。在这两组受试者中,卡路里的摄入都减少了;在随后的 3 年中,来自脂肪的卡路里百分比也显著下降。Lindquist[116]使用优化的全口义齿和组织整合的下颌固定修复体对 64 名不满意的全口义齿配戴者的义齿进行优化,以评价义齿优化的影响。优化全口义齿后受试者的饮食无明显变化,但新鲜水果的食用量持续增加。除膳食咨询外,缺齿患者中的假牙再修复能提高受试者的咀嚼能力以及来自水果和蔬菜的纤维摄入量[117]。然而,由于所有亚组均接受了饮食咨询,所以无法将假牙再修复的效果与膳食咨询分开。最近,一项 RCT 评价了使用可摘除局部义齿的常规治疗与基于缩短牙弓的功能性定向治疗,未发现各组间营养评估测试的差异[118]。一项 RCT 比较了植体固位覆盖式义齿和传统重衬义齿对受试者的膳食摄入的影响,发现在对当前全下颌义齿不满意的受试者中,两种治疗在食物选择及营养摄入方面没有显著差异。总之,随着假牙的植入,饮食质量可能有所改善,但变化不大。在安装义齿的同时进行饮食咨询可帮助患者矫正行为并优化其咀嚼能力。

## 口腔癌对营养的影响

口腔癌对进食和吞咽有重大影响。肿瘤生长的位置或进展及治疗的副作用妨碍进食和吞咽。放疗的副作用主要由唾液腺损伤和唾液分泌减少造成,包括口干、龋齿、口腔黏膜炎以及细菌和真菌感染。化疗的副作用包括黏膜炎、真菌感染、口干症、咽喉和口腔疼痛、味觉改变、厌食、恶心和腹泻。其他并发症包括误吸、放射性骨坏死和牙关紧闭症[119]。手术的副作用因手术部位和范围而异。吞咽动作的口腔期受手术切除的影响。针对口腔癌患者面临的常见问题的干预措施列于表 5.1，这些干预措施有助于改善患者的营养摄入和总体生活质量。

表 5.1　口腔癌患者的问题管理

| 问题 | 管理 |
| --- | --- |
| 口腔干燥，可能导致其他问题，如龋齿 | 无糖薄荷糖和口香糖、人工唾液、增加饮水或通过盐酸毛果芸香碱来诱导流涎 |
| 龋齿易感性增加 | 口腔卫生指导，避免高糖食物，转诊牙科，每日使用含氟凝胶 |
| 牙关紧闭，咀嚼困难 | 推荐适当的下颌练习 |
| 吞咽困难 | 评估吞咽能力和误吸风险，监测摄食能力，需要时改变食物稠度，必要时使用替代营养支持途径 |
| 吸入风险 | 按照指示使用气道保护技术和喂食装置 |
| 营养不良 | 获得饮食咨询。对于口服不能满足营养需求的患者，考虑使用多种维生素 / 矿物质补充剂和 / 或肠内或肠外营养 |

## 口腔干燥症对营养的影响

口腔干燥症与龋齿、牙周病、言语困难、吞咽障碍、咀嚼能力下降（导致营养不良）和味觉障碍的风险增加相关。口腔干燥症患者在咀嚼时可能缺乏足够的润滑和湿润，难以产生足够的食物团块进行吞咽。此外，口干症可能导致味觉改变和食物黏附于舌或硬腭。3 项有关口腔干燥症的研究发现，饮食 / 营养和唾液质量受到干燥综合征（一种免疫系统错误攻击自身分泌腺体的免疫性疾病）和导致口干药物的影响。在干燥综合征患者中，合并口干症状的患者热量和微量营养素摄入量显著更低[120]。此外，口干症患者更有可能避免硬脆的蔬菜（如胡萝卜）、干性食物（如面包）和黏性食物（如花生酱）[121]，并且能量、蛋白质、纤维、维生素 A、C 和 $B_6$、硫胺素、核黄素、钙和铁的摄入量显著更低[122]。这些研究表明，口干症妨碍了患者的理想营养摄入；然而，这些研究受限于其样本较小和横断面设计。这些研究还指出：与对照组相比，口腔干燥症患者的 BMI 显著降低，三头肌皮褶厚度和臂围也可能更低。

## 结论

和营养状况相互影响的口腔疾病包括龋齿、牙周病、口干症和口腔癌，在老年人群中更常见。终生饮食习惯在龋齿发病机制中的因果作用已被明确证实。避免在两餐之间吃零食，特别是那些精制碳水化合物含量高的零食，使用无糖糖果或口香糖，在吃饭和喝水时食用碳水化合物，可以减少龋齿的发生。另一方面，更高的进餐频率具有代谢益处，如改善糖尿病控制[123]。因此,为了在不增加代谢风险的情况下降低龋齿风险,最好避免摄入精制碳水化合物,增加餐次以及在进食后刷牙。一方面营养因素对牙周炎及口腔癌风险的影响,另一方面饮食对牙齿缺失的影响这两项论点都看似是可信的。然而,目前尚缺乏来自设计良好的纵向或干预性研究的证据证实。

目前支持营养免疫调节功能的干预性研究还十分有限,如通过使用抗氧化剂可减缓牙周病的进展。许多流行病学研究表明,水果、蔬菜和抗氧化剂对口腔癌发生风险有保护作用。研究表明,牙齿脱落会影响饮食质量和营养摄入,可能会增加一些系统性疾病的风险。此外,牙齿受损可能会导致体重的变化,这取决于年龄和其他人口特征。预防口腔疾病和保持健康的齿列对保持健康的营养状况很重要。注意饮食质量对于因牙齿脱落或无齿而导致咀嚼障碍的人尤其重要。口腔癌患者往往合并多种并发症,增加了低质量膳食摄入的风险。应着重强调以下事项:应密切注意预防口腔溃疡患者的龋齿,改变吞咽困难患者的食物稠度,以及在营养需求无法经口满足的情况下采用其他喂食途径。

(窦青瑜 译 杨茗 校)

# 参考文献

1. Swoboda J, Kiyak HA, Persson RE, Persson GR, Yamaguchi DK, MacEntee MI, et al. Predictors of oral health quality of life in older adults. Spec Care Dentist. 2006;26(4):137–44.
2. Tsakos G, Steele JG, Marcenes W, Walls AW, Sheiham A. Clinical correlates of oral health-related quality of life: evidence from a national sample of British older people. Eur J Oral Sci. 2006;114(5):391–5.
3. Cunha-Cruz J, Hujoel PP, Kressin NR. Oral health-related quality of life of periodontal patients. J Periodontal Res. 2007;42(2):169–76.
4. Beltran-Aguilar ED, Barker LK, Canto MT, Dye BA, Gooch BF, Griffin SO, et al. Surveillance for dental caries, dental sealants, tooth retention, edentulism, and enamel fluorosis: United States, 1988–1994 and 1999–2002. MMWR Surveill Summ. 2005;54(3):1–43.
5. Dye BA, Li X, Thorton-Evans G. Oral health disparities as determined by selected healthy people 2020 oral health objectives for the United States, 2009–2010. NCHS Data Brief. 2012;104:1–8.
6. Eke EA, Dye BA, Wei L, Thornton-Evans GO, Genco RJ. CDC periodontal disease surveillance workgroup: James Beck (University of North Carolina, Chapel Hill, USA), Gordon Douglass (Past President, American Academy of Periodontology), Roy Page (University of Washington). Prevalence of periodontitis in adults in the United States: 2009 and 2010. J Dent Res. 2012;91(10):914–20.
7. Wu B, Liang J, Plassman BL, Remle RC, Bai L. Oral health among white, black, and Mexican-American elders: an examination of edentulism and dental caries. J Public Health Dent. 2011;71(4):308–17.
8. Jemal A, Siegel R, Ward E, Murray T, Xu J, Thun MJ. Cancer statistics, 2007. CA Cancer J Clin. 2007; 57(1):43–66.
9. Siegel R, Naishadham D, Jemal A. Cancer statistics, 2012. CA Cancer J Clin. 2012;62(1):10–29.
10. National Cancer Institute. SEER cancer statistics review, 1975–2009 (Vintage 2009 Populations). 2012; Available at: http://seer.cancer.gov/csr/1975_2009_pops09.
11. Zero DT. Sugars: the arch criminal? Caries Res. 2004;38(3):277–85.
12. Mandel ID. Calculus update: prevalence, pathogenicity and prevention. J Am Dent Assoc. 1995;126(5):573–80.
13. Burt BA, Eklund SA, Morgan KJ, Larkin FE, Guire KE, Brown LO, et al. The effects of sugars intake and frequency of ingestion on dental caries increment in a three-year longitudinal study. J Dent Res. 1988;67(11):1422–9.
14. Lim S, Sohn W, Burt BA, Sandretto AM, Kolker JL, Marshall TA, et al. Cariogenicity of soft drinks, milk and fruit juice in low-income african-american children: a longitudinal study. J Am Dent Assoc. 2008;139(7):959–67. Quiz 995.
15. van Loveren C, Duggal MS. The role of diet in caries prevention. Int Dent J. 2001;51(6 Suppl 1):399–406.
16. Alfin-Slater RB, Pi-Sunyer FX. Sugar and sugar substitutes. Comparisons and indications. Postgrad Med. 1987;82(2):46–50. 53–6.
17. Van Loveren C. Sugar alcohols: what is the evidence for caries-preventive and caries-therapeutic effects? Caries

Res. 2004;38(3):286–93.

18. Tanaka K, Miyake Y, Sasaki S. Intake of dairy products and the prevalence of dental caries in young children. J Dent. 2010;38(7):579–83.

19. Llena C, Forner L. Dietary habits in a child population in relation to caries experience. Caries Res. 2008;42(5):387–93.

20. Yoshihara A, Watanabe R, Hanada N, Miyazaki H. A longitudinal study of the relationship between diet intake and dental caries and periodontal disease in elderly Japanese subjects. Gerodontology. 2009;26(2):130–6.

21. Jimenez M, Hu FB, Marino M, Li Y, Joshipura KJ. Type 2 diabetes mellitus and 20 year incidence of periodontitis and tooth loss. Diabetes Res Clin Pract. 2012;98:494–500.

22. Dietrich T, Maserejian NN, Joshipura KJ, Krall EA, Garcia RI. Tobacco use and incidence of tooth loss among US male health professionals. J Dent Res. 2007;86(4):373–7.

23. Kobayashi T, Okano T, Shida S, Okada K, Suginohara T, Nakao H, et al. Variation of 25-hydroxyvitamin D3 and 25-hydroxyvitamin D2 levels in human plasma obtained from 758 Japanese healthy subjects. J Nutr Sci Vitaminol (Tokyo). 1983;29(3):271–81.

24. Kobayashi T, Nagata T, Murakami S, Takashiba S, Kurihara H, Izumi Y, et al. Genetic risk factors for periodontitis in a Japanese population. J Dent Res. 2009;88(12):1137–41.

25. Nishida M, Grossi SG, Dunford RG, Ho AW, Trevisan M, Genco RJ. Calcium and the risk for periodontal disease. J Periodontol. 2000;71(7):1057–66.

26. Al-Zahrani MS. Increased intake of dairy products is related to lower periodontitis prevalence. J Periodontol. 2006;77(2):289–94.

27. Shimazaki Y, Shirota T, Uchida K, Yonemoto K, Kiyohara Y, Iida M, et al. Intake of dairy products and periodontal disease: the Hisayama Study. J Periodontol. 2008;79(1):131–7.

28. Adegboye AR, Christensen LB, Holm-Pedersen P, Avlund K, Boucher BJ, Heitmann BL. Intake of dairy products in relation to periodontitis in older danish adults. Nutrients. 2012;4(9):1219–29.

29. Krall EA. The periodontal-systemic connection: implications for treatment of patients with osteoporosis and peri-odontal disease. Ann Periodontol. 2001;6(1):209–13.

30. Bischoff-Ferrari HA, Dietrich T, Orav EJ, Dawson-Hughes B. Positive association between 25-hydroxy vitamin D levels and bone mineral density: a population-based study of younger and older adults. Am J Med. 2004;116(9):634–9.

31. Bischoff-Ferrari HA, Willett WC, Orav EJ, Lips P, Meunier PJ, Lyons RA, et al. A pooled analysis of vitamin D dose requirements for fracture prevention. N Engl J Med. 2012;367(1):40–9.

32. Dietrich T, Joshipura KJ, Dawson-Hughes B, Bischoff-Ferrari HA. Association between serum concentrations of 25-hydroxyvitamin D3 and periodontal disease in the US population. Am J Clin Nutr. 2004;80(1):108–13.

33. Jimenez MC, Giovannucci E, Krall EA, Joshipura KJ, Dietrich T. Predicted vitamin d status and incidence of tooth loss and periodontitis. Public Health Nutr. 2013;17:844–52.

34. Dietrich T, Nunn M, Dawson-Hughes B, Bischoff-Ferrari HA. Association between serum concentrations of 25-hydroxyvitamin D and gingival inflammation. Am J Clin Nutr. 2005;82(3):575–80.

35. van Schoor NM, Lips P. Worldwide vitamin D status. Best Pract Res Clin Endocrinol Metab. 2011;25(4):671–80.

36. Looker AC, Pfeiffer CM, Lacher DA, Schleicher RL, Picciano MF, Yetley EA. Serum 25-hydroxyvitamin D status of the US population: 1988–1994 compared with 2000–2004. Am J Clin Nutr. 2008;88(6):1519–27.

37. Deng H, Liu F, Pan Y, Jin X, Wang H, Cao J. BsmI, TaqI, ApaI, and FokI polymorphisms in the vitamin D receptor gene and periodontitis: a meta-analysis of 15 studies including 1338 cases and 1302 controls. J Clin Periodontol. 2011;38(3):199–207.

38. Chen LL, Li H, Zhang PP, Wang SM. Association between vitamin D receptor polymorphisms and periodontitis: a meta-analysis. J Periodontol. 2012;83(9):1095–103.

39. Miley DD, Garcia MN, Hildebolt CF, Shannon WD, Couture RA, Anderson Spearie CL, et al. Cross-sectional study of vitamin D and calcium supplementation effects on chronic periodontitis. J Periodontol. 2009;80(9):1433–9.

40. Garcia MN, Hildebolt CF, Miley DD, Dixon DA, Couture RA, Spearie CL, et al. One-year effects of vitamin D and calcium supplementation on chronic periodontitis. J Periodontol. 2011;82(1):25–32.

41. Leggott PJ, Robertson PB, Jacob RA, Zambon JJ, Walsh M, Armitage GC. Effects of ascorbic acid depletion and supplementation on periodontal health and subgingival microflora in humans. J Dent Res. 1991;70(12):1531–6.

42. Nishida M, Grossi SG, Dunford RG, Ho AW, Trevisan M, Genco RJ. Dietary vitamin C and the risk for periodontal disease. J Periodontol. 2000;71(8):1215–23.

43. Chapple IL, Milward MR, Dietrich T. The prevalence of inflammatory periodontitis is negatively associated with serum antioxidant concentrations. J Nutr. 2007;137(3):657–64.

44. Iwasaki M, Moynihan P, Manz MC, Taylor GW, Yoshihara A, Muramatsu K, et al. Dietary antioxidants and peri-odontal disease in community-based older Japanese: a 2-year follow-up study. Public Health Nutr. 2013;16(2):330–8.

45. Linden GJ, McClean KM, Woodside JV, Patterson CC, Evans A, Young IS, et al. Antioxidants and periodontitis in

60–70-year-old men. J Clin Periodontol. 2009;36(10):843–9.

46. Kesavalu L, Vasudevan B, Raghu B, Browning E, Dawson D, Novak JM, et al. Omega-3 fatty acid effect on alveolar bone loss in rats. J Dent Res. 2006;85(7):648–52.

47. Naqvi AZ, Buettner C, Phillips RS, Davis RB, Mukamal KJ. n-3 fatty acids and periodontitis in US adults. J Am Diet Assoc. 2010;110(11):1669–75.

48. Merchant AT, Pitiphat W, Franz M, Joshipura KJ. Whole-grain and fiber intakes and periodontitis risk in men. Am J Clin Nutr. 2006;83(6):1395–400.

49. Pischon N, Heng N, Bernimoulin JP, Kleber BM, Willich SN, Pischon T. Obesity, inflammation, and periodontal disease. J Dent Res. 2007;86(5):400–9.

50. Ritchie CS, Joshipura K, Silliman RA, Miller B, Douglas CW. Oral health problems and significant weight loss among community-dwelling older adults. J Gerontol A Biol Sci Med Sci. 2000;55(7):M366–71.

51. Michaud DS, Liu Y, Meyer M, Giovannucci E, Joshipura K. Periodontal disease, tooth loss, and cancer risk in male health professionals: a prospective cohort study. Lancet Oncol. 2008;9(6):550–8.

52. Chaffee BW, Weston SJ. Association between chronic periodontal disease and obesity: a systematic review and meta-analysis. J Periodontol. 2010;81(12):1708–24.

53. Jimenez M, Hu FB, Marino M, Li Y, Joshipura KJ. Prospective associations between measures of adiposity and periodontal disease. Obesity (Silver Spring). 2012;20(8):1718–25.

54. Gorman A, Kaye EK, Apovian C, Fung TT, Nunn M, Garcia RI. Overweight and obesity predict time to periodontal disease progression in men. J Clin Periodontol. 2012;39(2):107–14.

55. Morse DE, Pendrys DG, Katz RV, Holford TR, Krutchkoff DJ, Eisenberg E, et al. Food group intake and the risk of oral epithelial dysplasia in a United States population. Cancer Causes Control. 2000;11(8):713–20.

56. Maserejian NN, Giovannucci E, Rosner B, Zavras A, Joshipura K. Prospective study of fruits and vegetables and risk of oral premalignant lesions in men. Am J Epidemiol. 2006;164(6):556–66.

57. Gupta PC, Hebert JR, Bhonsle RB, Sinor PN, Mehta H, Mehta FS. Dietary factors in oral leukoplakia and submucous fibrosis in a population-based case control study in Gujarat. India Oral Dis. 1998;4(3):200–6.

58. Garavello W, Lucenteforte E, Bosetti C, La Vecchia C. The role of foods and nutrients on oral and pharyngeal cancer risk. Minerva Stomatol. 2009;58(1–2):25–34.

59. Edefonti V, Bravi F, La Vecchia C, Randi G, Ferraroni M, Garavello W, et al. Nutrient-based dietary patterns and the risk of oral and pharyngeal cancer. Oral Oncol. 2010;46(5):343–8.

60. Lucenteforte E, Garavello W, Bosetti C, La Vecchia C. Dietary factors and oral and pharyngeal cancer risk. Oral Oncol. 2009;45(6):461–7.

61. McLaughlin JK, Gridley G, Block G, Winn DM, Preston-Martin S, Schoenberg JB, et al. Dietary factors in oral and pharyngeal cancer. J Natl Cancer Inst. 1988;80(15):1237–43.

62. Steinmetz KA, Potter JD. Vegetables, fruit, and cancer prevention: a review. J Am Diet Assoc. 1996;96(10):1027–39.

63. Kasum CM, Jacobs Jr DR, Nicodemus K, Folsom AR. Dietary risk factors for upper aerodigestive tract cancers. Int J Cancer. 2002;99(2):267–72.

64. Hirayama T. A large scale cohort study on cancer risks by diet: with special reference to the risk reducing effects of green-yellow vegetable consumption. Princess Takamatsu Symp. 1985;16:41–53.

65. De Stefani E, Boffetta P, Oreggia F, Brennan P, Ronco A, Deneo-Pellegrini H, et al. Plant foods and risk of laryngeal cancer: a case–control study in Uruguay. Int J Cancer. 2000;87(1):129–32.

66. Link LB, Potter JD. Raw versus cooked vegetables and cancer risk. Cancer Epidemiol Biomarkers Prev. 2004;13(9):1422–35.

67. Takezaki T, Hirose K, Inoue M, Hamajima N, Kuroishi T, Nakamura S, et al. Tobacco, alcohol and dietary factors associated with the risk of oral cancer among Japanese. Jpn J Cancer Res. 1996;87(6):555–62.

68. Tavani A, Gallus S, La Vecchia C, Talamini R, Barbone F, Herrero R, et al. Diet and risk of oral and pharyngeal cancer. An Italian case–control study. Eur J Cancer Prev. 2001;10(2):191–5.

69. Nagao T, Ikeda N, Warnakulasuriya S, Fukano H, Yuasa H, Yano M, et al. Serum antioxidant micronutrients and the risk of oral leukoplakia among Japanese. Oral Oncol. 2000;36(5):466–70.

70. Negri E, Franceschi S, Bosetti C, Levi F, Conti E, Parpinel M, et al. Selected micronutrients and oral and pharyngeal cancer. Int J Cancer. 2000;86(1):122–7.

71. Maserejian NN, Giovannucci E, Rosner B, Joshipura K. Prospective study of vitamins C, E, and A and carotenoids and risk of oral premalignant lesions in men. Int J Cancer. 2007;120(5):970–7.

72. Li Q, Chuang SC, Eluf-Neto J, Menezes A, Matos E, Koifman S, et al. Vitamin or mineral supplement intake and the risk of head and neck cancer: pooled analysis in the INHANCE consortium. Int J Cancer. 2012;131(7):1686–99.

73. Zain RB. Cultural and dietary risk factors of oral cancer and precancer: a brief overview. Oral Oncol. 2001;37(3):205–10.

74. Gorsky M, Epstein JB. The effect of retinoids on premalignant oral lesions: focus on topical therapy. Cancer. 2002;95(6):1258–64.

75. Garewal HS, Katz RV, Meyskens F, Pitcock J, Morse D, Friedman S, et al. Beta-carotene produces sustained

remissions in patients with oral leukoplakia: results of a multicenter prospective trial. Arch Otolaryngol Head Neck Surg. 1999;125(12):1305–10.

76. World Cancer Research Fund, American Institute for Cancer Research. Food, nutrition, physical activity, and the prevention of cancer: a global perspective. Washington, DC: AICR; 2007.

77. Lu R, Dan H, Wu R, Meng W, Liu N, Jin X, et al. Lycopene: features and potential significance in the oral cancer and precancerous lesions. J Oral Pathol Med. 2011;40(5):361–8.

78. Shanmugham JR, Zavras AI, Rosner BA, Giovannucci EL. Alcohol-folate interactions in the risk of oral cancer in women: a prospective cohort study. Cancer Epidemiol Biomarkers Prev. 2010;19(10):2516–24.

79. Matsuo K, Rossi M, Negri E, Oze I, Hosono S, Ito H, et al. Folate, alcohol, and aldehyde dehydrogenase 2 polymorphism and the risk of oral and pharyngeal cancer in Japanese. Eur J Cancer Prev. 2012;21(2):193–8.

80. Flagg EW, Coates RJ, Jones DP, Byers TE, Greenberg RS, Gridley G, et al. Dietary glutathione intake and the risk of oral and pharyngeal cancer. Am J Epidemiol. 1994;139(5):453–65.

81. Lam LT, Yang L. Overweight/obesity and attention deficit and hyperactivity disorder tendency among adolescents in China. Int J Obes (Lond). 2007;31(4):584–90.

82. Lam TK, Cross AJ, Freedman N, Park Y, Hollenbeck AR, Schatzkin A, et al. Dietary fiber and grain consumption in relation to head and neck cancer in the NIH-AARP diet and health study. Cancer Causes Control. 2011; 22(10):1405–14.

83. Badawi AF, Hosny G, el-Hadary M, Mostafa MH. Salivary nitrate, nitrite and nitrate reductase activity in relation to risk of oral cancer in Egypt. Dis Markers. 1998;14(2):91–7.

84. Gridley G, McLaughlin JK, Block G, Blot WJ, Winn DM, Greenberg RS, et al. Diet and oral and pharyngeal cancer among blacks. Nutr Cancer. 1990;14(3–4):219–25.

85. Gupta PC, Hebert JR, Bhonsle RB, Murti PR, Mehta H, Mehta FS. Influence of dietary factors on oral precancerous lesions in a population-based case–control study in Kerala. India Cancer. 1999;85(9):1885–93.

86. Amtha R, Zain R, Razak IA, Basuki B, Roeslan BO, Gautama W, et al. Dietary patterns and risk of oral cancer: a factor analysis study of a population in Jakarta. Indonesia Oral Oncol. 2009;45(8):e49–53.

87. Aune D, De Stefani E, Ronco A, Boffetta P, Deneo-Pellegrini H, Acosta G, et al. Meat consumption and cancer risk: a case–control study in Uruguay. Asian Pac J Cancer Prev. 2009;10(3):429–36.

88. Marchioni DM, Fisberg RM, Francisco de Gois Filho J, Kowalski LP, Brasilino de Carvalho M, Abrahao M, et al. Dietary patterns and risk of oral cancer: a case–control study in Sao Paulo, Brazil. Rev Saude Publica. 2007;41(1): 19–26.

89. Edefonti V, Hashibe M, Ambrogi F, Parpinel M, Bravi F, Talamini R, et al. Nutrient-based dietary patterns and the risk of head and neck cancer: a pooled analysis in the International head and neck cancer epidemiology consortium. Ann Oncol. 2012;23(7):1869–80.

90. Helen-Ng LC, Razak IA, Ghani WM, Marhazlinda J, Norain AT, Raja Jallaludin RL, et al. Dietary pattern and oral cancer risk: a factor analysis study. Community Dent Oral Epidemiol. 2012;40(6):560–6.

91. Ritchie CS, Joshipura K, Hung HC, Douglass CW. Nutrition as a mediator in the relation between oral and systemic disease: associations between specific measures of adult oral health and nutrition outcomes. Crit Rev Oral Biol Med. 2002;13(3):291–300.

92. Joshipura KJ, Willett WC, Douglass CW. The impact of edentulousness on food and nutrient intake. J Am Dent Assoc. 1996;127(4):459–67.

93. Akpata E, Otoh E, Enwonwu C, Adeleke O, Joshipura K. Tooth loss, chewing habits, and food choices among older Nigerians in Plateau State: a preliminary study. Community Dent Oral Epidemiol. 2011;39(5):409–15.

94. Tsakos G, Herrick K, Sheiham A, Watt RG. Edentulism and fruit and vegetable intake in low-income adults. J Dent Res. 2010;89(5):462–7.

95. Ervin RB, Dye BA. The effect of functional dentition on healthy eating index scores and nutrient intakes in a nationally representative sample of older adults. J Public Health Dent. 2009;69(4):207–16.

96. Sheiham A, Steele JG, Marcenes W, Lowe C, Finch S, Bates CJ, et al. The relationship among dental status, nutrient intake, and nutritional status in older people. J Dent Res. 2001;80(2):408–13.

97. Cousson PY, Bessadet M, Nicolas E, Veyrune JL, Lesourd B, Lassauzay C. Nutritional status, dietary intake and oral quality of life in elderly complete denture wearers. Gerodontology. 2012;29(2):e685–92.

98. Joshipura K, Ritchie C, Douglass C. Strength of evidence linking oral conditions and systemic disease. Compend Contin Educ Dent Suppl. 2000;30:12–23. Quiz 65.

99. Joshipura KJ. How can tooth loss affect diet and health, and what nutritional advice would you give to a patient scheduled for extractions? J Can Dent Assoc. 2005;71:421–2.

100. Krall E, Hayes C, Garcia R. How dentition status and masticatory function affect nutrient intake. J Am Dent Assoc. 1998;129(9):1261–9.

101. Papas AS, Palmer CA, Rounds MC, Russell RM. The effects of denture status on nutrition. Spec Care Dentist. 1998;18(1):17–25.

102. Yoshida M, Kikutani T, Yoshikawa M, Tsuga K, Kimura M, Akagawa Y. Correlation between dental and nutritional status in community-dwelling elderly Japanese. Geriatr Gerontol Int. 2011;11(3):315–9.

103. Hung HC, Willett W, Ascherio A, Rosner BA, Rimm E, Joshipura KJ. Tooth loss and dietary intake. J Am Dent

Assoc. 2003;134(9):1185–92.

104. Hung HC, Colditz G, Joshipura KJ. The association between tooth loss and the self-reported intake of selected CVD-related nutrients and foods among US women. Community Dent Oral Epidemiol. 2005;33(3):167–73.

105. Mojon P, Budtz-Jorgensen E, Rapin CH. Relationship between oral health and nutrition in very old people. Age Ageing. 1999;28(5):463–8.

106. Hirano H, Ishiyama N, Watanabe I, Nasu I. Masticatory ability in relation to oral status and general health on aging. J Nutr Health Aging. 1999;3(1):48–52.

107. Johansson I, Tidehag P, Lundberg V, Hallmans G. Dental status, diet and cardiovascular risk factors in middle-aged people in northern Sweden. Community Dent Oral Epidemiol. 1994;22(6):431–6.

108. Hilgert JB, Hugo FN, de Sousa Mda L, Bozzetti MC. Oral status and its association with obesity in Southern Brazilian older people. Gerodontology. 2009;26(1):46–52.

109. Osterberg T, Dey DK, Sundh V, Carlsson GE, Jansson JO, Mellstrom D. Edentulism associated with obesity: a study of four national surveys of 16, 416 Swedes aged 55–84 years. Acta Odontol Scand. 2010;68(6):360–7.

110. Joshipura KJ, Ritchie C. Can the relation between tooth loss and chronic disease be explained by socio-economic status? Eur J Epidemiol. 2005;20(3):203–4.

111. Laurin D, Brodeur JM, Bourdages J, Vallee R, Lachapelle D. Fibre intake in elderly individuals with poor masticatory performance. J Can Dent Assoc. 1994;60(5):443–6. 449.

112. Nordstrom G. The impact of socio-medical factors and oral status on dietary intake in the eighth decade of life. Aging (Milano). 1990;2(4):371–85.

113. Horwath CC. Chewing difficulty and dietary intake in the elderly. J Nutr Elder. 1989;9(2):17–24.

114. Garrett NR, Kapur KK, Hasse AL, Dent RJ. Veterans administration cooperative dental implant study: comparisons between fixed partial dentures supported by blade-vent implants and removable partial dentures. Part V: comparisons of pretreatment and posttreatment dietary intakes. J Prosthet Dent. 1997;77(2):153–61.

115. Sebring NG, Guckes AD, Li SH, McCarthy GR. Nutritional adequacy of reported intake of edentulous subjects treated with new conventional or implant-supported mandibular dentures. J Prosthet Dent. 1995;74(4):358–63.

116. Lindquist LW. Prosthetic rehabilitation of the edentulous mandible. A longitudinal study of treatment with tissue-integrated fixed prostheses. Swed Dent J Suppl. 1987;48:1–39.

117. Olivier M, Laurin D, Brodeur JM, Boivin M, Leduc N, Levy M, et al. Prosthetic relining and dietary counselling in elderly women. J Can Dent Assoc. 1995;61(10):882–6.

118. McKenna G, Allen PF, Flynn A, O'Mahony D, DaMata C, Cronin M, et al. Impact of tooth replacement strategies on the nutritional status of partially-dentate elders. Gerodontology. 2012;29(2):e883–90.

119. Minasian A, Dwyer JT. Nutritional implications of dental and swallowing issues in head and neck cancer. Oncology (Williston Park). 1998;12(8):1155–62. Discussion 1162–9.

120. Rhodus NL. Qualitative nutritional intake analysis of older adults with Sjogren's syndrome. Gerodontology. 1988;7(2):61–9.

121. Loesche WJ, Abrams J, Terpenning MS, Bretz WA, Dominguez BL, Grossman NS, et al. Dental findings in geriatric populations with diverse medical backgrounds. Oral Surg Oral Med Oral Pathol Oral Radiol Endod. 1995;80(1):43–54.

122. Rhodus NL, Brown J. The association of xerostomia and inadequate intake in older adults. J Am Diet Assoc. 1990;90(12):1688–92.

123. Bertelsen J, Christiansen C, Thomsen C, Poulsen PL, Vestergaard S, Steinov A. Effect of meal frequency on blood glucose, insulin, and free fatty acids in NIDDM subjects. Diabetes Care. 1993;16(1):4–7.

# 第6章
# 肥胖和非肥胖老年人的肌肉质量和肌肉力量的丧失

**Danielle R. Bouchard and Ian Janssen**

**要点**

- 肌少症是指与年龄有关的骨骼肌质量下降的过程,而肌营养不良是指与年龄有关的肌力下降的过程。这些名词通常用于描述老年人不健康的骨骼肌质量和肌肉强度水平。
- 设计严谨的纵向研究表明,肌少症与身体功能受损,跌倒和死亡的风险之间几乎没有关联。
- 相反,力弱症和这些不良事件之间有密切的相关性。
- 肌少症或力弱症与肥胖(少肌性肥胖和力弱性肥胖)常常同时出现在老年人群中。对于这些情况的最佳治疗方法尚不清楚,因为体重减轻与肌肉质量和肌肉力量的丧失都有关。
- 体育运动,尤其是阻抗运动,是预防和治疗肥胖和非肥胖老年人肌少症和力弱症最有效的方法之一。

**关键词** 骨骼肌·肌力·肥胖·躯体功能·阻抗训练·膳食补充

## 引言

1989 年首次提出描述与年龄相关的肌肉质量和肌肉力量损失的概念(图 6.1)。同年,Irwin Rosenberg 首次提出"肌少症"这个概念,指出其是与年龄有关的骨骼肌减少[1]。肌少症来源于希腊单词。

少肌性肥胖 / 肥胖性肌少症(sarcopenic obesity)一词是在 2000 年提出的,以确定那些同时表现为低肌肉质量的老年肥胖成年人[2]。随着时间的推移,肌少症由单纯的肌肉质量减少演变为肌肉质量和肌肉功能同时下降[3,4]。然而,正如后面详细讨论的那样,肌肉力量的下降与肌肉质量的减少并不相关。力弱症一词是专门用来指随着年龄的增长而失去肌肉力量的过程[5]。肌少症一词来自希腊语。在这一章中,肌少症(肌肉质量减少)和力弱症(肌肉力量下降)将被视为两个独立的疾病。2009 年,肌营养不良性肥胖,用来定义肌肉力量下降的肥胖老年人[6]。本章将讨论肌少症、力弱症、少肌性肥胖和力弱性肥胖的患病率、预后和可能的防治策略。

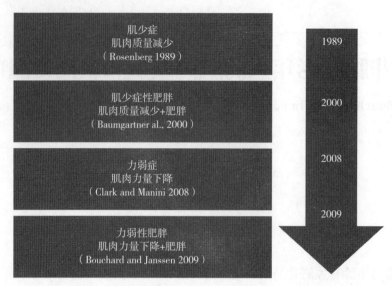

**图 6.1　与肌肉质量减少和肌肉力量下降相关的概念**

# 肌少症

横断面研究发现,极少数除外,一般肌肉的质量在 30~40 岁中保持相对恒定,在 50 岁以后开始明显下降[7,8]。随访长达 12 年的纵向研究结果证实了这一结论[9,10]。据估计,骨骼肌质量在中年以后每 10 年下降约 6%[11]。

## 概念和流行病学

尽管所有的老年人都有肌量减少,但在老年人中,肌量有相当大的差异[12]。肌肉质量峰值较高的老年人,拥有相当健康的肌肉质量,其肌肉流失的速度较慢。还有一部分老年人可能峰值肌肉量低和 / 或随着年龄的增长迅速丢失肌量,最后肌肉量变得非常低。许多流行病学研究都试图确定这个后面这个群体。具体来说,我们使用了一些分界值来确定老年人的骨骼肌值正常和不正常(肌少症)的范围。1998 年,Baumgartner 及其同事[13]提出了一个方法来确定哪些老年人有不健康的肌肉质量。具体来说,他们确定了一个年轻和健康的参考人群的身高调整后的四肢骨骼肌量(腿部肌肉质量 + 手臂 / 身高$^2$)的平均值和标准偏差作为参考值。如果老年人的骨骼肌质量值等于或低于这个参考人群的平均值的两个标准差,就可以诊断为肌少症。采用这种方法,在新墨西哥州老年人健康调查的参与者中,肌少症的患病率在 65~69 岁的人群中为 14%,在 80 岁及以上的人群中为 50% 以上[13]。许多其他研究人员采用类似的方法对肌少症进行分类[14,15],并报告了 60 岁及以上人群中 8.5%[14]~12.3%[15]的患病率。除了这种方法外,还有另一种方法被用来诊断肌少症,使用针对体重而非身高进行调整的骨骼肌质量的两个标准偏差[16]。采用这种方法,与前一种方法相比,男性肌少症的患病率相似(30.8% vs 29.5%),但女性肌少症的患病率更高(30.3% vs 10.2%)[17]。

## 肌少症带来的影响

### 功能受限和日常活动能力下降

2005 年以前关于肌少症对健康的影响的大部分文献都集中在躯体功能的下降上。这些早期的研究绝大部分是横断面研究[14]，并且在很大程度上证明了肌少症与躯体功能受限有关[13,14]。这些研究使用了多种方法来测量肌肉质量和对肌少症进行分类。这些横断面研究中，按照流行病学标准，肌少症与躯体功能之间的关联强度为中度到高度相关。例如，基于心血管健康研究的横断面调查结果显示，严重肌少症患者在研究开始（即基线检查）时出现躯体失能的可能性比肌肉正常的患者高 79%。

最新进行的前瞻性研究暂不支持以上研究结果。例如，在对心血管健康研究队列的老年参与者进行的为期 8 年的随访中，严重肌少症的人比具有正常肌肉质量的人发生躯体失能的风险高 27%[18]。因此，在同一个研究对象的前瞻性研究中肌少症对失能风险的影响比在同一个研究对象的横断面分析中要小得多，这表明肌少症对功能障碍和失能的影响在 1990 年代和 2000 年代初期可能被高估了。其他前瞻性研究[19,20]也报道了肌肉质量的丧失与功能限制或躯体失能之间没有联系。

### 死亡率

对居住在社区[21]和养老机构[22]老年人的研究还表明，上臂肌肉质量是短期和长期死亡风险的良好预测指标。例如，Miller 等[21]对 1 400 名澳大利亚老年人进行了 8 年的随访调查，发现那些上臂肌肉面积在 21cm$^2$ 以下的人死亡风险增加了两倍。研究还使用了总的去脂体重（fat-free mass，FFM）来预测死亡风险。在一项具有里程碑意义的研究中，对 57 053 名年龄在 50~64 岁的成年人进行了研究，以生物电阻抗测量的 FFM 与 6 年内增加约 25% 的死亡风险相关[23]。

### 对新陈代谢的影响

肌少症对代谢的影响可能是基于肌肉质量的丢失与代谢率的降低有关这一事实[24]。据推测，肌少症可导致诸如胰岛素抵抗、2 型糖尿病[25]、血脂异常、高血压和代谢综合征等代谢性疾病[26]。然而，相关文献结论并不一致，例如，一项对 22 名绝经后肥胖妇女的研究发现，与没有肌少症的妇女相比，患有肌少症的妇女具有更好的血脂和脂蛋白特性[27]。对心血管健康研究队列的 3 000 多名成员进行 8 年的随访后的额外研究发现，肌少症本身并不是心血管疾病发展的危险因素[28]。

## 力弱症

早期对肌少症的研究一个中心观点是，低肌肉质量导致低肌肉力量[29]，反过来又增加了功能障碍和躯体失能的风险。然而，肌肉力量的丧失与肌少症紧密相关的观点已经被证明是错误的。对老年人的前瞻性研究表明，只有不到 5% 的肌肉力量变化可以用相应的肌肉质量变化来解释[30]。基于这些和其他的研究结果，Clark 和 Manini 提出"肌少症"一词用来指肌肉质量的减少,"力弱症"一词用来指肌肉力量的下降[31]。肌肉力量的丧失或运动障碍过程始于 50 岁左右,在 50~70 岁之间以每 10 年约 15% 的速度进展,并在随后的几年下降速度更快[32]。

## 流行病学

尽管老年人的肌肉力量明显低于年轻人,但肌肉力量严重丢失的阈值或分界点仍不清楚[33]。目前,研究人员正在使用与用于识别肌少症相似的策略来识别力弱症。最近一项小样本研究($n=46$),纳入 50~75 岁的健康女性,力弱症定义为肌肉力量(用握力计测量)至少小于平均握力一个标准偏差[34],应用该定义,约 50% 的老年人有肌营养不良。

## 力弱症带来的影响

### 功能受限和日常活动能力下降

横断面[19,35]和纵向[19]研究一致报道,肌力下降或力弱症是功能受限和躯体失能的危险因素。例如,Visser 等研究发现,在肌肉力量最低四分位数的人群中,老年人在 2.5 年内出现活动受限的风险大约是最高四分位数的 2.5 倍[19]。此外,Moreland 等[36]在一项荟萃分析中报道,低肌肉力量可使跌倒风险增加 76%。肌肉力量与功能受限的关系远大于肌肉质量,这意味着肌肉功能比肌肉质量更重要[37]。

### 死亡率

Rantanen 等报告在握力为最低三分位的人群中,全因死亡的风险增加 73%。另一项采用其他肌肉力量测量方法的研究也得出了类似的结果[38]。此外,前瞻性研究表明,肌力下降是死亡风险的一个强有力的预测指标[39]。

### 对新陈代谢的影响

一项研究显示,与肌力较高的人群相比,低肌力会使代谢综合征[40]、胰岛素抵抗[41]和 2 型糖尿病[42]的风险增加近两倍。此外,据报道,绝经后力弱症妇女的最大摄氧量减少了 24%[34]。

# 少肌性肥胖

## 概念和流行病学

典型的衰老过程常常伴随着体重的增加,直到大约 60 岁[43]。因此,会出现脂肪量的增加和 FFM 的减少,但两者的变化并不完全相关[44]。由于少肌性肥胖的诊断和分类缺乏统一的标准,其患病率尚不清楚。目前报道的患病率在 2%[45]~48%[46]不等。

## 少肌性肥胖带来的影响

大多数研究少肌性肥胖对健康影响的文献都是横断面研究。有研究报道,少肌性肥胖患者更容易出现躯体功能受限[13,47,48],而另一些研究报道,少肌性肥胖患者与肌少症或单纯肥胖患者在躯体功能方面没有差异[49-51]。

还有学者[51]报告说,与非少肌性肥胖妇女相比,老年少肌性肥胖妇女并没有更高的代谢综合征发生率。Baumgartner 等[47]表明,少肌性肥胖是失能甚至死亡率的一个预测因素[52]。

简而言之,我们还不清楚,与单纯的肌少症或肥胖相比少肌性肥胖是否会带来更严重的健康不良事件。

# 力弱性肥胖

## 概念和流行病学

在 2009 年,Bouchard 和 Janssen 提出了力弱性肥胖的定义(该研究纳入 55 岁或以上的老年人群),是指肌肉力量下降(通过腿部伸展力量来衡量),脂肪含量升高(通过 X 射线能量吸收法(DEXA)来衡量双腿脂肪量)[6]。在 2 039 名研究对象中,9.2% 的男性和 8.8% 的女性被认为是有力弱性肥胖。最近,Senechal 及其同事(2012 年)使用低于年轻健康成年人平均力量的两个标准差来招募力弱性肥胖妇女参加一项随机对照研究[53]。DEXA 测量的脂肪量达 35% 即被定义为肥胖。虽然力弱性肥胖是一个相对较新的术语,但今近几年的研究已经报告了肌肉力量下降和额外的体重 / 脂肪所带来的负面影响。

## 力弱性肥胖带来的影响

与单纯肥胖或单纯力弱症相比,力弱性肥胖与功能受损、2 型糖尿病和心血管疾病风险相关。例如,Bouchard 和 Janssen(2009)[6]得出结论:力弱性肥胖者的体能比肥胖人群降低 2%,比力弱症人群降低 7%,比非肥胖非力弱症患者降低 13%。在一项近 5 000 名参与心血管健康研究的老年人进行的 9 年随访研究中,单纯力弱症(握力差)和肥胖(BMI 高)并不增加患心血管病的风险,然而,力弱性肥胖可使心血管疾病风险增加 25%[28]。Senechal 和他的团队[54]最近研究了力弱性肥胖对机体代谢的影响,报告称,与健康人群相比,力弱性肥胖人群患有 2 型糖尿病和代谢综合征风险更高。

# 预防与治疗

本章讨论的 4 种疾病的最佳预防和治疗策略是体育活动。营养支持、激素应用和药物治疗已经被用来解决肌肉质量问题,但这些都不如阻抗训练有效[3,55]。

## 肌少症和力弱症的防治

### 阻抗训练

虽然大多数类型的体育活动对老年人的肌肉力量和肌肉质量都有积极的影响[56],但阻抗训练是目前为止的最佳策略。根据综述中报道的许多干预研究(干预周期通常为 8~16 周),无论研究的人群是什么,骨骼肌的质量和肌肉力量都显著增加[57]。渐进式的阻抗训练已被证明能有效地增加体弱老年人的肌肉力量[58]。阻抗训练更多的是会带来肌肉力量的增加,而不是肌肉质量的增加[59]。

美国运动医学学院目前的建议是:为了最大限度地增强肌肉力量,建议进行阻抗训练,每组重复 10~15 次。运动强度应该是中等到高等。用 10 分制来表示的话,没有运动是 0 分,肌肉群的最大活动强度是 10 分,中等强度的运动是 5 分或 6 分,高强度的运动是 7 分或 8 分。肌肉力量增强训练应该包括一个渐进的负重训练计划,负重体操,和类似的阻抗训练。老年人应至少每周进行 2~3 天的训练,每组进行 10~12 次重复的 8~10 项训练主要肌肉群的运动[60]。

越来越多的文献报道,限制血液流动的阻力训练比传统的阻力训练更能刺激肌肉蛋白的合成[61-64]。限制血液流动的运动包括通过在运动肌肉附近缠绕绷带或使用限制装置来限制血液流动。现有的研究表明,与传统的阻抗训练相比,这种方法可以增加老年人的肌肉质量[62]。

### 阻抗训练 + 补充蛋白质

关于补充蛋白质联合阻抗训练是否比单纯阻抗训练更能增加肌肉质量,目前存在较大争议。目前尚不清楚增加肌肉质量所需的蛋白质量,因为一项研究显示使用较小剂量的蛋白质(10g vs 15g)更有益于肌肉质量的增加[65],而另一项研究显示补充蛋白质对增加肌肉质量没有效果[66]。Symons 等得出结论,在一顿饭中摄入超过 30g 的蛋白质对增强肌肉蛋白质合成几乎没有作用[67]。蛋白质摄入的时机可能与是否增加肌肉质量有关。Esmarck 等[65]报告说,老年人运动后立即摄入液体蛋白补充剂(10g 蛋白)会增加肌肉质量,而运动后 2 小时摄入蛋白质补充剂则不会。

### 全身振动

全身振动仪是一种新的工具,可以提高肌肉质量、肌力和骨量。使用这个仪器时可以站着、坐着或躺在振动的平台上。当机器振动时,它将能量传递给身体,并迫使肌肉每秒收缩和放松几十次以保持平衡。使用该仪器进行了长达 18 个月干预的研究报告显示,患者的肌肉力量和心肺功能有所增强,但肌肉质量没有变化[68]。然而,当全身振动被结合到一个标准的锻炼计划中时,只能额外获得少量优于单独锻炼获得的效果[69]。

## 补充剂

### 蛋白质补充剂

必需氨基酸、乳蛋白、水合肌酸、必需脂肪酸和维生素 D 都可能对衰老的肌肉有好处[70]。延缓老年肌少症典型进展的初步预防策略是确保他们在饮食中摄入足够的蛋白质。

数据显示,老年人的平均蛋白质摄入量低于年轻人[71]。除了个人日常饮食外,还可以考虑补充蛋白质。以蛋白质为基础的营养补充品因其低成本、易于管理和老年人的良好耐受性而具有较高的推广价值[72]。如果使用得当,蛋白质/营养补充剂可使老年人每日能量和蛋白质摄入量有所增加[72]。口服完整的乳清蛋白可以刺激老年人肌肉蛋白的合成[73]。Pennings等[74]证明,乳清蛋白比酪蛋白和酪蛋白水解物更能刺激蛋白质的积累,这可能是乳清蛋白更易消化和亮氨酸含量更高的缘故。其他研究显示,这种性质的补充剂中能量的少量增加可能不足以抵消日常饮食和蛋白质的能量消耗[75]。虽然补充蛋白质在骨骼肌内的短期蛋白质合成方面显示出有效的结果,但蛋白质补充对肌肉质量的增加还有待证明。

## 其他补充剂

实验研究表明,持续 8 周的 ω-3 脂肪酸补充剂增加了肌肉蛋白的合成(从高于基础值的 0.009 ± 0.005%/h 增加到高于基础值的 0.031 ± 0.003%/h)[76]。碳酸氢盐补充剂在 3 个月的锻炼计划中也显示出良好的效果,可以减少女性净酸的排泄,并使女性的腿部肌力增加13%,虽然在男性身上没有看到积极的影响[77]。碳酸氢盐耐受性好,价格便宜。

## 激素

与年龄相关的合成代谢激素如生长激素、雌激素、脑肠肽、睾酮和脱氢表雄酮(DHEA)的减少与肌少症的发生有关[3]。一项对 11 项随机对照试验的荟萃分析报告说,睾酮替代疗法可使老年男性的肌肉力量适量增强[78]。尽管生长激素治疗可增加垂体功能低下患者的肌肉质量和肌力[79],但大多数针对老年人的初步研究发现,生长激素治疗并未增加肌肉质量和肌力[3,79]。然而,刺激生长激素和胰岛素样生长因子途径的替代策略已显示出良好的效果[3,79]。例如,Nass 等[80]已经表明,脑肠肽补充有很好的耐受,并可以引起生长激素和肌肉质量的增加。与此同时,雌激素替代研究[81]和补充 DHEA[29]的结果并不理想。

# 少肌性肥胖和力弱性肥胖的防治

关于老年人是否应该减肥这一说法目前还存有争议,因为减肥有肌肉质量下降的风险,或增加死亡的风险[82]。然而,在过去的十年中,大多数的研究和荟萃分析都得出结论,肥胖老年人的减肥利大于弊[83,84]。

## 有氧运动

肥胖的老年人可以通过有氧运动来减轻体重[85,86]。然而,在老年人中,特别是肥胖的老年人,他们的肌肉质量和肌肉力量较低,可能很难产生足够的能量消耗,从而导致体重显著下降。尽管如此,不考虑体重的减轻,有氧运动还可以改善健康和躯体活动能力[87]。

## 低热量饮食

关于老年人减肥的争论绝大部分都集中在是否将限制热量摄入作为单一的减肥策略[84,88]。然而,最近的一项随机对照试验得出的结论是,有意的饮食减肥与 12 年全因死亡率的增加无关[89]。然而,当减重同时伴随着肌肉质量和/或肌力下降时,是否应该推荐减重就不清楚了[84]。

### 少肌性肥胖和力弱性肥胖的特异性

少肌性肥胖和肌营养不良性肥胖的最佳治疗策略似乎是运动和热量限制相结合[82]。具体地说,除了多样的锻炼计划外,建议每天减少 500kcal 热量同时保证足够的蛋白质和钙[83]。话虽如此,只有一项研究特别关注了热量限制、运动和热量限制 + 运动对力弱性肥胖老年人的影响。Senechal 等[53]对 38 名绝经后的力弱性肥胖女性进行了为期 12 周的随机对照研究,将她们随机分为四组(低热卡组、阻抗训练组、低热卡 + 阻抗训练组和对照组)。本研究得出结论,无论是否进行阻抗训练,低热卡组和联合组的体重下降约 5%,均能有效改善代谢功能,而阻抗训练是改善体能最有效的策略。此外,研究还发现低热卡组并没有使肌力显著下降。

## 临床推荐

1. 体育活动,特别是阻抗训练,是预防和治疗肌少症和力弱症最有效的方法。为了最大限度地提高肌肉质量和力量,每组训练应重复 10~15 次,直到达到疲劳的程度。老年人应至少每周进行 2~3 天的训练,每组进行 8~10 项训练主要肌肉群的运动。

2. 为了减缓老年人肌少症的进展,并保证足够的蛋白质摄入量。除了日常饮食之外,还可以考虑补充蛋白质,因为这些补充剂成本低,易于管理,而且耐受性好。

3. 对于那些肌肉质量低或肌肉力量弱的肥胖老年人,初步研究表明,减肥与阻力训练相结合将是改善代谢健康和功能受限的最佳方法。

## 总结

肌少症、力弱症和肥胖是衰老过程中的常见现象。虽然肌少症会带来很多的健康问题,但最近的研究表明,肌少症对功能损害、死亡率和代谢健康风险的影响是有限的。然而,有明确和一致的证据表明,肌营养不良是功能障碍、代谢性疾病和死亡的危险因素。虽然我们对少肌性肥胖和力弱性肥胖的了解较少,但也观察到类似的风险模式,即力弱性肥胖的老年人似乎比少肌性肥胖的老年人受到的影响更大。阻抗训练显然是治疗肌少症和力弱症的最佳策略。特别是对于肌少症的治疗,还可以包括营养方面的支持,以确保膳食中的蛋白质含量足够,并对容易随年龄增长而下降的合成代谢激素进行药物评估。最后,当"肌少症"或"力弱症"与肥胖相关时,初步数据显示,减肥是安全的,如果在定期锻炼的基础上适度限制卡路里,效果会更好。

(张绍敏　译　桂尘璠　校)

# 参考文献

1. Rosenberg IH. Summary comments. Am J Clin Nutr. 1989;50:1231–3.
2. Baumgartner RN. Body composition in healthy aging. Ann N Y Acad Sci. 2000;904:437–48.
3. Roubenoff R. Origins and clinical relevance of sarcopenia. Can J Appl Physiol. 2001;26(1):78–89.
4. Morley JE, Baumgartner RN, Roubenoff R, Mayer J, Nair KS. Sarcopenia. J Lab Clin Med. 2001;137(4):231–43.
5. Clark BC, Manini TM. Sarcopenia =/=dynapenia. J Gerontol A Biol Sci Med Sci. 2008;63(8):829–34. PubMed PMID: 18772470. Epub 2008/09/06. eng.
6. Bouchard D, Janssen I. Dynapenic-obesity and physical function in older adults. J Gerontol A Biol Sci Med Sci. 2009;65(1):71–7. PubMed PMID: 19887536. Epub 2009/11/06. eng.
7. Janssen I, Heymsfield SB, Wang ZM, Ross R. Skeletal muscle mass and distribution in 468 men and women aged 18–88 yr. J Appl Physiol. 2000;89(1):81–8.
8. Lynch NA, Metter EJ, Lindle RS, Fozard JL, Tobin JD, Roy TA, et al. Muscle quality. I. Age-associated differences between arm and leg muscle groups. J Appl Physiol. 1999;86(1):188–94. PubMed PMID: 9887130.
9. Frontera WR, Hughes VA, Fielding RA, Fiatarone MA, Evans WJ, Roubenoff R. Aging of skeletal muscle: a 12-yr longitudinal study. J Appl Physiol. 2000;88(4):1321–6. PubMed PMID: 10749826.
10. Greig CA, Botella J, Young A. The quadriceps strength of healthy elderly people remeasured after eight years. Muscle Nerve. 1993;16(1):6–10. PubMed PMID: 8423833.
11. Janssen I, Katzmarzyk PT, Ross R. Body mass index is inversely related to mortality in older people after adjustment for waist circumference. J Am Geriatr Soc. 2005;53(12):2112–8.
12. Janssen I, Ross R. Linking age-related changes in skeletal muscle mass and composition with metabolism and disease. J Nutr Health Aging. 2005;9(6):408–19. PubMed PMID: 16395513. Epub 2006/01/06. eng.
13. Baumgartner RN, Koehler KM, Gallagher D, Romero L, Heymsfield SB, Ross RR, et al. Epidemiology of sarcopenia among the elderly in New Mexico. Am J Epidemiol. 1998;147(8):755–63.
14. Janssen I, Heymsfield SB, Ross R. Low relative skeletal muscle mass (sarcopenia) in older persons is associated with functional impairment and physical disability. J Am Geriatr Soc. 2002;50(5):889–96.
15. Tanko LB, Movsesyan L, Mouritzen U, Christiansen C, Svendsen OL. Appendicular lean tissue mass and the prevalence of sarcopenia among healthy women. Metabolism. 2002;51(1):69–74. PubMed PMID: 11782875. Epub 2002/01/10. eng.
16. Wen X, Wang M, Jiang CM, Zhang YM. Are current definitions of sarcopenia applicable for older Chinese adults? J Nutr Health Aging. 2011;15(10):847–51. PubMed PMID: 22159771.
17. Kim YS, Lee Y, Chung YS, Lee DJ, Joo NS, Hong D, et al. Prevalence of sarcopenia and sarcopenic obesity in the korean population based on the fourth korean national health and nutritional examination surveys. J Gerontol A Biol Sci Med Sci. 2012;67(10):1107–13. PubMed PMID: 22431554.
18. Janssen I. Influence of sarcopenia on the development of physical disability: the Cardiovascular Health Study. J Am Geriatr Soc. 2006;54(1):56–62. PubMed PMID: 16420198. Epub 2006/01/20. eng.
19. Visser M, Goodpaster BH, Kritchevsky SB, Newman AB, Nevitt M, Rubin SM, et al. Muscle mass, muscle strength, and muscle fat infiltration as predictors of incident mobility limitations in well-functioning older persons. J Gerontol A Biol Sci Med Sci. 2005;60(3):324–33.
20. Visser M, Langlois J, Guralnik JM, Cauley JA, Kronmal RA, Robbins J, et al. High body fatness, but not low fat-free mass, predicts disability in older men and women: the Cardiovascular Health Study. Am J Clin Nutr. 1998;68(3):584–90.
21. Miller MD, Crotty M, Giles LC, Bannerman E, Whitehead C, Cobiac L, et al. Corrected arm muscle area: an independent predictor of long-term mortality in community-dwelling older adults? J Am Geriatr Soc. 2002;50(7):1272–7. PubMed PMID: 12133024. Epub 2002/07/23. eng.
22. Muhlethaler R, Stuck AE, Minder CE, Frey BM. The prognostic significance of protein-energy malnutrition in geriatric patients. Age Ageing. 1995;24(3):193–7. PubMed PMID: 7645437. Epub 1995/05/01. eng.
23. Bigaard J, Frederiksen K, Tjonneland A, Thomsen BL, Overvad K, Heitmann BL, et al. Body fat and fat-free mass and all-cause mortality. Obes Res. 2004;12(7):1042–9. PubMed PMID: 15292467.
24. Lammes E, Akner G. Resting metabolic rate in elderly nursing home patients with multiple diagnoses. J Nutr Health Aging. 2006;10(4):263–70. PubMed PMID: 16886096. Epub 2006/08/04. eng.
25. Khamseh ME, Malek M, Aghili R, Emami Z. Sarcopenia and diabetes: pathogenesis and consequences. Br J Diabetes Vasc Dis. 2011;11:230–4.
26. Karakelides H, Nair KS. Sarcopenia of aging and its metabolic impact. Curr Top Dev Biol. 2005;68:123–48. PubMed PMID: 16124998. Epub 2005/08/30. eng.
27. Aubertin-Leheudre M, Lord C, Goulet ED, Khalil A, Dionne IJ. Effect of sarcopenia on cardiovascular disease risk factors in obese postmenopausal women. Obesity (Silver Spring). 2006;14(12):2277–83. PubMed PMID: 17189556. eng.

28. Stephen WC, Janssen I. Sarcopenic-obesity and cardiovascular disease risk in the elderly. J Nutr Health Aging. 2009;13(5):460–6. PubMed PMID: 19390754.

29. Balagopal P, Proctor D, Nair KS. Sarcopenia and hormonal changes. Endocrine. 1997;7(1):57–60. PubMed PMID: 9449033. Epub 1997/08/01. eng.

30. Beliaeff S, Bouchard DR, Hautier C, Brochu M, Dionne IJ. Association between muscle mass and isometric muscle strength in well-functioning older men and women. J Aging Phys Act. 2008;16(4):484–93. PubMed PMID: 19033607. Epub 2008/11/27. eng.

31. Clark BC, Manini TM. Functional consequences of sarcopenia and dynapenia in the elderly. Curr Opin Clin Nutr Metab Care. 2010;13(3):271–6. PubMed PMID: 20154609. Pubmed Central PMCID: 2895460.

32. Spirduso WW, Francis KL, MacRae PG. Physical dimnensions of aging: second edition. Champaign, IL: Human Kinetics; 2005. p. 384.

33. Metter EJ, Conwit R, Tobin J, Fozard JL. Age-associated loss of power and strength in the upper extremities in women and men. J Gerontol A Biol Sci Med Sci. 1997;52(5):B267–76. PubMed PMID: 9310077.

34. Barbat-Artigas S, Dupontgand S, Fex A, Karelis AD, Aubertin-Leheudre M. Relationship between dynapenia and cardiorespiratory functions in healthy postmenopausal women: novel clinical criteria. Menopause. 2010;18:400–5. PubMed PMID: 21107297. Epub 2010/11/26. Eng.

35. Carmeli E, Reznick AZ, Coleman R, Carmeli V. Muscle strength and mass of lower extremities in relation to functional abilities in elderly adults. Gerontology. 2000;46(5):249–57. PubMed PMID: 10965180.

36. Moreland JD, Richardson JA, Goldsmith CH, Clase CM. Muscle weakness and falls in older adults: a systematic review and meta-analysis. J Am Geriatr Soc. 2004;52(7):1121–9. PubMed PMID: 15209650.

37. Visser M, Schaap LA. Consequences of sarcopenia. Clin Geriatr Med. 2011;27(3):387–99. PubMed PMID: 21824554.

38. Metter EJ, Talbot LA, Schrager M, Conwit RA. Arm-cranking muscle power and arm isometric muscle strength are independent predictors of all-cause mortality in men. J Appl Physiol. 2004;96(2):814–21. PubMed PMID: 14555682.

39. Buchman AS, Wilson RS, Boyle PA, Bienias JL, Bennett DA. Change in motor function and risk of mortality in older persons. J Am Geriatr Soc. 2007;55(1):11–9. PubMed PMID: 17233680.

40. Jurca R, Jackson AS, LaMonte MJ, Morrow Jr JR, Blair SN, Wareham NJ, et al. Assessing cardiorespiratory fitness without performing exercise testing. Am J Prev Med. 2005;29(3):185–93. PubMed PMID: 16168867. Epub 2005/09/20. eng.

41. Karelis AD, Tousignant B, Nantel J, Proteau-Labelle M, Malita FM, St-Pierre DH, et al. Association of insulin sensitivity and muscle strength in overweight and obese sedentary postmenopausal women. Appl Physiol Nutr Metab. 2007;32(2):297–301. PubMed PMID: 17486172.

42. Sayer AA, Dennison EM, Syddall HE, Gilbody HJ, Phillips DI, Cooper C. Type 2 diabetes, muscle strength, and impaired physical function: the tip of the iceberg? Diabetes Care. 2005;28(10):2541–2. PubMed PMID: 16186295.

43. Mozaffarian D, Hao T, Rimm EB, Willett WC, Hu FB. Changes in diet and lifestyle and long-term weight gain in women and men. N Engl J Med. 2011;364(25):2392–404. PubMed PMID: 21696306. Pubmed Central PMCID: 3151731.

44. Forbes GB. Lean body mass-body fat interrelationships in humans. Nutr Rev. 1987;45(8):225–31. PubMed PMID: 3306482.

45. Visser M, van Venrooij LM, Vulperhorst L, de Vos R, Wisselink W, van Leeuwen PA, et al. Sarcopenic obesity is associated with adverse clinical outcome after cardiac surgery. Nutr Metab Cardiovasc Dis. 2012;23:511–8. PubMed PMID: 22397879.

46. Oliveira RJ, Bottaro M, Junior JT, Farinatti PT, Bezerra LA, Lima RM. Identification of sarcopenic obesity in postmenopausal women: a cutoff proposal. Braz J Med Biol Res. 2011;44(11):1171–6. PubMed PMID: 22002095.

47. Baumgartner RN, Wayne SJ, Waters DL, Janssen I, Gallagher D, Morley JE. Sarcopenic obesity predicts instrumental activities of daily living disability in the elderly. Obes Res. 2004;12(12):1995–2004.

48. Monteiro MA, Gabriel RC, Sousa MF, Castro MN, Moreira MH. Temporal parameters of the foot roll-over during walking: influence of obesity and sarcopenic obesity on postmenopausal women. Maturitas. 2010;67(2):178–85. PubMed PMID: 20638802.

49. Bouchard D, Dionne IJ, Brochu M. Sarcopenic/obesity and physical capacity in older men and women: data from the nutrition as a determinant of successful aging (NuAge)-the Quebec Longitudinal Study. Obesity (Silver Spring). 2009;17(11):2082–8. PubMed PMID: 19373219.

50. Davison KK, Ford ES, Cogswell ME, Dietz WH. Percentage of body fat and body mass index are associated with mobility limitations in people aged 70 and older from NHANES III. J Am Geriatr Soc. 2002;50(11):1802–9.

51. Messier V, Karelis AD, Lavoie ME, Brochu M, Faraj M, Strychar I, et al. Metabolic profile and quality of life in class I sarcopenic overweight and obese postmenopausal women: a MONET study. Appl Physiol Nutr Metab. 2009;34(1):18–24. PubMed PMID: 19234581.

52. Prado CM, Wells JC, Smith SR, Stephan BC, Siervo M. Sarcopenic obesity: a critical appraisal of the current evidence. Clin Nutr. 2012;31:583–601. PubMed PMID: 22809635.

53. Senechal M, Bouchard DR, Dionne IJ, Brochu M. The effects of lifestyle interventions in dynapenic-obese post-

menopausal women. Menopause. 2012;19:1015–21. PubMed PMID: 22473250. Epub 2012/04/05. Eng.

54. Senechal M, Dionne IJ, Brochu M. Dynapenic abdominal obesity and metabolic risk factors in adults 50 years of age and older. J Aging Health. 2012;24(5):812–26. PubMed PMID: 22451528.

55. Campbell WW. Synergistic use of higher-protein diets or nutritional supplements with resistance training to counter sarcopenia. Nutr Rev. 2007;65(9):416–22. PubMed PMID: 17958209. Epub 2007/10/26. eng.

56. Narici MV, Flueck M, Koesters A, Gimpl M, Reifberger A, Seynnes OR, et al. Skeletal muscle remodeling in response to alpine skiing training in older individuals. Scand J Med Sci Sports. 2011;21 Suppl 1:23–8. PubMed PMID: 21679320.

57. Mangione KK, Miller AH, Naughton IV. Cochrane review: improving physical function and performance with progressive resistance strength training in older adults. Phys Ther. 2010;90(12):1711–5. PubMed PMID: 21123213.

58. Valenzuela T. Efficacy of progressive resistance training interventions in older adults in nursing homes: a systematic review. J Am Med Dir Assoc. 2012;13(5):418–28. PubMed PMID: 22169509.

59. Frontera WR, Meredith CN, O'Reilly KP, Knuttgen HG, Evans WJ. Strength conditioning in older men: skeletal muscle hypertrophy and improved function. J Appl Physiol. 1988;64(3):1038–44.

60. Nelson ME, Rejeski WJ, Blair SN, Duncan PW, Judge JO, King AC, et al. Physical activity and public health in older adults: recommendation from the American College of Sports Medicine and the American Heart Association. Circulation. 2007;116(9):1094–105. PubMed PMID: 17671236. Epub 2007/08/03. eng.

61. Cook SB, Clark BC, Ploutz-Snyder LL. Effects of exercise load and blood-flow restriction on skeletal muscle function. Med Sci Sports Exerc. 2007;39(10):1708–13. PubMed PMID: 17909396.

62. Fry CS, Glynn EL, Drummond MJ, Timmerman KL, Fujita S, Abe T, et al. Blood flow restriction exercise stimulates mTORC1 signaling and muscle protein synthesis in older men. J Appl Physiol. 2010;108(5):1199–209. PubMed PMID: 20150565. Pubmed Central PMCID: 2867530.

63. Suga T, Okita K, Morita N, Yokota T, Hirabayashi K, Horiuchi M, et al. Dose effect on intramuscular metabolic stress during low-intensity resistance exercise with blood flow restriction. J Appl Physiol. 2010;108(6):1563–7. PubMed PMID: 20360434.

64. Suga T, Okita K, Morita N, Yokota T, Hirabayashi K, Horiuchi M, et al. Intramuscular metabolism during low-intensity resistance exercise with blood flow restriction. J Appl Physiol. 2009;106(4):1119–24. PubMed PMID: 19213931.

65. Esmarck B, Andersen JL, Olsen S, Richter EA, Mizuno M, Kjaer M. Timing of postexercise protein intake is important for muscle hypertrophy with resistance training in elderly humans. J Physiol. 2001;535(Pt 1):301–11. PubMed PMID: 11507179. Epub 2001/08/17. eng.

66. Fiatarone MA, O'Neill EF, Ryan ND, Clements KM, Solares GR, Nelson ME, et al. Exercise training and nutritional supplementation for physical frailty in very elderly people. N Engl J Med. 1994;330(25):1769–75.

67. Symons TB, Sheffield-Moore M, Wolfe RR, Paddon-Jones D. A moderate serving of high-quality protein maximally stimulates skeletal muscle protein synthesis in young and elderly subjects. J Am Diet Assoc. 2009;109(9):1582–6. PubMed PMID: 19699838. Pubmed Central PMCID: 3197704.

68. Verschueren SM, Bogaerts A, Delecluse C, Claessens AL, Haentjens P, Vanderschueren D, et al. The effects of whole-body vibration training and vitamin D supplementation on muscle strength, muscle mass, and bone density in institutionalized elderly women: a 6-month randomized, controlled trial. J Bone Mineral Res. 2011;26(1):42–9. PubMed PMID: 20648661.

69. von Stengel S, Kemmler W, Engelke K, Kalender WA. Effect of whole-body vibration on neuromuscular performance and body composition for females 65 years and older: a randomized-controlled trial. Scand J Med Sci Sports. 2012;22(1):119–27. PubMed PMID: 20500555.

70. Candow DG, Forbes SC, Little JP, Cornish SM, Pinkoski C, Chilibeck PD. Effect of nutritional interventions and resistance exercise on aging muscle mass and strength. Biogerontology. 2012;13(4):345–58. PubMed PMID: 22684187.

71. Campbell WW, Trappe TA, Wolfe RR, Evans WJ. The recommended dietary allowance for protein may not be adequate for older people to maintain skeletal muscle. J Gerontol A Biol Sci Med Sci. 2001;56(6):M373–80. PubMed PMID: 11382798. Epub 2001/05/31. eng.

72. Lauque S, Arnaud-Battandier F, Mansourian R, Guigoz Y, Paintin M, Nourhashemi F, et al. Protein-energy oral supplementation in malnourished nursing-home residents. A controlled trial. Age Ageing. 2000;29(1):51–6. PubMed PMID: 10690696. Epub 2000/02/26. eng.

73. Paddon-Jones D, Sheffield-Moore M, Katsanos CS, Zhang XJ, Wolfe RR. Differential stimulation of muscle protein synthesis in elderly humans following isocaloric ingestion of amino acids or whey protein. Exp Gerontol. 2006;41(2):215–9. PubMed PMID: 16310330. Epub 2005/11/29. eng.

74. Pennings B, Boirie Y, Senden JM, Gijsen AP, Kuipers H, van Loon LJ. Whey protein stimulates postprandial muscle protein accretion more effectively than do casein and casein hydrolysate in older men. Am J Clin Nutr. 2011;93(5):997–1005. PubMed PMID: 21367943.

75. Fiatarone Singh MA. Exercise, nutrition, and the older woman: wellness for women over fifty. Boca Raton, FL: CRC; 2000.

76. Smith GI, Atherton P, Reeds DN, Mohammed BS, Rankin D, Rennie MJ, et al. Dietary omega-3 fatty acid supple-

mentation increases the rate of muscle protein synthesis in older adults: a randomized controlled trial. Am J Clin Nutr. 2011;93(2):402–12. PubMed PMID: 21159787. Pubmed Central PMCID: 3021432.

77. Dawson-Hughes B, Castaneda-Sceppa C, Harris SS, Palermo NJ, Cloutier G, Ceglia L, et al. Impact of supplementation with bicarbonate on lower-extremity muscle performance in older men and women. Osteoporos Int. 2010;21(7):1171–9. PubMed PMID: 19727904. Pubmed Central PMCID: 2888724.

78. Ottenbacher KJ, Ottenbacher ME, Ottenbacher AJ, Acha AA, Ostir GV. Androgen treatment and muscle strength in elderly men: a meta-analysis. J Am Geriatr Soc. 2006;54(11):1666–73. PubMed PMID: 17087692. Epub 2006/11/08. eng.

79. Borst SE. Interventions for sarcopenia and muscle weakness in older people. Age Ageing. 2004;33(6):548–55. PubMed PMID: 15385272. Epub 2004/09/24. eng.

80. Nass RM, Gaylinn BD, Rogol AD, Thorner MO. Ghrelin and growth hormone: story in reverse. Proc Natl Acad Sci U S A. 2010;107(19):8501–2. PubMed PMID: 20435917. Pubmed Central PMCID: 2889295.

81. Dionne IJ, Kinaman KA, Poehlman ET. Sarcopenia and muscle function during menopause and hormone-replacement therapy. J Nutr Health Aging. 2000;4(3):156–61. PubMed PMID: 10936902. Epub 2000/08/11. eng.

82. Villareal DT, Chode S, Parimi N, Sinacore DR, Hilton T, Armamento-Villareal R, et al. Weight loss, exercise, or both and physical function in obese older adults. N Engl J Med. 2011;364(13):1218–29. PubMed PMID: 21449785. Epub 2011/04/01. eng.

83. Mathus-Vliegen EM. Obesity management task force of the European Association for the Study of O. Prevalence, pathophysiology, health consequences and treatment options of obesity in the elderly: a guideline. Obes Facts. 2012;5(3):460–83. PubMed PMID: 22797374.

84. Villareal DT, Apovian CM, Kushner RF, Klein S. Obesity in older adults: technical review and position statement of the American Society for Nutrition and NAASO, The Obesity Society. Obes Res. 2005;13(11):1849–63.

85. Ross R, Dagnone D, Jones PJ, Smith H, Paddags A, Hudson R, et al. Reduction in obesity and related comorbid conditions after diet-induced weight loss or exercise-induced weight loss in men. A randomized, controlled trial. Ann Intern Med. 2000;133(2):92–103.

86. Ross R, Janssen I, Dawson J, Kungl AM, Kuk JL, Wong SL, et al. Exercise-induced reduction in obesity and insulin resistance in women: a randomized controlled trial. Obes Res. 2004;12(5):789–98. PubMed PMID: 15166299. eng.

87. Lambert CP, Wright NR, Finck BN, Villareal DT. Exercise but not diet-induced weight loss decreases skeletal muscle inflammatory gene expression in frail obese elderly persons. J Appl Physiol. 2008;105(2):473–8. PubMed PMID: 18535122. Pubmed Central PMCID: 2519937.

88. Miller SL, Wolfe RR. The danger of weight loss in the elderly. J Nutr Health Aging. 2008;12(7):487–91. PubMed PMID: 18615231.

89. Shea MK, Nicklas BJ, Houston DK, Miller ME, Davis CC, Kitzman DW, et al. The effect of intentional weight loss on all-cause mortality in older adults: results of a randomized controlled weight-loss trial. Am J Clin Nutr. 2011;94(3):839–46. PubMed PMID: 21775558. Epub 2011/07/22. eng.

# 第7章
# 老年人的肌肉代谢、营养和功能状态

**Douglas Paddon-Jones and Aaron P. Russell**

## 要点

- 肌少症的进展通常反映在体力活动的减少,而体力活动的减少导致了一个肌肉失用和健康问题的恶性循环。
- 尽管专业耐力型运动员只有很少的肌肉质量,但有氧运动本身不是一种抗合成代谢的活动。耐力训练可以增加线粒体和肌原纤维蛋白的合成。
- 合成代谢抵抗的特征是对诸如蛋白质摄取或运动等刺激的反应障碍。随着时间的推移,这可能是导致与年龄相关的肌肉质量和功能丧失的一个重要因素。
- 将人类临床干预与基础研究相结合,将最大程度增进我们对衰老期间肌肉质量和功能的调节和维持的理解。

**关键词** 肌少症・蛋白代谢・肌肉质量・营养・肌力和功能

## 引言

在过去的 50 年里,美国 65 岁以上的人口数量翻倍。预计到 2023 年将再翻一番,面临肌少症风险的成年人将显著增加,肌少症的特征是年龄相关的肌肉丢失,伴随躯体功能的下降[1]。肌肉质量的减少和功能减退通常被视为衰老带来的负面的但是不可避免的后果,在其早期阶段,很容易被细微的生活方式适应性改变所掩盖。然而,晚期肌少症是身体衰弱的同义词,与跌倒风险增加和日常生活能力受损有关[2,3]。在很多情况下,肌肉减少症的进展通常反映在体力活动的减少,而体力活动的减少导致了肌肉失用和健康问题的恶性循环,包括胰岛素功能受损、肌肉和骨量的流失加速、疲乏、运动控制和功能受损,以及发病率和死亡率的增加[4-6]。

多个研究团队都强调了肌肉质量和功能在肌少症定义中的重要性,因为它提供了一个预测临床结局和决定潜在干预措施的框架[1,7]。而肌肉减少的轨迹可能会受到任一负性事件或危机(如疾病、损伤、身体活动不足)的影响而大大加速,40 岁或 50 岁以后每 10 年肌肉质量减少 3%~8%[8]。肌肉力量和功能的变化,尽管并不是在所有情况下都直接与肌肉质量的变化成正比,但是它们有相似的变化趋势,60 岁以后肌肉质量减少更多(10 年减少约 3%)[9]。

越来越多的转化研究工作需要继续完善,以加强我们对肌少症的理解,提高我们设计和实施以预防和治疗为重点的干预措施的能力。本章的目的是研究临床医生和研究人员在认识或者治疗肌少症时面临的机遇和挑战。为此,我们将把重点放在研究肌肉蛋白代谢的调节和基于营养及运动的治疗策略,为所有其他疗法提供基础。

# 肌肉质量随年龄的变化规律

骨骼肌约占人体重量的 40%,在新陈代谢、姿势的维持和运动控制方面都起着关键的调节作用。骨骼肌在应对负荷和各种代谢压力的时候不断被重塑。肌肉质量的任何渐进性或者不受控制的减少都存在严重的健康风险,如降低生活质量、增加对职业或者家庭照护提供者的依赖。肌少症是美国老年人的第五大死因,对家庭成员和医疗保健系统造成重大的社会经济压力[3,7,10](图 7.1)。

骨骼肌的质量通过肌肉蛋白的合成和分解来调节[11,12]。大量的临床研究集中在运动和营养干预上,旨在刺激肌肉合成代谢,最终保持或增加年轻人和老年人的肌肉质量和功能[13-16]。在取得成效的同时,我们继续完善和改进肌肉减少症的预防和治疗策略。为了加深我们对营养和运动如何维护老年人的肌肉和功能的了解,最近的关注点已经转向了解细胞内信号的调节,肌肉的增长和分解[12,17,18]。了解这些调控信号很重要,因为肌肉蛋白质合成和分解之间的平衡即使发生很微小的变化,都可能导致肌肉组织在几年内发生显著的流失。

信号激素包括生长激素(growth hormone,GH)和胰岛素样生长因子 -1(insulin-like growth factor-1,IGF-1)以及蛋白激酶 B(Akt)、哺乳动物西罗莫司靶点(mammalian target of rapamycin,mTOR)和横纹肌的信号传导途径 Rho 信号激活剂 / 血清反应因子(striated muscle activator of Rho signaling/serum response factor,STARS/SRF),都与肌少症有关(图 7.2)营养和肌肉收缩如何影响年轻人和老年人群的这些生长调节途径尤其受到关注。通过理解这些关键的机制,我们也许能够提供有针对性的、有效的锻炼方案和营养策略,最终维持肌肉质量和功能。

## IGF-1/Akt-1 信号与肌肉质量

IGF-1 激活一系列细胞内信号级联反应,包括磷脂酰肌醇 3 激酶(phosphatidylinositol 3-kinase,PI3K)和调节肌肉增长的 Akt-1[19-21]。Akt-1 的下游靶点包括糖原合成酶激酶 -3β(glycogen synthase kinase-3β,GSK-3β)和 mTOR。Akt-1[22,23] 磷酸化 GSK-3β 释放对翻译起始因子 eIF2B 的抑制作用[24]。磷酸化和活化 mTOR 导致核糖体 p70$^{S6K}$ 的进一步磷酸化和活化,以及 PHAS-1/4E-BP1 的磷酸化[24]。p70$^{S6K}$ 和 PHAS-1/4E-BP1 的磷酸化分别激活了促进蛋白质合成和翻译起始的通路。因此,Akt-1/GSK-3b 和 Akt-1/mTOR 通路对肌肉增长和修复具有重要意义。另外,IGF-1/Akt 可以减少肌肉蛋白分解途径的活动[25]。Akt-1 磷酸化隔离在细胞质中的转录因子 FoXO 家族。这抑制了阿托金 -1/MAFbx 和 MuRF1 的 FoXO 转录[25],这两种调节剂都是骨骼萎缩的重要调节因子[26,27]。

在老化的人类骨骼肌中,观察到 IGF mRNA 的减少[28,29]。降低胰岛素样生长因子 -1 的水平可能会损害 Akt-1 对饮食或运动的反应能力。与年轻男性相比,观察到老年骨骼中总

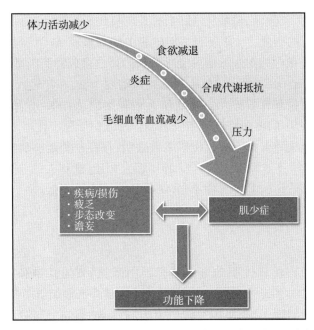

图 7.1 导致肌肉减少和身体功能下降的一连串级联生理变化

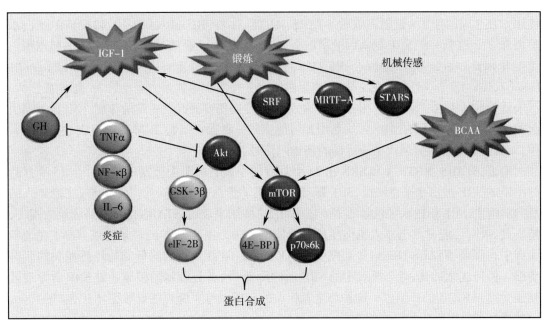

图 7.2 参与骨骼肌蛋白质合成及其随年龄的衰减的几种分子信号通路的潜在关系。胰岛素样生长因子-1（IGF-1）、运动和支链氨基酸（BCAA）是年轻人和老年人肌肉蛋白质合成的有效激活剂。这些因素可以激活几个上游目标，包括 Akt、mTOR 和 STARS，直接或间接地对肌肉增长产生积极影响。红圈表示那些已知的靶点，这些靶点在老年人的骨骼肌中下调或者对 IGF-1，锻炼和 BCAA 干预反应减弱。→，已知激活物；—，已知抑制剂。GH，生长激素；SRF，血清反应因子；MRTF-A，心肌素相关转录因子-A；STARS，横纹肌的信号传导途径 Rho 信号激活剂；TNFα，肿瘤坏死因子；NF-κβ，核因子激活的 B 细胞的 κ-轻链增强；IL-6，白介素-6；GSK-3β，糖原合成酶激酶-3；eIF-2B，真核起始因子 2B；4E-BP1，真核翻译起始因子 4E-结合蛋白 1；Akt，蛋白激酶 B；mTOR，哺乳动物西罗莫司靶蛋白；p70s6k，p70 核糖体蛋白 S6 激酶

Akt-1 蛋白水平升高[28]。然而,磷酸化 Akt-1 的升高与此不匹配。这一观察结果支持了在老年大鼠骨骼肌中进行的研究[30],并表明与年龄相关的骨骼肌 Akt-1 磷酸化效率降低。合成代谢刺激后,对 Akt-1 蛋白的无效激活可能导致肌肉蛋白合成和肌肉增长受损。

下游 GSK-3β 和 mTOR 通路是 Akt-1 独立刺激的两个轴,在年轻人和老年人的肌肉活检中对它们也进行了测量和比较[28,31]。在老年人中观察到总 GSK-3β 和磷酸化 GSK-3β 水平升高[28]。GSK-3β 蛋白库的增加可能是蛋白质翻译或蛋白质稳定性增加的结果,目的是为细胞提供维持蛋白质合成的来源。这些观察结果表明,存在一种能够磷酸化 GSK-3β 的机制,独立于 Akt-1,这种观察并非没有先例[32]。和年轻人相比,老年人的 mTOR 总蛋白和磷酸化蛋白水平及其下游的靶点 p70$^{S6k}$[31](而不是 4E-BP1[28])水平降低。

## STARS/SRF 信号

STARS 是一种肌肉特异性肌动蛋白结合蛋白,与肌节的 I- 带和肌动蛋白丝结合[33]。STARS 通过增加游离 G- 肌动蛋白与 F- 肌动蛋白丝的结合来增加肌动蛋白聚合[33]。结果,G-肌动蛋白对转录辅激活因子,心肌相关转录因子 -a(myocardin-related transcription factor-A,MRTF-a)的抑制被去除,允许 MRTF-a 的核移位和 SRF 转录的增强[34](见图 7.2)。STARS还能促进平滑肌细胞增殖[35],在未发表的研究中,我们观察到 c2c12 成肌细胞也有同样的作用。在 8 周的增肌 - 抗阻训练后,STARS,MRTF-A,和 SRF mRNA、RhoA 和核 SRF 蛋白水平增加[36]。这与一些 SRF 靶基因的增加有关:结构蛋白 α- 肌动蛋白[37]、运动蛋白肌球蛋白重链 Ⅱ a(myosin heavy chain type IIa,MHC Ⅱ a)和胰岛素样生长因子 -1(insulin-like growth factor-1,IGF-1)[38]。STARS 的 mRNA 和蛋白质水平在单次单腿耐力运动后 3h 也增加了[39]。有人认为 STARS 在稳定肌节、保护肌节免受机械性损伤方面起着一定的作用[33]。在收缩引起的机械应力作用下,STARS 的短暂增加可能提供一种保护机制,以降低肌节收缩损伤的风险,或者需要激活负责肌肉适应运动的细胞内信号。

最近,STARS、MRTF-A 和 SRF 在 24 个月龄的小鼠骨骼肌中被发现减少[40]。15 个月龄的小鼠的 SRF 蛋白水平也降低,SRF 靶基因 α- 肌动蛋白也随之降低[41]。同样,在老年人的肌肉活检中,SRF 蛋白水平也降低了[41]。总之,这些结果表明,STARS 信号通路成员的丧失,特别是 SRF,可能导致老年人肌肉质量和功能的丧失。由于 SRF 的转录靶点 IGF-1 在老年肌肉中也降低,STARS/SRF 信号通路受损可能导致 IGF-1 水平的降低和与年龄相关的肌肉萎缩。值得注意的是,老年肝脏中的 SRF 活性降低[42],并且转基因破坏肝脏 SRF 后导致肝功能受损和 IGF-1 的产生[43]。这种与衰老相关的 SRF 活性下降可能导致循环 IGF-1 的减少,因此扰乱了肌肉生长和再生的途径。

## 营养和肌肉代谢

许多导致肌少症的因素都是由行为上和 / 或生理上细微的负面变化诱发的,可能需要几年的时间来促使瘦组织或肌肉功能的大量流失[7]。因此,老年人对膳食的代谢反应变化引起了广泛的关注,吸引人们进行了大量的研究。在禁食和进食状态下,肌肉蛋白质的合成和分解是由控制一系列细胞内信号级联反应的不同的分子开关调节的。识别和了解这些分子开关可以优化饮食策略以维持肌肉的质量和功能。

合成代谢抵抗的特征是细胞对合成代谢刺激（如蛋白质摄取）的反应受损或减弱[31,44]。随着时间的推移，刺激净肌肉蛋白质合成代谢的能力长期缓慢地下降可能是导致肌肉质量和功能随增龄相关的损失的一个重要因素。最近，大多数研究使用分离氨基酸鸡尾酒[45-49]或乳清[50,51]或大豆蛋白[50-53]等营养干预，探索干预后肌肉蛋白质合成的变化。很多控制良好，单个的大量营养素研究清楚地显示了时间进程和肌肉蛋白质合成代谢的调节的年龄相关的急性差异。然而，越来越多的研究使用富含蛋白质的食物（如牛肉、乳制品）作为合成代谢刺激物，研究表明一顿饭中摄入适量到大量的蛋白质能有力地促进肌肉蛋白质的合成，且在年轻人和老年人的合成代谢标志物相似[54-56]。实际上，与年龄无关的肌肉蛋白质合成代谢增加的阈值似乎是一顿含有大约 25~30g 的蛋白质。然而，老年人，特别是那些久坐不动的人，对低蛋白膳食，甚至可能是含有蛋白质和碳水化合物的膳食，会出现迟钝的合成代谢反应[57,58]。这种潜在的蛋白质“阈值”反应符合老年人合成代谢抵抗的概念，是许多正在进行的研究的焦点。

必需氨基酸，特别是支链氨基酸（branched chain amino acids，BCAA），尤其是亮氨酸，直接激活哺乳动物西罗莫司（mammalian target of rapamycin，mTOR）信号通路的靶点[59]。mTOR 复合物由 mTORC1 和 mTORC2 组成，它们在调节肌蛋白合成中具有不同的作用。mTORC1 激活多种激酶，包括 S6 激酶（S6 kinase，S6K）和 eIF4E[60,61]。这个信号通路的激活增加了蛋白质的翻译，从而增加了蛋白质的合成。如前所述，在一些老年人中，胰岛素和氨基酸的合成代谢反应减弱，导致 mTOR 磷酸化减少，以及启动蛋白质翻译能力的下降[62,63]。在动物模型中也进行了类似的观察（例如，20 个月大的老鼠和 8 个月大的老鼠）[64]。老年人对胰岛素的血管舒张反应减弱也可能减少肌肉中可用氨基酸的数量[65]。

## 炎症与氧化应激

越来越多的老年人面临着肌肉减少性肥胖的风险，即脂肪质量的增加伴随着肌肉质量的减少。脂质积聚通过激活促炎因子，如肿瘤坏死因子 α（tumor necrosis factor alpha，TNF-α）和活化 B 细胞的核因子 - 卡帕轻链增强子（nuclear factor kappa-light-chain enhancer of activated B cells，NF-κB），对合成代谢信号传导具有明显的负作用[66]。TNF-α、NF-kB 和白介素 -6（IL-6）在老年人肌肉中增加[31,67]。TNF-α 可能通过减少肌肉蛋白质合成和 / 或增加蛋白质降解而对肌肉质量和功能产生负面影响[68]。炎症诱发的肌肉质量和功能的丧失是复杂的，还没有被完全理解。然而，TNF-α 是激活骨骼肌细胞凋亡的关键信号分子，已经证明细胞凋亡、炎症和氧化损伤在年龄相关的肌肉质量和力量的丧失中起着重要作用[69,70]。TNF-α 也能合成神经酰胺[71]，在老年人的肌肉中水平升高[72]。神经酰胺降低氨基酸利用率抑制 Akt，mTOR 和核糖体 S6 蛋白的激活[73,74]以及肌肉细胞蛋白合成的钝化[73]（见图 7.2）。

营养是一个关键的可修改的因素，能潜在地影响炎症、细胞凋亡、氧化损伤及神经酰胺水平。因此，理解营养摄入如何影响肌肉质量和功能的分子信号对制定适当的营养干预措施很重要。一种肿瘤坏死因子 -α 依赖的机制已经被证明可以减少脓毒症期间肌肉蛋白的合成，脓毒症是一种全身炎症的极端模型。这种机制由 mTOR、S6K 和 4E-BP1 的减少引起或者伴随[75]。炎症和 TNF-α 也可能通过降低生长激素（GH）和 IGF-1 对骨骼肌产生负面影响[76]（见图 7.2）。IGF-1 基因的转录是由 GH 通过 Janus 控制的激酶 -2（Janus kinase-2，JAK2）/ 信号转导和转录激活因子 -5b（signal transducer and activator of transcription-5b，STAT5b）信号途径[77,78]。老年肌肉中 IGF 水平的降低可能与 GH[79]循环水平的降低、GH 受体含量[28]或 GH 敏感性[80]有关。TNF-α 调节细胞因子信号传导 -3（SOCS3）[81]，后者能抑制 GH 信号传导至 JAK2 和 STAT5b[82,83]。在老年男性中，SOCS3 水平升高，尽管这与降低 STATb 磷酸化无关[28]。这表明，IGF-1mRNA 的年龄相关减少可能受 GH/SOCS3 途径的影响，但与 STAT5b 转录干扰无关。

# 锻炼

要了解锻炼的好处，首先考虑不锻炼的后果。久坐的生活方式无疑是导致肌肉减少的一个关键诱发因素[84]。将极缺乏运动卧床休息的研究清楚地表明，在很短的时间内，肌肉质量和功能能力可能会显著的丧失。此外，与年轻的人群相比，老年人的肌肉损失率要多得多[48,85]（例如，老年人 10 天卧床休息期间肌肉损失大于 1kg，而年轻人 28 天卧床休息期间肌肉损失为 0.5kg）。两个关键的负性适应是运动单位去神经支配和快肌 / Ⅱ型肌纤维的优先丢失。这两种变化都有可能降低产生肌肉力量的能力（即快速施力的能力），这是成功地进行许多日常生活活动和预防意外事件（如绊倒或摔倒）所必需的[86]。

运动诱发的细胞内应激是一种有效的合成代谢刺激。虽然健康的年轻人和老年人的基础（即禁食和休息）肌肉蛋白质合成率类似，比如营养，但一些老年人也可能对运动产生迟钝的合成代谢反应。造成这一现象的年龄相关因素尚不清楚；然而，对运动诱导蛋白合成的分子调控的研究已经揭示了一些问题。

## 抗阻运动

抗阻运动训练能有效增加老年人的肌肉质量和力量[87,88]。着眼于导致最终表型改变的早期适应性；在细胞培养模型[20]、啮齿动物[89]和人类[90]研究中已经证明，肌肉蛋白质合成需要激活 mTORC1 途径。在一次剧烈的抗阻运动之后，蛋白质合成在年轻人和老年人中以剂量依赖的方式增加[91,92]。然而，在许多情况下，在蛋白质合成方面增长的持续时间或幅度，老年受试者似乎略低[92]。在 4 个月的阻力训练后，观察到了与年龄相关的类似反应[93]。单次抗阻运动后老年人蛋白质合成减弱与 mTORC1（96）、p70S6K 和 4E-BP1[92]的激活受损有关（见图 7.2）。类似地，在已知可诱导肌肉生长的收缩刺激后，在老年大鼠骨骼肌中观察到 Akt/mTOR 信号的迟钝激活[94]。

## 耐力运动

尽管具有很好肌肉质量的专业耐力运动员（如马拉松运动员）的形象引人注目，但有氧运动本身不是一种抗合成代谢的活动。耐力训练可以增加线粒体和肌原纤维蛋白的合成[95]，而慢性耐力训练已经显示可以激活 mTOR 和刺激肌肉肥大[96]。这些积极的适应是重要的，因为线粒体的质量和功能往往随着年龄的增长而减少[97]。过氧化物酶体增殖物激

活受体 γ(Peroxisome proliferator activated receptor-gamma,PPARγ) 共激活因子 1α(PGC-1α) 是线粒体生物合成的关键调节因子[98]，并且在老化肌肉中水平降低[99]。PGC-1α 抑制活性氧(reactive oxygen species,ROS)[100] 的产生，其在小鼠中的过度表达可防止肌少症[101]。耐力运动上调 PGC-1α[102]，可能在维持衰老的肌肉质量中起作用，如 PGC-1α 还通过抑制叉头 (FoXO) 转录因子的转录活性来抑制溶酶体和蛋白酶体蛋白的降解[103]，后者已发现在衰老的人类[104] 和大鼠[105] 的肌肉中增加。

## 低强度活动

　　尽管某些类型的体力活动对身体虚弱的老年人或病人群体可能不切实际或在医学上禁止，但很明显，几乎任何形式的体力活动都比不活动或卧床休息更可取。许多研究报告称，在老年人进行高强度阻力运动训练后，肌肉质量和力量有了显著改善[106]。相反，在美国宇航局支持的 21 天卧床休息研究中，我们发现低强度的肌肉活动与身体活动减少比较也可以在很大程度上防止肌肉质量和功能的明显下降。具体来说，每天在特制的人体离心机上花费 1 小时(2.5 倍于足部重力)就足以维持肌肉蛋白质合成[107] 和部分维持下肢肌肉功能[86]。在临床环境中，越来越多的共识支持，即使是很短时间的低强度活动，如散步或简单的负重，也可能对健康有益。

## 运动与营养相结合

　　在几乎每一个急性肌肉代谢研究中，体力活动和蛋白质或氨基酸摄入的结合对骨骼肌蛋白质合成具有积极的、类似添加剂的作用[58]。在最近的一系列研究中，我们报道了年轻人和老年人两组队列在摄入单一富含蛋白质的膳食(如瘦牛肉)后，混合肌肉蛋白质合成增加 50%。当受试者在同一餐后立即完成一次简单的阻力运动(如腿部伸展运动)后，我们观察到在同一时间段内肌肉蛋白质合成进一步增加了 50%。

　　这一观察表明，衰老并不一定会削弱运动和一顿真正的富含蛋白质的大餐刺激肌肉蛋白质合成的能力，这对老年人来说无疑是令人鼓舞的消息。然而，如前所述，在某些情况下，很明显肌肉蛋白质合成代谢的变化幅度和 / 或时间进程可能因年龄而异。例如，在年轻人身上，在一次阻力运动后 1 小时后摄取 20g 必需氨基酸，显示在运动后的 1~3 小时内可以最大限度地增加肌肉蛋白质合成。在老年人中，肌肉蛋白质合成增加的幅度是相似的；然而，峰值直到运动后 3~6 小时才出现[91]。因此，虽然信号途径的许多元素(如 mTOR、S6K1、4E-BP1、eEF2)不受年龄的直接影响，但其他的信号途径(如 ERK1/2 信号和 AMPK 激活)可能反应较弱，从而导致老年人肌肉蛋白质合成增加延迟。

　　最后，虽然严格控制，急性研究可以提供大量有用的机制有关的数据[51,52,54]，但是它们往往不能反映实际的运动和 / 或饮食经验，也不能预测长期的结果(如肌肉质量或力量的变化)。此外，由于临床试验具有侵入性，涉及稳定同位素注射、肌肉活检和严格的运动测试等程序，参与试验的人往往局限于健康状况非常好的老年人，可能不代表广大的老龄人口。很明显，有必要展开转化性更高的研究方法来进行当前的急性机制性食物摄入研究，将其与长期的结果研究联系起来。

# 结论

肌少症对老年人群造成严重影响,并对医疗保健系统产生了相当大的影响。随着社会的老龄化和对生活水平和生活质量的不断追求,确定维持骨骼肌质量和功能的生活方式和治疗干预方法,仍是生物医学和健康研究的一个重点。采取多学科的研究方法,结合人类临床干预和动物模型和细胞的分子干预,利用对健康老龄化感兴趣的科学家的头脑和多样化的研究优势。这种方法将为增进我们对衰老过程中肌肉质量和功能的调节和维持的理解提供最好的机会。

（李思远　译　蒋佼佼　校）

# 参考文献

1. Morley JE, Abbatecola AM, Argiles JM, Baracos V, Bauer J, Bhasin S, et al. Sarcopenia with limited mobility: an international consensus. J Am Med Dir Assoc. 2011;12(6):403–9.
2. Evans W. Functional and metabolic consequences of sarcopenia. J Nutr. 1997;127(5 Suppl):998S–1003.
3. Mahoney J, Sager M, Dunham NC, Johnson J. Risk of falls after hospital discharge. J Am Geriatr Soc. 1994; 42(3):269–74.
4. Urso ML, Clarkson PM, Price TB. Immobilization effects in young and older adults. Eur J Appl Physiol. 2006;96(5):564–71.
5. Paddon-Jones D, Wolfe RR, Ferrando AA. Amino acid supplementation for reversing bed rest and steroid myopathies. J Nutr. 2005;135(7):1809S–12.
6. Clark BC, Pierce JR, Manini TM, Ploutz-Snyder LL. Effect of prolonged unweighting of human skeletal muscle on neuromotor force control. Eur J Appl Physiol. 2007;100(1):53–62.
7. Fielding RA, Vellas B, Evans WJ, Bhasin S, Morley JE, Newman AB, et al. Sarcopenia: an undiagnosed condition in older adults. Current consensus definition: prevalence, etiology, and consequences. International working group on sarcopenia. J Am Med Dir Assoc. 2011;12(4):249–56.
8. Evans WJ. Skeletal muscle loss: cachexia, sarcopenia, and inactivity. Am J Clin Nutr. 2010;91(4):1123S–7.
9. von Haehling S, Morley JE, Anker SD. An overview of sarcopenia: facts and numbers on prevalence and clinical impact. J Cachexia Sarcopenia Muscle. 2010;1(2):129–33.
10. Volpi E, Nazemi R, Fujita S. Muscle tissue changes with aging. Curr Opin Clin Nutr Metab Care. 2004;7(4): 405–10.
11. Wolfe RR. Regulation of muscle protein by amino acids. J Nutr. 2002;132(10):3219S–24.
12. Glass DJ. Signalling pathways that mediate skeletal muscle hypertrophy and atrophy. Nat Cell Biol. 2003; 5(2):87–90.
13. Campbell WW. Synergistic use of higher-protein diets or nutritional supplements with resistance training to counter sarcopenia. Nutr Rev. 2007;65(9):416–22.
14. English KL, Paddon-Jones D. Protecting muscle mass and function in older adults during bed rest. Curr Opin Clin Nutr Metab Care. 2010;13(1):34–9.
15. Evans WJ. Protein nutrition, exercise and aging. J Am Coll Nutr. 2004;23(6 Suppl):601S–9.
16. Koopman R. Dietary protein and exercise training in ageing. Proc Nutr Soc. 2011;70(1):104–13.
17. Fry CS, Drummond MJ, Glynn EL, Dickinson JM, Gundermann DM, Timmerman KL, et al. Aging impairs contraction-induced human skeletal muscle mTORC1 signaling and protein synthesis. Skelet Muscle. 2011;1(1):11.
18. Drummond MJ, McCarthy JJ, Sinha M, Spratt HM, Volpi E, Esser KA, et al. Aging and microRNA expression in human skeletal muscle: a microarray and bioinformatics analysis. Physiol Genomics. 2011;43(10):595–603.
19. Datta SR, Brunet A, Greenberg ME. Cellular survival: a play in three Akts. Genes Dev. 1999;13(22):2905–27.
20. Rommel C, Bodine SC, Clarke BA, Rossman R, Nunez L, Stitt TN, et al. Mediation of IGF-1-induced skeletal myotube hypertrophy by PI(3)K/Akt/mTOR and PI(3)K/Akt/GSK3 pathways. Nat Cell Biol. 2001; 3(11):1009–13.
21. Vivanco I, Sawyers CL. The phosphatidylinositol 3-Kinase AKT pathway in human cancer. Nat Rev Cancer. 2002; 2(7):489–501.
22. Jefferson LS, Fabian JR, Kimball SR. Glycogen synthase kinase-3 is the predominant insulin-regulated eukaryotic initiation factor 2B kinase in skeletal muscle. Int J Biochem Cell Biol. 1999;31(1):191–200.

23. Welsh GI, Stokes CM, Wang X, Sakaue H, Ogawa W, Kasuga M, et al. Activation of translation initiation factor eIF2B by insulin requires phosphatidyl inositol 3-kinase. FEBS Lett. 1997;410(2–3):418–22.

24. Rhoads RE. Signal transduction pathways that regulate eukaryotic protein synthesis. J Biol Chem. 1999; 274(43):30337–40.

25. Stitt TN, Drujan D, Clarke BA, Panaro F, Timofeyva Y, Kline WO, et al. The IGF-1/PI3K/Akt pathway prevents expression of muscle atrophy-induced ubiquitin ligases by inhibiting FOXO transcription factors. Mol Cell. 2004;14(3):395–403.

26. Bodine SC, Latres E, Baumhueter S, Lai VK, Nunez L, Clarke BA, et al. Identification of ubiquitin ligases required for skeletal muscle atrophy. Science. 2001;294(5547):1704–8.

27. Gomes MD, Lecker SH, Jagoe RT, Navon A, Goldberg AL. Atrogin-1, a muscle-specific F-box protein highly expressed during muscle atrophy. Proc Natl Acad Sci U S A. 2001;98(25):14440–5.

28. Leger B, Derave W, De Bock K, Hespel P, Russell AP. Human sarcopenia reveals an increase in SOCS-3 and myostatin and a reduced efficiency of Akt phosphorylation. Rejuvenation Res. 2008;11(1):163–175B.

29. Welle S. Cellular and molecular basis of age-related sarcopenia. Can J Appl Physiol. 2002;27(1):19–41.

30. Haddad F, Adams GR. Aging-sensitive cellular and molecular mechanisms associated with skeletal muscle hypertrophy. J Appl Physiol. 2006;100(4):1188–203.

31. Cuthbertson D, Smith K, Babraj J, Leese G, Waddell T, Atherton P, et al. Anabolic signaling deficits underlie amino acid resistance of wasting, aging muscle. FASEB J. 2005;19(3):422–4.

32. Hornberger TA, Stuppard R, Conley KE, Fedele MJ, Fiorotto ML, Chin ER, et al. Mechanical stimuli regulate rapamycin-sensitive signalling by a phosphoinositide 3-kinase-, protein kinase B- and growth factor-independent mechanism. Biochem J. 2004;380(Pt 3):795–804.

33. Arai A, Spencer JA, Olson EN. STARS, a striated muscle activator of Rho signaling and serum response factor-dependent transcription. J Biol Chem. 2002;277(27):24453–9.

34. Miralles F, Posern G, Zaromytidou AI, Treisman R. Actin dynamics control SRF activity by regulation of its coactivator MAL. Cell. 2003;113(3):329–42.

35. Troidl K, Ruding I, Cai WJ, Mucke Y, Grossekettler L, Piotrowska I, et al. Actin-binding rho activating protein (Abra) is essential for fluid shear stress-induced arteriogenesis. Arterioscler Thromb Vasc Biol. 2009;29(12): 2093–101.

36. Lamon S, Wallace MA, Leger B, Russell AP. Regulation of STARS and its downstream targets suggest a novel pathway involved in human skeletal muscle hypertrophy and atrophy. J Physiol. 2009;587(Pt 8):1795–803.

37. Carson JA, Schwartz RJ, Booth FW. SRF and TEF-1 control of chicken skeletal alpha-actin gene during slow-muscle hypertrophy. Am J Physiol. 1996;270(6 Pt 1):C1624–33.

38. Charvet C, Houbron C, Parlakian A, Giordani J, Lahoute C, Bertrand A, et al. New role for serum response factor in postnatal skeletal muscle growth and regeneration via the interleukin 4 and insulin-like growth factor 1 pathways. Mol Cell Biol. 2006;26(17):6664–74.

39. Wallace MA, Hock MB, Hazen BC, Kralli A, Snow RJ, Russell AP. Striated muscle activator of Rho signalling (STARS) is a PGC-1alpha/oestrogen-related receptor-alpha target gene and is upregulated in human skeletal muscle after endurance exercise. J Physiol. 2011;589(Pt 8):2027–39.

40. Sakuma K, Akiho M, Nakashima H, Akima H, Yasuhara M. Age-related reductions in expression of serum response factor and myocardin-related transcription factor A in mouse skeletal muscles. Biochim Biophys Acta. 2008;1782(7–8):453–61.

41. Lahoute C, Sotiropoulos A, Favier M, Guillet-Deniau I, Charvet C, Ferry A, et al. Premature aging in skeletal muscle lacking serum response factor. PLoS One. 2008;3(12):e3910.

42. Supakar PC, Roy AK. Role of transcription factors in the age-dependent regulation of the androgen receptor gene in rat liver. Biol Signals. 1996;5(3):170–9.

43. Sun K, Battle MA, Misra RP, Duncan SA. Hepatocyte expression of serum response factor is essential for liver function, hepatocyte proliferation and survival, and postnatal body growth in mice. Hepatology. 2009;49(5): 1645–54.

44. Rennie MJ, Wilkes EA. Maintenance of the musculoskeletal mass by control of protein turnover: the concept of anabolic resistance and its relevance to the transplant recipient. Ann Transplant. 2005;10(4):31–4.

45. Bohé J, Low A, Wolfe RR, Rennie MJ. Human muscle protein synthesis is modulated by extracellular, not intra-muscular amino acid availability: a dose-response study. J Physiol. 2003;552(Pt 1):315–24.

46. Ferrando AA, Paddon-Jones D, Hays NP, Kortebein P, Ronsen O, Williams RH, et al. EAA supplementation to increase nitrogen intake improves muscle function during bed rest in the elderly. Clin Nutr. 2010;29(1):18–23.

47. Paddon-Jones D, Sheffield-Moore M, Zhang XJ, Volpi E, Wolf SE, Aarsland A, et al. Amino acid ingestion improves muscle protein synthesis in the young and elderly. Am J Physiol Endocrinol Metab. 2004;286(3): E321–8.

48. Paddon-Jones D, Sheffield-Moore M, Urban RJ, Sanford AP, Aarsland A, Wolfe RR, et al. Essential amino acid and carbohydrate supplementation ameliorates muscle protein loss in humans during 28 days bedrest. J Clin Endocrinol Metab. 2004;89(9):4351–8.

49. Paddon-Jones D, Sheffield-Moore M, Katsanos CS, Zhang XJ, Wolfe RR. Differential stimulation of muscle protein synthesis in elderly humans following isocaloric ingestion of amino acids or whey protein. Exp Gerontol. 2006;41(2):215–9.

50. Katsanos CS, Chinkes DL, Paddon-Jones D, Zhang XJ, Aarsland A, Wolfe RR. Whey protein ingestion in elderly persons results in greater muscle protein accrual than ingestion of its constituent essential amino acid content. Nutr Res. 2008;28(10):651–8.

51. Pennings B, Boirie Y, Senden JM, Gijsen AP, Kuipers H, van Loon LJ. Whey protein stimulates postprandial muscle protein accretion more effectively than do casein and casein hydrolysate in older men. Am J Clin Nutr. 2011;93(5):997–1005.

52. Wilkinson SB, Tarnopolsky MA, Macdonald MJ, Macdonald JR, Armstrong D, Phillips SM. Consumption of fluid skim milk promotes greater muscle protein accretion after resistance exercise than does consumption of an isonitrogenous and isoenergetic soy-protein beverage. Am J Clin Nutr. 2007;85(4):1031–40.

53. Yang Y, Churchward-Venne TA, Burd NA, Breen L, Tarnopolsky MA, Phillips SM. Myofibrillar protein synthesis following ingestion of soy protein isolate at rest and after resistance exercise in elderly men. Nutr Metab (Lond). 2012;9(1):57.

54. Symons TB, Schutzler SE, Cocke TL, Chinkes DL, Wolfe RR, Paddon-Jones D. Aging does not impair the anabolic response to a protein-rich meal. Am J Clin Nutr. 2007;86(2):451–6.

55. Symons TB, Sheffield-Moore M, Wolfe RR, Paddon-Jones D. A moderate serving of high-quality protein maximally stimulates skeletal muscle protein synthesis in young and elderly subjects. J Am Diet Assoc. 2009;109(9):1582–6.

56. Phillips SM. Nutrient-rich meat proteins in offsetting age-related muscle loss. Meat Sci. 2012;92(3):174–8.

57. Volpi E, Mittendorfer B, Rasmussen BB, Wolfe RR. The response of muscle protein anabolism to combined hyperaminoacidemia and glucose-induced hyperinsulinemia is impaired in the elderly. J Clin Endocrinol Metab. 2000;85(12):4481–90.

58. Yang Y, Breen L, Burd NA, Hector AJ, Churchward-Venne TA, Josse AR, et al. Resistance exercise enhances myofibrillar protein synthesis with graded intakes of whey protein in older men. Br J Nutr. 2012;108:1780.

59. Anthony JC, Anthony TG, Kimball SR, Vary TC, Jefferson LS. Orally administered leucine stimulates protein synthesis in skeletal muscle of postabsorptive rats in association with increased eIF4F formation. J Nutr. 2000;130(2):139–45.

60. Fenton TR, Gout IT. Functions and regulation of the 70kDa ribosomal S6 kinases. Int J Biochem Cell Biol. 2011;43(1):47–59.

61. Meyuhas O, Dreazen A. Ribosomal protein S6 kinase from TOP mRNAs to cell size. Progr Mol Biol Trans Sci. 2009;90:109–53.

62. Guillet C, Prod'homme M, Balage M, Gachon P, Giraudet C, Morin L, et al. Impaired anabolic response of muscle protein synthesis is associated with S6K1 dysregulation in elderly humans. FASEB J. 2004;18(13):1586–7.

63. Rasmussen BB, Fujita S, Wolfe RR, Mittendorfer B, Roy M, Rowe VL, et al. Insulin resistance of muscle protein metabolism in aging. FASEB J. 2006;20(6):768–9.

64. Prod'homme M, Balage M, Debras E, Farges MC, Kimball S, Jefferson L, et al. Differential effects of insulin and dietary amino acids on muscle protein synthesis in adult and old rats. J Physiol. 2005;563(Pt 1):235–48.

65. Fujita S, Rasmussen BB, Cadenas JG, Grady JJ, Volpi E. Effect of insulin on human skeletal muscle protein synthesis is modulated by insulin-induced changes in muscle blood flow and amino acid availability. Am J Physiol Endocrinol Metab. 2006;291(4):E745–54.

66. Holland WL, Bikman BT, Wang LP, Yuguang G, Sargent KM, Bulchand S, et al. Lipid-induced insulin resistance mediated by the proinflammatory receptor TLR4 requires saturated fatty acid-induced ceramide biosynthesis in mice. J Clin Invest. 2011;121(5):1858–70.

67. Chung HY, Cesari M, Anton S, Marzetti E, Giovannini S, Seo AY, et al. Molecular inflammation: underpinnings of aging and age-related diseases. Ageing Res Rev. 2009;8(1):18–30.

68. Toth MJ, Matthews DE, Tracy RP, Previs MJ. Age-related differences in skeletal muscle protein synthesis: relation to markers of immune activation. Am J Physiol Endocrinol Metab. 2005;288(5):E883–91.

69. Phillips T, Leeuwenburgh C. Muscle fiber specific apoptosis and TNF-alpha signaling in sarcopenia are attenuated by life-long calorie restriction. FASEB J. 2005;19(6):668–70.

70. Carter CS, Hofer T, Seo AY, Leeuwenburgh C. Molecular mechanisms of life- and health-span extension: role of calorie restriction and exercise intervention. Appl Physiol Nutr Metab. 2007;32(5):954–66.

71. Mathias S, Pena LA, Kolesnick RN. Signal transduction of stress via ceramide. Biochem J. 1998;335(Pt 3):465–80.

72. Rivas DA, Morris EP, Haran PH, Pasha EP, Morais Mda S, Dolnikowski GG, et al. Increased ceramide content and NFkappaB signaling may contribute to the attenuation of anabolic signaling after resistance exercise in aged males. J Appl Physiol. 2012;113(11):1727–36.

73. Hyde R, Hajduch E, Powell DJ, Taylor PM, Hundal HS. Ceramide down-regulates System A amino acid transport and protein synthesis in rat skeletal muscle cells. FASEB J. 2005;19(3):461–3.

74. Peterson RT, Desai BN, Hardwick JS, Schreiber SL. Protein phosphatase 2A interacts with the 70-kDa S6 kinase and is activated by inhibition of FKBP12-rapamycinassociated protein. Proc Natl Acad Sci U S A. 1999;96(8):4438–42.

75. Lang CH, Frost RA. Sepsis-induced suppression of skeletal muscle translation initiation mediated by tumor necrosis factor alpha. Metab Clin Exp. 2007;56(1):49–57.

76. Roubenoff R. Catabolism of aging: is it an inflammatory process? Curr Opin Clin Nutri Metab Care. 2003;6(3):295–9.

77. Lupu F, Terwilliger JD, Lee K, Segre GV, Efstratiadis A. Roles of growth hormone and insulin-like growth factor 1 in mouse postnatal growth. Dev Biol. 2001;229(1):141–62.

78. Woelfle J, Rotwein P. In vivo regulation of growth hormone-stimulated gene transcription by STAT5b. Am J Physiol Endocrinol Metab. 2004;286(3):E393–401.

79. Zadik Z, Chalew SA, McCarter Jr RJ, Meistas M, Kowarski AA. The influence of age on the 24-hour integrated concentration of growth hormone in normal individuals. J Clin Endocrinol Metab. 1985;60(3):513–6.

80. Corpas E, Harman SM, Blackman MR. Human growth hormone and human aging. Endocr Rev. 1993; 14(1):20–39.

81. Emanuelli B, Peraldi P, Filloux C, Chavey C, Freidinger K, Hilton DJ, et al. SOCS-3 inhibits insulin signaling and is up-regulated in response to tumor necrosis factor-alpha in the adipose tissue of obese mice. J Biol Chem. 2001;276(51):47944–9.

82. Hansen JA, Lindberg K, Hilton DJ, Nielsen JH, Billestrup N. Mechanism of inhibition of growth hormone receptor signaling by suppressor of cytokine signaling proteins. Mol Endocrinol. 1999;13(11):1832–43.

83. Ram PA, Waxman DJ. SOCS/CIS protein inhibition of growth hormone-stimulated STAT5 signaling by multiple mechanisms. J Biol Chem. 1999;274(50):35553–61.

84. Rennie MJ. Anabolic resistance: the effects of aging, sexual dimorphism, and immobilization on human muscle protein turnover. Appl Physiol Nutr Metab. 2009;34(3):377–81.

85. Kortebein P, Symons TB, Ferrando A, Paddon-Jones D, Ronsen O, Protas E, et al. Functional impact of 10 days of bed rest in healthy older adults. J Gerontol A Biol Sci Med Sci. 2008;63(10):1076–81.

86. Caiozzo VJ, Haddad F, Lee S, Baker M, Paloski W, Baldwin KM. Artificial gravity as a countermeasure to microgravity: a pilot study examining the effects on knee extensor and plantar flexor muscle groups. J Appl Physiol. 2009;107(1):39–46.

87. Fiatarone MA, Marks EC, Ryan ND, Meredith CN, Lipsitz LA, Evans WJ. High-intensity strength training in nonagenarians. Effects on skeletal muscle. JAMA. 1990;263(22):3029–34.

88. Fiatarone MA, O'Neill EF, Ryan ND, Clements KM, Solares GR, Nelson ME, et al. Exercise training and nutritional supplementation for physical frailty in very elderly people. N Engl J Med. 1994;330(25):1769–75.

89. Bodine SC, Stitt TN, Gonzalez M, Kline WO, Stover GL, Bauerlein R, et al. Akt/mTOR pathway is a crucial regulator of skeletal muscle hypertrophy and can prevent muscle atrophy in vivo. Nat Cell Biol. 2001;3(11):1014–9.

90. Drummond MJ, Fry CS, Glynn EL, Dreyer HC, Dhanani S, Timmerman KL, et al. Rapamycin administration in humans blocks the contraction-induced increase in skeletal muscle protein synthesis. J Physiol. 2009;587(Pt 7):1535–46.

91. Drummond MJ, Dreyer HC, Pennings B, Fry CS, Dhanani S, Dillon EL, et al. Skeletal muscle protein anabolic response to resistance exercise and essential amino acids is delayed with aging. J Appl Physiol. 2008;104(5): 1452–61.

92. Kumar V, Selby A, Rankin D, Patel R, Atherton P, Hildebrandt W, et al. Age-related differences in the dose-response relationship of muscle protein synthesis to resistance exercise in young and old men. J Physiol. 2009;587(Pt 1):211–7.

93. Kosek DJ, Kim JS, Petrella JK, Cross JM, Bamman MM. Efficacy of 3 days/wk resistance training on myofiber hypertrophy and myogenic mechanisms in young vs. older adults. J Appl Physiol. 2006;101(2):531–44.

94. Funai K, Parkington JD, Carambula S, Fielding RA. Age-associated decrease in contraction-induced activation of downstream targets of Akt/mTor signaling in skeletal muscle. Am J Physiol Regul Integr Comp Physiol. 2006;290(4):R1080–6.

95. Wilkinson SB, Phillips SM, Atherton PJ, Patel R, Yarasheski KE, Tarnopolsky MA, et al. Differential effects of resistance and endurance exercise in the fed state on signalling molecule phosphorylation and protein synthesis in human muscle. J Physiol. 2008;586(Pt 15):3701–17.

96. Mascher H, Andersson H, Nilsson PA, Ekblom B, Blomstrand E. Changes in signalling pathways regulating protein synthesis in human muscle in the recovery period after endurance exercise. Acta Physiol (Oxf). 2007;191(1):67–75.

97. Picard M, Ritchie D, Wright KJ, Romestaing C, Thomas MM, Rowan SL, et al. Mitochondrial functional impairment with aging is exaggerated in isolated mitochondria compared to permeabilized myofibers. Aging Cell. 2010;9(6):1032–46.

98. Scarpulla RC, Vega RB, Kelly DP. Transcriptional integration of mitochondrial biogenesis. Trends Endocrinol Metab. 2012;23(9):459–66.

99. Short KR, Vittone JL, Bigelow ML, Proctor DN, Rizza RA, Coenen-Schimke JM, et al. Impact of aerobic exercise training on age-related changes in insulin sensitivity and muscle oxidative capacity. Diabetes. 2003;52(8): 1888–96.

100. St-Pierre J, Drori S, Uldry M, Silvaggi JM, Rhee J, Jager S, et al. Suppression of reactive oxygen species and neurodegeneration by the PGC-1 transcriptional coactivators. Cell. 2006;127(2):397–408.

101. Wenz T, Rossi SG, Rotundo RL, Spiegelman BM, Moraes CT. Increased muscle PGC-1alpha expression protects from sarcopenia and metabolic disease during aging. Proc Natl Acad Sci U S A. 2009;106(48):20405–10.

102. Russell AP. PGC-1alpha and exercise: important partners in combating insulin resistance. Curr Diabetes Rev. 2005;1(2):175–81.

103. Brault JJ, Jespersen JG, Goldberg AL. Peroxisome proliferator-activated receptor gamma coactivator 1alpha or 1beta overexpression inhibits muscle protein degradation, induction of ubiquitin ligases, and disuse atrophy. J Biol Chem. 2010;285(25):19460–71.

104. Welle S, Brooks AI, Delehanty JM, Needler N, Thornton CA. Gene expression profile of aging in human muscle. Physiol Genomics. 2003;14(2):149–59.

105. Machida S, Booth FW. Increased nuclear proteins in muscle satellite cells in aged animals as compared to young growing animals. Exp Gerontol. 2004;39(10):1521–5.

106. Shackelford LC, LeBlanc AD, Driscoll TB, Evans HJ, Rianon NJ, Smith SM, et al. Resistance exercise as a countermeasure to disuse-induced bone loss. J Appl Physiol. 2004;97(1):119–29.

107. Symons TB, Sheffield-Moore M, Chinkes DL, Ferrando AA, Paddon-Jones D. Artificial gravity maintains skeletal muscle protein synthesis during 21 days of simulated microgravity. J Appl Physiol. 2009;107(1):34–8.

# 第8章

# 营养在预防和治疗认知下降中的作用

**Grace E. Giles, Kristen E.D'Anci, and Robin B.Kanarek**

## 要点

- 流行病学研究表明,包括维生素 B、维生素 D、多酚和 ω-3 脂肪酸在内的营养素的摄入与增强老年人认知功能有关。
- 随机对照试验提供了混合的证据,表明营养素补充会减慢年龄相关认知功能下降的进程。
- 地中海饮食等饮食可能有助于减缓认知功能下降。

**关键词** 衰老·认知功能·阿尔茨海默病·维生素 B·维生素 D·多酚·水果·茶·巧克力·ω-3 多不饱和脂肪酸·地中海饮食

## 引言

衰老通常伴随着认知变化,变化方向取决于具体的认知领域。例如,知识和程序记忆保持相对无损,而选择性注意力、处理速度、工作记忆和情节记忆经常随着年龄的增长而下降[1-3]。认知功能下降不仅伴随着正常的衰老,而且可以作为更严重的认知问题的早期指标,包括阿尔茨海默病和其他形式的痴呆[4]。在老年人中,轻度认知障碍的患病率估计为 16%,而阿尔茨海默病的患病率估计为 13%,所有形式的痴呆症的患病率为 46%[5-7]。

然而,认知功能下降并非衰老的必然结果。相反,认知功能可能受多种生活方式的影响,包括营养素的摄入[8]。例如,如本章所述,有证据表明个别营养素(如维生素 $B_6$、维生素 $B_{12}$、叶酸和维生素 D)以及含有植物化学物质和脂肪酸的食物可能会缓解与年龄有关的认知功能下降。

已采用 3 种类型的研究设计来评估营养对认知老化的影响:横断面研究、前瞻性研究和随机对照试验。横断面研究评估了某个时间点营养与认知之间的关联。因此,这些研究提供了营养素摄入与认知行为之间关系的瞬时图景。但是,他们无法提供有关营养对认知功能的长期影响这一重要问题的信息。相比之下,前瞻性研究确定了初始营养状况对以后认知结果的作用。使用这种方法,可以评估营养素摄入随时间变化对智力的影响[9,10]。作为这些方法的一个例子,Kalmijn 及其同事(1997)进行了一项横断面研究和一项前瞻性研究,前者评估了基线多不饱和脂肪酸摄入与老年男性认知功能之间的关系,后者评估了基线脂肪酸的摄入是否能预测 1~3 年后认知功能下降[11]。

流行病学研究的发现提供了很多有用的信息,它们为营养与认知行为之间的潜在关联提供了线索。但是,由于流行病学研究设计的本质是相关性研究,因此不能用于得出有关特定营养素或食物对行为影响的因果结论。例如,鱼类摄入与认知功能之间的正相关关系不能解释为增加鱼类消耗量将改善老年人的心理功能或防止认知能力下降。与食用较少鱼类的老年人相比,食用较多鱼类的老年人可能饮食更健康,教育水平更高和 / 或身体活动更多。其次,流行病学研究通常使用食物频率调查表(Food Frequency Questionnaires,FFQ)或 24 小时食物回忆来量化食物摄入量。但是,众所周知,每天的食物摄入量存在很大差异,记忆问题,尤其是老年人,可能会降低食物摄入量收集结果的准确性[12,13]。由于后一个原因,一些研究已经使用血液中营养素或其他生物标志物的水平来衡量营养素状态。

与流行病学研究相反,直接评估膳食补充剂对行为影响的随机双盲安慰剂对照试验(randomized double-blind,placebo-controlled trials,RCTs)或许可以确定饮食与认知之间的因果关系。但是,这些研究也有局限性。例如,确定要研究的营养素(如维生素 $B_6$ 或叶酸)有益于认知的合适的剂量通常很困难。某些营养素含量极低可能与难以执行认知任务有关。随着营养摄入量的增加,智力功能会改善,直到获得最佳表现。此外,营养素的增加可能没有作用,或者在某些情况下,还可能导致中毒和认知损害[14]。补充营养素时间的长短,以及营养素是单独提供还是与其他营养素结合使用,也会影响 RCT 的结果[14]。

比较 RCT 评估营养素对老年人认知功能的作用时,还必须考虑研究人群。在整个研究中,人群因多种因素而异,包括总体健康状况、药物使用、年龄、认知功能下降程度、认知问题的持续时间以及是否存在疾病(例如胃肠道疾病)或可能干扰营养素的吸收的药物。进行随机对照试验时要考虑的另一个因素是参与者的基线营养状况。一些 RCT 研究了摄入最佳剂量营养素对个体认知功能的影响,而另一些则研究了摄入低于最佳剂量营养素对个体认知功能的影响。

需要强调的是,认知功能不是一个统一的概念,而是可以分为多个领域,包括注意力、情景记忆、语义记忆、空间定向、决策和执行功能。不幸的是,对于所研究的认知领域或所使用的特定认知测验,研究之间几乎没有一致性[15]。

实际上,Macready 及其同事(2010)在最近的系统评价中纳入 39 个 RTC 评估了类黄酮和微量营养素对认知功能的影响,其中使用了 121 种不同的认知测试。他们还指出,尽管 RCT 较好地评价了某些认知领域(如工作记忆、执行功能和整体性认知功能),但其他领域(如心理运动处理速度、知觉、情节性记忆和程序性记忆)受到的关注却很少。此外,尽管一些研究人员仅探索了营养素对一个认知领域的影响,但其他研究人员却使用一项或多项认知任务来测量营养素对多个认知领域的影响[15]。

用于评估整体认知功能和量化与年龄相关的认知能力下降的最常见的量表是简易精神状态检查(Mini-Mental State Examination,MMSE),MMSE 评估了包括记忆,注意力和意识等在内的多个认知领域,并最后给出一个综合总分[16]。分数从 0 到 30,在 65 岁以上的成年人中平均分数为 27。据估计,阿尔茨海默病发病后,评分每年下降 3~4 分[17]。尽管 MMSE 已被广泛用于检测营养和认知的 RCT,但人们仍质疑该测试是否足够灵敏以揭示与饮食补充有关的细微认知变化[15]。其他常用的认知测评量表包括顺序和逆序的数字广度测试、Stroop 色彩测试、连线测试、Ray 图像任务等,一些文献[15,18]总结了老年精神领域常用的认知评估工具。

最后,应该记住的是,大脑损害发生的时间可能早于认知能力下降的外在迹象,并且在评估营养素的作用时,大脑可能已发生了不可逆转的变化。

## 维生素 B

研究表明,维生素 $B_6$、维生素 $B_{12}$、和叶酸的严重缺乏与神经和心理功能受损有关,从而支持了这些维生素对大脑正常活动的重要性。尽管在美国很少出现严重的 B 族维生素缺乏症,但由于食欲下降、与药物的相互作用以及与年龄相关的这些维生素的吸收减少,老年人中轻度亚临床 B 族维生素缺乏症并不少见[19-23]。已有假设认为,这些亚临床 B 族维生素缺乏症可能通过损伤对正常脑功能至关重要的甲基化反应而导致与年龄相关的认知功能下降和痴呆症的最终发展[22,24-26]。

更具体地说,维生素 $B_6$ 和 $B_{12}$ 以及叶酸是一碳代谢循环的关键组成部分。简而言之,必需氨基酸蛋氨酸被转化为 S- 腺苷蛋氨酸(S-adenosyl-methionine,SAM)。SAM 是许多反应(包括肌酸合成,神经递质合成和分解代谢以及 DNA 合成)中的主要甲基供体,并且是大脑活动所需甲基的唯一供体[27-29]。SAM 甲基后转化为 S- 腺苷同型半胱氨酸(S-adenosylhomocysteine,SAH),随后被水解为含硫氨基酸同型半胱氨酸。同型半胱氨酸再循环到蛋氨酸中,这是一种需要叶酸和 $B_{12}$ 参与的甲基化反应,或通过 $B_6$ 依赖性反应催化到氨基酸半胱氨酸中。在叶酸或维生素 $B_{12}$ 缺乏症中,同型半胱氨酸再甲基化为蛋氨酸及其随后转化为 SAM 的能力受到损害。维生素 $B_{12}$ 和叶酸在甲基化过程中紧密相连,因此 $B_{12}$ 缺乏会导致继发性叶酸缺乏。为了将同型半胱氨酸转化为蛋氨酸,维生素 $B_{12}$ 与蛋氨酸合酶结合,并接受叶酸中的甲基[作为 5- 甲基四氢叶酸(5-methyl tetrahydrofolate,5- 甲基 THF)]。没有维生素 $B_{12}$,5- 甲基 THF 会被“困住”,无法参与下游的反应(即 DNA 合成)[30]。由于缺乏维生素 $B_6$,同型半胱氨酸清除能力也受到损害。因此,叶酸、维生素 $B_6$ 和 / 或 $B_{12}$ 的缺乏同时会出现高水平的同型半胱氨酸。

据推测,同型半胱氨酸水平升高可能具有神经毒性,并且可能是脑血管疾病的病因,包括卒中和血管性痴呆[25,31,32]。为了支持这一假设,许多研究(但不是全部[33])发现,高同型半胱氨酸水平的个体比低水平的个体显示出更大的年龄相关认知缺陷和痴呆风险[25,34-37]。此外,一些横断面研究发现,阿尔茨海默病患者的总同型半胱氨酸水平明显高于年龄相匹配的住院对照组或健康的社区居住老年人[38-40]。例如,在一项纵向研究中,阿尔茨海默病患者的同型半胱氨酸水平增高与较高的海马萎缩的进展程度以及下降的 MMSE 评分相关[41]。此外,最近使用磁共振成像对健康参与者进行的研究发现,血浆同型半胱氨酸水平与大脑大小之间存在反比关系[42]。

Goodwin 及其同事于 1983 年提供了初步的流行病学证据,证实了老年人维生素 B 的状态与认知功能之间的关系,他们报告说,健康的老年人群中,维生素 $B_{12}$、叶酸、维生素 E 和核黄素摄入较低或血液中维生素 $B_{12}$、叶酸、维生素 E 和核黄素的水平较低者,其在记忆力和抽象思维方面的测试的表现要比摄取或血液中维生素含量较高的老年人差[43]。许多后续的横断面研究已经证实了这一最初发现,维生素 B 含量低伴或不伴高同型半胱氨酸水平的个体,在认知任务上的表现要比营养充足的同伴更差[34,44-47]。此外,其他横断面研究还发现,阿尔茨海默病患者的血清 B 维生素水平低于未患此病的患者,此外,缺乏的严重程度与疾病的严重程度有关[25,26,35,48-55]。

多项前瞻性研究的结果表明,维生素 B 状况和认知功能下降成反比,与血液中维生素 B 含量较高的人相比,血液中维生素 B 最初含量较低的人表现出更高的后续认知障碍和痴呆风险。例如 Tucker 和同事(2005)报告说,在 3 年的时间里,低水平的 B 族维生素预示着认知能力下降[47]。然而,其他研究发现维生素 B 的状态与随后的痴呆风险之间没有关联[56-58]。

需要强调的是,由于研究在许多变量(例如维生素补充剂的确切组成、补充时间、使用的认知测验、参与者的年龄、健康状况、营养状况和其他混杂变量,如社会经济状况、吸烟和体育锻炼)方面存在广泛差异,因此难以在整个研究中比较补充维生素 B 在调节与年龄有关的认知下降中的作用[58]。此外,最近的研究表明,遗传因素可能参与了认知功能和 B 维生素状态之间的相互作用。例如,Vogiatzoglou 等(2013)发现,在营养良好的健康老年人中,低水平维生素 $B_{12}$ 对认知功能的有害影响在携带 APOEε4 等位基因的个体中更为明显,这是阿尔茨海默病的首个遗传危险因素[59]。

虽然尚未确定同型半胱氨酸是否会导致认知功能下降,但维生素 B、同型半胱氨酸和认知之间的关系已得到深入研究并在其他地方进行了综述[25,31,32]。通常,低维生素 B 状态伴有或不伴有高同型半胱氨酸会导致较差的认知结果[34,44-47]以及阿尔茨海默病[52-55],尽管许多研究表明维生素 B 水平与同型半胱氨酸之间存在反比关系,但并非所有研究都显示出明确的维生素 B 水平与老年人更好的认知能力之间呈正相关[57]。但是,研究基因 - 营养相互作用的最新工作为探究影响维生素 B 状况与认知功能之间的关系的重要因素提供了新的思路。下面讨论的是一些更广泛研究的基因 - 营养相互作用,但该领域还在不断发展。

## APOEε4 基因型与维生素 B 的相互作用

载脂蛋白 E(apolipoprotein E,APOE)ε4 等位基因的携带者患阿尔茨海默病的机会增加。APOEε4 等位基因的存在还与认知障碍的早期起病有关。但是,APOEε4 等位基因的存在并不意味着一个人一定会发展为阿尔茨海默病。饮食,运动和吸烟等生活方式因素可能会影响疾病的病因和进展。

最近的工作检查了 APOEε4 基因型、维生素 B 状态和阿尔茨海默病之间的关系。部分研究表明,APOEε4 状态和维生素 B 状态在认知表现中存在相互作用,因此 APOEε4 等位基因的携带者可能更容易出现高同型半胱氨酸或低维生素 B 带来的负面后果。然而,尚不清楚 APOEε4 状态、维生素 B 状态和认知功能之间的关系是否与脑功能直接相关,还是心血管疾病风险增加的间接结果[60,61]。

横截面数据显示,相对于非携带者,在 APOEε4 等位基因的携带者中,较高的维生素 $B_{12}$ 状态与认知功能更密切相关[62],并且在 APOEε4 携带者中高同型半胱氨酸与较差认知功能相关程度更高[63]。在 Hordaland 同型半胱氨酸研究中[59],维生素 $B_{12}$ 的状态与认知功能呈正相关。尤其是,相对于非携带者,在 APOEε4 携带者中,更高水平的维生素 $B_{12}$ 与更好的整体认知有关。但是,纵向研究显示 APOEε4 基因型对结果的影响要弱的多。而布朗等人的研究(2011)显示在横断面调查中 APOEε4 状况、维生素 B 状况和认知功能之间存在相关性,但在随访 7 年后发现仅 APOEε4 携带、低维生素 $B_6$ 和词语认知任务之间存在显著关系[64]。

其他研究表明,对比相匹配的对照组,在轻度认知障碍患者中更经常观察到存在 APOEε4 等位基因、高同型半胱氨酸和低叶酸的情况,但这些因素不能预测后面的痴呆发展[61]。亚甲基四氢叶酸还原酶(methyltetrahydrofolate reductase,MTHFR)C677T 基因多态性也可能在 APOEε4 基因型与 B 维生素状态之间的关系中起重要作用,下文将详细讨论。虽然 MTHFR 基因型的分布似乎与 APOEε4 基因型无关,但一些研究表明,APOEε4 等位基因和 MTHFR TT 多态性的存在可能加重维生素 B 缺乏的影响。例如,与轻度认知障碍或正常对照组患者相比,阿尔茨海默病患者的同型半胱氨酸水平更高,在存在 MTHFR TT 基因型和低叶酸状态的情况下,这种现象更明显[65]。此外,一些研究表明,尽管阿尔茨海默病患者的总同型半胱氨酸含量可能升高,但低密度脂蛋白胆固醇的高水平与阿尔茨海默病认知能力之间的关系可能比维生素 B[60]更强。这些研究表明需要进一步阐明 APOEε4 基因型、营养状况和认知功能减退之间关系的性质。

## 亚甲基四氢叶酸还原酶(MTHFR)基因型

最近关于叶酸水平与甲基四氢叶酸还原酶(MTHFR)基因多态性之间的基因 – 营养相互作用的研究表明,具有 MTHFR 677T 等位基因(CT 或 TT)的个体利用叶酸的效率较低,特别是在从 5,10- 亚甲基 THF 到 5- 甲基 THF 这一步,因此可能比具有 MTHFR 677 CC 基因型需要的叶酸补充量更高。在美国,叶酸强化是强制性的,叶酸缺乏率相对较低。但是,TT 基因携带者在低叶酸状态下,其清除同型半胱氨酸能力受损最明显[66]。

许多流行病学研究提供的数据表明,不良的维生素 B 状况可能会导致与年龄有关的痴呆发展。但是,比较补充维生素 B 与安慰剂对认知后果影响的 RCT 的结果表明,使用维生素 B 对抗与年龄有关的认知下降的作用有限。此外,尽管高同型半胱氨酸与认知障碍之间的联系已得到广泛研究,但证据并不完整。目前,数据支持这样的假设:高同型半胱氨酸而不是疾病的起因,可以作为病理过程的生物标记。最后,随着科学的发展,我们对维生素 B 更大领域中遗传因素的重要性有更好的理解。

# 维生素 D

维生素 D(有时也称为"阳光维生素")是一种脂溶性类固醇激素,当来自太阳的紫外线 B 射线到达皮肤时,由 7- 脱氢胆固醇天然合成的。可以从脂肪含量丰富的鱼类(例如鲑鱼、鲭鱼和金枪鱼)、鱼油、牛肝和蛋黄,以及从富含维生素的乳制品和谷物中获取少量维生素 D。另外,许多人以膳食补充剂的形式获得维生素 D[67]。无论是从阳光下获取还是从食物或补品中获取的维生素 D 都是具有生理惰性的,直到在肝脏中转化为 25- 羟基维生素 D[25-hydroxyvitamin D,25(OH)D],接着在肾脏中转化为维生素 1,25- 二羟基维生素的活性形式 D[1,25-dihydroxyvitamin D,1,25(OH)2D]。由于它代表了一种可靠且相对稳定的生物利用度量度,因此通常将以 ng / mL 或 nmole / L 表示的 25(OH)D 血清水平用作维生素 D 状态的指标。但是,应该指出的是,各国间测量维生素 D 的技术并不一致,这使制定维生素国际指南的工作变得混乱[68]。

目前,关于 25(OH)D 的最佳血清水平尚无明确共识。但是,大多数专家认为最低含量必须在 50~75nmol/L 25(OH)D 之间有益于身体健康[69-71]。如果使用这个标准作为参考,世界上很大一部分人口的维生素 D 水平低于这个推荐水平(低维生素 D 血症)。由于饮食中维生素 D 含量不足,维生素的代谢能力降低,以及暴露在阳光下有限,老年人尤其容易出现维生素 D 缺乏[67,69,71,72]。

维生素 D 以其在合成和维持强壮骨骼方面的作用而闻名。维生素 D 有助于胃肠道对钙的吸收,并保持足够的血清钙和磷酸盐水平,以使骨骼正常矿化。在儿童中,维生素 D 缺乏症与佝偻病有关,其以骨骼软化和变形为特征。而在成年人中,维生素 D 缺乏会导致骨软化症,其症状包括骨痛以及骨骼和肌肉无力[67,71]。最近的研究强调了以下事实:维生素 D 缺乏症还会增加许多与年龄有关的疾病的风险,包括心血管疾病、代谢综合征、2 型糖尿病、卒中和癌症[70,73,74]。

在本章中特别重要的是,越来越多的证据表明维生素 D 对神经系统的正常功能至关重要,维生素 D 缺乏可能会导致与年龄有关的认知行为下降。维生素 D 在调节神经系统活动中的重要性的最初迹象来自描述维生素 D 受体(vitamin D receptors,VDR)以及整个大脑和脊髓中合成维生素活性形式所需的酶的研究。在神经元和神经胶质细胞中都发现 VDR 的表达,特别是在与认知行为有关的大脑区域,包括皮质、海马、丘脑、基底神经节、下丘脑和杏仁核[75]。

研究表明,动物妊娠期间维生素 D 缺乏会造成子代动物的大脑出现形态学变化,包括比对照组后代有更大的大脑、皮质层变薄以及侧脑室增大[76],这为 VDR 对脑功能的重要性提供了支持证据。这些大脑结构的变化与学习和记忆的离散变化有关,例如潜在的抑制的减弱和习惯化的减少[77]。同样,VDR 基因敲除小鼠在大脑功能和认知行为方面表现出异常,包括高焦虑、异常修饰行为、筑巢受损和母性行为异常[78,79]。

维生素 D 在神经系统中起多种作用。例如,维生素对于调节许多神经递质(如多巴胺、5- 羟色胺、儿茶酚胺和乙酰胆碱)的合成以及上调几种神经营养因子(如神经生长因子和神经胶质细胞系)的合成很重要。神经营养因子促进神经元和神经胶质细胞的发育和存活[75,80]。动物实验表明,维生素 D 的使用减少了由神经损伤引起的神经元损伤,以及防止海马神经元因压力引起的凋亡,帮助建立维生素的神经保护作用。此外,维生素 D 同时具有抗氧化和抗炎特性。关于衰老,有人提出维生素 D 可防止海马衰老引起的炎症变化,并减少衰老的海马生物标志物[81,82]。此外,最近的研究表明,注射维生素 D 不仅可以缓解与年龄有关的炎症状态变化,而且可以减少在老年动物中发现的记忆障碍[83]。维生素 D 还可刺激吞噬功能,增强淀粉样 β 的清除,淀粉样 β 是阿尔茨海默病患者大脑中的一种典型病理生物标志物[75,80,83,84]。

许多横断面研究的结果发现,低血清维生素 D 水平与老年人认知功能受损有关[85-89]。例如 Annweiler 和同事(2010)观察到,在法国社区居住老年妇女中,血清 25(OH)D 水平较低者比较高者表现出更多的认知缺陷[90]。在随后的研究中,同一研究小组指出,患有轻度认知障碍(mild cognitive impairment,MCI)的老年男性和女性的血清 25(OH)D 浓度低于其认知健康的同龄人[91]。van der Schaft 及其同事(2013)最近进行的系统评价为低维生素 D 水平对认知作用的有害作用提供了进一步的支持,该研究报告说,在 25 项横断面研究中,有 18 项显示低维生素 D 水平的人认知测试表现更差,或痴呆症发生率更高[92]。研究表明,阿尔茨海默病患者血清 25(OH)D 低于正常对照组,这表明维生素 D 缺乏可能最终在阿尔茨海默病的病因中起了作用[93-98]。

前瞻性研究检查了初始状态的维生素 D 是否可以预测认知缺陷的后期发展以及患痴呆症的风险。在大多数这些研究中,随着时间的流逝,相比维生素 D 状态较好者,最初维生素 D 摄入量较低或血清 25(OH)D 水平较低的参与者,更容易出现在认知任务表现下降和/或痴呆发病频率增加[92,97,99,100]。

如上所述,尽管横断面研究和前瞻性研究的结果表明维生素 D 状态受损可能会导致老年人认知能力下降,但这些类型的研究无法证实因果关系。维生素 D 缺乏可能是老年人认知能力下降的结果,而不是导致与年龄有关的认知能力下降和阿尔茨海默病的原因。与年龄有关的退行性疾病,例如阿尔茨海默病,通常以活动能力和户外活动的减少为特征,从而减少了日光照射。此外,随着这些疾病的进展,许多患者会遇到进食困难,导致饮食中维生素 D 的摄入量减少,或者正在服用会干扰维生素吸收的药物[97]。

尽管许多流行病学研究表明维生素 D 水平与心理功能之间存在关系,但研究维生素 D 对认知行为影响的 RCT 结果却更加复杂。在早期的 RCT 中,Dhesi 及其同事(2004)发现,相对于安慰剂注射剂,针对曾有维生素 D 水平下降病史或基线低血清 25(OH)D 的个体,一次肌内注射 600 000IU 维生素 D 可以增加血清维生素 D 水平并缩短反应时间[101]。最近,Annweiler 等(2012)观察到,服用维生素 $D_3$ 补充剂 16 个月的门诊患者的血清 25(OH)D 水平明显高于安慰剂对照组,并且认知能力,尤其是执行功能表现更好[102]。相反,Przybelski 和同事(2008)报告说,虽然每周 3 次口服 50 000IU 维生素 D 持续 4 周,可增加疗养院居民的血清 25(OH)D 水平,但补充维生素 D 并不能改善认知或运动行为[103]。由于鼻内胰岛素可迅速改善认知能力,而维生素 D 可增强大脑中的胰岛素作用,Stein 等(2011)探讨了高剂量维生素 $D_2$ 继之以鼻内胰岛素对社区轻度至中度阿尔茨海默病患者的影响[104]。所有参与者均接受低剂量的胰岛素(1 000IU)治疗 16 周,然后接受高剂量的维生素 D 或安慰剂治疗 8 周。尽管补充高剂量的维生素 D 后血清 25(OH)D 水平升高,但相对于低剂量的维生素 D,高剂量的维生素 D 对认知行为无益处。在迄今为止最大的一项研究中,来自 40 个妇女健康诊所的健康老年妇女被随机分配接受 400IU 维生素 D 加 1 000mg 钙联合治疗或安慰剂。在平均随访 7.8 年后,两组在轻度认知障碍的发生率和许多特定领域的认知功能没有差异[105]。

尽管 RCT 并不能始终如一地支持补充维生素 D 对老年人认知功能有积极作用,但这些类型的研究不容忽视。相反,应该进行更多的系统评估变量的研究,例如剂量和补充时间,性别和年龄。此外,这些研究应从调查某种营养素补充对该营养素摄入不足个体的影响开始[14]。

# 多酚类

多酚是食物中最常见的有机化合物,尤其是水果、蔬菜和饮料。除其他作用外,这些化合物还具有抗氧化、抗菌和抗炎特性[106]。多酚减少神经系统内氧化反应对于认知衰老特别重要,因为氧化应激被认为是阿尔茨海默病的病因[107]。另外,这些化合物刺激神经生长和神经元再生,并可以保护神经元免受神经毒素诱导的损伤[2,108]。

越来越多的证据表明,含有多酚的水果和蔬菜可以抵消与年龄有关的认知功能下降[109,110]。确实,最近的一项横断面研究发现,患有"可疑痴呆"的老年人(认知得分介于认知正常和轻度痴呆之间），与认知正常的老年人相比，他们的食欲较低，总食物量、水果和蔬菜以及液体的摄入量均较低[111]。第二项横断面研究评估了植物性食物的补充和多种认知测试之间的关系，包括 MMSE 和记忆力、执行功能、知觉速度和视觉空间技能的测试，发现摄入更多蔬菜的老年人在执行功能、知觉速度和语义记忆的表现更好，而摄入更多水果的老年人在视觉空间能力以及情节和语义记忆的表现更好。补充水果和蔬菜都可以使他们的 MMSE 得分提高[112]。

　　与仅限于一个时间点的横断面研究不同，前瞻性研究使我们能够确定水果和蔬菜摄入量的增加是否可以预测未来一段时间的认知能力。为了支持含多酚的食物在预防与年龄有关的认知能力下降方面的积极作用，两项研究发现，尽管总水果摄入量与认知能力下降无关，但蔬菜摄入量的增加，尤其是绿叶蔬菜的摄入量增加，预示着未来 6 年认知障碍的减少[113,114]。在一项为期 5 年的前瞻性研究中发现了类似的结果，在该研究中，摄入蔬菜，尤其是块根蔬菜和卷心菜，与减慢信息处理速度的下降有关。同样，补充水果没有发现对认知功能的影响[115]。但是，其他研究发现相反的结果。例如，Peneau 及其同事（2011 年）报告，虽然基线时高水果和蔬菜的总摄入量，以及总水果摄入量能预测 13 年后语义记忆的增强，但是相反，他们发现高水果和蔬菜的总摄入量以及总蔬菜摄入量与低执行功能分数相关[116]。

　　先前的研究共同提供了初步的证据，表明全球范围内多酚的摄入量可能与老年人的认知功能有关，但是由于这些研究为横断面和前瞻性研究，使得无法确定多酚是否在认知衰老中起因果作用。该局限性不仅出现在上述的研究，而且也出现在后续各章节中的大多数研究中，因为有关多酚和衰老的大多数研究都采用了此类流行病学设计。但是，部分 RCT 评估了富含多酚的食物的在老年认知方面的功效，包括蓝莓、葡萄和银杏叶提取物，其中包括阿尔茨海默病。

## 浆果和葡萄

　　现在有大量证据表明，食用含有植物化学物质的食物（如浆果）可以帮助减少与年龄有关的记忆力丧失。这一假说来自于临床前研究：长期摄入蓝莓减少了在老年实验动物中见到的许多认知障碍[117]。据推测，这些有益作用与蓝莓和其他水果中发现的多酚化合物有关。这些化合物，例如花色苷，是这些水果颜色的主要来源，穿过血脑屏障，最终停留在与学习和记忆有关的大脑区域（例如海马）。在大脑中，这些植物化学物质降低了衰老引起的氧化应激的脆弱性，减轻了炎症，并可能增加了神经元信号传导[2,118]。

　　最近的研究表明，摄入浆果可能会对人类以及实验室啮齿动物的认知衰老产生积极影响。例如，Devore 等（2012）报道，老年妇女在 6 年内增加蓝莓和草莓的摄入量，预示整体认知和言语功能下降较慢[118]。

　　评估果汁（特别是蔓越莓、蓝莓和葡萄汁）对老年人认知能力影响的随机对照试验为果汁有益认知功能提供了有希望的证据。例如，与安慰剂相比，对已表现出记忆力下降但尚未痴呆的成年人中补充 6 周蓝莓汁，可以改善联想学习和回忆[119]。同样，相对于安慰剂，存在记忆力减退但尚未痴呆的患者补充葡萄汁 12 周可以增强言语学习和记忆力[120]。同一研究小组发现，补充葡萄汁 16 周后，在学习和记忆力方面没有差异，但确实发现轻度认知障碍患者再认记忆（recognition memory）期间的语义干扰减少了[121]。然而，并非所有研究都发现果汁摄入对行为有益处。尤其是,在健康的老年人中,补充蔓越莓汁6周对记忆、智力、注意力或执行功能的认知指标没有影响[122]。综合起来,流行病学研究和RCT得出主要结论:水果,尤其是浆果和葡萄,会阻止认知老化[2]。

## 绿茶

绿茶是另一类称为黄烷醇的多酚的丰富来源。儿茶素类是黄烷醇的一个子类,占茶叶干重的约30%[123]。绿茶比黑茶或乌龙茶含有更高浓度的多酚,因为与黑茶或乌龙茶不同,绿茶的制备不会导致叶多酚氧化。在70岁以上的日本成年人中,摄入绿茶而不是红茶或乌龙茶与较少的认知障碍有关,这类人群MMSE得分更高[124]。相比之下,绿茶、红茶和乌龙茶均与较高的MMSE分数相关,但只有红茶和乌龙茶可预测未来1~2年的分数缓慢下降,这可能部分是由于在老年人中,与绿茶相比,黑茶和乌龙茶的消耗量更大[125]。饮用绿茶还可以减轻心理困扰[126]。因此,流行病学证据表明,食用绿茶可以降低认知能力下降的风险,但是还需要RCT验证这种因果关系。

## 巧克力

巧克力和其他可可制品被公认为是黄烷醇的丰富来源,具有抗氧化和抗炎作用[127]。尽管大多数研究都集中在巧克力对心血管系统的影响上,但越来越多的RCT旨在评估巧克力摄入量对认知功能的影响。这些RCT中的大多数都针对健康的年轻人。这些试验得出了相互矛盾的结果,一些试验显示巧克力对认知行为没有影响[128,129],而其他试验发现精神疲劳、持续注意力和工作记忆得到改善[130,131]。同样,对老年人的研究也不一致。富含类黄酮和原花青素的黑巧克力对健康老年人的广泛神经心理学测试没有影响[132]。然而,在患有轻度认知障碍的老年人中,黄烷醇可改善执行功能、言语记忆和加工速度[133],这表明可可豆对有认知障碍的人可能比对认知健康的人更有益。

## 总多酚摄入量

尽管大多数研究集中在多酚的个别类别或来源,但最近的工作评估了跨多酚类别的认知功能与多酚摄入之间的关联。第一项研究使用横断面设计评估了老年男性和女性的类黄酮摄入量与认知功能之间的相关性[134]。类黄酮的摄入量是通过食物频率问卷确定的。认知评估方法包括Moray House测验、智力和言语推理的测验、国家成人阅读测验、Wechsler成人智力测验Ⅲ和MMSE,这些测验被分为测试以下3个方面:记忆力、智力和处理速度。摄入许多富含类黄酮的食物与改善的认知能力有关,包括水果总量、柑橘类水果、蔬菜总量,红酒和巧克力。但是,在排除了儿童时期智商和社会经济地位的影响之后,这些影响不再显著。

第二项研究评估了66岁时多酚的摄入量与13年后认知能力之间的关系[135]。对所有认知措施的分析分为两个领域:①语言和言语能力,与总多酚和总黄酮的摄入以及这些化合物的许多特定类别呈正相关,包括儿茶素和黄烷醇;②执行功能,该功能与多酚或黄酮的总摄入量无关,但与含有儿茶素、原花色素和黄烷醇的食物的摄入量成反比。

最后一项研究试图确定巧克力、葡萄酒和茶的摄入量与许多认知任务(包括 MMSE)以及其他评估情景记忆、注意力、感知速度和视觉空间能力之间的关联[136]。无论单独摄入还是联合摄入巧克力、葡萄酒和茶均与增强的认知功能有关,并且葡萄酒的摄入可提供最强的保护作用,以防止不良的认知表现。

# 单不饱和脂肪酸和多不饱和脂肪酸

ω-3(n-3)和 ω-6(n-6)脂肪酸组成了多不饱和脂肪酸(polyunsaturated fatty acids,PUFA)家族。n-6 PUFA 包括亚油酸(linoleic acid,LA)和花生四烯酸(arachidonic acid,ARA),而 n-3 脂肪酸包括 α 亚麻酸(alpha Linolenic acid,ALA)、二十碳五烯酸(eicosapentaenoic acid,EPA)和二十二碳六烯酸(docohexaenoic acid,DHA)[137]。我们目前的西方饮食中的 n-6 PUFA 与 n-3 PUFA 的比例为 10:1~17:1。这些比率代表我们从食用 n-3 PUFA 丰富的食物到 n-6 PUFA 丰富的食物的转变。包含 n-3 PUFA 的食物包括鱼、鱼油、野味、小麦胚芽、核桃和植物。n-6 PUFA 含量高的食物包括普通植物油,包括玉米、红花、向日葵和大豆油[138,139]。

大量研究致力于确定多不饱和脂肪酸是否影响认知衰老[140-143]。评估 n-3 PUFA 对老年人认知能力下降影响的流行病学研究通常会测量饮食中所摄入的脂肪酸含量和/或血浆或红细胞中的脂肪酸水平。然后在一个或多个时间点确定与认知表现的关联。这些研究中使用的最常见的行为评价量表是 MMSE,MMSE 是基于回答为"是或否"的多个问题的结果来表示轻度认知障碍或认知能力下降。

大多数(尽管不是全部)流行病学研究发现,n-3 PUFA 的摄入量和/或血浆和红细胞中的 n-3 脂肪酸水平与老年人的认知功能呈正相关[144,145]。例如,鱼类(特别是非油炸鱼、脂肪鱼和金枪鱼)、鱼油和 n-3 PUFA 补充剂的摄入与年龄相关的认知障碍的减少有关[11,146-150]。这种关系在不携带 APOEε4 等位基因(阿尔茨海默病的主要危险因素)的个体中尤为牢固[147]。

其他研究从饮食记录中计算出 n-3 和 n-6 PUFA 的摄入量,发现高总 n-3 PUFA、EPA 和 DHA 以及低总 n-6 PUFA 和低 n-6/n-3 比例与降低的认知能力障碍有关[151-153]。迄今为止,只有一项研究发现 n-3 PUFA 摄入量与认知功能无关[145]。

几位研究人员报告说,血浆和/或红细胞 n-3 脂肪酸水平降低与认知表现不佳以及认知能力下降和痴呆的风险增加有关[154-157],同样的也有证据表明这种联系在不携带 APOEε4 等位基因个体上更明显[157]。研究表明,与健康个体比较,患有轻度认知障碍的老年人的红细胞 EPA 含量较低,而 n-6 PUFAs 含量更高,这一研究为 PUFA 与心理功能之间的关系提供了进一步的支持[158]。尽管另一项研究发现血浆 n-3 与总体认知能力下降之间无关联,但是血浆 n-3 水平升高与高血压、血脂异常、少抑郁症状的人的口语流利性下降降低有关[159]。应当指出,一些研究未能发现 PUFA 与认知表现之间的关系[160-162]。

RCT 评估补充 n-3 PUFA 对健康老年人认知功能的影响,结果表明 DHA(800~900mg/d)可以改善言语、视觉空间和情节记忆力,血清和血浆 DHA 升高通常与这些量表的认知评分提高有关[163,164]。然而,较低的 DHA 剂量(即 252mg/d)不会影响认知功能[165]。相对于安慰剂,两种剂量的 EPA 和 DHA(226mg EPA + 176mg DHA 和 2 093mg EPA + 847mg DHA)可提高注意力,但这种作用仅限于 APOEε4 携带者[166]。因此,在健康老年人中进行的随机对照试验通常表明,n-3 PUFA 可改善认知功能。

　　n-6 PUFA 可以增加 β- 淀粉样蛋白沉积,这是阿尔茨海默病的主要神经症状,而 n-3 PUFA(或 n-6 与 n-3 的比率低)可以降低 n-6 PUFA 对 β- 淀粉样蛋白沉积的影响[167]。这些发现表明,对患有轻度认知缺陷或阿尔茨海默病的个体补充 n-3 PUFA 有益于认知功能。此外,n-3 PUFA 降低了患有轻度阿尔茨海默病的老年人的记忆力和注意力的下降,并降低了患有更严重阿尔茨海默病的个体的记忆力损害[168]。同样,n-3 PUFA 补充剂可改善轻度至中度阿尔茨海默病患者的整体临床状况。此外,红细胞膜 EPA 的比例越高,认知缺陷的减少越大[169]。富含 DHA 的鱼油可增强患有轻度认知障碍的老年人的口语流利性,而富含 EPA 和 DHA 的鱼油均可改善抑郁症状[170]。相比之下,其他研究表明在轻度至中度阿尔茨海默病患者中补充 n-3 PUFA 对认知没有影响[171]。

　　尽管大多数研究集中在多不饱和脂肪酸上,并且通常使用单不饱和脂肪酸作为对照,但一项研究评估了橄榄油使用与认知能力下降之间的关系,包括对整体认知能力下降、视觉记忆和口语流利性的测试[172]。在基线时,高或中等量的橄榄油摄入与更好的视觉记忆和口头流利度相关,但与整体认知功能无关。4 年随访中,"大量"摄入橄榄油(即在烹饪和调味食品中同时使用橄榄油,而不是单一种)预示着认知中视觉记忆和语言流利性下降的减少,但对整体认知功能没有影响。

　　流行病学结果表明,较高的 n-3 PUFA 摄入量和 n-3 PUFA 血浆水平与总体认知能力下降的降低相关,一些 RCT 支持显示,n-3 PUFA 补充剂(尤其是 DHA)可以逆转健康个体中与年龄有关的认知能力下降[163,164,166],但是很少有证据表明这种作用可用于患有轻度认知障碍和阿尔茨海默病的人。阿尔茨海默病的风险因素,包括抑郁史、携带 APOEε4 基因可能会影响 n-3 PUFA 预防老年人认知功能下降的功效[147,152,157]。

# 地中海饮食

　　膳食中多酚的消耗量随地理位置的不同而变化,从芬兰和西班牙的每日约 800mg/d[173,174] 到波兰的每日约 1 000mg/d[175]。在地中海国家中,多酚的摄入量可能特别高[174,176],这些国家严重依赖富含多酚的食物,包括水果、蔬菜和豆类。这些食物与谷类食品、低脂乳制品、橄榄油、香料、洋葱、鱼和白肉以及适度的葡萄酒一起构成了"地中海饮食",这可能比不强调食用植物和不饱和油的饮食给健康带来的好处更多[177]。研究地中海饮食与认知衰老之间关系的研究通常使用 0~9 分的量表,分数越高表明对地中海饮食的依从性越高[178]。有益食品包括水果、蔬菜、豆类、谷类和鱼类,其摄入量低于中位数为 0,高于中位数则为 1,而有害的食品类别包括肉、全脂乳制品和单不饱和脂肪酸相对于饱和脂肪的比例,低于中位数的摄入量分配为 1,高于中位数的摄入量分配为 0。中度酒精摄入量分配为 1,低度和高酒精摄入量分配为 0。

　　在基线时无认知障碍的个体中,对地中海饮食的总体依从性与在 4 年的时间内发展为轻度认知障碍无关。与预期相反,单不饱和脂肪和鱼类的摄入量增加预示着认知能力下降[179]。但是,分析未考虑鱼的种类或制备方法。其他研究评估了具有心血管高风险的认知健康个体。在横断面分析中,大量食用橄榄油、咖啡、核桃和葡萄酒以及尿中多酚的总排泄量增高与记忆力和整体认知功能增强有关[180]。相比之下,一项为期 5 年的前瞻性研究没有发现证据表明坚持地中海饮食可预测患有血管疾病或有血管疾病风险的个体的认知能力下降[181]。

评估地中海饮食对阿尔茨海默病患者认知行为影响的研究结果不一致。例如,Scarmeas及其同事(2007)报告说,基线时患有阿尔茨海默病的老年人中,坚持地中海饮食可降低4年内的死亡率[182]。此外,较高的地中海饮食评分与老年痴呆患者整体认知功能(用 MMSE评估)下降减慢有关,但与包括口语流利性和情节记忆在内的特定认知领域的测试无关[183]。重要的是要注意,在评估非地中海受试者对地中海饮食依从性的研究中,饮食可能无法完全反映出真正的地中海饮食,因此,结果可能无法代表完全遵循地中海饮食的老年人。例如,尽管总体上都坚持地中海饮食,但法国[183]的人比美国[184]消费了更多的水果和蔬菜。

在基线时认知健康的老年人与轻度认知障碍的老年人的比较,对地中海饮食的更高依从性与从轻度认知障碍到阿尔茨海默病或从健康认知到轻度认知障碍的进程减慢和有关[184]。同样无论老年人是否患有轻度认知障碍,高蔬菜摄入量、高不饱和脂肪酸与饱和脂肪酸的比率以及适度饮酒与轻度认知障碍的风险降低相关,特别是在记忆力受损的人中,而记忆力未受损的人未发现这个现象[185]。最后,地中海饮食而非健康饮食的另一种测量方法,即基于美国饮食指南推荐的健康饮食指数,可以防止认知能力下降[186]。因此,大多数研究发现,地中海饮食对健康的老年人以及患有认知障碍或阿尔茨海默病的老年人与年龄相关的认知能力下降具有一定的保护作用[183-185,187]。

因此,总结这些证据表明地中海饮食的各个组成部分(包括富含多酚的水果、蔬菜和红酒以及富含 n-3 PUFA 的鱼)可增强认知功能,坚持地中海饮食可能减慢与年龄有关的进程下降。然而,营养可能影响认知衰老的时间表尚待开发,因为这种关系的大部分证据来自流行病学研究。未来的研究应寻求更好地了解在成年初期是否有必要坚持地中海饮食以及摄入本章中讨论的其他大量和微量营养素以防止认知能力下降,或者这些营养操作是否可以减缓从老年开始的认知能力下降。

# 结论

如引言所述,在评估维生素和其他营养素对老年人认知行为的作用时,应考虑多个变量:年龄、营养素状态、营养素组合、RCT 中的营养素含量、认知任务、参与者人数,并测量维生素状态[58]。此外,队列研究中的变量,包括身体活动、社会经济状况、合并症、遗传因素,例如 APOEε4 等位基因,可能会混淆结果。

然而,这里回顾的证据表明,营养可能影响老年人的认知功能,在某些情况下,例如地中海饮食,会减慢认知衰老的进程。在老年人中,营养尤为重要,因为食物的摄入量通常会随着年龄的增长而下降,常常导致蛋白质、维生素和矿物质的摄入不足[188]。

例如,高同型半胱氨酸和 / 或低维生素 B 状态与认知得分降低和认知下降风险增加相关,特别是在携带 APOEε4 等位基因的个体中[34-37,43-47,59-61]。然而,RCT 的结果并未提供令人信服的证据,表明高同型半胱氨酸水平可能是与年龄相关的认知能力下降的生物标志物,而非原因。同样,血清维生素 D 水平和摄入量与认知能力下降的减少有关[92]。但是,尽管一些 RCT 发现补充维生素 D 有有益的认知作用[101,102],而其他则没有[103-105]。

多酚,n-3 PUFA 和富含多酚的水果和蔬菜的饮食(即地中海饮食)也与老年人认知能力下降的减少有关[183-187]。流行病学和随机对照试验均证明,富含多酚的水果和蔬菜(特别是浆果和葡萄)的摄入与整体认知功能相关并能刺激其整体认知功能的改善[118-120]。n-3 PUFA血浆和红细胞水平[146-150]和 n-3 PUFA 摄入量[163,164]也是如此,特别是在健康的老年人中,而不单是患有阿尔茨海默病的人中[166]。

因此,本章回顾的维生素和食品研究一致发现:在横断面研究和前瞻性研究中,摄入量与较高的认知得分相关,而在随机对照试验中,这种关系并不十分清楚。因此,未来的研究应侧重于确定饮食与认知功能之间是否存在因果关系,包括指出可能从改善营养中受益最大的特定人群(如具有或不具有阿尔茨海默病风险较高的个体),并确定老年人的最佳摄入量。

(李颖 译 桂尘璠 校)

# 参考文献

1. Jagust W. Vulnerable neural systems and the borderland of brain aging and neurodegeneration. Neuron. 2013; 77(2):219–34.
2. Miller MG, Shukitt-Hale B. Berry fruit enhances beneficial signaling in the brain. J Agric Food Chem. 2012; 60:5709–15.
3. Nyberg L, Lovden M, Riklund K, Lindenberger U, Backman L. Memory aging and brain maintenance. Trends Cogn Sci. 2012;16(5):292–305.
4. Britton GB, Rao KS. Cognitive aging and early diagnosis challenges in Alzheimer's disease. J Alzheimers Dis. 2011;24 Suppl 2:153–9.
5. Wimo A, Winblad B, Jonsson L. The worldwide societal costs of dementia: estimates for 2009. Alzheimers Dement. 2010;6(2):98–103.
6. Alzheimer's Association. 2009 Alzheimer's disease facts and figures. Alzheimers Dement. 2009;5(3):234–70.
7. Petersen RC, Roberts RO, Knopman DS, Geda YE, Cha RH, Pankratz VS, et al. Prevalence of mild cognitive impairment is higher in men. The Mayo clinic study of aging. Neurology. 2010;75(10):889–97.
8. Ferry M, Roussel AM. Micronutrient status and cognitive decline in aging. Eur Geriatr Med. 2011;2(1):15–21.
9. Rafnsson SB, Dilis V, Trichopoulou A. Antioxidant nutrients and age-related cognitive decline: a systematic review of population-based cohort studies. Eur J Nutr. 2013;52(6):1553–67.
10. Loef M, Walach H. Fruit, vegetables and prevention of cognitive decline or dementia: a systematic review of cohort studies. J Nutr Health Aging. 2012;16(7):626–30.
11. Kalmijn S, Feskens EJ, Launer LJ, Kromhout D. Polyunsaturated fatty acids, antioxidants, and cognitive function in very old men. Am J Epidemiol. 1997;145(1):33–41.
12. Schaefer EJ, Augustin JL, Schaefer MM, Rasmussen H, Ordovas JM, Dallal GE, et al. Lack of efficacy of a food-frequency questionnaire in assessing dietary macronutrient intakes in subjects consuming diets of known composition. Am J Clin Nutr. 2000;71(3):746–51.
13. Dunhan A, Johnson EJ. Fruits, vegetables, and their components and mild cognitive impairment and dementia: a review. Food Rev Int. 2013;29(4):407–40.
14. Morris MC, Tangney CC. A potential design flaw of randomized trials of vitamin supplements. JAMA. 2011;305(13):1348–9.
15. Macready AL, Butler LT, Kennedy OB, Ellis JA, Williams CM, Spencer JP. Cognitive tests used in chronic adult human randomised controlled trial micronutrient and phytochemical intervention studies. Nutr Res Rev. 2010;23(2):200–29.
16. Folstein MF, Folstein SE, McHugh PR. "Mini-Mental State": a practical method for grading the cognitive state of patients for the clinician. J Psychiat Res. 1975;12:189–98.
17. Cockrell JR, Folstein MF. Mini-mental state examination. In: Copeland JRM, Abou-Saleh MT, Blazer DG, editors. Principles and practice of geriatric psychiatry. Philadelphia, PA: Lippincott Williams & Wilkins; 2002. p. 140–1.
18. Logue P. Non-computerized assessment procedures: fundamental assessment issues. In: Copeland JRM, Abou-Saleh MT, Blazer DG, editors. Principles and practice of geriatric psychiatry. Chicester: John Wiley & Sons Ltd.; 2002. p. 137–40.

19. Joosten E, van den Berg A, Riezler R, Naurath HJ, Lindenbaum J, Stabler SP, et al. Metabolic evidence that deficiencies of vitamin B-12 (cobalamin), folate, and vitamin B-6 occur commonly in elderly people. Am J Clin Nutr. 1993;58(4):468–76.

20. Lindenbaum J, Rosenberg IH, Wilson PW, Stabler SP, Allen RH. Prevalence of cobalamin deficiency in the Framingham elderly population. Am J Clin Nutr. 1994;60(1):2–11.

21. Selhub J, Jacques PF, Wilson PW, Rush D, Rosenberg IH. Vitamin status and intake as primary determinants of homocysteinemia in an elderly population. JAMA. 1993;270(22):2693–8.

22. Rosenberg IH. Aging, B vitamins and cognitive decline. In: Fernstrom JD, Uauy R, Arroyo P, editors. Nutrition and Brain. 5th ed. Nestle Nutrition Workshop Series Clinical and Performance Program; 2001: 201–17.

23. van Asselt DZ, Pasman JW, van Lier HJ, Vingerhoets DM, Poels PJ, Kuin Y, et al. Cobalamin supplementation improves cognitive and cerebral function in older, cobalamin-deficient persons. J Gerontol A Biol Sci Med Sci. 2001;56(12):M775–9.

24. Morris MS. The role of B vitamins in preventing and treating cognitive impairment and decline. Adv Nutr. 2012;3(6):801–12.

25. Selhub J, Troen A, Rosenberg IH. B vitamins and the aging brain. Nutr Rev. 2010;68 Suppl 2:S112–8.

26. Miller JW. Homocysteine, B vitamins, and cognitive function. In: Kanarek RB, Lieberman HR, editors. Diet, brain, behavior practical implications. Boca Raton, FL: CRC; 2012. p. 198–214.

27. Crider KS, Yang TP, Berry RJ, Bailey LB. Folate and DNA methylation: a review of molecular mechanisms and the evidence for folate's role. Adv Nutr. 2012;3(1):21–38.

28. Paul RT, McDonnell AP, Kelly CB. Folic acid: neurochemistry, metabolism and relationship to depression. Hum Psychopharmacol. 2004;19(7):477–88.

29. Park LK, Friso S, Choi SW. Nutritional influences on epigenetics and age-related disease. Proc Nutr Soc. 2012; 71(1):75–83.

30. Shane B. Folic acid metabolism in health and disease. New York, NY: Dekker; 1995.

31. Balk EM, Raman G, Tatsioni A, Chung M, Lau J, Rosenberg IH. Vitamin B6, B12, and folic acid supplementation and cognitive function: a systematic review of randomized trials. Arch Intern Med. 2007;167(1):21–30.

32. D'Anci KE, Rosenberg IH. Folate and brain function in the elderly. Curr Opin Clin Nutr Metab Care. 2004;7(6):659–64.

33. Luchsinger JA, Tang MX, Shea S, Miller J, Green R, Mayeux R. Plasma homocysteine levels and risk of Alzheimer disease. Neurology. 2004;62(11):1972–6.

34. Haan MN, Miller JW, Aiello AE, Whitmer RA, Jagust WJ, Mungas DM, et al. Homocysteine, B vitamins, and the incidence of dementia and cognitive impairment: results from the Sacramento area latino study on aging. Am J Clin Nutr. 2007;85(2):511–7.

35. Reay JL, Smith MA, Riby IM. B vitamins and cognitive performance in older adults: review. ISRN Nutr. 2013;2013(Article ID 650983):7.

36. Smith AD. The worldwide challenge of the dementias: a role for B vitamins and homocysteine? Food Nutr Bull. 2008;29(2 Suppl):S143–72.

37. Ford AH, Flicker L, Singh U, Hirani V, Almeida OP. Homocysteine, depression and cognitive function in older adults. J Affect Disord. 2013;151(2):646–51.

38. Clarke R, Smith AD, Jobst KA, Refsum H, Sutton L, Ueland PM. Folate, vitamin B12, and serum total homocysteine levels in confirmed Alzheimer disease. Arch Neurol. 1998;55(11):1449–55.

39. Joosten E, Lesaffre E, Riezler R, Ghekiere V, Dereymaeker L, Pelemans W, et al. Is metabolic evidence for vitamin B-12 and folate deficiency more frequent in elderly patients with Alzheimer's disease? J Gerontol A Biol Sci Med Sci. 1997;52(2):M76–9.

40. McCaddon A, Davies G, Hudson P, Tandy S, Cattell H. Total serum homocysteine in senile dementia of Alzheimer type. Int J Geriatr Psychiatry. 1998;13(4):235–9.

41. Clarke R, Woodhouse P, Ulvik A, Frost C, Sherliker P, Refsum H, et al. Variability and determinants of total homocysteine concentrations in plasma in an elderly population. Clin Chem. 1998;44(1):102–7.

42. Seshadri S, Wolf PA, Beiser AS, Selhub J, Au R, Jacques PF, et al. Association of plasma total homocysteine levels with subclinical brain injury: cerebral volumes, white matter hyperintensity, and silent brain infarcts at volumetric magnetic resonance imaging in the Framingham offspring study. Arch Neurol. 2008;65(5):642–9.

43. Goodwin JS, Goodwin JM, Garry PJ. Association between nutritional status and cognitive functioning in a healthy elderly population. JAMA. 1983;249(21):2917–21.

44. Clarke R, Birks J, Nexo E, Ueland PM, Schneede J, Scott J, et al. Low vitamin B-12 status and risk of cognitive decline in older adults. Am J Clin Nutr. 2007;86(5):1384–91.

45. Kado DM, Karlamangla AS, Huang MH, Troen A, Rowe JW, Selhub J, et al. Homocysteine versus the vitamins folate, B6, and B12 as predictors of cognitive function and decline in older high-functioning adults. MacArthur Studies of Successful Aging. Am J Med. 2005;118(2):161–7.

46. Quadri P, Fragiacomo C, Pezzati R, Zanda E, Forloni G, Tettamanti M, et al. Homocysteine, folate, and vitamin B-12 in mild cognitive impairment, Alzheimer disease, and vascular dementia. Am J Clin Nutr. 2004;80(1): 114–22.

47. Tucker KL, Qiao N, Scott T, Rosenberg I, Spiro 3rd A. High homocysteine and low B vitamins predict cognitive decline in aging men: the veterans affairs normative aging study. Am J Clin Nutr. 2005;82(3):627–35.

48. Snowdon DA, Tully CL, Smith CD, Riley KP, Markesbery WR. Serum folate and the severity of atrophy of the neocortex in Alzheimer disease: findings from the Nun study. Am J Clin Nutr. 2000;71(4):993–8.

49. Ikeda T, Furukawa Y, Mashimoto S, Takahashi K, Yamada M. Vitamin B12 levels in serum and cerebrospinal fluid of people with Alzheimer's disease. Acta Psychiatr Scand. 1990;82(4):327–9.

50. Karnaze DS, Carmel R. Low serum cobalamin levels in primary degenerative dementia. Do some patients harbor atypical cobalamin deficiency states? Arch Intern Med. 1987;147(3):429–31.

51. Selhub J, Bagley LC, Miller J, Rosenberg IH. B vitamins, homocysteine, and neurocognitive function in the elderly. Am J Clin Nutr. 2000;71(2):614S–20.

52. Morris MC, Evans DA, Bienias JL, Tangney CC, Bennett DA, Aggarwal N, et al. Dietary intake of antioxidant nutrients and the risk of incident Alzheimer disease in a biracial community study. JAMA. 2002;287(24): 3230–7.

53. Seshadri S, Beiser A, Selhub J, Jacques PF, Rosenberg IH, D'Agostino RB, et al. Plasma homocysteine as a risk factor for dementia and Alzheimer's disease. N Engl J Med. 2002;346(7):476–83.

54. Nilsson K, Gustafson L, Hultberg B. Plasma homocysteine concentration relates to the severity but not to the duration of Alzheimer's disease. Int J Geriatr Psychiatry. 2004;19(7):666–72.

55. Morris MS. Homocysteine and Alzheimer's disease. Lancet Neurol. 2003;2(7):425–8.

56. Dangour AD, Whitehouse PJ, Rafferty K, Mitchell SA, Smith L, Hawkesworth S, et al. B-vitamins and fatty acids in the prevention and treatment of Alzheimer's disease and dementia: a systematic review. J Alzheimers Dis. 2010;22(1):205–24.

57. Doets EL, van Wijngaarden JP, Szczecinska A, Dullemeijer C, Souverein OW, Dhonukshe-Rutten RA, et al. Vitamin B12 intake and status and cognitive function in elderly people. Epidemiol Rev. 2013;35(1):2–21.

58. O'Leary F, Allman-Farinelli M, Samman S. Vitamin B(1)(2) status, cognitive decline and dementia: a systematic review of prospective cohort studies. Br J Nutr. 2012;108(11):1948–61.

59. Vogiatzoglou A, Smith AD, Nurk E, Drevon CA, Ueland PM, Vollset SE, et al. Cognitive function in an elderly population: interaction between vitamin B12 status, depression, and apolipoprotein E epsilon4: the Hordaland homocysteine study. Psychosom Med. 2013;75(1):20–9.

60. Li L, Cao D, Desmond R, Rahman A, Lah JJ, Levey AI, et al. Cognitive performance and plasma levels of homocysteine, vitamin B12, folate and lipids in patients with Alzheimer disease. Dement Geriatr Cogn Disord. 2008;26(4):384–90.

61. Siuda J, Gorzkowska A, Patalong-Ogiewa M, Krzystanek E, Czech E, Wiechula B, et al. From mild cognitive impairment to Alzheimer's disease: influence of homocysteine, vitamin B12 and folate on cognition over time— results from one-year follow-up. Neurol Neurochir Pol. 2009;43(4):321–9.

62. Feng L, Li J, Yap KB, Kua EH, Ng TP. Vitamin B-12, apolipoprotein E genotype, and cognitive performance in community-living older adults: evidence of a gene-micronutrient interaction. Am J Clin Nutr. 2009;89(4):1263–8.

63. Elias MF, Robbins MA, Budge MM, Elias PK, Dore GA, Brennan SL, et al. Homocysteine and cognitive performance: modification by the ApoE genotype. Neurosci Lett. 2008;430(1):64–9.

64. Brown B, Huang MH, Karlamangla A, Seeman T, Kado D. Do the effects of APOE-epsilon4 on cognitive function and decline depend upon vitamin status? MacArthur studies of successful aging. J Nutr Health Aging. 2011; 15(3):196–201.

65. Religa D, Styczynska M, Peplonska B, Gabryelewicz T, Pfeffer A, Chodakowska M, et al. Homocysteine, apolipoproteine E and methylenetetrahydrofolate reductase in Alzheimer's disease and mild cognitive impairment. Dement Geriatr Cogn Disord. 2003;16(2):64–70.

66. Moorthy D, Peter I, Scott TM, Parnell LD, Lai CQ, Crott JW, et al. Status of vitamins B-12 and B-6 but not of folate, homocysteine, and the methylenetetrahydrofolate reductase C677T polymorphism are associated with impaired cognition and depression in adults. J Nutr. 2012;142(8):1554–60.

67. Holick MF. Vitamin D, deficiency. N Engl J Med. 2007;357(3):266–81.

68. Cashman KD, Kiely M, Kinsella M, Durazo-Arvizu RA, Tian L, Zhang Y, et al. Evaluation of Vitamin D standardization program protocols for standardizing serum 25-hydroxyvitamin D data: a case study of the program's potential for national nutrition and health surveys. Am J Clin Nutr. 2013;97(6):1235–42.

69. Dawson-Hughes B, Heaney RP, Holick MF, Lips P, Meunier PJ, Vieth R. Estimates of optimal vitamin D status. Osteoporos Int. 2005;16(7):713–6.

70. Holick MF. The vitamin D epidemic and its health consequences. J Nutr. 2005;135(11):2739S–48.

71. Cherniak P. Vitamin D, energy regulation and mental health. In: Riby L, Smith M, Foster J, editors. Nutrition and mental performance. New York, NY: Palgrave Macmillan; 2012. p. 83–98.

72. Boucher BJ. The problems of vitamin d insufficiency in older people. Aging Dis. 2012;3(4):313–29.

73. Parker J, Hashmi O, Dutton D, Mavrodaris A, Stranges S, Kandala NB, et al. Levels of vitamin D and cardiometabolic disorders: systematic review and meta-analysis. Maturitas. 2010;65(3):225–36.

74. Perez-Lopez FR, Chedraui P, Fernandez-Alonso AM. Vitamin D and aging: beyond calcium and bone metabolism. Maturitas. 2011;69(1):27–36.

75. Deluca GC, Kimball SM, Kolasinski J, Ramagopalan SV, Ebers GC. Review: the role of vitamin D in nervous system health and disease. Neuropathol Appl Neurobiol. 2013;39(5):458–84.

76. Eyles DW, Feron F, Cui X, Kesby JP, Harms LH, Ko P, et al. Developmental vitamin D deficiency causes abnormal brain development. Psychoneuroendocrinology. 2009;34 Suppl 1:S247–57.

77. Becker A, Eyles DW, McGrath JJ, Grecksch G. Transient prenatal vitamin D deficiency is associated with subtle alterations in learning and memory functions in adult rats. Behav Brain Res. 2005;161(2):306–12.

78. Kalueff AV, Tuohimaa P. Neurosteroid hormone vitamin D and its utility in clinical nutrition. Curr Opin Clin Nutr Metab Care. 2007;10(1):12–9.

79. Eyles DW, Smith S, Kinobe R, Hewison M, McGrath JJ. Distribution of the vitamin D receptor and 1 alpha-hydroxylase in human brain. J Chem Neuroanat. 2005;29(1):21–30.

80. Dickens AP, Lang IA, Langa KM, Kos K, Llewellyn DJ. Vitamin D, cognitive dysfunction and dementia in older adults. CNS Drugs. 2011;25(8):629–39.

81. Moore ME, Piazza A, McCartney Y, Lynch MA. Evidence that vitamin D3 reverses age-related inflammatory changes in the rat hippocampus. Biochem Soc Trans. 2005;33(Pt 4):573–7.

82. Brewer LD, Porter NM, Kerr DS, Landfield PW, Thibault O. Chronic 1alpha,25-(OH)2 vitamin D3 treatment reduces Ca2+-mediated hippocampal biomarkers of aging. Cell Calcium. 2006;40(3):277–86.

83. Briones TL, Darwish H. Vitamin D mitigates age-related cognitive decline through the modulation of pro-inflammatory state and decrease in amyloid burden. J Neuroinflammation. 2012;9:244. 2094-9-244.

84. Grant WB. Does vitamin D reduce the risk of dementia? J Alzheimers Dis. 2009;17(1):151–9.

85. Wilkins CH, Sheline YI, Roe CM, Birge SJ, Morris JC. Vitamin D deficiency is associated with low mood and worse cognitive performance in older adults. Am J Geriatr Psychiatry. 2006;14(12):1032–40.

86. Przybelski RJ, Binkley NC. Is vitamin D important for preserving cognition? A positive correlation of serum 25-hydroxyvitamin D concentration with cognitive function. Arch Biochem Biophys. 2007;460(2):202–5.

87. Peterson A, Mattek N, Clemons A, Bowman GL, Buracchio T, Kaye J, et al. Serum vitamin D concentrations are associated with falling and cognitive function in older adults. J Nutr Health Aging. 2012;16(10):898–901.

88. Lee DM, Tajar A, Ulubaev A, Pendleton N, O'Neill TW, O'Connor DB, et al. Association between 25-hydroxyvitamin D levels and cognitive performance in middle-aged and older European men. J Neurol Neurosurg Psychiatry. 2009;80(7):722–9.

89. Seamans KM, Hill TR, Scully L, Meunier N, Andrillo-Sanchez M, Polito A, et al. Vitamin D status and measures of cognitive function in healthy older European adults. Eur J Clin Nutr. 2010;64(10):1172–8.

90. Annweiler C, Schott AM, Allali G, Bridenbaugh SA, Kressig RW, Allain P, et al. Association of vitamin D deficiency with cognitive impairment in older women: cross-sectional study. Neurology. 2010;74(1):27–32.

91. Annweiler C, Fantino B, Schott AM, Krolak-Salmon P, Allali G, Beauchet O. Vitamin D insufficiency and mild cognitive impairment: cross-sectional association. Eur J Neurol. 2012;19(7):1023–9.

92. van der Schaft J, Koek HL, Dijkstra E, Verhaar HJ, van der Schouw YT, Emmelot-Vonk MH. The association between vitamin D and cognition: a systematic review. Ageing Res Rev. 2013;12:1013–23.

93. Evatt ML, Delong MR, Khazai N, Rosen A, Triche S, Tangpricha V. Prevalence of vitamin d insufficiency in patients with Parkinson disease and Alzheimer disease. Arch Neurol. 2008;65(10):1348–52.

94. Ferrier IN, Leake A, Taylor GA, McKeith IG, Fairbairn AF, Robinson CJ, et al. Reduced gastrointestinal absorption of calcium in dementia. Age Ageing. 1990;19(6):368–75.

95. Luckhaus C, Mahabadi B, Grass-Kapanke B, Janner M, Willenberg H, Jager M, et al. Blood biomarkers of osteoporosis in mild cognitive impairment and Alzheimer's disease. J Neural Transm. 2009;116(7):905–11.

96. Sato Y, Asoh T, Oizumi K. High prevalence of vitamin D deficiency and reduced bone mass in elderly women with Alzheimer's disease. Bone. 1998;23(6):555–7.

97. Annweiler C, Llewellyn DJ, Beauchet O. Low serum vitamin D concentrations in Alzheimer's disease: a systematic review and meta-analysis. J Alzheimers Dis. 2013;33(3):659–74.

98. Zhao Y, Sun Y, Ji HF, Shen L. Vitamin D levels in Alzheimer's and Parkinson's diseases: a meta-analysis. Nutrition. 2013;29(6):828–32.

99. Afzal S, Bojesen SE, Nordestgaard BG. Reduced 25-hydroxyvitamin D and risk of Alzheimer's disease and vascular dementia. Alzheimers Dement. 2013;10:296–302.

100. Llewellyn DJ, Lang IA, Langa KM, Muniz-Terrera G, Phillips CL, Cherubini A, et al. Vitamin D and risk of cognitive decline in elderly persons. Arch Intern Med. 2010;170(13):1135–41.

101. Dhesi JK, Jackson SH, Bearne LM, Moniz C, Hurley MV, Swift CG, et al. Vitamin D supplementation improves neuromuscular function in older people who fall. Age Ageing. 2004;33(6):589–95.

102. Annweiler C, Fantino B, Gautier J, Beaudenon M, Thiery S, Beauchet O. Cognitive effects of vitamin D supplementation in older outpatients visiting a memory clinic: a pre-post study. J Am Geriatr Soc. 2012;60(4):793–5.

103. Przybelski R, Agrawal S, Krueger D, Engelke JA, Walbrun F, Binkley N. Rapid correction of low vitamin D status in nursing home residents. Osteoporos Int. 2008;19(11):1621–8.

104. Stein MS, Scherer SC, Ladd KS, Harrison LC. A randomized controlled trial of high-dose vitamin D2 followed by intranasal insulin in Alzheimer's disease. J Alzheimers Dis. 2011;26(3):477–84.

105. Rossom RC, Espeland MA, Manson JE, Dysken MW, Johnson KC, Lane DS, et al. Calcium and vitamin D supplementation and cognitive impairment in the women's health initiative. J Am Geriatr Soc. 2012;60(12):2197–205.

106. Landete JM. Updated knowledge about polyphenols: functions, bioavailability, metabolism, and health. Crit Rev Food Sci Nutr. 2012;52(10):936–48.

107. Perry G, Cash AD, Smith MA. Alzheimer disease and oxidative stress. J Biomed Biotechnol. 2002;2(3):120–3.

108. Spencer JP. Flavonoids and brain health: multiple effects underpinned by common mechanisms. Genes Nutr. 2009;4(4):243–50.

109. Lau FC, Shukitt-Hale B, Joseph JA. Nutritional intervention in brain aging: reducing the effects of inflammation and oxidative stress. Subcell Biochem. 2007;42:299–318.

110. El Gharras H. Polyphenols: food sources, properties and applications—a review. Int J Food Sci Tech. 2009; 44:2512–8.

111. Lee J, Lam L, Woo J, Kwok T. Lower fluid and fruits/vegetable intake in questionable dementia among older Hong Kong Chinese. J Nutr Health Aging. 2010;14(1):45–9.

112. Nurk E, Refsum H, Drevon CA, Tell GS, Nygaard HA, Engedal K, et al. Cognitive performance among the elderly in relation to the intake of plant foods. The Hordaland health study. Br J Nutr. 2010;104(8):1190–201.

113. Kang JH, Ascherio A, Grodstein F. Fruit and vegetable consumption and cognitive decline in aging women. Ann Neurol. 2005;57(5):713–20.

114. Morris MC, Evans DA, Tangney CC, Bienias JL, Wilson RS. Associations of vegetable and fruit consumption with age-related cognitive change. Neurology. 2006;67(8):1370–6.

115. Nooyens AC, Bueno-de-Mesquita HB, van Boxtel MP, van Gelder BM, Verhagen H, Verschuren WM. Fruit and vegetable intake and cognitive decline in middle-aged men and women: the Doetinchem cohort study. Br J Nutr. 2011;106(5):752–61.

116. Peneau S, Galan P, Jeandel C, Ferry M, Andreeva V, Hercberg S, et al. Fruit and vegetable intake and cognitive function in the SU.VI.MAX 2 prospective study. Am J Clin Nutr. 2011;94(5):1295–303.

117. Joseph JA, Shukitt-Hale B, Willis LM. Grape juice, berries, and walnuts affect brain aging and behavior. J Nutr. 2009;139(9):1813S–7.

118. Devore EE, Kang JH, Breteler MM, Grodstein F. Dietary intakes of berries and flavonoids in relation to cognitive decline. Ann Neurol. 2012;72(1):135–43.

119. Krikorian R, Shidler MD, Nash TA, Kalt W, Vinqvist-Tymchuk MR, Shukitt-Hale B, et al. Blueberry supplementation improves memory in older adults. J Agric Food Chem. 2010;58(7):3996–4000.

120. Krikorian R, Nash TA, Shidler MD, Shukitt-Hale B, Joseph JA. Concord grape juice supplementation improves memory function in older adults with mild cognitive impairment. Br J Nutr. 2010;103(5):730–4.

121. Krikorian R, Boespflug EL, Fleck DE, Stein AL, Wightman JD, Shidler MD, et al. Concord grape juice supplementation and neurocognitive function in human aging. J Agric Food Chem. 2012;60(23):5736–42.

122. Crews Jr WD, Harrison DW, Griffin ML, Addison K, Yount AM, Giovenco MA, et al. A double-blinded, placebo-controlled, randomized trial of the neuropsychologic efficacy of cranberry juice in a sample of cognitively intact older adults: pilot study findings. J Altern Complement Med. 2005;11(2):305–9.

123. Graham HN. Green tea composition, consumption, and polyphenol chemistry. Prev Med. 1992;21(3):334–50.

124. Kuriyama S, Hozawa A, Ohmori K, Shimazu T, Matsui T, Ebihara S, et al. Green tea consumption and cognitive function: a cross-sectional study from the Tsurugaya Project 1. Am J Clin Nutr. 2006;83(2):355–61.

125. Ng TP, Feng L, Niti M, Kua EH, Yap KB. Tea consumption and cognitive impairment and decline in older Chinese adults. Am J Clin Nutr. 2008;88(1):224–31.

126. Hozawa A, Kuriyama S, Nakaya N, Ohmori-Matsuda K, Kakizaki M, Sone T, et al. Green tea consumption is associated with lower psychological distress in a general population: the Ohsaki Cohort 2006 study. Am J Clin Nutr. 2009;90(5):1390–6.

127. Sokolov AN, Pavlova MA, Klosterhalfen S, Enck P. Chocolate and the brain: neurobiological impact of cocoa flavanols on cognition and behavior. Neurosci Biobehav Rev. 2013;37:2445–53.

128. Francis ST, Head K, Morris PG, Macdonald IA. The effect of flavanol-rich cocoa on the fMRI response to a cognitive task in healthy young people. J Cardiovasc Pharmacol. 2006;47 Suppl 2:S215–20.

129. Pase MP, Scholey AB, Pipingas A, Kras M, Nolidin K, Gibbs A, et al. Cocoa polyphenols enhance positive mood states but not cognitive performance: a randomized, placebo-controlled trial. J Psychopharmacol. 2013;27(5): 451–8.

130. Field DT, Williams CM, Butler LT. Consumption of cocoa flavanols results in an acute improvement in visual and cognitive functions. Physiol Behav. 2011;103(3–4):255–60.

131. Scholey AB, French SJ, Morris PJ, Kennedy DO, Milne AL, Haskell CF. Consumption of cocoa flavanols results in acute improvements in mood and cognitive performance during sustained mental effort. J Psychopharmacol. 2010;24(10):1505–14.

132. Crews Jr WD, Harrison DW, Wright JW. A double-blind, placebo-controlled, randomized trial of the effects of dark chocolate and cocoa on variables associated with neuropsychological functioning and cardiovascular health: clinical findings from a sample of healthy, cognitively intact older adults. Am J Clin Nutr. 2008;87(4):872–80.

133. Desideri G, Kwik-Uribe C, Grassi D, Necozione S, Ghiadoni L, Mastroiacovo D, et al. Benefits in cognitive function, blood pressure, and insulin resistance through cocoa flavanol consumption in elderly subjects with mild cognitive impairment: the Cocoa, Cognition, and Aging (CoCoA) study. Hypertension. 2012;60(3):794–801.

134. Butchart C, Kyle J, McNeill G, Corley J, Gow AJ, Starr JM, et al. Flavonoid intake in relation to cognitive function in later life in the Lothian Birth Cohort 1936. Br J Nutr. 2011;106(1):141–8.

135. Kesse-Guyot E, Fezeu L, Andreeva VA, Touvier M, Scalbert A, Hercberg S, et al. Total and specific polyphenol intakes in midlife are associated with cognitive function measured 13 years later. J Nutr. 2012;142(1):76–83.

136. Nurk E, Refsum H, Drevon CA, Tell GS, Nygaard HA, Engedal K, et al. Intake of flavonoid-rich wine, tea, and chocolate by elderly men and women is associated with better cognitive test performance. J Nutr. 2009;139(1):120–7.

137. Parker G, Gibson NA, Brotchie H, Heruc G, Rees AM, Hadzi-Pavlovic D. Omega-3 fatty acids and mood disorders. Am J Psychiatry. 2006;163(6):969–78.

138. Kiecolt-Glaser JK. Stress, food, and inflammation: psychoneuroimmunology and nutrition at the cutting edge. Psychosom Med. 2010;72(4):365–9.

139. Heinrichs SC. Dietary omega-3 fatty acid supplementation for optimizing neuronal structure and function. Mol Nutr Food Res. 2010;54(4):447–56.

140. Denis I, Potier B, Vancassel S, Heberden C, Lavialle M. Omega-3 fatty acids and brain resistance to ageing and stress: body of evidence and possible mechanisms. Ageing Res Rev. 2013;12(2):579–94.

141. Giles GE, Mahoney CR, Kanarek RB. Omega-3 fatty acids and cognitive behavior. In: Watson RR, De Meester F, editors. Omega 3 fatty acids in brain and neurological health. Philadelphia, PA: Elsevier; 2013.

142. Loef M, Walach H. The omega-6/omega-3 ratio and dementia or cognitive decline: a systematic review on human studies and biological evidence. J Nutr Gerontol Geriatr. 2013;32(1):1–23.

143. Luchtman DW, Song C. Cognitive enhancement by omega-3 fatty acids from child-hood to old age: findings from animal and clinical studies. Neuropharmacology. 2013;64:550–65.

144. Devore EE, Grodstein F, van Rooij FJ, Hofman A, Rosner B, Stampfer MJ, et al. Dietary intake of fish and omega-3 fatty acids in relation to long-term dementia risk. Am J Clin Nutr. 2009;90(1):170–6.

145. van de Rest O, Spiro 3rd A, Krall-Kaye E, Geleijnse JM, de Groot LC, Tucker KL. Intakes of (n-3) fatty acids and fatty fish are not associated with cognitive performance and 6-year cognitive change in men participating in the Veterans affairs normative aging study. J Nutr. 2009;139(12):2329–36.

146. Gao Q, Niti M, Feng L, Yap KB, Ng TP. Omega-3 polyunsaturated fatty acid supplements and cognitive decline: Singapore longitudinal aging studies. J Nutr Health Aging. 2011;15(1):32–5.

147. Huang TL, Zandi PP, Tucker KL, Fitzpatrick AL, Kuller LH, Fried LP, et al. Benefits of fatty fish on dementia risk are stronger for those without APOE epsilon4. Neurology. 2005;65(9):1409–14.

148. Morris MC, Evans DA, Tangney CC, Bienias JL, Wilson RS. Fish consumption and cognitive decline with age in a large community study. Arch Neurol. 2005;62(12):1849–53.

149. van Gelder BM, Tijhuis M, Kalmijn S, Kromhout D. Fish consumption, n-3 fatty acids, and subsequent 5-y cognitive decline in elderly men: the Zutphen elderly study. Am J Clin Nutr. 2007;85(4):1142–7.

150. Whalley LJ, Fox HC, Wahle KW, Starr JM, Deary IJ. Cognitive aging, childhood intelligence, and the use of food supplements: possible involvement of n-3 fatty acids. Am J Clin Nutr. 2004;80(6):1650–7.

151. Gonzalez S, Huerta JM, Fernandez S, Patterson AM, Lasheras C. The relationship between dietary lipids and cognitive performance in an elderly population. Int J Food Sci Nutr. 2010;61(2):217–25.

152. Heude B, Ducimetiere P, Berr C, EVA Study. Cognitive decline and fatty acid composition of erythrocyte membranes: the EVA study. Am J Clin Nutr. 2003;77(4):803–8.

153. Roberts RO, Cerhan JR, Geda YE, Knopman DS, Cha RH, Christianson TJ, et al. Polyunsaturated fatty acids and reduced odds of MCI: the Mayo clinic study of aging. J Alzheimers Dis. 2010;21(3):853–65.

154. Chiu CC, Frangou S, Chang CJ, Chiu WC, Liu HC, Sun IW, et al. Associations between n-3 PUFA concentrations and cognitive function after recovery from late-life depression. Am J Clin Nutr. 2012;95(2):420–7.

155. Dullemeijer C, Durga J, Brouwer IA, van de Rest O, Kok FJ, Brummer RJ, et al. N 3 Fatty acid proportions in plasma and cognitive performance in older adults. Am J Clin Nutr. 2007;86(5):1479–85.

156. Samieri C, Feart C, Letenneur L, Dartigues JF, Peres K, Auriacombe S, et al. Low plasma eicosapentaenoic acid and depressive symptomatology are independent predictors of dementia risk. Am J Clin Nutr. 2008;88(3):714–21.

157. Whalley LJ, Deary IJ, Starr JM, Wahle KW, Rance KA, Bourne VJ, et al. n-3 Fatty acid erythrocyte membrane content, APOE varepsilon4, and cognitive variation: an observational follow-up study in late adulthood. Am J Clin Nutr. 2008;87(2):449–54.

158. Milte CM, Sinn N, Street SJ, Buckley JD, Coates AM, Howe PR. Erythrocyte polyunsaturated fatty acid status, memory, cognition and mood in older adults with mild cognitive impairment and healthy controls. Prostaglandins Leukot Essent Fatty Acids. 2011;84(5–6):153–61.

159. Beydoun MA, Kaufman JS, Sloane PD, Heiss G, Ibrahim J. n-3 Fatty acids, hypertension and risk of cognitive decline among older adults in the Atherosclerosis Risk in Communities (ARIC) study. Public Health Nutr. 2008;11(1):17–29.

160. Kroger E, Verreault R, Carmichael PH, Lindsay J, Julien P, Dewailly E, et al. Omega-3 fatty acids and risk of dementia: the Canadian study of health and aging. Am J Clin Nutr. 2009;90(1):184–92.

161. Laurin D, Verreault R, Lindsay J, Dewailly E, Holub BJ. Omega-3 fatty acids and risk of cognitive impairment and dementia. J Alzheimers Dis. 2003;5(4):315–22.

162. Ronnemaa E, Zethelius B, Vessby B, Lannfelt L, Byberg L, Kilander L. Serum fatty-acid composition and the risk of Alzheimer's disease: a longitudinal population-based study. Eur J Clin Nutr. 2012;66(8):885–90.

163. Johnson EJ, McDonald K, Caldarella SM, Chung HY, Troen AM, Snodderly DM. Cognitive findings of an exploratory trial of docosahexaenoic acid and lutein supplementation in older women. Nutr Neurosci. 2008;11(2):75–83.

164. Yurko-Mauro K, McCarthy D, Rom D, Nelson EB, Ryan AS, Blackwell A, et al. Beneficial effects of docosahexaenoic acid on cognition in age-related cognitive decline. Alzheimers Dement. 2010;6(6):456–64.

165. Stough C, Downey L, Silber B, Lloyd J, Kure C, Wesnes K, et al. The effects of 90-day supplementation with the omega-3 essential fatty acid docosahexaenoic acid (DHA) on cognitive function and visual acuity in a healthy aging population. Neurobiol Aging. 2012;33(4):824.e1–3.

166. van de Rest O, Geleijnse JM, Kok FJ, van Staveren WA, Dullemeijer C, Olderikkert MG, et al. Effect of fish oil on cognitive performance in older subjects: a randomized, controlled trial. Neurology. 2008;71(6):430–8.

167. Corsinovi L, Biasi F, Poli G, Leonarduzzi G, Isaia G. Dietary lipids and their oxidized products in Alzheimer's disease. Mol Nutr Food Res. 2011;55 Suppl 2:S161–72.

168. Freund-Levi Y, Eriksdotter-Jonhagen M, Cederholm T, Basun H, Faxen-Irving G, Garlind A, et al. Omega-3 fatty acid treatment in 174 patients with mild to moderate Alzheimer disease: OmegAD study—a randomized double-blind trial. Arch Neurol. 2006;63(10):1402–8.

169. Chiu CC, Su KP, Cheng TC, Liu HC, Chang CJ, Dewey ME, et al. The effects of omega-3 fatty acids monotherapy in Alzheimer's disease and mild cognitive impairment: a preliminary randomized double-blind placebo-controlled study. Prog Neuropsychopharmacol Biol Psychiatry. 2008;32(6):1538–44.

170. Sinn N, Milte CM, Street SJ, Buckley JD, Coates AM, Petkov J, et al. Effects of n-3 fatty acids, EPA v. DHA, on depressive symptoms, quality of life, memory and executive function in older adults with mild cognitive impairment: a 6-month randomised controlled trial. Br J Nutr. 2012;107(11):1682–93.

171. Quinn JF, Raman R, Thomas RG, Yurko-Mauro K, Nelson EB, Van Dyck C, et al. Docosahexaenoic acid supplementation and cognitive decline in Alzheimer disease: a randomized trial. JAMA. 2010;304(17):1903–11.

172. Berr C, Portet F, Carriere I, Akbaraly TN, Feart C, Gourlet V, et al. Olive oil and cognition: results from the three-city study. Dement Geriatr Cogn Disord. 2009;28(4):357–64.

173. Ovaskainen ML, Torronen R, Koponen JM, Sinkko H, Hellstrom J, Reinivuo H, et al. Dietary intake and major food sources of polyphenols in Finnish adults. J Nutr. 2008;138(3):562–6.

174. Tresserra-Rimbau A, Medina-Remon A, Perez-Jimenez J, Martinez-Gonzalez MA, Covas MI, Corella D, et al. Dietary intake and major food sources of polyphenols in a Spanish population at high cardiovascular risk: the PREDIMED study. Nutr Metab Cardiovasc Dis. 2013;23:953–9.

175. Zujko ME, Witkowska AM, Waskiewicz A, Sygnowska E. Estimation of dietary intake and patterns of polyphenol consumption in Polish adult population. Adv Med Sci. 2012;11:1–10.

176. Chun OK, Chung SJ, Song WO. Estimated dietary flavonoid intake and major food sources of U.S. adults. J Nutr. 2007;137(5):1244–52.

177. Bach-Faig A, Berry EM, Lairon D, Reguant J, Trichopoulou A, Dernini S, et al. Mediterranean diet pyramid today. Science and cultural updates. Public Health Nutr. 2011;14(12A):2274–84.

178. deKoning L, Anand SS. Adherence to a Mediterranean diet and survival in a Greek population. Trichopoulou A, Costacou T, Bamia C, Trichopoulos D. N Engl J Med 2003; 348: 2599–608. Vasc Med. 2004; 9(2):145–6.

179. Cherbuin N, Anstey KJ. The Mediterranean diet is not related to cognitive change in a large prospective investigation: the PATH through life study. Am J Geriatr Psychiatry. 2012;20(7):635–9.

180. Valls-Pedret C, Lamuela-Raventos RM, Medina-Remon A, Quintana M, Corella D, Pinto X, et al. Polyphenol-rich foods in the Mediterranean diet are associated with better cognitive function in elderly subjects at high cardiovascular risk. J Alzheimers Dis. 2012;29(4):773–82.

181. Vercambre MN, Grodstein F, Berr C, Kang JH. Mediterranean diet and cognitive decline in women with cardiovascular disease or risk factors. J Acad Nutr Diet. 2012;112(6):816–23.

182. Scarmeas N, Luchsinger JA, Mayeux R, Stern Y. Mediterranean diet and Alzheimer disease mortality. Neurology. 2007;69(11):1084–93.

183. Feart C, Samieri C, Rondeau V, Amieva H, Portet F, Dartigues JF, et al. Adherence to a Mediterranean diet, cognitive decline, and risk of dementia. JAMA. 2009;302(6):638–48.

184. Scarmeas N, Stern Y, Mayeux R, Manly JJ, Schupf N, Luchsinger JA. Mediterranean diet and mild cognitive impairment. Arch Neurol. 2009;66(2):216–25.

185. Roberts RO, Geda YE, Cerhan JR, Knopman DS, Cha RH, Christianson TJ, et al. Vegetables, unsaturated fats, moderate alcohol intake, and mild cognitive impairment. Dement Geriatr Cogn Disord. 2010;29(5):413–23.

186. Tangney CC, Kwasny MJ, Li H, Wilson RS, Evans DA, Morris MC. Adherence to a Mediterranean-type dietary pattern and cognitive decline in a community population. Am J Clin Nutr. 2011;93(3):601–7.

187. Feart C, Samieri C, Barberger-Gateau P. Mediterranean diet and cognitive function in older adults. Curr Opin Clin Nutr Metab Care. 2010;13(1):14–8.

188. Drewnowski A, Evans WJ. Nutrition, physical activity, and quality of life in older adults: summary. J Gerontol A Biol Sci Med Sci. 2001;56(Spec No. 2):89–94.

# 第9章
# 老年人群的粮食安全及饥饿问题

David R. Buys and Julie L. Locher

## 要点

- 粮食不安全是老年人面临的一个迫在眉睫的公共卫生问题。
- 老年人或许不像其他人群那样容易受粮食不安全的影响,但那些已经遭受粮食不安全影响的老人更容易持续受到影响并且影响程度更大。
- 解决老年人的粮食不安全问题需要多管齐下,包括持续支持政府计划——例如《美国老年人法案》(The Older Americans Act)和《美国补充营养援助计划》(Supplemental Nutrition Assistance Program,SNAP)提供的营养服务,以及私营部分的计划——如食品银行(Food Banks)。

**关键词** 粮食不安全 · 饥饿 · 营养不良 · 肥胖

## 引言:粮食(不)安全、饥饿和营养不良

满足营养需求对理想健康寿命非常必要,对老年人来说尤为如此[1,2]。但是,要获得所需的食物以维持理想的健康结局并非总尽如人意。因此,了解哪些因素赋予、限制、或与个体获取及消耗健康食物的能力有关十分重要。这对老年人来说尤其如此,因为随着年龄的增长,他们可能会遇到疾病和饮食行为的变化,从而容易使他们的饮食发生不可逆转的变化[3,4]。粮食(不)安全这一概念则有助于我们理解促进或阻碍人们获取和消耗营养的可能因素有哪些。

世界卫生组织(World Health Organization,WHO)将粮食安全定义为"所有人在任何时候都能获得足够、安全和富有营养的食物以满足其健康而积极生活的膳食需要"[5]。WHO认为粮食安全具有三大支柱:食物的可用度、获取及利用。食物的可用度指拥有充足的食物供所有人食用;世界上大多数人都有充足的食物供给,所以不论是在美国还是其他大多数国家,食物供给目前都不成问题。在美国,更多的是食物获取问题。食物获取是指个体"有足够的资源来获得适当的食物以维持有营养的膳食"。最后,食物利用指"基于基本营养和保健的知识以及充足饮用水和卫生条件来恰当的利用食物"。合理的食物利用离不开充足的食物供给,以及关于什么样的饮食习惯有益于健康生活的教育[5]。当食物的可用度、获取及

利用失衡时,就会出现粮食不安全。防止粮食不安全,并努力实现粮食安全状态十分重要,以至于它被认为是"健康生活的关键"[6]。

## 美国粮食(不)安全的衡量标准和定义

粮食(不)安全最早于 1989 年由美国生命科学研究所(Life Sciences Research Office,LSRO)的专家小组在美国提出,是指"获得足够的食物以过上积极、健康的生活"[7]。与世界卫生组织的定义相似,粮食安全需要提供和获取营养适当的食物,而没有从紧急粮食储备、非法手段或其他应对策略得到粮食援助的情况存在。与之相反,"只要获取充足营养及安全的食物渠道或以社会接受的方式获取可接受食物的能力受限或不确定"时就会出现粮食不安全[8]。粮食不安全具体是指由贫困或其他因素导致的局面,而并非诸如禁食等自发的营养调控。尽管对普通人来说贫困是导致粮食不安全的最大因素,但对老年人来说可能是由于身体障碍或失能而导致其购买、制备和 / 或食用食物的能力受到限制[9,10]。

在 LSRO 提出了粮食(不)安全的概念后,美国国会(United States Congress)于 1990 年要求对美国营养和粮食安全的趋势进行监控;这些针对粮食(不)安全的新标准侧重整个家庭而并非个人。这促使 1995 年粮食安全补充部(Food Security Supplement,FSS)获得资助以评估粮食不安全流行率。最初由美国农业部(United States Department of Agriculture,USDA)经济研究所赞助,此后由人口普查局的人口调查部收集年度粮食不安全数据。早期粮食安全共有三大类,程度由重到轻分为"伴饥饿的粮食不安全""无饥饿的粮食不安全"和"粮食安全"。2006 年,美国国家科学院(National Academy of Sciences)的小组委员会建议更新粮食(不)安全的定义以将粮食不安全和饥饿区分开[11,12],并确保分类在概念上和操作上的合理,且能向决策者传达恰当及可执行的信息[13]。表 9.1 列出了当前用于评估粮食安全状况的粮食安全核心模块(Core Food Security Module,CFSM)的问题。

从这些问题中得出的粮食不安全类别分为高,中,低和极低。高级别粮食安全是指"没有报告显示在获取食物方面存在问题或受到限制的状态"。中等粮食安全是指"有一两个报告显示 - 通常表现为对家中食物不足或食物短缺的担忧。"很少或没有迹象表明饮食或食物摄取变化。低粮食安全的家庭(之前的"无饥饿的粮食不安全")报告显示为"食物质量、多样性或合意性下降"。很少或没有迹象表明食物摄取减少。极低粮食安全的家庭(之前描述的"伴饥饿的粮食不安全")报告显示为"有多种迹象表明饮食习惯受到扰乱,食物摄取减少"[13]。存在 3 种或以上粮食不安全情形的家庭会被纳入粮食不安全的范畴,包括家庭中的个人:①担心食物会在赚到更多钱之前吃光;②购买的食物吃不了多长时间且没有钱买更多食物;以及③负担不起均衡饮食。此外,有成年人的家庭表示他们的饮食少于他们应有的水平,并且在至少 3 个月内减少了进食量或不进餐,即分类为极低粮食安全。由于美国家庭食品安全量表(U.S Household Food Security Scale)调查的是过去 1 年的饥饿状况,因此它对罕见、偶尔或间断发生的粮食不安全很敏感[14],而不仅仅是近期情况。如果一个家庭中 1 名或多名成员对粮食不安全问题的回答是肯定的,那么整个家庭就被视为粮食不安全家庭[12]。

表 9.1 FSS 中评估家庭粮食安全的调查问题

1. "我 / 我们担心在有钱去买更多食物之前,所有的食物已经吃完了。"在过去的 12 个月中,你的这种情况是经常发生,有时候发生,还是从来没有发生?

2. "我 / 我们购买的食物不够,而且没有钱去买更多的食物。"在过去的 12 个月中,你的这种情况是经常发生,有时候发生,还是从来没有发生?

3. "我 / 我们无法负担均衡的饮食。"在过去的 12 个月中,你的这种情况是经常发生,有时候发生,还是从来没有发生?

4. 在过去的 12 个月中,你 / 你家中的其他成年人,有没有因为不够钱购买食物,而减少食物的份量,或者减少餐数?(有 / 没有)

5. (如果第 4 个问题的答案是"有"),这种情况多久发生一次? - 几乎每个月,有些月份但不是每个月,还是只是 1 个月或 2 个月?

6. 在过去的 12 个月中,你有没有因为钱不足够购买食物,而吃得比你想吃的少?(有 / 没有)

7. 在过去的 12 个月中,你有没有因为钱不足够购买食物,感到饥饿但没有进食?(有 / 没有)

8. 在过去的 12 个月中,你有没有因为钱不足够购买食物,而导致体重下降?(有 / 没有)

9. 在过去的 12 个月中,你或者你家中的其他成年人,你有没有因为钱不足够购买食物,而一整天没有进食?(有 / 没有)

10. (如果第 9 个问题的答案是"有"),这种情况发生的频率 - 差不多每个月,有几个月份但不是每个月,还是只是 1 个月或 2 个月?

(只有家庭中有 0-17 岁的孩子时才会问及问题 11 至 18)

11. "因为我 / 我们快没有钱买食物,所以我 / 我们唯有依靠几种便宜的食物来喂养我 / 我们的小孩。"在过去的 12 个月中,你这种情况是经常发生,有时候发生,还是从来没有发生?

12. "因为我 / 我们无法负担均衡的饮食,所以我 / 我们无法用均衡的饮食来喂养我 / 我们的小孩。"在过去的 12 个月中,你这种情况是经常发生,有时候发生,还是从来没有发生?

13. "因为我 / 我们无法负担足够的食物,所以我 / 我们的小孩吃得不够。"在过去的 12 个月中,你这种情况是经常发生,有时候发生,还是从来没有发生?

14. 在过去的 12 个月中,你有没有因为不够钱购买食物,而减少任何一个小孩的食物份量?(有 / 没有)

15. 在过去的 12 个月中,有没有你们的小孩感到饥饿,但你无法负担更多的食物?(有 / 没有)

16. 在过去的 12 个月中,有没有因为你不够钱购买食物,而导致任何一个小孩的用餐次数减少了?(有 / 没有)

17. (如果第 16 个问题的答案是"有"),这种情况多久发生一次? - 几乎每个月,有些月份但不是每个月,还是只是 1 个月或 2 个月呢?

18. 在过去的 12 个月中,有没有因为你不够钱购买食物,而导致任何一个小孩一整天没有进食?(有 / 没有)

资料来源:Food Insecurity in the US:Measurement:United States Department of Agriculture:Economic Research Service;2012〔cited 2012〕. Available from:http://www.ers.usda.gov/topics/food-nutrition-assistance/food-security-inthe-us/measurement.aspx#.UV35bKKG3eA

同样,社区也可能被纳入粮食(不)安全的范畴;也就是说,他们可能处于一种"所有社区居民都(无法)通过可持续的粮食系统获得安全的、文化上可接受的、营养充足的饮食,从而最大限度地实现自力更生和社会主义[15],"而无须求助于紧急食物来源[16]。相比之下,粮食安全的社区有条件使其居民获得支持其幸福感的健康食品[17]。虽然定义社区粮食安全相对容易,但衡量却并不容易;Cohen 和同事提出了一种评估工具来评估社区粮食不安全的状况,但是由于过于复杂,进度一直很慢[18]。粮食安全状况是家庭、社区或更高层面的一项衡量指标,但也对诸如饥饿和营养不良(包括营养缺乏和肥胖)等个人层面的挑战具有影响。

## 饥饿

饥饿是指"粮食不安全的一种潜在后果,原因是长期的非自愿食物缺乏,会造成不适、疾病、虚弱或超过通常不适感的痛苦"[13];而且,它"随着时间推移可能导致营养不良"[7]。饥饿有别于粮食不安全,尽管有时是粮食不安全的一种迹象或后果。与粮食不安全状况相反,饥饿是个人层面的状况,应在个人层面进行评估,而粮食不安全则通常在家庭或社区层面上评估[12,19]。饥饿作为一个社会问题,被社会所认识的时间比粮食不安全要长得多[12]。然而,尽管人们早就认识到饥饿是一个问题,但老年人可能会经历未被识别的饥饿,因此难以从政府服务和诸如 SNAP 或食品银行等私人机构对抗饥饿的努力中受益[20]。这很可能是因为老年人可能患有亚临床营养缺乏症,例如铁、叶酸和维生素 A 缺乏,但没有明显的临床营养不良症状,如消瘦或其他肉眼可见的饥饿迹象[21]。

## 营养不良

营养不良是指"由于营养摄入不足以满足生物学需求而引起的一种状况"[12]表现形式既包括营养缺乏,导致消瘦,也包括营养过剩,导致肥胖[22]。这两个都将在下一节中进一步描述(图 9.1)。

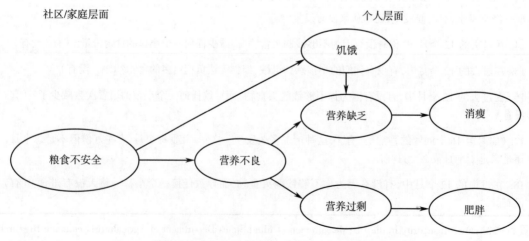

图 9.1 粮食不安全与个人营养相关后果之间关系的概念模型

## 营养缺乏

营养缺乏是一种特定的营养状态,其特征是非主观体重减轻、人体测量值低、生化指标异常及营养筛查工具显示营养摄入不足[23]。联合国粮食及农业组织(Food and Agriculture Organization,FAO)还将营养缺乏定义为"当热量摄入低于最低膳食能量需求时"的状态,被认为是"粮食不安全的一种极端形式"[24]。老年人体重减轻的具体原因包括厌食、恶病质、吸收不良、高代谢、脱水和肌少症。据估计,护理院中这些情况的患病率为 5%~10%,而出院的人则高达 50%[25]。有关营养不良、营养缺乏和营养风险定义及衡量标准的更多信息请参见第 3 章。

## 营养过剩和肥胖

粮食不安全历来与营养缺乏有关,老年人则被认定为体重不足和衰弱。然而,在过去的十年中,随着老年人中肥胖比例的上升,粮食不安全越来越多地被认为是造成营养过剩和肥胖的一大因素[19,25-27]。"营养过剩"(或摄入过多的卡路里)可能源于购买及食用的高热量/低营养素密度的食物超过了食用者个人对热量的需求[21]。终身可能都有能量过度摄取的习惯在老年阶段会加剧,同时伴有肌肉量的丢失及少肌性肥胖的净效应[28,29]。这样一来,令人尴尬的是,这种情况根据一种方法可判定为营养过剩(如按照摄入的卡路里),而根据另一种方法可判定为营养缺乏(如按照摄入的宏量营养素和微量营养素)。

同样,那些处于粮食不安全状态的人更有可能生活在贫民区,这些地区出售营养食品或可满足特殊饮食需要的食品的商店少[30],购买健康生活方式所需食物的能力受限。他们转而购买更方便也更便宜的能量较高的低营养密集型食品[35]。最后,在粮食不安全社区或家庭中,过度食用廉价而营养贫乏的食物导致肥胖[19]。老年人可能由于行动不便而无法到其他社区的商店购买营养密集度高的食物,这可能会造成粮食不安全的恶性循环。

# 粮食(不)安全在人群中的分布

## 粮食(不)安全的个人及家庭特征

生活在粮食不安全状态的个人及家庭特征因人而异。2011 年,美国所有家庭中有 14.9% 的家庭处于粮食不安全状态(低或极低粮食安全水平),而 2000 年这一比例只有 10.5%[31]。图 9.2 显示了美国当前的粮食(不)安全情况。

2011 年,总人口中有 5.7% 的人生活在极低的粮食安全水平,高于前一年的 5.4%,这在统计学上是显著的增长。这些数据在 2000 年低至 3%,在 2004 年增至 4%,并在 2007 年开始增加到目前水平时保持不变。普通人群中与粮食(不)安全相关的因素包括社会资产低、居住在农村、收入较低、受教育程度较低及少数族裔[32]。

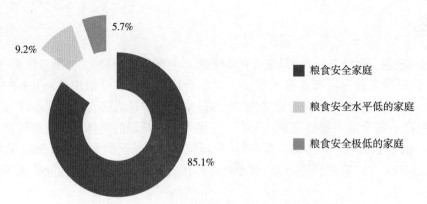

5.7%

9.2%

■ 粮食安全家庭

□ 粮食安全水平低的家庭

■ 粮食安全极低的家庭

85.1%

**图 9.2　2011 年美国家庭粮食安全状况,转自[ 33 ]**

## 中老年人的粮食(不)安全特征

2011 年,8.4% 的老年人(65 岁以上)家庭存在粮食不安全问题(图 9.3)。

在这些老年人口中,有 5.3% 的老年人处于低级别粮食安全,3.1% 的老年人为极低级别粮食安全[33]。此外,生活在贫困线 185% 以下的 60 岁及以上的成年人家庭中,约 19% 存在粮食不安全问题[22]。

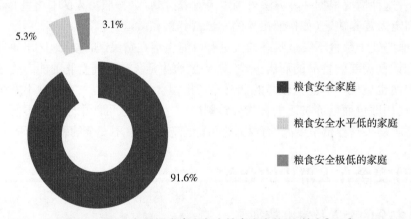

5.3%

3.1%

■ 粮食安全家庭

□ 粮食安全水平低的家庭

■ 粮食安全极低的家庭

91.6%

**图 9.3　2011 年美国家庭老年人粮食安全状况,转自[ 33 ]**

在 2011 年美国经济遭遇困境之前,即 2007 年至 2009 年期间,中老年人的粮食不安全情况出现了显著变化。在 2007 年至 2009 年之间 40~49 岁的人口增长了 68%,50~59 岁的人口增长了 38%,而 60 岁以上的人口增长了 25%。但总的来说,年长者遭遇粮食不安全问题的可能性要小于年轻人。然而,粮食不安全在老年人较多的家庭(成员在两名及以上)中,高中学历以下,与有工作相关残疾或租房住的人中更为普遍[34,35]。

在 2006 年至 2008 年之间,吃了上顿没下顿的贫困及近乎贫困的老年人数量从 4.7% 翻了一番,达到 10.1%[36]。预计到 2025 年,当最后一批婴儿潮时代出生的人到 65 岁时,这一比率将增加到近 13%。老年人粮食不安全的预测因素包括与孙辈一起生活、独居、是非洲裔或西班牙裔美国人、处于贫困或近乎贫困生活、学历在高中以下及租房住。具体来说,家中有孙辈老年人的粮食不安全问题比例至少是家里无孙辈老年人的两倍[37]。此外,50 岁以上的贫困和近乎贫困者的粮食不安全问题是一般人口的 2~3 倍。但值得注意的是,尽管如此,在 2007 年之后贫困和近乎贫困者的粮食不安全问题没有像高收入人群那样等速增长。这表明,对较高收入的国家来说,经济衰退对粮食不安全的影响最大[31]。

总体而言,粮食不安全与贫困密切相关,可能是暂时的(在全年或整个人生过程中都会变化)也可能是长期的。与儿童和 / 或青年和中年人不同,资源有限的老年人更有可能被长期贫困和粮食不安全所困扰,因为他们难以找到新的、额外资源并摆脱贫困。年轻人更多面对的是季节性或暂时性粮食不安全问题(例如,可能与经济不景气或失业相关),而余生只能依赖社会保障或附加保障收入的老年人则无法摆脱贫困,因此在没有得到援助的情况下很可能一直处于粮食不安全状态。

## 粮食(不)安全地域差异

老年人粮食不安全在 2011 年表现出显著的地域差异,南部地区的为 16%,西部地区为 15.8%,中西部地区和东北部地区则为 13.5%[33]。州与州之间的粮食不安全差距也很大,北达科他州粮食不安全比例最低,只有 1.5%,而密西西比州则攀升到八倍以上,高达 12.3%。此外,粮食安全水平极低的人群从北达科他州的 2.6% 到阿拉巴马州的 6.8% 不等[35];而老年人粮食不安全发生率最高的八个州都位于南部。

大城市和农村地区存在粮食不安全问题的老年人比例要高于城郊及其他偏远地区[33]。对于都市区和非都市区的老年人来说,粮食不安全情况也有所不同。例如,在都市区,已婚者出现粮食不安全问题的可能性要小于未婚者,但非都市地区则不然。另外,都市区的独居老年人出现粮食不安全问题的可能性是非独居老年人的两倍,但在非都市区二者并无关系[36]。

# 粮食(不)安全对健康的影响

粮食不安全、饥饿和营养不良对所有人来说都代表了不同的健康相关的挑战,尤其是老年人。与营养摄入不足相关的风险因素包括贫困、种族、独居、慢性疾病、认知状况、牙齿情况、居住地点、多重用药和家庭食物是否充足[2]。研究已经发现,总体人群中粮食不安全与高血压、高脂血症和糖尿病之间存在关联。与粮食安全的家庭相比,粮食安全水平极低的家庭中出现糖尿病的风险增加了两倍。此外,与粮食安全的家庭相比,粮食不安全家庭的成年糖尿病患者糖化血红蛋白值更高,这表明在粮食不安全家庭中,人们可能无法通过饮食很好地控制糖尿病[27]。此外,粮食不安全也和身体及精神健康状况不佳有关,包括女性抑郁症[6]。具体而言,焦虑、疏离及被剥夺感、苦恼以及家庭和社交中负性变化有时也是粮食不安全的结果[12]。

## 粮食(不)安全与老年人的健康

粮食不安全给老年人带来了与健康相关的特殊挑战。在 60~69 岁生活在低于贫困线 200% 以下和处于粮食不安全状态的人群中,28% 患有糖尿病,而在粮食安全的人群中这一比例只有 19%。在 60~69 岁之间处于粮食不安全状态的人群中,10% 的人存在抑郁症状,而在粮食安全的人群中只有 4%。在那些处于粮食不安全状态的人群中,87% 有至少有一项日常生活活动能力受限,相较而言在粮食安全的人群中则为 72%。最后,在存在粮食不安全问题的人群中,只有 42% 的人报告其健康状况极好、非常好或良好,而在粮食安全的人群中则高达 61%[35,36]。据报告,65 岁以上存在粮食不安全问题的老年人医疗卫生服务使用率更高[38],在急诊就诊的人群中来自粮食不安全环境的人比来自粮食安全环境的人有更高的共病风险[39]。此外,Lee 等人[9]发现比起粮食安全的人,处于粮食不安全状态的老年人饮食摄入量、营养状况和健康状况较差。最后,60 岁及以上粮食不安全人群的营养摄入量有统计学意义的显著降低;而且年龄在 50 岁及以上粮食不安全的人群较少可能健康状况极好或者非常好[40]。

在较年轻的人群中,50~59 岁的粮食不安全人群中有 19% 患有糖尿病,而在粮食安全的人群中只有 10%。处于粮食不安全状态的人群中有 16% 存在抑郁症状,而在粮食安全的人群中只有 3%。处于粮食不安全状态的人群中,52% 表示至少一项日常生活活动能力会受限,而在粮食安全的人群中只有 21%。在对收入、种族和教育进行调整后,粮食不安全影响日常生活活动,因此,粮食不安全者的评级与比他大 14 岁的粮食安全的成年人一样。比起粮食安全的人群,处于粮食不安全状态的人患糖尿病的概率更高。此外,患有多处身体功能障碍的人处于粮食不安全状态的比例(29%)几乎是身体健全者(15%)的两倍。最后,在该年龄段处于粮食不安全状态的人群中,仅有 48% 的人健康状况极好、非常好或良好,而在粮食安全的人群中则高达 78%[31]。

## 老年人的营养不良与健康

营养不良可能在不同年龄的人群中有所不同。营养缺乏是营养不良的一个方面,因机构采用的测量方法不同而异。营养缺乏在社区居住的老年人口中比例为 5%~12%,在护理院的老年人口中为 5%~10%,住院患者中为 32%~50%,而在卧床在家者中为 70%~92%[25,41]。研究已表明营养缺乏是压疮、髋部骨折、跌倒、虚弱、疲劳、贫血、水肿、认知异常、感染、免疫功能障碍、胸腺萎缩、迟发型超敏反应减少、促有丝分裂原淋巴细胞减少、免疫反应下降乃至死亡等的原因[25]。此外,营养缺乏也与功能减退、卫生服务使用率增加(包括住在护理院)和护理费用相关[42-44]。因营养缺乏引起的体重减轻可能会加速功能减退、肌肉质量下降、平衡障碍以及力量和步行速度下降[2]。而且老年人体重减轻 5% 或以上会导致死亡风险增加数倍[25,45]。营养缺乏的原因还包括:多重用药,可能影响食欲;牙齿有问题,可能会影响咀嚼食物的能力;和功能状态,可能会妨碍人们购物和准备食物。此外,包括心理和认知障碍在内的社会心理问题也可能导致营养状况变差。具体来说,抑郁症可能会导致人没有动力食用足够或适当的食物[30]。在一项针对城市内卧床在家老年人的研究中,有 29% 的女性和 37% 的男性体重过轻;38% 的人摄入蛋白质和能量不足。年龄、教育程度和口腔症状都是 BMI 较低的预测因素。佩戴假牙与 BMI 呈正相关[46]。

如上所述,营养过剩也可来自粮食不安全。营养过剩导致肥胖,这种疾病会影响大约 30% 的老年人。肥胖相关疾病包括高血压、高脂血症和糖尿病。在医疗保险(Medicare)受益人中,肥胖老年人的费用预计要比非肥胖老年人高 34%。一项针对接受医疗保险(Medicare)家庭保健服务的老年人的研究表明,超重和肥胖患者的营养风险与随访 1 年内入住护理院相关[44]。包括营养缺乏在内的营养风险详细内容请参见第 3 章,肥胖在第 6 章和第 10 章讨论。

# 粮食不安全的干预措施

公共卫生部门对处于粮食不安全状态的老年人在食物和营养需求方面采取的应对措施可能会对今后数年的健康状况产生影响[47]。预计到 2030 年,美国 65 岁以上的人口将超过7 200 万人,是 1996 年的近两倍。随着人口结构的迁移,社会有义务解决对适当营养健康的需求。据报告,平均而言,老年人 12.4% 的收入用于购买食物[48]。一份关于老年人的报告显示,尽管购买食物对收入来说不成问题,但由于交通不便、功能受限或其他健康缺陷,获取和准备食物是一项挑战[10]。由于美国老年人的数量和比例不断增加,因此考虑采取哪些干预措施对粮食不安全有效尤为重要。

## 为老年人提供粮食援助

鉴于充足的营养对于老年人的健康、身体功能以及保持他们留在社区居家的能力是必要的,研究人员、相关行业从业人员和倡导者必须考虑哪些项目已经存在,以及保障老年人的粮食安全还需要什么。美国饮食学会(American Dietetic Association)、美国营养学会(American Society for Nutrition)和营养教育学会(Society for Nutrition Education)在 2010 年联合发表的立场文件详细阐述了社区老年人的食物和营养项目[30]。在美国,针对老年人的营养援助计划包括《美国老年人法案》(Older Americans Act,OAA)营养计划、《老年农贸市场营养计划》(Senior Farmers' Market Nutrition Program),针对达到收入标准的 60 岁及以上老年人的《商品补充粮食计划》(Commodity Supplemental Food Program,CSFP),以及针对日间养老院中慢性失能人群和 60 岁及以上老年人的《儿童及成人保健食品计划》(Child and Adult Care Food Program,CACFP)。为包括老年人在内的所有公民设计的计划包括《补充营养援助计划》(Supplemental Nutrition Assistance Program,SNAP)、《紧急粮食援助计划》(Emergency Food Assistance Program)和《国家紧急粮食和住房委员会计划》(Emergency Food and Shelter National Board Program)。在 2011 年调查之前的 1 个月中,存在粮食不安全问题的家庭中只有 57% 的家庭参加了三大联邦食物和营养援助计划中的一项或多项[33]。

在《美国老年人法案》计划中,有 3 项基本营养服务用于营养援助:为家庭提供的营养服务(home-delivered nutrition services,HDN)、集体营养服务(congregate nutrition services,CN)和营养服务激励计划(nutrition services incentive program)。2010 年,HDN 计划为超过 88 万名老年人提供了约 1.45 亿份餐食;CN 计划为不同社区环境中的 170 万老年人提供了 9 640万份餐食。这些服务对服务对象来说至关重要,因为将近 90% 的联邦老龄化管理局(The Administration on Aging,AOA)救济对象患有多种慢性病,而这些慢性病可以通过改善营养状况来应对。此外,将近 35% 接受 HDN 餐食的老年人无法进行 3 项或以上的日常生活活动,而 69% 的老年人无法进行 3 项或以上的工具性日常生活活动,这些健康问题还与通过联邦老龄化管理局计划满足的营养需求有关,并可能阻止或推迟他们对机构护理的需求。

但在 2010 年约有 89% 处于粮食不安全状态的老年人并没有收到送到家的餐食或享受

集体餐食。据估计,符合要求的人可能出于多种潜在原因而无法参加 OAA 计划,如 HDN 或 CN 服务,包括:可能对可享受的服务了解有限,生活在服务受限的地区,通过朋友、家人或其他组织享受非正式服务,拒绝接受政府援助;或通过其他联邦计划(例如 SNAP)获得营养援助。但最近的一份报告表明只有 7% 的 CN 参与者和 16% 的送餐服务对象也获得了 SNAP 福利[49]。

虽然 HDN 和 CN 计划的参与率似乎很低,但人们对 OAA 老年人营养计划服务的需求却在增加。美国政府问责署(The Government Accountability Office)的报告显示,自 2007 年以来,2010 年对 HDN 和 CN 服务的申请分别增加了 79% 和 47%。这反映出越来越多的老年人宁愿待在家里而不是搬去养老机构;这一点很重要,因为增加的有资格享受 HDN 服务的老年人正是最容易受到饮食摄入不足、营养状况差和身体残疾影响的人群[2]。

由于慢性病是导致老年人死亡的主要原因,包括心脏病、癌症、脑卒中、流感和肺炎,所有这些疾病都受到饮食和营养的影响,因此,重要的是要考虑如何维持这一人群的粮食安全。同样,通过健康营养预防老年人的营养不良(包括营养缺乏和营养过剩)可延缓或阻止疾病进程,从而降低跌倒风险和髋部骨折的发生。在这些方面做出改善还可以增强身体功能并降低个人和医疗保险系统的医疗费用[19]。

最常在总体人群中申请的一个项目是 SNAP;SNAP 项目不仅有助于缓解个人粮食不安全和饥饿,而且美国农业部还发现每发放 5 美元的新食物券,个人在社区会花费 9 美元,这表明存在经济连锁反应[19]。老年人在 SNAP 中的参与率最低;因此,可通过增加该计划的参与率来改善老年人的食物获取。但美国农业部在 2004 年进行的有关为何有资格的个人(包括老年人)不申请福利的研究发现“三分之一的非参与者不认为自己有资格,18% 的人不确定自己是否有资格受益,还有一小部分人从未听说过该计划。”一些对申请程序有所耳闻的老年人表示他们认为 SNAP 福利太低。此外,对于老年人,尤其是患有认知或肢体障碍的老年人来说,SNAP 的申请过程可能太长而且太复杂,而这些老年人不大可能申请 SNAP。

旨在提高社区内个人粮食安全水平的私人和社区项目应重点改善对健康和营养食品项目的获取机会,增强社区在自给自足方面的能力并就食物和营养方面的需求制订跨学科、跨机构的响应措施。这些目标可以通过农贸市场、社区支持的农业项目和经济发展活动来实现[50]。为此,农贸市场与低收入老年人合作提供应季蔬菜的创新计划可能也有助于实现这一目标[51]。对现有计划效果的进一步研究也将为继续实施这些计划提供依据。

# 结论

本章证据表明:粮食不安全与营养不良(包括营养缺乏和营养过剩)、身心健康问题、健康服务的利用、慢性疾病管理、药物管理以及食物和营养摄入不足导致的营养不良有关[52],因此对普通人群和老年人的健康都有危害。继续通过像 OAA 营养服务这样的计划来应对粮食不安全问题,并找到通过 OAA 和 SNAP 将粮食不安全人群与资源联系起来的新方法很重要。这些提升粮食安全的计划有望促进健康、降低疾病风险及开发有效的疾病管理方法[30],理应得到重视。

(郝勤建　译　王双　校)

# 参考文献

1. Chernoff R. Nutrition and health promotion in older adults. J Gerontol Ser A Biol Sci Med Sci. 2001;56 suppl 2:47–53.

2. Sharkey JR. Diet and health outcomes in vulnerable populations. Ann N Y Acad Sci. 2008;1136(1):210–7.

3. Roberts Sb FPHMB, et al. COntrol of food intake in older men. JAMA. 1994;272(20):1601–6.

4. MacIntosh C, Morley JE, Chapman IM. The anorexia of aging. Nutrition. 2000;16(10):983–95.

5. Food security: World Health Organization; 2012 [updated October 12, 2012; cited 2012 October 13]. Available from: http://www.who.int/trade/glossary/story028/en/

6. Holben D. Position of the American Dietetic Association: food insecurity in the United States. J Am Diet Assoc. 2010;110(9):1368–77.

7. Anderson S. Core indicators of nutritional state for difficult-to-sample populations. J Nutr. 1990;120 Suppl 11: 1559–600.

8. Food insecurity in the US: measurement: United States Department of Agriculture: Economic Research Service; 2012 [cited 2012]. Available from: http://www.ers.usda.gov/topics/food-nutrition-assistance/food-security-in-the-us/measurement.aspx#.UV35bKKG3eA

9. Lee JS, Frongillo Jr EA. Factors associated with food insecurity among U.S. elderly persons: importance of functional impairments. J Gerontol Ser B Psychol Sci Soc Sci. 2001;56(2):S94–9.

10. Lee JS, Frongillo EA. Nutritional and health consequences are associated with food insecurity among U.S. elderly persons. J Nutr. 2001;131(5):1503–9.

11. Food insecurity in the US: history and background: United States Department of Agriculture: Economic Research Service; 2012 [cited 2012]. Available from: http://www.ers.usda.gov/topics/food-nutrition-assistance/food-security-in-the-us/history-background.aspx#.UV35naKG3eA

12. National Research Council. Food insecurity and hunger in the United States. An assessment of the measure. Washington, DC: The National Academies Press; 2006.

13. Food insecurity in the US: definitions of food insecurity: United States Department of Agriculture: Economic Research Service; 2012 [cited 2012]. Available from: http://www.ers.usda.gov/topics/food-nutrition-assistance/food-security-in-the-us/definitions-of-food-security.aspx#.UV33YKKG3eA

14. Food insecurity in the US: frequency of food insecurity: United States Department of Agriculture: Economic Research Service; 2012 [cited 2012]. Available from: http://www.ers.usda.gov/topics/food-nutrition-assistance/food-security-in-the-us/frequency-of-food-insecurity.aspx#.UV341aKG3eA

15. Hamm MW, Bellows AC. Community food security: background and future directions. J Nutr Educ Behav. 2003;35(1):37–43.

16. Gottlieb R, Fisher A. Community food security and environmental justice: Searching for a common discourse. Agric Hum Values. 1996;13(3):23–32.

17. Haering SA, Syed SB. Community food security in United States cities: a survey of the relevant scientific literature. Baltimore, MD: Johns Hopkins Center for a Livable Future; 2009. Available from: http://www.jhsph.edu/research/centers-and-institutes/johns-hopkins-center-for-a-livable-future/research/clf_publications/pub_rep_desc/CFS_USA.html

18. Cohen B, Andrews M, Kantor L. Community food security assessment toolkit. USDA Economic Research Service, 2002 Contract No.: E-FAN-02-013.

19. The Food Assistance National Input-Output Multiplier (FANIOM) Model and Stimulus Effects of SNAP. United States Department of Agriculture, 2010 Contract No. 103.

20. Cunnyngham K. State trends in supplemental nutrition assistance program eligibility and participation among elderly individuals. Washington, DC: Mathematical Policy Research; 2010.

21. Tanumihardjo SA, Anderson C, Kaufer-Horwitz M, Bode L, Emenaker NJ, Haqq AM, et al. Poverty, obesity, and malnutrition: an international perspective recognizing the paradox. J Am Diet Assoc. 2007;107(11):1966–72.

22. Brown KE. Nutritional assistance: additional efficiencies could improve services to older adults. Washington, DC: Government Accountability Office; 2011.

23. Committee on Nutrition Services for Medicare B, Food and Nutrition B. The role of nutrition in maintaining health in the nation's elderly: evaluating coverage of nutrition services for the medicare population. Washington, DC: The National Academies Press; 2000.

24. FAO, WFP, IFAD. The state of food insecurity in the world 2012. Economic growth is necessary but not sufficient to accelerate reduction of hunger and malnutrition. Rome, Italy: Food and Agriculture Organization; 2012.

25. Morley JE. Undernutrition in older adults. Fam Pract. 2012;29 Suppl 1:i89–93.

26. Chubinsky J, Carrozza MA. Obesity and food insecurity. In: Ludke RL, Obermiller PJ, Couto RA, editors. Appalachian health and well-being. Lexington, KY: University Press of Kentucky; 2012. p. 149–66.

27. Institute of Medicine. Hunger and obesity: understanding a food insecurity paradigm: workshop summary. Washington, DC: The National Academies Press; 2011.

28. Jensen GL, Mirtallo J, Compher C, Dhaliwal R, Forbes A, Grijalba RF, et al. Adult starvation and disease-related malnutrition: a proposal for etiology-based diagnosis in the clinical practice setting from the International Consensus Guideline Committee. J Parenteral Enteral Nutr. 2010;34(2):156–9.

29. Waters DL, Baumgartner RN. Sarcopenia and obesity. Clin Geriatr Med. 2011;27(3):401–21.

30. Kamp BJ, Wellman NS, Russell C. Position of the American Dietetic Association, American Society for Nutrition, and Society for Nutrition Education: food and nutrition programs for community-residing older adults. J Nutr Educ Behav. 2010;42(2):72–82.

31. Ziliak JP, Gunderson C. Food insecurity among older adults. Washington, DC: AARP; 2011.

32. Dean WR, Sharkey JR. Food insecurity, social capital and perceived personal disparity in a predominantly rural region of Texas: an individual-level analysis. Social Sci Med. 2011;72(9):1454–62.

33. Coleman-Jensen A, Nord M, Andrews M, Carlson S. Household food security in the United States in 2011. Washington, DC: USDA, Economic Research Service; 2012.

34. Brown KE. Older Americans act: more should be done to measure the extent of unmet need for services. Washington, DC: Government Accountability Office; 2011.

35. Ziliak J, Gundersen C, Haist M. The consequences causes future of senior hunger in America. Special report by the University of Kentucky Center for Poverty Research for the Meals on Wheels Association of America. Lexington, KY: University of Kentucky Center for Poverty Research; 2008. p. 2008.

36. Ziliak J, Gundersen C. Senior hunger in the United States: differences across states and rural and urban areas. Special report. Lexington, KY: University of Kentucky Center for Poverty Research; 2009.

37. Ziliak JP, Gundersen C. Multigenerational families and food insecurity. Lexington, KY: University of Kentucky Center for Poverty Research; 2012.

38. Nelson K, Cunningham W, Andersen R, Harrison G, Gelberg L. Is food insufficiency associated with health status and health care utilization among adults with diabetes? J Gen Intern Med. 2001;16(6):404–11.

39. Sullivan AF, Clark S, Pallin DJ, Camargo Jr CA. Food security, health, and medication expenditures of emergency department patients. J Emerg Med. 2010;38(4):524–8.

40. Food Nutrition Board IoM. Nutrition and healthy aging in the community: workshop summary. Washington, DC: The National Academies Press; 2012.

41. Locher JL, Ritchie CS, Robinson CO, Roth DL, Smith West D, Burgio KL. A multidimensional approach to understanding under-eating in homebound older adults: the importance of social factors. Gerontologist. 2008;48(2): 223–34.

42. Payette H, Coulombe C, Boutier V, Gray-Donald K. Weight loss and mortality among free-living frail elders: a prospective study. J Gerontol A Biol Sci Med Sci. 1999;54(9):M440–5.

43. Janssen I. Influence of sarcopenia on the development of physical disability: the Cardiovascular Health Study. J Am Geriatr Soc. 2006;54(1):56–62.

44. Yang Y, Brown CJ, Burgio KL, Kilgore ML, Ritchie CS, Roth DL, et al. Undernutrition at baseline and health services utilization and mortality over a 1-year period in older adults receiving medicare home health services. J Am Med Direct Assoc. 2011;12(4):287–94.

45. Newman AB, Yanez D, Harris T, Duxbury A, Enright PL, Fried LP, et al. Weight change in old age and its association with mortality. J Am Geriatr Soc. 2001;49(10):1309–18.

46. Ritchie CS, Burgio KL, Locher JL, Cornwell A, Thomas D, Hardin M, et al. Nutritional status of urban homebound older adults. Am J Clin Nutr. 1997;66(4):815–8.

47. Seligman HK, Schillinger D. Hunger and socioeconomic disparities in chronic disease. N Engl J Med. 2010; 363(1):6–9.

48. Statistics FIFoA-R. Older Americans 2012: key indicators of well-being. In: statistics. Washington, DC: GPO; 2012.

49. Barrett A, Schimmel J. Multiple service use among OAA Title III Program participants. Washington, DC: Mathematical Policy Research; 2010.

50. Food insecurity in the US: community food security: United States Department of Agriculture: Economic Research Service; 2012 [cited 2012]. Available from: http://www.ers.usda.gov/topics/food-nutrition-assistance/food-security-in-the-us/community-food-security.aspx#.UV35_aKG3eA

51. Dover SE, Buys DR, Allocca S, Locher JL. Farmers' market produce delivery program for mitigating nutritional risk in older adults. J Hunger Environ Nutr. 2013;8(1):106–8.

52. Johnson MA, Dwyer JT, Jensen GL, Miller JW, Speakman JR, Starke-Reed P, et al. Challenges and new opportunities for clinical nutrition interventions in the aged. J Nutr. 2011;141(3):535–41.

# 第三部分
## 常见的临床情况

# 第10章
# 老年人的肥胖与体重管理策略

**Dennis T. Villareal and Krupa Shah**

## 要点

- 老年人肥胖的患病率不断上升是一个重大的公共卫生问题。
- 肥胖加剧了与年龄相关的躯体功能下降,进而导致衰弱。
- 对老年人肥胖的治疗计划应包括生活方式干预(如减重、行为改变和运动),以改善躯体功能和生活质量,减少与肥胖相关的医疗并发症。
- 虽然治疗肥胖可以改善许多健康参数,但需考虑减重对骨骼和肌肉质量的潜在不利影响。

**关键词** 肥胖·老年人·衰弱·减重·运动·行为改变·肌少症

## 引言

　　肥胖是指不健康的身体脂肪过剩,会增加疾病发病率和过早死亡的风险。肥胖是成年人日益关注的问题。肥胖的患病率不仅增加,它还与显著的其他疾病发病率和死亡率有关。肥胖的一些医疗风险包括高血压、糖尿病、高脂血症、冠心病和骨关节炎。肥胖加剧了年龄相关的躯体功能下降,损害生活质量,并导致衰弱,在老年人中更是如此。目前针对老年人体重管理的治疗和管理措施包括生活方式干预(饮食、体力活动和行为改变)、药物治疗和手术。目前的证据表明,对肥胖老年人进行的体重管理可以改善其躯体功能和生活质量,减少医疗并发症。肥胖的治疗必须考虑体重减轻对骨骼和肌肉质量的潜在不利影响。

　　本章将回顾与老年人肥胖相关的临床问题,并在现有证据的基础上为卫生专业人员提供适当的体重管理指南。

## 肥胖:一种流行病

　　在美国,老年人肥胖的患病率不断上升。来自美国国家健康和营养调查(National Health and Nutrition Examination Survey,NHANES)的数据表明,大约有三分之一的美国成年人有肥胖的问题[1]。同样,在发达国家,老年人肥胖的患病率也在增加。患病率上升的根本原因是老年人口的增加,以及肥胖在老年人口中所占比例的增加。以往的研究比较了美国老年人口的时间点统计数据,并强调了肥胖患病率的上升。例如,在 1991 年至 2000 年的 10 年间,60~69 岁年龄组的肥胖率从 14.7% 增长到 22.9%,而 70 岁以上年龄组的肥胖率从 11.4% 增长到 15.5%。各年龄组肥胖患病率分别增加了 56% 和 36%[2]。最近的预估表明,65 岁或以上的成年人中有 37% 是肥胖者[体重指数(body mass index,BMI)≥30kg/m²],而且随着 "婴儿潮一代" 的老龄化,肥胖患病率将更加明显[3]。老年人的肥胖率将持续挑战我们的卫生医疗系统[4]。此外,肥胖给长期护理机构带来了越来越多的问题[5]。从积极的方面来看,肥胖在高龄老人(80 岁以上)中不太可能发生。在这个年龄组,肥胖的患病率比年轻人低得多。80 岁后肥胖的患病率相对较低可能是由于瘦者的生存优势所致[6]。尽管如此,总的来说,超过 15% 的美国老年人口是肥胖的,肥胖在老年女性中比在老年男性中更常见[2]。此外,对老年肥胖患病率的担忧不局限在美国。肥胖是全世界老年人群的一个日益严重的问题[7]。

## 肥胖的病理生理学

衰老与身体成分的显著变化有关。30 岁以后,主要由肌肉组成的去脂体重(fat-free mass,FFM)逐渐下降,而脂肪质量增加。FFM 在第三个 10 年达到高峰,而脂肪质量(fat mass,FM)在第七个 10 年达到高峰[8]。随后,大约 70 岁后,FFM 和 FM 均下降。除了 FFM 和 FM 的数值变化外,衰老还与体脂和 FFM 的重新分布有关。腹内脂肪增加,而皮下脂肪和全身脂肪减少[9]。

当能量摄入超过能量消耗时,体内脂肪就会累积起来。能量摄入不会随着年龄的增长而改变甚至下降。能量消耗包括静息代谢率(约占 70%)、食物的热效应(约 10%)和体力活动(20%)。衰老与所有能量消耗的主要途径的减少有关。20 岁以后,静息代谢率每 10 年下降 3%。FFM 下降可导致静息代谢率下降四分之三[10]。老年男性食物的热效应比年轻男性低 20%[11]。体力活动随着年龄的增长而减少,约占随年龄增长而减少的能量消耗的一半[12]。

随着年龄的增长,生长激素和睾酮分泌减少,从而导致 FFM 减少,脂肪堆积增加[13]。甲状腺激素引起的氧化爆发随着年龄的增加而降低。食欲和身体成分中的神经体液调节因子(如瘦素和生长素释放肽)的变化,也被认为是导致晚年肥胖的原因。对瘦素的抗性可能导致下调食欲的能力减弱[14]。这些随着年龄变化的激素水平可能在肥胖的发病机制中发挥重要作用。

## 测量超重和肥胖

在大多数临床环境中,难以精确测量脂肪质量。因为评估脂肪体重需要使用不太常见的复杂技术。体重指数(BMI)和腰围是两种被广泛应用的评估超重和全身脂肪含量的方法,也是根据体脂对医疗风险进行分类的简单方法。

### BMI

BMI 由体重(kg)/ 身高平方(m²)计算。体重指数用于评估超重和肥胖,并监测体重状

况的变化。它允许对群体内和群体间的体重状况进行有意义的比较。然而,在老年人中,与
年龄相关的身体组成变化以及椎体压缩和后凸引起的身高下降改变了 BMI 与体脂百分比
之间的关系。因此,在任何给定的 BMI 值下,身体成分的变化都倾向于低估肥胖,而身高下
降则倾向于高估肥胖。

## 腰围

与全身脂肪比例失调的腹部多余脂肪是心血管疾病、糖尿病和高血压等共病的独立
预测因素[15]。男性腰围大于 101.6cm,女性腰围大于 88.9cm,会增加疾病风险。表 10.1 将
BMI 和腰围纳入超重和肥胖的分类,并提供了疾病相对风险的指标[16]。

表 10.1　体重指数、腰围和相关疾病风险对超重和肥胖的分类

| | BMI | 肥胖分级 | 疾病风险[a]（相对于正常体重和腰围） | |
| --- | --- | --- | --- | --- |
| | | | 男性 <101.6cm<br>女性 <88.9cm | 男性 ≥101.6cm<br>女性 ≥88.9cm |
| 低体重 | <18.5kg/m² | | — | — |
| 正常[b] | 18.5~24.9kg/m² | | — | — |
| 超重 | 25.0~29.9kg/m² | I | 增加 | 高 |
| 肥胖 | 30.0~34.9kg/m² | II | 高 | 很高 |
| | 35.0~39.9kg/m² | | 很高 | 很高 |
| 极度肥胖 | ≥40kg/m² | III | 非常高 | 非常高 |

[a] 2 型糖尿病、高血压和心血管疾病的风险。
[b] 即使是体重正常的人,腰围的增加也可以作为疾病风险增加的标志之一。

# 肥胖对健康的影响

## 肥胖的不良影响

肥胖与许多健康危害有关。一些不良影响包括死亡率增加、并发症、生活质量差和失能。
下面将详细讨论这些危害。

## 死亡率

相对于正常体重 BMI 的年轻人和老年人而言,肥胖与显著更高的全因死亡率相关[17]。
尽管肥胖相关的相对死亡风险,在年轻人中比老年人高[18,19],但高 BMI 会线性增加 75 岁以
下的绝对死亡率和健康风险[20]。也就是说,从临床角度来看,直到 75 岁,肥胖相关的健康
并发症随着 BMI 的增加呈线性增加。75 岁以上肥胖与总死亡率的关系尚不清楚。以往的
流行病学研究并没有表明超重对老年人的死亡率是不利的[21,22]。但是,本身可能增加早期
死亡率的潜在疾病可能导致对老年人肥胖与死亡率之间关系被低估。由于那些易受肥胖影

响的人在较年轻的时候就死亡了,因此存活下来的肥胖老年人被称为"有抵抗力的"幸存者。此外,腰围是中心性肥胖的一个指标,被认为是肥胖老年人死亡的潜在危险因素[23]。

## 共病

肥胖和内脏脂肪增加与疾病发病率增加和生活质量降低有关。大多数评估肥胖相关并发症的研究都集中在中青年人身上。与肥胖相关医疗并发症(如高血压、糖尿病、心血管疾病和骨关节炎)的发病率随年龄的增长而增加。因此中年肥胖和体重增加可能会导致医疗并发症和肥胖相关慢性病的发展,以及随后老年期间医疗保健支出的增加[24]。

## 代谢异常

所有类型的代谢综合征的患病率都与年龄有关。65 岁以上男性患代谢综合征的概率是 20~34 岁的 5.8 倍,女性为 4.9 倍[25]。此外,腹部脂肪增加与 70~79 岁人群的代谢综合征独立相关[26]。30 岁以后,每 10 年空腹血糖增加 1~2mg/dL,餐后血糖增加 10~20mg/dL。因此,基于诊断标准的 2 型糖尿病的患病率在老年人中最高[27]。与年龄相关的脂肪,更重要的是内脏脂肪的增加,可能是老年人糖尿病发病率增加和胰岛素抵抗的主要原因。在 65 岁时,BMI 对糖尿病的终生患病风险有很大影响,BMI<18.5kg/m$^2$ 时,风险增加范围约为 3%,BMI 18.5~25kg/m$^2$ 时风险增加 10%,BMI 25~30kg/m$^2$ 时风险增加 14%,BMI 30~35kg/m$^2$ 时风险增加 29%,BMI≥35kg/m$^2$ 时风险增加 35%[28]。

高血压在老年人中极为普遍,影响 65% 60 岁以上的人群[29]。即使在老年,肥胖和高血压仍然是相关的[30]。与肥胖相关的血脂异常(即低 HDL 和高血清甘油三酯)在年轻人和老年人中都存在。在美国,35%~42% 65 岁以上合并代谢综合征的白种人有低 HDL(男性 <40mg/dL,女性 <50mg/dL)和高甘油三酯(大于 150mg/dL)[25]。来自纵向研究的数据表明,肥胖增加了老年男性患心血管疾病的风险。在 12~15 年的观察期间,70 岁以上老年男性和老年女性的 BMI 升高与新发冠状动脉疾病、致命性和非致命性心肌梗死增加有关,与老年男性的心血管疾病死亡率增加有关,但与老年女性的心血管疾病死亡率无关[31]。

## 关节炎

骨关节炎(osteoarthritis,OA)是最常见的关节炎类型,其患病率在两性中随着年龄的增长而逐渐增加,与此同时,随着年龄的增长,体重和脂肪也会增加。与年龄相关的 OA 患病率的增加可能反映了终生超重导致的身体变化,从而导致负重关节的慢性机械劳损[32,33]。在对平均年龄为 73 岁的老年人群进行的一项的研究中,BMI 低于 20kg/m$^2$ 者患膝关节骨关节炎的相对风险为 0.1,BMI 为 36kg/m$^2$ 或更高者的相对风险增加到 13.6[34]。

## 肺异常

肥胖与阻塞性睡眠呼吸暂停(obstructive sleep apnea,OSA)、肥胖低通气综合征和肺功能异常有关[35]。胸壁脂肪增加会降低肺顺应性,增加呼吸做功,减少通气量[36]。阻塞性睡眠呼吸暂停的患病率随年龄增长而增加。在一个随访 30 年的研究中,肥胖和正常体重的老年男性的腰围和腰围变化是对 OSA 最有力的预测因素[37]。

## 尿失禁

尿失禁的患病率在 65 岁以后增加,影响到 15%~30% 的老年人。肥胖进一步加剧了老年人尿失禁的高发病率,这已被证明与 BMI 升高直接相关[38,39]。

## 癌症

肥胖是多种癌症的危险因素,包括男性和女性的乳腺癌、结肠癌、胆囊癌、胰腺癌和膀胱癌,老年人的风险高于年轻人[40]。一项针对老年女性的研究表明,肥胖的老年女性比所有老年女性更容易患乳腺癌[40]。肥胖的绝经后女性患恶性黑色素瘤和子宫内膜癌的风险也高于非肥胖女性[41]。

## 功能损害与生活质量

由于肌肉质量、强度和力量的持续下降,以及关节不稳定和关节炎的增加,衰老导致躯体功能的逐步下降[42]。这些功能受损影响日常生活活动,降低生活质量,并增加了卫生医疗服务的利用率。肥胖对老年人有着重要的功能影响,肥胖会加重年龄相关的躯体功能下降。来自横断面研究[43-45]和纵向研究[46-48]的数据一致表明,BMI 的增加与老年人躯体功能的下降之间有着强烈的联系。高 BMI 与自我报告受损的 ADL、活动受限、体能下降和功能下降风险增加相关[45-50]。此外,肥胖与护理院入住增加有关[51,52]。

尽管肥胖与 FM 的增加相关,但衰老与 FFM(主要是骨骼肌)和功能下降(即肌少症)相关[53],肥胖似乎并不能预防肌少症。在一项研究[54]中,随着年龄的增长,肥胖患者的肌少症患病率增加,这表明许多肥胖患者在丢失肌肉的同时维持恒定的脂肪量。另一项研究[55]发现,尽管肥胖老年人有足够的体重(与常见衰弱老年人相反),但由于其相对肌肉量较低和单位肌肉区域内的肌肉力量(低肌肉质量,图 10.1)较低而被诊断为肌少症。他们的功能表现、有氧能力、力量、平衡和步行速度的下降情况与不肥胖的老年衰弱患者一样严重[55]。因此,

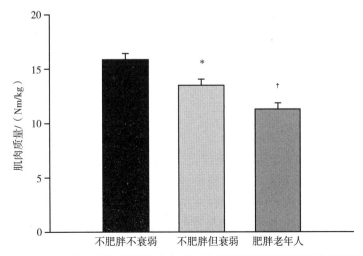

图 10.1　不肥胖不衰弱、不肥胖但衰弱、肥胖的老年受试者的肌肉质量(单位肌肉量的肌肉力量)。经麦克米伦出版有限公司许可转载:Obesity. Villareal DT,Banks M,Siener C,Sinacore DR,Klein S. Physical frailty and body composition in obese elderly men and women,12(6),copyright 2004

肥胖在老年人群中与肌少症呈协同作用（肌肉减少性肥胖，见第6章），增加失能。因此，"肌肉减少性肥胖"个体有两个导致衰弱的问题：①随着年龄的增长而发生的肌肉质量和力量下降；②由于身体脂肪过多，躯体需要承受更大的重量[55,56]。图10.2是一位衰弱的肥胖老年人的大腿中部横断面的MRI图像。该图表明肥胖时骨骼肌中过多的脂肪组织浸润。

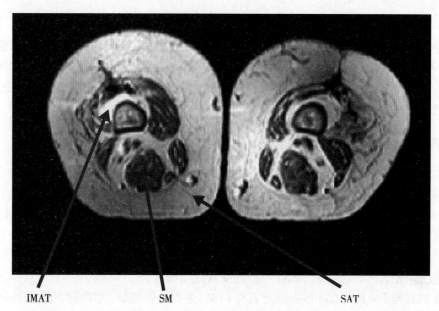

图10.2 一位衰弱的肥胖女性（76岁）大腿中部的横断面MRI图像。IMAT，肌间脂肪组织；SAT，皮下脂肪组织；SM，骨骼肌

在一项研究中[55]，由身体性能测试分数[57]、耗氧量峰值[58]和自我报告的日常生活活动能力[59]来判断，有96%的BMI>30的社区老年人为衰弱。另一项研究[60]，由虚弱、迟缓、体重减轻、低体力活动和疲劳来评估衰弱风险，其数据也表明肥胖与衰弱风险显著增加相关（OR=3.5）。在另一项研究中[61]，肥胖被认为是可预测老年女性剧烈和基础活动功能下降的5个可改变的危险因素之一。在最近的一项针对社区居家老年人的研究中，衰弱与BMI呈U形相关（即在BMI极低或极高者中，衰弱增加）。然而，在腰围较大的人群中（男性≥101.6cm，女性≥88.9cm），衰弱存在于所有的BMI分组中[62]。

## 肥胖的益处

体重增加与老年男性和女性的骨密度（bone mineral density，BMD）增加、骨质疏松和髋部骨折减少有关，低体重者则相反。体脂质量和FFM均与BMD直接相关。虽然骨密度的增加归因于负重骨骼上的机械应力，但在非负重骨骼中也观察到了保护作用[63]。因此，肥胖者体内增加的激素，如循环雌激素、胰岛素和瘦素，通过刺激骨形成和抑制骨吸收，可能有助于肥胖者的骨保护作用。

骨密度的增加和髋部等关键部位周围脂肪的额外缓冲作用，可能在肥胖老年人跌倒时提供了避免髋部骨折的保护[64]。另一方面，最近的研究也表明，过度肥胖可能对骨骼有害，也会增加跌倒的风险[65,66]。

# 自主减重对老年人的影响

## 身体组成

体重的减轻伴随着 FM 和 FFM 的下降。因此,肥胖老年人的体重减轻有可能通过加重年龄相关的肌肉量丢失而增加肌少症。在年轻人中,节食导致的体重减轻由大约 75% 脂肪组织和 25% FFM 组成[67]。老年男性和女性因节食导致的体重减轻中,FFM 和脂肪量的相对量与在年轻人中观察到的相似[68]。因此,节食诱导的体重减轻不会在老年人中产生不成比例的瘦组织减少。尽管有很多证据表明高脂肪与功能障碍有关[45,47,48],但由于担心减重会加剧肌少症,减重通常不被推荐给肥胖的老年人。此外,许多老年医学家普遍认为,身体脂肪的一定"储备"对老年人是有利的,特别是住院老人[69]。

在对肥胖老年人进行的一项随机对照试验中,与未减重的对照组相比,节食减重加上规律运动组的 FFM 减少没有显著差异。这些令人鼓舞的发现表明,规律运动可以减轻老年人因饮食导致的 FFM 下降[70]。

## 医疗并发症

来自青中年人群的数据显示,体重减轻或可纠正肥胖相关的代谢异常。同样,研究表明,肥胖的老年人适度减重可同时降低一系列冠心病的代谢性危险因素[71]。

## 躯体功能与生活质量

适度减重与体育锻炼相结合可改善肥胖老年人的躯体功能和健康相关的生活质量。对有或无关节疾病的超重和肥胖老年人进行的研究数据表明,适度饮食控制导致的体重减轻和运动疗法相结合,在主观和客观测量能改善躯体功能和健康相关生活质量,并且比单独饮食控制或运动干预有更大的获益[70,72-74]。这些发现表明肥胖是老年人衰弱和生活质量受损的一个可逆原因。

最近,在一项为期 1 年的随机对照临床试验中,107 名 65 岁及以上的肥胖成年人被招募来研究减重和运动对躯体功能、身体成分和生活质量的独立和联合影响[75]。参与者被随机分为体重管理组、运动训练组、体重管理加运动训练组,以及对照组。体重管理组由均衡饮食组成,根据参与者的日常需求,会产生 500~750kcal/d 的能量不足。运动干预包括有氧运动和阻力训练两部分。结果表明,与对照组相比,所有干预组的躯体功能均有改善,同时采用体重管理和运动训练的联合干预组的躯体功能明显高于其他干预组。此外,联合干预组在减少瘦体重和骨密度丢失,以及改善有氧能力、力量、平衡和步态速度方面也表现出更多的获益趋势。这些研究结果表明,与单一干预措施相比,减重和运动相结合的方案在预防肥胖老年人衰弱和保持生活质量方面更为有效。

在这方面,必须强调的是,减重和运动相结合的方案是安全的,运动的获益可以有效补偿由减重导致的瘦体重减少[76]（见第 22 章）。还需要进一步的研究来确定减重能否维持 1 年以上，能否预防肥胖老年人的主要健康相关结果（包括死亡率和护理院入院率）。这些研究应集中于评估长期保持体重是否可能对肥胖老年人的健康结果产生最有意义的变化。

## 死亡率

一些基于人群的研究表明，与体重稳定的老年人相比，存在体重减轻或体重变化的社区居家老年人的相对死亡率增加[37]。

然而，大多数研究都有其本身的缺陷，比如没有报告观察到的体重变化是自主的还是非自主的，体重变化依赖于自我报告，或者没有区分肥胖者和瘦者的体重下降。此外，最近的一项随机对照临床试验表明，在超过 12 年随访的超重或肥胖老年人中，自主饮食减重与全因死亡率的增加没有显著关联[77]。

## 骨密度

体重减轻会对骨量产生不良影响。先前对中青年人进行的干预性研究报告称，体重减轻会导致骨质流失，可能与体重减轻的程度成正比[78-80]。然而，目前尚不清楚自主性减重引起的骨质流失是否会增加肥胖者骨质疏松性骨折的风险。一项研究表明，饮食而非运动引起的体重下降与承重部位的骨密度降低有关，这表明运动应是减重的重要组成部分，可以抵消饮食减重对骨骼的不利影响[81]。在最近的一项研究中，规律运动能够减轻减重引起的骨质流失[76]。这种有益效果可能对参与负重运动的部位具有特异性[82]，是通过防止体重减轻引起的硬骨素增加介导的（硬骨素是骨细胞分泌的骨形成抑制剂，是一种 Wnt 拮抗剂，可以抑制成骨细胞增殖和分化，从而减少骨形成）[83]。因此，将运动作为减重计划的一部分，对老年人减少骨质流失尤为重要。

# 干预与治疗

任何年龄段的肥胖者减重都可以改善与肥胖相关的并发症、躯体功能和生活质量。在老年人中，改善躯体功能和生活质量可能是最重要的治疗目标。当前可用于老年人体重控制的治疗工具和建议包括：①愿意包括饮食、运动和行为改变在内的生活方式干预；②药物治疗；③手术。

## 体重管理

体重管理干预对老年人和年轻人同样有效[70,72-74]。能量不足的节食、增加体力活动和行为改变相结合的方案可达到中等程度的体重减轻，并降低治疗引起的并发症的风险。对于有肥胖、功能受损或可从减重中受益的代谢并发症的老年人，建议采用体重管理干预。体重管理干预可以将肌肉和骨骼损失降至最低。

## 饮食疗法

为了使减重成功,必须达到能量不足的状态。低热量饮食,即能量摄入减少500~750kcal/d,导致每周体重减轻0.4~0.9kg,到6个月体重减轻8%~10%。饮食中应包含每天1.0g/kg的优质蛋白质[70],多种维生素和矿物质补充剂,以确保满足所有每日的推荐需求,包括每天摄入1 500mg钙和1 000IU维生素D以防止骨质流失。应避免会增加医疗并发症风险的过低热量饮食(<800kcal/d)。此外,根据患者的心血管风险状况,饮食疗法应符合美国国家胆固醇教育计划专家组(成人治疗组Ⅲ)提出的治疗性生活方式改变饮食和/或防止高血压的饮食(Dietary Approaches to Stop Hypertension,DASH饮食)[84]。

为了确保提供适当的营养咨询,往往有必要转诊给有体重管理经验的注册营养师。对患者进行食物成分、制备和份量控制方面的教育,同时满足他们对食物的偏爱以提高依从性。

成功的减重和维持方案应基于合理的科学原理。该方案应既安全又营养充足,应切合实际,适用于患者的社会和种族背景。

## 体力活动

在治疗过程中早期引入运动成分可提高老年人的躯体功能,并改善其衰弱[70]。运动计划应根据个人的健康状况和失能情况进行个性化设置(见第22章)。该方案应从低至中的强度、持续时间和频率开始,以促进依从性并避免肌肉骨骼损伤。如果可能,该方案应在数周或数月的时间内逐步发展到一个更长时间、更频繁、更剧烈的阶段。肥胖老年人规律运动的目标是增加柔韧性、耐力和力量;因此,建议进行包括拉伸、有氧运动和力量锻炼在内的多组分运动计划。哪怕是超高龄或衰弱的老人,也可以参加这类体力活动。

## 行为改变

临床医生应帮助肥胖老年人设定个人目标,监控进度并使用激励策略来提高其对减重计划的依从性(见第1章)。认知行为治疗策略应考虑包括目标设定、自我监控、社会支持、刺激控制技术和问题解决技能。可以通过有体重管理经验的行为治疗师、运动专家或营养师的建议来促进生活方式和行为的改变。

改变老年人的饮食和活动习惯可能具有挑战性。疾病负担增加、不良的生活质量、抑郁、听力和视力障碍,以及认知功能障碍,可能让改变生活方式变得困难。随着年龄的增长,慢性失能的增加会减少体力活动和运动能力。应该解决常见的老年情况,例如抑郁、认知障碍、对他人的依赖、住院、丧偶、孤独和独居,因为这些因素会使他们更难以采用或坚持旨在减重的生活方式。为了更好的依从性,还应鼓励家庭成员和护理人员参与到改变生活方式的方案中。

## 药物治疗

由于大多数评估药物治疗的临床试验排除了老年人或只包括少数老年人,现有数据不足以确定药物治疗在老年人群中的有效性和安全性。

使用药物治疗肥胖会增加老年人的负担。许多肥胖的老年患者已经在服用多种药物来治疗其他疾病,这会降低依从性,增加药物相互作用和肥胖药物错误治疗的几率。

此外,潜在的副作用可能对老年人产生更严重的后果。FDA 批准的一些减肥药,包括苯妥英钠、奥利司他和最近批准的药物 Qysmia(苯妥英钠和托吡酯的联合缓释)。这些药物未被健康保险或医疗保险所覆盖,这会给收入固定的老年患者增加额外的经济负担。由于有些药物可能会导致体重增加(如抗精神病药、抗抑郁药、抗惊厥药或糖皮质激素),应该对肥胖老年人的所有药物进行彻底的检查。此外,减肥引起的临床改善可能需要调整药物治疗方案以避免医源性并发症。

## 减重手术

一些研究为老年人减重手术的有效性和安全性提供了信息。60 岁以上患者减重手术效果的系列病例表明,与年轻患者相比,老年患者的相对体重减轻更少,对肥胖相关医疗并发症的改善更低,但老年患者围手术期发病率和死亡率更高[85]。然而,肥胖手术可导致可观的减重效果,并能显著改善老年患者的肥胖相关的身体损害和并发症(如糖尿病的逆转)。腹腔镜下可调节胃束带术的并发症少、死亡率低,对老年患者来说,是较 Roux-en-Y 胃旁路术更好的选择。然而,应该强调的是,这些方法的有效性和安全性没有在老年人的随机试验中进行比较。因此,应慎重选择病人,加强术前教育,并进行专业的手术和围手术期管理。对于那些可以通过减重来改善失能性肥胖症的老年人,和符合手术标准的老年人,应该考虑手术。抑郁症在老年人中很常见,可能影响预后,术前评估应包括对抑郁症的评估。术后管理应包括监测营养和代谢问题,特别是维生素 $B_{12}$ 缺乏、铁缺乏和骨质疏松。

# 结论

老年人肥胖的患病率不断上升是一个重大的公共卫生问题。随着年龄的增长,肌肉质量下降,以及肥胖导致的额外体重,使得肥胖的老年人特别难以独立活动,并可能导致衰弱的继发并发症。针对肥胖老年人的治疗计划应包括全面的生活方式干预措施,如促进减重的饮食改变、行为改变,以及能够改善躯体功能、生活质量和肥胖相关的并发症的运动疗法。最后,治疗必须考虑到体重减轻对骨骼、肌肉质量、躯体功能和生活质量的潜在不利影响。有必要进行随机对照试验,以明确长期体重管理对肥胖老年人的健康获益和风险。

## 老年人减重治疗的临床建议

1. 初步评估
• 应进行全面的病史、体格检查、适当的实验室检查和药物回顾,以评估患者当前的健康状况和共病风险。
• 在开始减重治疗之前,应收集其他信息,如患者的减重意愿、先前的减重尝试和当前的生活习惯。
• 临床医生应帮助肥胖老年人设定个人目标,并欢迎家庭成员和照顾者的参与。
• 临床医生应考虑到老年人群的特殊需要,制定个体化的减重计划。

2. 饮食疗法

• 提倡包括每天摄入 1.0g/kg 优质蛋白质、多种维生素和矿物质补充剂（包括 1 500mg 钙和 1 000IU 维生素 D/d）和适度减少的能量摄入（500~750kcal/d）。

• 考虑转诊给注册营养师进行适当的营养咨询和教育。

3. 行为疗法

• 行为疗法应强调饮食和运动，这是减重和维持体重不可或缺的部分。通过营养素摄入的自我监测和更好地了解体力活动来完成行为疗法。

• 考虑咨询行为治疗师。

• 应解决压力管理、刺激控制、问题解决、应急管理和社会支持等问题。

4. 运动疗法

• 临床医生应在任何体力活动前评估压力测试的必要性。

• 提倡循序渐进、个性化和有监督的锻炼计划。

• 建议采用包括拉伸、有氧运动和力量训练在内的多成分运动计划。

5. 其他建议

• 提倡能量不足的饮食、增加体力活动和行为治疗相结合。这种组合与治疗引起的并发症的低风险相关。

• 对于多次减重失败的患者，减重手术可能是一种选择。

• 一旦达到减肥目标，就应该努力维持体重。

（蒲虹杉 译 桂尘璠 校）

# 参考文献

1. Flegal KM, Carroll MD, Ogden CL, Johnson CL. Prevalence and trends in obesity among US adults, 1999-2000. JAMA. 2002;288(14):1723–7.

2. Mokdad AH, Bowman BA, Ford ES, Vinicor F, Marks JS, Koplan JP. The continuing epidemics of obesity and diabetes in the United States. JAMA. 2001;286(10):1195–200.

3. Flegal KM, Carroll MD, Ogden CL, Curtin LR. Prevalence and trends in obesity among US adults, 1999-2008. JAMA. 2010;303(3):235–41.

4. Arterburn DE, Crane PK, Sullivan SD. The coming epidemic of obesity in elderly Americans. J Am Geriatr Soc. 2004;52(11):1907–12.

5. Lapane KL, Resnik L. Obesity in nursing homes: an escalating problem. J Am Geriatr Soc. 2005;53(8):1386–91.

6. Wallace JI, Schwartz RS. Involuntary weight loss in elderly outpatients: recognition, etiologies, and treatment. Clin Geriatr Med. 1997;13(4):717–35.

7. Kopelman PG. Obesity as a medical problem. Nature. 2000;404(6778):635–43.

8. Gallagher D, Visser M, De Meersman RE, Sepulveda D, Baumgartner RN, Pierson RN, et al. Appendicular skeletal muscle mass: effects of age, gender, and ethnicity. J Appl Physiol. 1997;83(1):229–39.

9. Beaufrere B, Morio B. Fat and protein redistribution with aging: metabolic considerations. Eur J Clin Nutr. 2000;54 Suppl 3:S48–53.

10. Tzankoff SP, Norris AH. Effect of muscle mass decrease on age-related BMR changes. J Appl Physiol. 1977; 43(6):1001–6.

11. Schwartz RS, Jaeger LF, Veith RC. The thermic effect of feeding in older men: the importance of the sympathetic nervous system. Metabolism. 1990;39(7):733–7.

12. Elia M, Ritz P, Stubbs RJ. Total energy expenditure in the elderly. Eur J Clin Nutr. 2000;54 Suppl 3:S92–103.

13. Schwartz RS. Trophic factor supplementation: effect on the age-associated changes in body composition. J Gerontol A Biol Sci Med Sci 1995;50 Spec No: 151–6.

14. Enriori PJ, Evans AE, Sinnayah P, Cowley MA. Leptin resistance and obesity. Obesity (Silver Spring). 2006;14

Suppl 5:254S–8.

15. Kissebah AH, Krakower GR. Regional adiposity and morbidity. Physiol Rev. 1994;74(4):761–811.

16. Obesity: preventing and managing the global epidemic. Report of a WHO consultation. World Health Organ Tech Rep Ser 2000; 894: i-253.

17. Flegal KM, Kit BK, Orpana H, Graubard BI. Association of all-cause mortality with overweight and obesity using standard body mass index categories: a systematic review and meta-analysis. JAMA. 2013;309(1):71–82.

18. Flegal KM, Graubard BI, Williamson DF, Gail MH. Cause-specific excess deaths associated with underweight, overweight, and obesity. JAMA. 2007;298(17):2028–37.

19. Calle EE, Thun MJ, Petrelli JM, Rodriguez C, Heath Jr CW. Body-mass index and mortality in a prospective cohort of U.S. adults. N Engl J Med. 1999;341(15):1097–105.

20. Villareal DT, Apovian CM, Kushner RF, Klein S. Obesity in older adults: technical review and position statement of the American Society for Nutrition and NAASO, The Obesity Society. Am J Clin Nutr. 2005;82(5):923–34.

21. Troiano RP, Frongillo Jr EA, Sobal J, Levitsky DA. The relationship between body weight and mortality: a quantitative analysis of combined information from existing studies. Int J Obes Relat Metab Disord. 1996;20(1):63–75.

22. Allison DB, Gallagher D, Heo M, Pi-Sunyer FX, Heymsfield SB. Body mass index and all-cause mortality among people age 70 and over: the Longitudinal Study of Aging. Int J Obes Relat Metab Disord. 1997;21(6):424–31.

23. Donini LM, Savina C, Gennaro E, De Felice MR, Rosano A, Pandolfo MM, et al. A systematic review of the literature concerning the relationship between obesity and mortality in the elderly. J Nutr Health Aging. 2012;16(1):89–98.

24. Daviglus ML, Liu K, Yan LL, Pirzada A, Manheim L, Manning W, et al. Relation of body mass index in young adulthood and middle age to Medicare expenditures in older age. JAMA. 2004;292(22):2743–9.

25. Park YW, Zhu S, Palaniappan L, Heshka S, Carnethon MR, Heymsfield SB. The metabolic syndrome: prevalence and associated risk factor findings in the US population from the Third National Health and Nutrition Examination Survey, 1988-1994. Arch Intern Med. 2003;163(4):427–36.

26. Goodpaster BH, Krishnaswami S, Harris TB, Katsiaras A, Kritchevsky SB, Simonsick EM, et al. Obesity, regional body fat distribution, and the metabolic syndrome in older men and women. Arch Intern Med. 2005;165(7): 777–83.

27. Kahn SE, Schwartz RS, Porte Jr D, Abrass IB. The glucose intolerance of aging. Implications for intervention. Hosp Pract. 1991;26(4A):29–38.

28. Narayan KM, Boyle JP, Thompson TJ, Gregg EW, Williamson DF. Effect of BMI on lifetime risk for diabetes in the U.S. Diabetes Care. 2007;30(6):1562–6.

29. Hajjar I, Kotchen TA. Trends in prevalence, awareness, treatment, and control of hypertension in the United States, 1988-2000. JAMA. 2003;290(2):199–206.

30. Masaki KH, Curb JD, Chiu D, Petrovitch H, Rodriguez BL. Association of body mass index with blood pressure in elderly Japanese American men. The Honolulu Heart Program. Hypertension. 1997;29(2):673–7.

31. Dey DK, Lissner L. Obesity in 70-year-old subjects as a risk factor for 15-year coronary heart disease incidence. Obes Res. 2003;11(7):817–27.

32. Badley EM, Ansari H. Arthritis and arthritis-attributable activity limitations in the United States and Canada: a cross-border comparison. Arthritis Care Res (Hoboken). 2010;62(3):308–15.

33. Al SS, Graham JE, Kuo YF, Goodwin JS, Markides KS, Ottenbacher KJ. Obesity and disability: relation among older adults living in Latin America and the Caribbean. Am J Epidemiol. 2010;171(12):1282–8.

34. Coggon D, Reading I, Croft P, McLaren M, Barrett D, Cooper C. Knee osteoarthritis and obesity. Int J Obes Relat Metab Disord. 2001;25(5):622–7.

35. Lazarus R, Sparrow D, Weiss ST. Effects of obesity and fat distribution on ventilatory function: the normative aging study. Chest. 1997;111(4):891–8.

36. Franssen FM, O'Donnell DE, Goossens GH, Blaak EE, Schols AM. Obesity and the lung: 5. Obesity and COPD. Thorax. 2008;63(12):1110–7.

37. Carmelli D, Swan GE, Bliwise DL. Relationship of 30-year changes in obesity to sleep-disordered breathing in the Western Collaborative Group Study. Obes Res. 2000;8(9):632–7.

38. Brown JS, Seeley DG, Fong J, Black DM, Ensrud KE, Grady D. Urinary incontinence in older women: who is at risk? Study of Osteoporotic Fractures Research Group. Obstet Gynecol. 1996;87(5 Pt 1):715–21.

39. Hunskaar S. A systematic review of overweight and obesity as risk factors and targets for clinical intervention for urinary incontinence in women. Neurourol Urodyn. 2008;27(8):749–57.

40. Wolk A, Gridley G, Svensson M, Nyren O, McLaughlin JK, Fraumeni JF, et al. A prospective study of obesity and cancer risk (Sweden). Cancer Causes Control. 2001;12(1):13–21.

41. Reeves GK, Pirie K, Beral V, Green J, Spencer E, Bull D. Cancer incidence and mortality in relation to body mass index in the Million Women Study: cohort study. BMJ. 2007;335(7630):1134.

42. Jordan JM, Luta G, Renner JB, Linder GF, Dragomir A, Hochberg MC, et al. Self-reported functional status in osteoarthritis of the knee in a rural southern community: the role of sociodemographic factors, obesity, and knee pain. Arthritis Care Res. 1996;9(4):273–8.

43. Apovian CM, Frey CM, Rogers JZ, McDermott EA, Jensen GL. Body mass index and physical function in obese older women. J Am Geriatr Soc. 1996;44(12):1487–8.

44. Himes CL. Obesity, disease, and functional limitation in later life. Demography. 2000;37(1):73–82.

45. Davison KK, Ford ES, Cogswell ME, Dietz WH. Percentage of body fat and body mass index are associated with mobility limitations in people aged 70 and older from NHANES III. J Am Geriatr Soc. 2002;50(11):1802–9.

46. Jensen GL, Friedmann JM. Obesity is associated with functional decline in community-dwelling rural older persons. J Am Geriatr Soc. 2002;50(5):918–23.

47. Launer LJ, Harris T, Rumpel C, Madans J. Body mass index, weight change, and risk of mobility disability in middle-aged and older women. The epidemiologic follow-up study of NHANES I. JAMA. 1994;271(14):1093–8.

48. Galanos AN, Pieper CF, Cornoni-Huntley JC, Bales CW, Fillenbaum GG. Nutrition and function: is there a relationship between body mass index and the functional capabilities of community-dwelling elderly? J Am Geriatr Soc. 1994;42(4):368–73.

49. Jenkins KR. Obesity's effects on the onset of functional impairment among older adults. Gerontologist. 2004; 44(2):206–16.

50. Rolland Y, Lauwers-Cances V, Cristini C, van Abellan KG, Janssen I, Morley JE, et al. Difficulties with physical function associated with obesity, sarcopenia, and sarcopenic-obesity in community-dwelling elderly women: the EPIDOS (EPIDemiologie de l'OSteoporose) Study. Am J Clin Nutr. 2009;89(6):1895–900.

51. Zizza CA, Herring A, Stevens J, Popkin BM. Obesity affects nursing-care facility admission among whites but not blacks. Obes Res. 2002;10(8):816–23.

52. Yang Y, Brown CJ, Burgio KL, Kilgore ML, Ritchie CS, Roth DL, et al. Undernutrition at baseline and health services utilization and mortality over a 1-year period in older adults receiving Medicare home health services. J Am Med Dir Assoc. 2011;12(4):287–94.

53. Roubenoff R. Sarcopenia: effects on body composition and function. J Gerontol A Biol Sci Med Sci. 2003;58(11): 1012–7.

54. Baumgartner RN. Body composition in healthy aging. Ann N Y Acad Sci. 2000;904:437–48.

55. Villareal DT, Banks M, Siener C, Sinacore DR, Klein S. Physical frailty and body composition in obese elderly men and women. Obes Res. 2004;12(6):913–20.

56. Roubenoff R. Sarcopenic obesity: the confluence of two epidemics. Obes Res. 2004;12(6):887–8.

57. Brown M, Sinacore DR, Binder EF, Kohrt WM. Physical and performance measures for the identification of mild to moderate frailty. J Gerontol A Biol Sci Med Sci. 2000;55(6):M350–5.

58. Holloszy JO, Kohrt WM. Handbook of physiology - aging. London: Oxford University Press; 1995.

59. Jette AM, Cleary PD. Functional disability assessment. Phys Ther. 1987;67(12):1854–9.

60. Blaum CS, Xue QL, Michelon E, Semba RD, Fried LP. The association between obesity and the frailty syndrome in older women: the women's health and aging studies. J Am Geriatr Soc. 2005;53(6):927–34.

61. Sarkisian CA, Liu H, Gutierrez PR, Seeley DG, Cummings SR, Mangione CM. Modifiable risk factors predict functional decline among older women: a prospectively validated clinical prediction tool. The Study of Osteoporotic Fractures Research Group. J Am Geriatr Soc. 2000;48(2):170–8.

62. Hubbard RE, Lang IA, Llewellyn DJ, Rockwood K. Frailty, body mass index, and abdominal obesity in older people. J Gerontol A Biol Sci Med Sci. 2010;65(4):377–81.

63. Reid IR, Cornish J, Baldock PA. Nutrition-related peptides and bone homeostasis. J Bone Miner Res. 2006;21(4): 495–500.

64. Schott AM, Cormier C, Hans D, Favier F, Hausherr E, Dargent-Molina P, et al. How hip and whole-body bone mineral density predict hip fracture in elderly women: the EPIDOS Prospective Study. Osteoporos Int. 1998;8(3): 247–54.

65. Nielson CM, Marshall LM, Adams AL, LeBlanc ES, Cawthon PM, Ensrud K, et al. BMI and fracture risk in older men: the osteoporotic fractures in men study (MrOS). J Bone Miner Res. 2011;26(3):496–502.

66. Himes CL, Reynolds SL. Effect of obesity on falls, injury, and disability. J Am Geriatr Soc. 2012;60(1):124–9.

67. Garrow JS, Summerbell CD. Meta-analysis: effect of exercise, with or without dieting, on the body composition of overweight subjects. Eur J Clin Nutr. 1995;49(1):1–10.

68. Gallagher D, Kovera AJ, Clay-Williams G, Agin D, Leone P, Albu J, et al. Weight loss in postmenopausal obesity: no adverse alterations in body composition and protein metabolism. Am J Physiol Endocrinol Metab. 2000;279(1):E124–31.

69. Inelmen EM, Sergi G, Coin A, Miotto F, Peruzza S, Enzi G. Can obesity be a risk factor in elderly people? Obes Rev. 2003;4(3):147–55.

70. Villareal DT, Banks M, Sinacore DR, Siener C, Klein S. Effect of weight loss and exercise on frailty in obese older adults. Arch Intern Med. 2006;166(8):860–6.

71. Villareal DT, Miller III BV, Banks M, Fontana L, Sinacore DR, Klein S. Effect of lifestyle intervention on metabolic coronary heart disease risk factors in obese older adults. Am J Clin Nutr. 2006;84(6):1317–23.

72. Jensen GL, Roy MA, Buchanan AE, Berg MB. Weight loss intervention for obese older women: improvements in performance and function. Obes Res. 2004;12(11):1814–20.

73. Messier SP, Loeser RF, Miller GD, Morgan TM, Rejeski WJ, Sevick MA, et al. Exercise and dietary weight loss in overweight and obese older adults with knee osteoarthritis: the Arthritis, Diet, and Activity Promotion Trial. Arthritis Rheum. 2004;50(5):1501–10.

74. Miller GD, Nicklas BJ, Davis C, Loeser RF, Lenchik L, Messier SP. Intensive weight loss program improves physical function in older obese adults with knee osteoarthritis. Obesity (Silver Spring). 2006;14(7):1219–30.

75. Villareal DT, Chode S, Parimi N, Sinacore DR, Hilton T, Armamento-Villareal R, et al. Weight loss, exercise, or both and physical function in obese older adults. N Engl J Med. 2011;364(13):1218–29.

76. Shah K, Armamento-Villareal R, Parimi N, Chode S, Sinacore DR, Hilton TN, et al. Exercise training in obese older adults prevents increase in bone turnover and attenuates decrease in hip bone mineral density induced by weight loss despite decline in bone-active hormones. J Bone Miner Res. 2011;26(12):2851–9.

77. Shea MK, Nicklas BJ, Houston DK, Miller ME, Davis CC, Kitzman DW, et al. The effect of intentional weight loss on all-cause mortality in older adults: results of a randomized controlled weight-loss trial. Am J Clin Nutr. 2011;94(3):839–46.

78. Avenell A, Richmond PR, Lean ME, Reid DM. Bone loss associated with a high fibre weight reduction diet in postmenopausal women. Eur J Clin Nutr. 1994;48(8):561–6.

79. Riedt CS, Cifuentes M, Stahl T, Chowdhury HA, Schlussel Y, Shapses SA. Overweight postmenopausal women lose bone with moderate weight reduction and 1 g/day calcium intake. J Bone Miner Res. 2005;20(3):455–63.

80. Jensen LB, Kollerup G, Quaade F, Sorensen OH. Bone minerals changes in obese women during a moderate weight loss with and without calcium supplementation. J Bone Miner Res. 2001;16(1):141–7.

81. Villareal DT, Fontana L, Weiss EP, Racette SB, Steger-May K, Schechtman KB, et al. Bone mineral density response to caloric restriction-induced weight loss or exercise-induced weight loss: a randomized controlled trial. Arch Intern Med. 2006;166(22):2502–10.

82. Ryan AS, Nicklas BJ, Dennis KE. Aerobic exercise maintains regional bone mineral density during weight loss in postmenopausal women. J Appl Physiol. 1998;84(4):1305–10.

83. Armamento-Villareal R, Sadler C, Napoli N, Shah K, Chode S, Sinacore DR, et al. Weight loss in obese older adults increases serum sclerostin and impairs hip geometry but both are prevented by exercise training. J Bone Miner Res. 2012;27(5):1215–21.

84. Expert panel on detection, evaluation, and treatment of high blood cholesterol in adults. Executive summary of the third report of The National Cholesterol Education Program (NCEP) (Adult Treatment Panel III). JAMA. 2001;285(19):2486–97.

85. Sugerman HJ, DeMaria EJ, Kellum JM, Sugerman EL, Meador JG, Wolfe LG. Effects of bariatric surgery in older patients. Ann Surg. 2004;240(2):243–7.

# 第 11 章
# 老年糖尿病和代谢综合征患者营养与生活方式改变

Barbara Stetson, Holly M. Knight, and Sri Prakash L. Mokshagundam

**要点**

- 在美国,22%~33% 的 65 岁以上的老年人患有糖尿病,其中自我报告糖尿病患者占 44%[1]。
- 糖尿病干预的目的是预防或延缓高血糖及相关代谢异常引起的远期并发症,提高患者生活质量。
- "代谢综合征"是指一组代谢紊乱综合征,包括高血压、血脂异常、血糖异常和腹型肥胖。超过 40% 的 70 岁以上的成年人患有代谢综合征。
- 低血糖是糖尿病管理的一个主要限制因素。可能增加老年人低血糖风险的因素包括:营养不良、认知功能障碍、多重用药和共病。
- 糖尿病相关的并发症,如糖尿病视网膜病变、心血管疾病、外周血管疾病和充血性心力衰竭,可能导致日常活动减少和日常生活能力受限,包括交通、购物、阅读食品标签和餐厅菜单的能力。
- 糖尿病人群抑郁症患病率高。认真评估糖尿病患者的抑郁症状,评估抑郁症状对患者饮食摄入、糖尿病自我护理、健康结局的影响,以及对患者提供支持至关重要。

**关键词** 血糖·代谢综合征·低血糖·抑郁·生活质量

## 引言

在美国,糖尿病是一个主要的健康问题。据估计,美国糖尿病患者约为 2 580 万,其中 700 万人未得到诊断[2]。在老年人中,2 型糖尿病的影响具有种族差异性。非洲裔美国人和西班牙裔美国人糖尿病患病率更高,而且与非西班牙裔白人相比,他们的血糖控制更差,共病和并发症更多[3]。许多国家的肥胖患病率在急剧上升,世界卫生组织宣布肥胖已成为一种全球性流行病。在国际上,西方国家的新发糖尿病病例呈平行增长状态,而低收入和中等收入国家的新发糖尿病病例迅速增长,糖尿病的全球患病率创历史新高[4]。

# 美国老年人糖尿病现状

老龄化是导致美国糖尿病人数增加的原因之一,因为糖尿病的患病率随年龄增长而增加。在发展中国家,大多数糖尿病患者年龄在 45~64 岁。在发达国家,大多数糖尿病患者年龄在 65 岁以上。人口老龄化已经导致并将继续导致糖尿病的流行,并由此带来功能损害、重症监护和死亡率的增加[3]。

# 糖尿病对健康的影响

糖尿病是一种慢性疾病,可导致多种微血管并发症(如糖尿病肾病、视网膜病变和神经病变)和大血管并发症(如冠状动脉疾病、外周血管疾病和脑卒中)。糖尿病的并发症几乎可以影响全身各个系统。虽然糖尿病最初的主要异常表现——血糖水平升高——在很大程度上处于无症状状态,但血糖持续升高的后果危害巨大。在美国,糖尿病是导致失明、慢性肾功能不全、周围神经病变和非创伤性截肢的主要原因。

2 型糖尿病造成了巨大的经济负担,并且对视力障碍、终末期肾病、心血管疾病、心肌梗死和截肢等并发症具有重大影响,这种影响在老年人中尤其显著[3]。老年人罹患糖尿病相关疾病的风险率高,约有四分之三的老年人患有糖尿病或糖尿病前期。据估计,30% 的老年人患有糖尿病,其中近一半尚未确诊[5]。近期一项对老年人糖尿病和糖尿病并发症的系统回顾表明,老年糖尿病患者与年轻糖尿病患者相比,其跌倒、尿失禁发生率以及抑郁和痴呆等精神共病发生率更高[5]。

心血管疾病(cardiovascular disease,CVD)是 2 型糖尿病最常见、花费最多的并发症。当心血管疾病按糖尿病状况分层时,男性糖尿病患者的相对风险是性别匹配的非糖尿病患者的两倍,女性糖尿病患者的相对风险是非糖尿病患者的 3 倍。在所有心血管疾病事件中,糖尿病相关的心血管疾病在男性中占比为 56%,在女性中占比为 78%。许多与糖尿病相关的危险因素,以及非糖尿病患者高糖刺激试验后的高血糖,都与心血管疾病相关[6]。

# 糖尿病治疗的总体目标

糖尿病的管理需要生活方式干预和药物治疗相结合,其中饮食控制是维持最佳血糖控制的关键要素。糖尿病治疗的目的包括:①减少或预防高血糖和相关代谢异常的长期并发症的发生;②提高患者生活质量;③治疗或预防高血糖或低血糖症状的发生。

# 诊断和分类

## 诊断

美国糖尿病协会(American Diabetes Association,ADA)推荐以下糖尿病诊断标准[7]:
• 糖化血红蛋白(hemoglobin A1c,HbA1c)≥6.5%。
• HbA1c 应该用美国国家糖化血红蛋白标准化计划组织(National Glycohemoglobin

Standardization Program,NGSP）认证的方法进行检测,并用糖尿病控制和并发症研究（Diabetes Control and Complications Trial,DCCT）的检测进行标化;或

- 空腹血糖（fasting plasma glucose,FPG）≥126mg/dL（7.0mmol/L）。空腹的定义是至少 8 小时无热量摄入;或

- 口服葡萄糖耐量试验（oral glucose tolerance test,OGTT）2 小时血糖≥200mg/dL（11.1mmol/L）;或

- 对于典型的高血糖或高血糖危象患者,随机血浆葡萄糖≥200mg/dL（11.1mmol/L）。

如果没有明确的高血糖,结果应重复检测确认。ADA 诊断标准适用于所有年龄组,没有专门针对老年人的 ADA 指南。

## 老年人糖尿病的分类

糖尿病的正确分类对于制订糖尿病患者的营养管理目标非常重要,较宽泛的分类包括 1 型和 2 型糖尿病。

### 1 型糖尿病

1 型糖尿病是由细胞介导和抗体介导的胰岛 β 细胞破坏引起的自身免疫性疾病[8]。1 型糖尿病常发生在 30 岁之前,但它也可以发生在任何年龄段,甚至可以发生在老年人中。老年人 1 型糖尿病患者增多的一个原因是寿命延长到进入老年的 1 型糖尿病患者人数增加[9]。研究营养对糖尿病的发生和发展的影响引起了人们对维生素 D 作用的广泛兴趣。一些研究表明,维生素 D 在 1 型糖尿病中的作用与产前或早期维生素 D 缺乏有关。维生素 D 缺乏作为 1 型和 2 型糖尿病发病的一个潜在因素越来越受到关注。一些流行病学研究表明,维生素 D 缺乏可能是发生 1 型和 2 型糖尿病的一个危险因素[10]。动物模型显示,维生素 D 与胰岛素抵抗和胰岛素分泌均有关,这在 2 型糖尿病的发生发展中起关键作用[11]。美国国家卫生研究院（National Institutes of Health,NIH）最近资助了一项多中心试验,评估维生素 D 补充在预防 2 型糖尿病中的作用。维生素 D 在调节先天性免疫和适应性免疫系统方面也发挥了重要作用[12]。在 1 型糖尿病的动物模型中,1,25- 二羟维生素 D 已被证实可延缓 1 型糖尿病的进展[13]。目前正在等待最终的人体试验结果。Van Belle 等最近发表了一篇综述,阐述了维生素 D 与糖尿病之间复杂的相互作用[14]。

### 2 型糖尿病

大多数老年糖尿病患者罹患的是 2 型糖尿病,其特征包括两方面的缺陷:胰岛素抵抗和胰岛素分泌缺乏[15]。大多数 2 型糖尿病患者都是肥胖者。然而,在老年人群中,2 型糖尿病患者体重不足的比例增加,可能高达 20%。养老院中的老年人尤其如此,这主要是由于存在肌少症和衰弱[16]。

2 型糖尿病胰岛素抵抗的确切机制尚不明确。多种遗传和环境因素都会导致胰岛素敏感性降低。众所周知,肥胖和体力活动减少会降低胰岛素敏感性[17]。衰老与体脂增加和肌肉量减少等身体成分变化有关[18,19],这可能是随着年龄增长胰岛素抵抗增加的部分原因。衰老还与胰岛素分泌减少有关,特别是胰岛素第一时相分泌减弱[20]。与年龄相关的久坐生

活方式的增加也可能进一步加剧这些变化。维生素 D 缺乏与胰岛素抵抗增加以及 2 型糖尿病患病率升高有关。

# 制订药物和营养管理目标

一旦确定了糖尿病类型,就应该制订药物和营养管理目标。除了调整营养建议以帮助血糖控制外,考虑其他重要的心血管疾病危险因素也是至关重要的。老年 2 型糖尿病患者饮食干预计划需要考虑到肥胖、血脂异常、高血压和胰岛素抵抗等重要因素,这些因素经常重叠。1 型糖尿病患者需要注意避免低血糖,特别是反复发生的或严重的低血糖。糖尿病管理建议中的生活方式干预对改善胰岛素分泌和胰岛素抵抗都有积极作用。积极的生活方式干预可以预防糖耐量减低进展为糖尿病,并可以减少治疗 2 型糖尿病的药物剂量和种类。

## 老年糖尿病患者的用药与血糖控制

### 老年糖尿病治疗的目标

治疗糖尿病的主要目的是降低与血糖升高相关的微血管和大血管并发症的发生率。两项里程碑式的研究为 2012 年之前的糖尿病患者血糖水平管理建议提供了依据。但这两项试验均未纳入 65 岁以上的人群。DCCT 研究是在患 1 型糖尿病的成人中进行的,该研究比较了多次胰岛素注射或使用胰岛素泵的胰岛素强化治疗与每天两次中效和短效胰岛素注射的常规治疗[21,22]。结果显示,强化治疗组所有微血管并发症终点指标的风险显著降低。英国前瞻性糖尿病研究(The United Kingdom Prospective Diabetes Study,UKPDS)是一项对成人 2 型糖尿病的多种治疗方案的长期研究[22]。UKPDS 的主要发现包括:① HbA1c 降低 1%,微血管并发症随之减少约 22%;② 2 型糖尿病患者的血糖控制随着时间的推移而恶化,需要改变药物治疗方案;③使用二甲双胍治疗的亚组大血管病变明显减少。且十年随访发现其对微血管有持续的益处[23]。尽管 DCCT 和 UKPDS 为早期指南提供了信息,但纳入了老年患者的 3 项新研究[24-26]对强化血糖控制在减少老年患者大血管疾病中的作用提出了疑问。ADA-AHA 联合评审对此进行了广泛的回顾[27]。

目前 ADA 推荐的血糖控制目标是:HbA1c≤7.0%。此外,ADA 建议在可行的情况下,一些个体化的血糖控制目标为 HbA1c<6%。新的临床试验提出了血糖控制目标的不确定性。新版 ADA 指南已认识到这一点,并建议在确定每个个体的血糖目标时需要考虑多个因素,如糖尿病持续时间、低血糖风险、合并症的情况以及年龄[28]。对于老年人来说尤其如此。2003 年加州健康基金会 / 美国老年协会(American Geriatric Society,AGS)指南[29]进一步阐述了其中的一些问题,明确了一些概念,包括认知功能、社会支持和共病的存在,这些内容随后被纳入 ADA 指南。AGS 指南还认识到老年糖尿病患者常见的共病的重要性,这些共病会影响患者维持严格血糖控制的能力[29]。高血糖的治疗方法见图 11.1。

由于心血管疾病的高发病率及其对发病率和死亡率的重大影响,我们除了考虑血糖这一控制目标外,还必须考虑一些代谢和心血管危险因素。糖尿病患者心血管疾病发病率和死亡率的高风险可能是由多种因素造成的,包括总体的血糖控制、血糖波动、餐后血糖水平、低密度脂蛋白胆固醇升高、高密度脂蛋白胆固醇降低、血清甘油三酯升高、血压和凝血功能

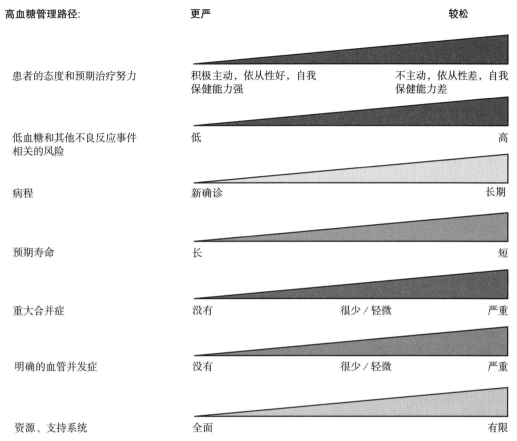

图 11.1　**高血糖管理的方法。**经美国糖尿病协会许可转载。引自 Inzucchi SE,Bergenstal RM,Buse JB, Diamant M,Ferrannini E,Nauck M,et al. Management of hyperglycemia in type 2 diabetes:a patient-centered approach:position statement of the American Diabetes Association(ADA)and the European Association for the Study of Diabetes(EASD). Diabetes Care. 2012 Jun;35(6):1364-79.

改变。此外,炎症、促氧化状态和内皮功能紊乱也发挥着重要作用。尽管多个试验证实他汀类药物在减少心血管疾病事件方面有益处,但很少有试验专门研究他汀类药物对 65 岁及以上糖尿病患者是否有益处[30]。根据这些试验结果,在年龄小于 80 岁的老年人中使用他汀类药物是合理的,但在老年人中使用应谨慎。贝特类药物对老年人的益处尚不清楚。同样,降低老年糖尿病患者血压的益处也未得到专门的验证;但是,一些亚组分析表明,血压降低的益处与 ADA 的目标一致[30]。为了更好地实施当前的指南可能需要改变照护者和患者对危险因素管理的看法[31]。许多医生强调患者对糖尿病相关检查指标认识的重要性,特别是对 HbA1c、血压和血脂的认识的重要性。然而,国家健康与营养调查研究(National Health and Nutrition Examination Survey,NHANES)中一个具有全国代表性的成人 2 型糖尿病样本发现,人们对糖尿病相关检查指标的认识有限,仅 48% 的受试者能够报告他们最近的 HbA1c 水平,63% 的受试者能够报告他们最近的血压,22% 的受试者能够报告他们最近的低密度脂蛋白水平。非西班牙裔白人、受过高等教育和收入较高的受试者对糖尿病相关检查指标的认识相对最多[32]。一般来说,患者对糖尿病相关检查指标的认识与指标是否达标没有显著相关性。个人认识和指标达标之间缺乏明显的联系,这表明,我们没有必要特别地强调患者对这些检查指标的认识,特别是对老年人[32]。

糖尿病的营养管理方案必须注意管理相关的心血管风险因素。通过改变生活方式和针对多种危险因素的药物干预相结合来降低糖尿病的心血管风险。综上所述,这些生活方式和药物干预在降低糖尿病患者心血管风险方面发挥着重要作用。

## 糖尿病饮食总体目标

糖尿病管理营养建议的总体目标包括:
1. 达到并保持上述血糖水平。
2. 达到并保持最佳的血脂水平。
3. 达到并保持合理的体重。这包括如果超重,需减重;如果营养不良,需增加增重。
4. 预防急性并发症。
5. 保持整体健康。

## 常量营养元素建议

饮食中碳水化合物的组成(含量和类型)一直是许多饮食建议的焦点之一,以及备受争议的主题。目前还没有设计良好的高质量研究对不同的饮食方案进行专门的比较。在一项关于高碳水化合物(60%)、低脂肪(25%)饮食的研究中,与低碳水化合物(35%)、高单不饱和脂肪(50%)饮食相比,低碳水化合物/高单不饱和脂肪饮食组的受试者的血糖、甘油三酯和VLDL胆固醇更低[33]。然而,高脂肪/低碳水化合物饮食可能导致更多的低血糖发作和酮症,特别是在1型糖尿病中[34]。

目前有建议推荐高蛋白饮食,并已流行用于减肥。然而,这些饮食对糖尿病患者的疗效尚未得到很好的验证。饮食中高蛋白含量会增加糖尿病肾病的发生和发展的风险(如本书第16章所述),这表明这类饮食对糖尿病控制不佳或有并发症的患者是不利的。

在糖尿病的治疗中不推荐低碳水化合物饮食。膳食中的碳水化合物是餐后葡萄糖浓度的主要来源,而含有碳水化合物的食物是能量、水溶性维生素、矿物质以及纤维素的重要来源。因此,国家科学院食品和营养委员会推荐碳水化合物摄入量的范围是总热量的45%~65%[35]。此外,由于葡萄糖是大脑和中枢神经系统能量的唯一来源,因此建议每天总的碳水化合物摄入量应不低于130g[36]。监测碳水化合物的摄入量是管理糖尿病的一项关键内容,方法包括碳水化合物计算、使用换算系统或者基于经验来估算。最好使用复合碳水化合物。保持饮食中较低的脂肪含量是基于限制热量摄入、提高血脂控制水平和帮助减肥的需要。虽然没有广泛推荐2型糖尿病患者使用维生素补充剂,但ADA推荐老年人补充复合维生素。目前还没有令人信服的证据推荐糖尿病患者日常补充抗氧化剂、维生素E或维生素C。

## 平衡饮食和药物

饮食与药物的相互作用在糖尿病治疗中尤为重要。如果不在适当的时间进食,胰岛素和促进胰岛素分泌的药物很可能导致低血糖。如果患者的饮食模式不稳定,可能需要重新调整药物的剂量、时间或两者都需要调整。这可能是住院老年糖尿病患者需要特别关注的问题。当患者饮食习惯不好时,可能需要将降糖药物换为单药使用时低血糖风险相对低一些的药物。二甲双胍(格华止)、噻唑烷二酮(吡格列酮)和肠促胰岛素治疗药物(艾塞那肽 -百泌达、利拉鲁肽 - 诺和力、西格列汀 - 捷诺维、沙格列汀 - 安立泽和利格列汀 - 欧唐宁)单独使用时低血糖风险最低。对于许多人来说,体重增加是另一个需要考虑的问题。胰岛素和噻唑烷二酮,特别是在联合使用时,最有可能导致体重增加。二甲双胍、艾塞那肽、利拉鲁肽(胰高血糖素样肽 1 受体激动剂)和普兰林肽(Symlin,一种胰淀素类似物)可能会引起食欲减退,这对营养不良的人群来说是一个令人担忧的问题。

## 老年糖尿病患者的体重和功能状态

### 老年人超重与肥胖

超重和肥胖是发生 2 型糖尿病的重要危险因素,并且在老年人中普遍存在(如本书第 10章所述)。肥胖似乎在 80 岁以下的老年人中很常见,80 岁以上的高龄老人中肥胖逐渐减少。在衰老过程中观察到的肌肉质量减少和肌力下降可能会导致正常、超重和体重不足的老年人发生肌少症。缺乏运动可能会进一步加重肌少症,这可能是糖尿病并发症和共病的结果。将体育锻炼与营养支持相结合可能有助于克服这些困难,同时改善健康和功能状态[3]。

### 体重不足和营养不良

虽然肥胖是一个严重影响老年人糖尿病的问题,但对许多人来说,营养不良可能是更紧迫的问题。尽管超重、肥胖和糖尿病的患病率越来越高,但老年糖尿病患者的肥胖率仍然低于年轻的 2 型糖尿病患者。这对于超高龄老人和那些功能受损的人来说尤其如此[37]。影响老年人营养不良的因素包括味觉和 / 或嗅觉的改变,口腔问题,如牙齿不好或吞咽困难,以及导致准备食物或进食困难的功能障碍[3]。使用简易营养评估等工具进行营养不良筛查[38]可能有助于简化评估,以确定是否需要进一步的特殊营养治疗[3]。

## 糖尿病患者的特殊营养干预情况

### 急性疾病、住院、肠内和肠外营养

近年来,住院患者高血糖的管理越来越受到重视。高血糖在住院患者中很常见,各项研究已证实高血糖与较高的死亡率和发病率相关[39-44]。这在老年人中尤其明显,因为老年人更容易住院,糖尿病发病率也更高。美国临床内分泌学家协会(The American Association of Clinical Endocrinologists,AACE)和 ADA 已对高血糖患者的血糖管理目标做了推荐[45]。在ICU 患者中进行的初步研究表明,严格控制血糖到 <110mg/dL 水平将显著改善患者的死亡率和发病率[46]。然而,随后的研究并未证实这一点,这些研究还指出,在努力将血糖降低到<110mg/dL 的情况下,患者死亡率反而增高,这可能与低血糖发生率增加有关[47,48]。目前的建议是将血糖水平控制在 140~180mg/dL[49,50]。

## 住院

现在已经发现了各种影响住院患者血糖控制的系统性问题。可能影响个人营养状况和随后影响血糖控制的情况,包括食欲差、无法进食、由于分解代谢压力而增加的营养和热量需求、糖尿病药物的变化以及可能需要肠内或肠外营养支持。适当的进食时间以及进食与药物的关系很重要。例如,胰岛素应在饭前或饭后立即注射。由于住院患者的异质性较大,个体化的营养方案对改善患者结局十分关键。强烈反对"ADA 饮食"这一常见的说法,因为 ADA 并没有推荐任何特定的饮食。鼓励采用一贯的碳水化合物膳食计划系统。为了很好地落实这一制度,护理人员和营养师必须协同工作。改善住院患者血糖控制的重点领域包括:

1. 确定转诊到注册营养师的筛选标准。

2. 确定临床路径中和患者护理计划中与营养相关的问题。

3. 执行和保持标准化的饮食方案,如固定的碳水化合物菜单。

4. 将血糖监测结果与营养护理计划相结合。

5. 适当的利用糖尿病教育和糖尿病医学营养治疗(medical nutrition therapy,MNT)的常规方案。

6. 必要时规范出院后 MNT 及糖尿病患者教育随访方案[51,52]。

对于需要清淡饮食或全流质饮食的患者建议平均每天摄入 200g 碳水化合物,并平均分配至每餐和加餐中[53]。液体不应无糖。病人需要碳水化合物和卡路里,而无糖液体不能满足这些营养需求。对于管饲的患者,可使用标准肠内营养配方(50% 碳水化合物)或低碳水化合物含量配方(33%~40% 碳水化合物)。大多数患者每 24 小时的卡路里需要量在 25~35kcal/kg。必须注意不要给患者过量进食,因为这会加剧高血糖。手术后应尽快开始进食。在能耐受的情况下,应尽可能快地从液体过渡到流质饮食再过渡到固体食物[54]。

## 肠内和肠外营养

肠内和肠外营养可能给糖尿病患者的治疗带来额外的挑战。虽然接受肠内和肠外营养的患者的血糖目标与普通糖尿病患者的血糖目标相同,但急性病患者血糖达标可能更困难。有证据表明,接受肠外或肠内营养支持的患者血糖控制欠佳与预后不良有关。据估计,接受肠外营养的患者中多达 30% 患有糖尿病,其中许多患者既往没有糖尿病病史,但是由于应激导致反调节激素和细胞因子增加而出现高血糖。

高碳水化合物对比高脂肠内营养对糖尿病患者的相对价值一直存在争议[55]。糖尿病患者最常使用的商业肠内营养制剂供能 1cal/mL、碳水化合物含量 40%(CHOICEdmTF;诺华医疗营养)到 34%(Glucerna;雅培制药有限公司)、脂肪含量 43%(CHOICEdmTF)到 49%(Glucerna)。它们还具有高单不饱和脂肪酸(monounsaturated fatty acids,MUFA;Glucerna 中 MUFA 供能占 35%)。单不饱和脂肪酸有助于改善急性病患者和非卧床患者的血脂水平、血糖控制水平,并且有助于降低胰岛素水平[56]。CHOICEdmTF 的中链甘油三酯含量较高,不含果糖。接受肠内营养的患者使用胰岛素或口服降糖药物的时间应与进食时间相匹配。肠外营养液富含碳水化合物,从脂肪中获得的热量较少。对糖尿病患者特别是应激较轻的人,碳水化合物的比例可能会降低一些,但仍然很高。通常葡萄糖输注率为 4~5g/kg,脂肪输注率为 1~1.5g/kg。这需要使用足够剂量的胰岛素来维持血糖正常[57]。胰岛素输注不仅能控制血糖,还能防止蛋白质分解,促进蛋白质合成。

## 长期照护

长期照护机构中的居民可能面临另外的或特殊的问题。他们往往体重不足,不需要限制任何热量。这些人群的低体重与较高的死亡率和发病率有关。限制食物的选择可能会加重营养不良,并且不能改善血糖控制水平[58]。因此,对这些患者不鼓励使用“不含浓缩糖”“无添加糖”或“自由糖尿病饮食”[59,60]。

# 代谢综合征

“代谢综合征”是指一组代谢紊乱综合征,包括高血压、血脂异常、血糖异常和腹型肥胖。胰岛素抵抗被认为是该综合征的主要病因之一。2001 年,国家胆固醇教育计划成人治疗小组Ⅲ(the National Cholesterol Education Program-Adult Treatment Panel Ⅲ,NCEP-ATP Ⅲ)[61]建议在心血管风险评估中使用代谢综合征。NCEP-ATP Ⅲ定义的代谢综合征[62]是最广泛使用的定义。NHANES Ⅲ队列中 NCEP-ATP Ⅲ定义的代谢综合征的患病率随着年龄增长而增加,超过 40% 的 70 岁以上老年人患有代谢综合征[63]。NCEP-ATP Ⅲ代谢综合征诊断标准反映了以下 3 种或 3 种以上的危险因素:腹型肥胖(腰围),男性 >102cm,女性 >88cm;甘油三酯 >150mg/dL;高密度脂蛋白胆固醇,男性 <40mg/dL,女性 <50mg/dL;血压 >130/85mmHg;空腹血糖 >110mg/dL。

关于代谢综合征的确切意义一直存在争议。各种临床研究已经证明代谢综合征与心脏病、卒中和糖尿病的发病风险之间有相关性[64,65]。然而,其他几项研究也表明“综合征”和心血管疾病风险之间缺乏联系,心血管疾病风险不能归因于其单独的组成部分[66,67]。医疗服务提供者在识别与代谢综合征相关的个体危险因素时应尽量寻找其他危险因素,并鼓励患者使用行为方法,如改善饮食和增加体力活动,而不是总想着添加药物。管理代谢综合征的危险因素的主要目的是通过降低单个危险因素来降低整体的心血管风险。对于糖尿病前期患者,其目的是防止进展为 2 型糖尿病。

有代谢综合征意味着进展成 2 型糖尿病的可能性更高。里程碑式的糖尿病预防项目(Diabetes Prevention Program,DPP)评估了强化生活方式干预和药物治疗对延迟或预防 2 型糖尿病高危人群(大多数有代谢综合征)进展为 2 型糖尿病的影响。DPP 证实生活方式干预和药物治疗能有效地预防空腹血糖受损或糖耐量受损患者进展为 2 型糖尿病。对于 DPP 中的老年人,生活方式干预甚至比二甲双胍的作用更大。在 60 岁及以上的受试者中,生活方式干预使进展为糖尿病的风险降低了 71%。60~85 岁年龄组的受试者最有可能达到减重(通过饮食改变和增加活动量使体重减轻 5%~7%)和体力活动目标[68]。

# 老年人低血糖

低血糖是糖尿病治疗的主要限制因素。与年轻人相比,老年人低血糖的发生率相对更高,多种因素都会增加老年人的低血糖风险。这些因素包括营养不良、认知功能障碍、多重用药和共病。除严重营养不良外,饮食摄入不足本身不会导致低血糖。低血糖最常见的原因仍然是使用降糖药物。胰岛素和增加胰岛素分泌的药物都会引起低血糖。在年轻健康成人中进行的 DCCT 研究的一项主要发现是,1 型糖尿病患者严格控制血糖的主要不良反应是低血糖[69]。增强胰岛素敏感性的药物(噻唑烷二酮)、减少肝糖生成的药物(二甲双胍)或降低碳水化合物吸收的药物(α- 葡萄糖苷酶抑制剂)具有很低的低血糖风险,除非与胰岛素或胰岛素促泌剂联合使用。当服用的药物持续地引起低血糖时,患者须学会如何避免和处理低血糖发作。血糖水平变异性高、平均血糖极低、糖尿病持续时间长、体重指数低或体力活动强度高的老年人使用胰岛素时,可能具有发生严重低血糖的风险[70]。

## 低血糖的自我监测与饮食治疗

频繁的血糖水平自我监测(self-monitoring of blood glucose,SMBG)为指导患者进行及时的治疗,从而预测或预防严重低血糖提供了特定的信息。通过增加血糖监测的频率,在必要时添加碳水化合物(例如,食用 15g 碳水化合物以提高血糖水平约 45mg/dL),或明确哪些剧烈体力活动会导致低血糖,患者可以学会如何预防严重的低血糖。教育患者随身携带葡萄糖片、葡萄糖浆或速效碳水化合物零食的重要性,或将其放置在各种地方,如汽车或亲戚家中,也有助于治疗轻度至中度低血糖发作。低血糖饮食管理建议如下:

1. 用血糖仪监测血糖水平。

2. 如果血糖低于 60mg/dL,服用 15 克碳水化合物[例如 4 盎司的软饮料(不包括饮食),葡萄糖片或葡萄糖浆,两汤匙葡萄干,一汤匙糖、蜂蜜或玉米糖浆,八盎司脱脂奶或 1% 脂肪的牛奶]。

3. 治疗后 15 分钟内再次监测血糖,60 分钟后重复监测血糖。

4. 重复步骤 2,直到血糖升至 60mg/dL 以上。

5. 如果本来的进餐时间在 60 分钟内,那么将进餐时间提前到现在。

6. 如果本来的进餐时间在 60 分钟之后,那么应在食用葡萄糖后,再服用含碳水化合物和蛋白质的零食(如奶酪和饼干、花生酱和饼干、脱脂牛奶和饼干,或一个小三明治)。

7. 如果血糖 <40mg/dL 和 / 或患者出现昏迷、意识混乱或意识丧失,静脉注射一安瓿的 50% 葡萄糖、随后以 60ml/h 的速度静滴 10% 葡萄糖,每 5 分钟监测一次血糖,重复至血糖升至 60mg/dL 以上或患者清醒。患者一旦恢复清醒,立即予以口服碳水化合物。

## 无症状性低血糖与低血糖的治疗

如前所述,患有 1 型糖尿病的老年人和那些使用外源性胰岛素方案的 2 型糖尿病患者有低血糖的风险。许多人都发生过无症状性低血糖,这时患者常常没有提示低血糖的警告症状(如颤抖、心动过速)。没有这些警告症状,人们就无法及时采取诸如进食等措施来防止血糖水平持续下降,从而可能导致更严重的低血糖发作。低血糖发作后,患者反调节激素储存不足,低血糖症状的阈值可能进一步降低。因此,反复发作低血糖的患者可能特别容易出现意识障碍和严重低血糖发作。未能定期监测血糖水平可能导致无症状性低血糖发作。这一问题对于那些高体力活动、经常漏餐、进食量不足以匹配其胰岛素剂量或食用高脂饮食的老年人来说尤其严重。

适度饮酒通常没有太大问题,但对使用胰岛素的老年人来说,饮酒可能会有引起低血糖的风险。酒精中毒的解除抑制作用使患者无法注意到无症状性低血糖发作的内部线索,这使得血糖监测尤为重要。还应注意晚上饮酒后早晨出现低血糖的潜在风险[71]。如果患者的 HbA1c 低(例如 <6%),并且如果患者描述在血糖水平较低时没有反调节性自主神经症状(例如颤抖、心悸、焦虑、胃不适、出汗、脸红),则应考虑无症状性低血糖的问题[72]。

人们已经开发并系统地评估了促进降低无症状性低血糖发作的结构化心理教育干预方案和印刷材料。这能够提高患者对当前血糖水平的认识的准确性,提高对治疗时机的判断,减少严重低血糖的发生,提高当低血糖时不开车的判断能力[73]。

## 糖尿病患者生活方式的改变与身体受限

糖尿病相关的合并症,如糖尿病视网膜病变、心血管疾病、外周血管疾病和充血性心力衰竭,可能导致日常活动减少、日常生活活动能力(activities of daily living,ADLs)受限和工具性日常生活活动能力(instrumental activities in daily living,IADLs)受限,包括交通运输工具选择受限、购买食物能力受限或阅读餐厅菜单的能力受限。SMBG 也可能受到视力下降的影响。听力障碍可能影响患者理解提供的建议。对 NHANES 研究中的受试者的分析发现,在控制年龄这一影响因素后,糖尿病患者听力受损的患病率是非糖尿病患者的两倍[74]。共病可能会增加这些感觉障碍的风险,因为心脏病、周围神经病变和健康状况不佳均与糖尿病患者的听力障碍有关[74]。在为老年糖尿病患者提供教育和指导时,应考虑到患者的感官功能受限。精细运动能力下降也可能影响患者针刺手指的能力、使用血糖仪和读取结果的能力。患者在进行 SMBG 时可能需要帮助[75]。共病增加了多重用药,因此药盒和医疗计划可能有助于简化药物管理。共病和周围神经病变等糖尿病并发症也可能导致疼痛、步态异常和平衡障碍,并增加跌倒的风险。低血糖也可能增加跌倒风险[3]。管理严重的高血糖和低血糖、避免多药共用、定期进行力量训练和稳定性训练或引入物理治疗,这些方法均有助于降低老年糖尿病患者跌倒的风险[3]。

## 自我管理行为

很少有专门在老年人中进行的关于糖尿病自我管理教育和培训(diabetes self-management education and training,DSME/T)的研究。干预指导原则主要基于专家共识。因此,尚不清楚对年轻患者有效的 DSME 策略是否同样适合老年人[76]。

老年人通常不愿意改变原有生活方式,例如增加体力活动和改变饮食[77]。许多老年人对糖尿病护理的知识或理解可能有限。如前所述,感觉受限可能影响患者指导和患者教育的实施。老年人有效计划膳食和调整食物与胰岛素摄入量以适应血糖水平的能力和技能可能会受到其认知功能、健康状态、计算能力、功能状态和个人资源的影响。用多种媒介进行信息传递，并使用大号印刷材料等记忆提示线索可能有助于学习和记忆。能考虑到日常生活质量的简化版自我护理方案是最佳的[76]。

## 老年糖尿病患者的饮食习惯

食物类型和进食习惯对老年人的营养状况都有重要影响[78]。与那些将糖尿病症状视为间歇性问题的人（特别是男性）相比，那些将糖尿病视为一种稳定、长期的健康状况的老年人更能够坚持健康饮食[79]。

不健康的进食零食的习惯可能影响老年糖尿病患者对糖尿病饮食的依从性，影响膳食的平衡和进餐的时间安排，影响用药和体育锻炼。一项对美国老年人的随机电话调查发现，98% 的人每天至少吃一次零食，特别是在晚上，并且几乎所有的零食都是在家里吃的[80]。患者在零食的选择上，口味先于营养。建议用水果、蔬菜和其他有营养的零食替代高加工、高脂肪的零食，这可能有助于老年人选择更健康的零食。将零食作为膳食计划的一部分也可能是有帮助的。一项在中年和老年糖尿病患者中进行的研究显示，在一天中摄入低升糖指数、中等高蛋白的零食可以促进减重和减脂，同时不会改变血糖控制水平、血脂或炎症标志物[81]。鼓励患者将特定的物品纳入他们的购物清单，并把它们放在家里替代他们首选但不健康的食物。此外，还可以鼓励人们进行晚间活动（如散步、手工艺），从而替代吃零食。

对老年糖尿病患者饮食习惯的另一个影响因素可能是进餐时的社会结构。研究发现，与那些与其他人一同进餐的人相比，单独进食的老年人更容易抑郁，食物的多样性也更低[82]。只能在家进餐的老年人可能会有营养不良。一项对居家生活老年人的研究发现，这些老年人中 70% 存在饮食摄入不足，其中男性、接受护理或援助更少的老年人以及居家生活之前住院的老年人风险最高。饮食摄入不足不仅限于体重不足的人，那些体重指数较高的人也可能存在这个问题[83]。

# 老年糖尿病患者自我护理和饮食摄入相关的心理和行为问题

## 抑郁

据估计，患有糖尿病的普通成年人群抑郁症的患病率是普通人群的 2~3 倍[84]。患有抑郁症的糖尿病患者的平均糖化血红蛋白水平比无抑郁症的患者高 0.5%~1.0%。糖尿病患者抑郁症还与其他功能损害、糖尿病自我护理水平降低、大血管和微血管并发症风险增加、医疗费用增加和死亡率增加有关[85]。

抑郁症还会增加 2 型糖尿病老年人罹患痴呆的风险[86]。在西班牙裔人中开展的老年流行病学调查研究（Established Population for the Epidemiologic Study of the Elderly, EPESE）中，当抑郁老年人同时患有糖尿病、心血管疾病、高血压、脑卒中或癌症时，患者死亡率大幅度上升。伴高度抑郁症状的糖尿病患者的死亡概率是无抑郁症状患者的 3 倍[87]。对于新诊断的糖尿病以及慢性糖尿病患者来说，要求其制订饮食计划，尤其是在其已有饮食问题的情况下，可能是在已有的压力上增加"需要做的另一件事"[88]。由于糖尿病人群抑郁症患病率高，认真评估糖尿病患者的抑郁症状,以及抑郁症状对饮食摄入、糖尿病自我护理、健康结局的影响都是至关重要的。

## 社会支持

社会支持是指与人之间的联系以及社区支持,包括社会活动、教堂和老年中心。社会支持水平的高低与老年糖尿病患者的死亡率有关,社会支持水平最高的老年人生存率最高。社会支持水平越高,抑郁情绪的发生率越低,压力越小,日常生活活动能力受限越少,健康状况越好,患心脏病的可能性越低,糖尿病持续时间越短[89]。

社会整合程度和社交网规模可以预测患者对糖尿病管理的依从性,例如监测糖化血红蛋白和进行足部检查,这突出了社会支持在提高患者对自我护理建议的依从性的潜在作用[90]。值得注意的是,糖尿病健康护理行为具有显著的性别差异。社会支持水平越高的女性 2 型糖尿病患者血糖控制越好,而社会支持水平越高的男性 2 型糖尿病患者血糖控制越差。这可能是由于社交活动对饮食模式和体育活动水平的影响存在两性差异[91]。将老年人的配偶包括在内的 DSME/T 计划可能有助于增加糖尿病知识、改善心理社会功能和改善代谢控制。配偶的支持也可以改善患者对糖尿病自我护理行为的依从性,并可能最终减少糖尿病带来的痛苦[92]。在与配偶一起生活的老年人中,丈夫的饮食偏好通常是家庭膳食营养的最佳预测因素[93]。此外,从长远来看,配偶对糖尿病患者坚持糖尿病饮食的消极看法会增加糖尿病给患者带来的痛苦,增加患者的抑郁症状[94]。这表明社会隔离是影响饮食摄入的一个重要因素,但来自家庭和朋友的日常社会支持也可能对老年糖尿病患者及其配偶的饮食摄入产生积极或消极的影响。因此,评估社会背景对患者饮食行为的影响是很有必要的。此外,还应考虑在运输、经济和食品准备等问题上提供物质上的援助。社会支持资源还包括社会团体的选择,如宗教团体[95]。成人日托中心、卫生部健康计划和家庭护理也可以提供社会支持。资源指南中汇编了多个有用的资源可供选择[96]。

## 认知功能障碍

基于老年人群和糖尿病相关结局的前瞻性队列研究的系统评价和荟萃分析表明,糖尿病与老年人认知功能快速下降有关。糖尿病患者阿尔茨海默病和血管性痴呆的患病率是非糖尿病患者的两倍[97]。血糖控制水平与认知障碍有关。非糖尿病患者的高血糖和糖尿病患者的高平均血糖水平与痴呆风险增加相关[98]。多个横断面研究阐释了低血糖与认知功能障碍的之间的关系[99,100],一些研究显示低血糖与认知功能障碍之间具有相互影响[101]。认知障碍患者低血糖事件的发生率更高[3],有严重低血糖事件史的患者痴呆的发生率更高[102]。

如果老年糖尿病患者的认知能力尚可以实现频繁自我血糖监测和坚持特定的饮食指南,那么严格的血糖控制可能是一个合理的目标。然而,对于许多有认知障碍的老年人来说,繁重的自我管理任务并不一定现实。不幸的是,尽管强化管理和严格控制血糖有潜在的生理获益,但达到强化管理和严格的血糖控制目标需要许多的日常付出,这对患者来说可能很困难。有认知功能障碍的患者很难一直坚持特定的饮食。在 75 岁以上患有 2 型糖尿病的成年人中进行的一项大型研究发现,超过五分之一的人有认知障碍,而有认知障碍的人对糖尿病管理(知道在生病时如何调整药物)和自我护理(血糖测试)的了解更差[103]。认知障碍的老年人可能难以记住与其胰岛素方案相协调的进餐时间,难以遵循复杂的进餐计划,如碳水化合物的量或使用换算表将胰岛素单位与摄入量相匹配,因此此类治疗方案在有认知障碍的老年人中难以实施。对于一些老年人来说,一个具体的、有条理的膳食计划可以有助于降低糖尿病饮食的不确定性。有用的策略包括使用一些饮食提示,如定期进餐、设置警报、提供带有大字和图片的书面信息,以及通过要求患者进行演示来评估其理解力和能力。此外,居家照料者或膳食服务的提供也可能有助于患有认知障碍或严重身体残疾或其他障碍的老年人获得符合糖尿病管理目标的最佳营养。

## 老年糖尿病患者的态度和饮食摄入

老年患者对糖尿病的个人看法可能会影响他们的糖尿病自我照护。一项针对 60 岁以上患有 2 型糖尿病的成年人的研究发现,患者对糖尿病病因、治疗效果和糖尿病严重程度的看法与其生活质量和负面影响显著相关。患者对治疗效果的信念影响尤甚,它能预测患者的饮食摄入和体力活动[104]。一项针对老年糖尿病患者的面访研究发现,朋友、家人和媒体能影响患者的期望值和糖尿病护理目标,并且起到关键性的作用。糖尿病自我护理目标主要集中在日常生活能力,保持独立性,避免成为家庭负担。与药物相比,人们常常低估了饮食和锻炼的作用[105]。与患者的有效沟通应当考虑到患者的经历和影响因素,聚焦于提高患者生活质量和对健康目标的理解。明确并清楚地传达患者自我护理任务的优先顺序能帮助患者坚持最佳护理方案,达到医疗目标。与患者进行自我护理、个人偏好和目标以及个人风险因素认识的讨论可能会增强患者的动机和治疗参与度。在现有资源条件下,充分结合患者对健康和生活质量的价值观和信念,能更大限度地提高患者对长期治疗方案的依从性[106]。

## 影响自我照护和饮食摄入的种族 / 文化问题

研究还表明,少数族裔、老年人和传统上"难以接触"的人可能具有文化上独特的健康观念,而传统的健康促进干预措施并没有有效地针对这些观念[107]。例如,对缺医少药的少数族裔进行的小组研究发现,这些人群的一个普遍看法是,保持更好的健康行为可以增强对急性病的抵抗力并保持他们的健康,但糖尿病等慢性疾病是命运和遗传造成的,超出了他们的个人控制[105]。大多数参与者表示希望"做得更好",但不知如何具体改变。关于文化影响糖尿病的定性研究揭示了社会心理因素影响糖尿病生活方式改变的复杂性,以及为什么传统的基于医疗工作者观念的饮食干预会失败。一个对患 2 型糖尿病的墨西哥裔美国女性的面访调查发现,患者对糖尿病的认识和理解主要来自他们的家庭经验和社区影响[108]。从患者的认知角度来看,他们认为如果使用了胰岛素或提供胰岛素的医生很警惕,那么他们的糖尿病程度就很严重,而如果只是口服药物或医生的态度很松懈,那么他们的糖尿病程度并不严重。对患者的调查显示,医生对患者的评论主要集中在患者的负面行为上,且具有对抗性,有时甚至是贬低性的。医生关注患者从行为改变中获得的积极收益,强化成就感和避免使用贬义词(如肥胖)可能会在很大程度上促进许多患者的参与,增强合作关系。医疗服务提供者的文化敏感性、移情能力、响应能力和护理的连续性也与老年糖尿病患者对护理的满意度有关[109]。文化信仰和传统也可能直接影响糖尿病自我照护中使用非传统方法的发生。对非裔美国人、墨西哥裔美国人、印第安人和美国白人等不同种族的 2 型糖尿病老年人进行的结构性访谈发现四分之一的患者使用了辅助性的糖尿病护理方法(50% 的墨西哥裔美国人、20% 的非裔美国人、15% 的印第安人和 15% 的美国白人)。许多人使用草药(15%)、饮食疗法(9%)、茶、精神干预或其他方法(各 5%)[109]。

对居住在南方农村的罹患 2 型糖尿病的非裔美国老年女性的研究发现,家庭和文化对坚持糖尿病饮食和改变生活方式具有强烈的影响[95]。糖尿病对患者的心理影响比生理影响更大。糖尿病患者还有相当大的生活压力,特别当患者具有多重照顾者的角色时。家庭成员对健康食品制备方法的抱怨和抵制是常见的。灵性和宗教信仰是患者主要的精神支持,对糖尿病有积极影响,有助于改善生活质量,教会被认为是社会支持和精神支持的重要来源。调查结果表明考虑老年人生活中的社会和文化背景对于制订促进饮食和生活方式改变的干预措施至关重要。

## 老年人的生活质量与糖尿病饮食

对于认知功能障碍或合并多种共病的患者,照护的主要目标是改善患者的生活质量,而不是强有力的治疗方案。而对于那些相对健壮的老年人来说,照护的目标可能与年轻糖尿病患者相似。ADA 和美国老年医学会共识报告关于改善老年糖尿病患者照护的指南指出,生活质量问题在这一人群中更常见,包括抑郁、疼痛、跌伤和功能状态下降。这些指导方针建议,目标的制订应基于患者功能状态和个人愿望[3]。其他共识报告指南参见表 11.1。

**表 11.1 对老年糖尿病照护的其他指南共识推荐 [a]**

| |
|---|
| **糖尿病的筛查和预防** |
| 根据 ADA 的建议,如果患者有可能从疾病的诊断和随后的干预中获益,那么应对老年人进行糖尿病前期和糖尿病的筛查 |
| 对能够参与且有可能从预防 2 型糖尿病中获益的老年人进行生活方式的干预 |
| **糖尿病的管理** |
| 鼓励患者进行活动锻炼,即使不能达到最佳水平。采用简单的教学策略和社区资源进行医学营养支持 |
| 在老年人中进行 DSME/T 应注意感觉减退、认知功能障碍、学习方式的个体差异以及教学策略的差异,且在进行 DSME/T 时应把照护者包括在内 |
| 为了制订和更新个性化治疗计划,可使用简单的工具来定期筛查老年人的认知功能障碍、功能状态和跌倒风险 |
| **糖尿病的药物治疗** |
| 谨慎选择降糖治疗方法,并注意多重用药的问题。老年患者应避免服用格列本脲。二甲双胍比较安全,是许多老年 2 型糖尿病患者首选的初始治疗药物,但对于Ⅲ期慢性肾脏病患者需减少剂量,而对于Ⅳ期或更严重的肾脏病患者则应避免使用。评估肾功能用 eGFR 而不是血清肌酐 |

定期询问患者和护理人员是否有低血糖相关的症状或体征,并查看血糖记录,以评估患者是否有低血糖。在2型糖尿病患者中,低血糖风险更多地与治疗策略相关,而不是与HbA1c的降低相关(例如,仅使用二甲双胍治疗的HbA1c低的患者可能比使用胰岛素治疗的HbA1c高的患者发生低血糖风险要低得多)

如果反复发生低血糖或发生了严重的低血糖,强烈建议改变治疗策略和/或治疗目标

评估老年患者和照顾者的治疗负担,考虑患者/照顾者的偏好,减少治疗复杂度

**老年糖尿病患者在居家环境外的管理**

住院的老年糖尿病患者的血糖目标不同于普通人群。不鼓励住院患者和在长照机构中的老年人中单独使用SSI进行慢性血糖管理

患有糖尿病的老年人具有较高的转运风险,例如家里或长照机构转运到医院再到出院后的环境中。仔细进行药物调节,并准备关于药物剂量和服药时间的书面信息有助于将高血糖和低血糖的风险降到最低。早期将糖尿病病人转诊到门诊治疗方便于根据患者临床状况的变化调整药物治疗方案

a 转载自 Kirkman SM, Briscoe VJ, Clark N, Florez H, Haas LB, Halter JB, et al. Diabetes in older adults: a consensus report. J Am Geriatr Soc. 2012 Oct 25: 2342-56, with permission from John Wiley & Sons

## 老年糖尿病患者的减肥与生活质量

老年糖尿病患者减肥可能影响患者的生活质量,蛋白质摄入减少可能导致肌肉量的丢失。对年轻的糖尿病患者进行的研究发现,结合饮食、体育锻炼和理论指导下的行为改变技术的减肥计划在短期内是最有效的,并且可以降低胰岛素抵抗以改善血糖控制[110,111]。低热量饮食也可能适合老年肥胖糖尿病患者,还可以改善糖耐量和血脂水平,这一作用是独立于减肥带来的效果的。Look AHEAD(Action for Health in Diabetes)研究将体育锻炼成功地整合到老年2型糖尿病患者的强化减重支持和教育干预中。研究受试者的平均年龄为58岁,限制热量摄入的主要途径是将总脂肪卡路里限制到30%以内,饱和脂肪含量最高为10%,蛋白质含量最低15%。1年后的随访发现,干预组的平均体重下降了8.6%,与对照组相比体重下降幅度更大,心血管危险因素得到改善[112]。四年的随访显示,在每个年度评估中,年龄最大(65~76岁)的受试者组比年龄第二大(55~64岁)的受试者组体重下降更显著,年龄第二大(55~64岁)的受试者组比年轻(45~54岁)的受试者组体重下降更显著[113]。

## 传授饮食知识的建议

在传授糖尿病饮食知识以改变行为时,考虑社会心理和文化背景对患者的影响是至关重要的。"少吃脂肪"或"每天多走几步"等简要的陈述可以促进学习,并将失败降到最低。营养信息最好以有序的可管理步骤呈现,然后可以根据患者的情况进行个性化设置。美国国家糖尿病教育计划将糖尿病预防计划所使用的资料进行了改编,供中老年人的医疗服务提供者使用。这些资料的内容包括为改变做好准备,行为复发问题,和步行计划制订的激励方法。NDEP GAMEPLAN[114]工具包是无版权的,为医疗服务工作者提供了可以复制的背景信息和宣传册。注意老年人的功能范围也很重要。经历过第二次世界大战时期的老年人往

往对医生和医疗系统有点崇敬。然而,婴儿潮一代往往对医疗服务提供者抱有很高的期望,他们寻求一种便捷的协作关系,可以获得额外的资源,如自助出版物和互联网信息[115]。为了满足老年糖尿病患者的需求,"一刀切"的方法很明显不会有效。必须考虑不同的文化、种族和时代对群体的影响。

# 饮食教育的技术进步

互联网、电话和远程健康监测等技术促进了老年人饮食和生活方式健康教育的进展。一项系统回顾结果显示,旨在促进 50 岁以上成年人健康生活方式的互联网介导的干预措施在体育锻炼和减肥方面取得了改善。值得注意的是,大多数被纳入的研究都开发了社交网络论坛作为其网站的一部分;然而,这些研究都报告说,参与者很少使用社交网络论坛[116]。一个由卫生部门领导的个人咨询项目主要通过电话向有糖尿病危险因素的平均年龄超过50 岁的低收入少数族裔成年人提供咨询,结果显示这些人的水果和蔬菜的消耗量增加,脂肪消耗量减少。6 个月后的随访结果显示,与对照组相比,这些人的体重减轻,且甘油三酯水平得到改善。与面访小组会议相比,电话会议的完成率要高得多,被评为该计划最有用的方面[117]。对照研究的系统回顾还表明远程医疗对居家照护的 60 岁以上的慢性病患者,包括老年糖尿病患者具有益处[118]。最常被研究的远程医疗干预包括监测生命体征和医疗保健提供者与患者之间的互动,其次是通过电话或视频会议进行互动。随机对照研究发现新技术带来的主要是积极的影响,特别是对行为终点的影响,如服药或饮食的依从性,以及血压等自我效能医疗终点指标。在这篇综述中,大多数针对老年糖尿病患者的研究报告了血糖控制、血压、血脂、生活质量和行为结局的阳性结果。针对慢性病的研究结果显示,与医疗服务提供者有接触和互动的患者治疗效果较没有互动的患者更好。然而,许多研究排除了认知障碍、视听障碍或沟通障碍的患者,这限制了老年人远程医疗研究的适用性。

# 结论:临床推荐

1. 明确糖尿病类型和药物治疗方案,以便更好地整合饮食目标。

2. 在制订糖尿病饮食目标和常规评估中注意心血管疾病风险的重要性。

3. 与患者一起设定达到并保持合理的体重目标。对于肥胖老年人来说,适当的减肥可能会取得显著的效果,而锻炼可能会大大加强饮食干预的效果。保持行为改变和减肥至关重要。对于体重不足的成年人,重点是增加营养摄入和功能促进。

4. 教育老年糖尿病患者改变饮食和生活方式的基本原理,并将其与健康结果联系起来;提高改变的自我效能感。

5. 注意使用胰岛素的患者的低血糖风险,特别是那些营养状况差、认知功能障碍、存在多重用药和共病的老年人。鼓励患者经常自我监测血糖,注意饮食治疗及预防低血糖的策略。

6. 评估老年人的特定饮食模式,如食物选择、食用量、计划外的零食和生活环境。

7. 管理可能影响饮食摄入的心理社会问题,包括抑郁、社会支持、认知状态、态度和认知,以及糖尿病治疗方案对生活质量的影响。

8. 在家庭影响以及个人文化背景下适时地进行处理和干预。

9. 与每位患者建立协作关系，提供资源，并提供具体的行为策略以促进行为改变。

10. 适时提供互联网资源等自助资料。

（唐天娇　译　莫莉　校对）

# 参考文献

1. Centers for Disease Control and Prevention. National diabetes fact sheet: general information and national estimates on diabetes in the United States. Atlanta, GA: U.S. Department of Health and Human Services; 2011.
2. Prevention CfDCa. 2011 National diabetes fact sheet Atlanta, GA2013 (October 30 2013). Available from: cdc.gov/diabetes/pubs/factsheet.
3. Sue Kirkman M, Briscoe VJ, Clark N, Florez H, Haas LB, Halter JB, et al. Diabetes in older adults: a consensus report. J Am Geriatr Soc. 2012;60:2342–56. PubMed PMID: 23106132. Epub 2012/10/31. Eng.
4. Whiting DR, Guariguata L, Weil C, Shaw J. IDF diabetes atlas: global estimates of the prevalence of diabetes for 2011 and 2030. Diabetes Res Clin Pract. 2011;94(3):311–21. PubMed PMID: 22079683. Epub 2011/11/15. eng.
5. Corriere M, Rooparinesingh N, Kalyani RR. Epidemiology of diabetes and diabetes complications in the elderly: an emerging public health burden. Curr Diab Rep. 2013;13(6):805–13. PubMed PMID: 24018732.
6. Howard BV, Magee MF. Diabetes and cardiovascular disease. Curr Atheroscler Rep. 2000;2(6):476–81.
7. American Diabetes Association. Diagnosis and classification of diabetes mellitus. Diabetes Care. 2010;33(S1):S62–9.
8. Falorni A, Kockum I, Sanjeevi CB, Lernmark A. Pathogenesis of insulin-dependent diabetes mellitus. Baillieres Clin Endocrinol Metab. 1995;9(1):25–46.
9. Schutt M, Fach EM, Seufert J, Kerner W, Lang W, Zeyfang A, et al. Multiple complications and frequent severe hypoglycaemia in 'elderly' and 'old' patients with Type 1 diabetes. Diabet Med. 2012;29(8):e176–9. PubMed PMID: 22506989. Epub 2012/04/18. eng.
10. Group TESS. Vitamin D supplement in early childhood and risk for Type 1 (insulin-dependent) diabetes mellitus. Diabetologia. 1999;42:51–4.
11. Chiu K, Chu A, Go VL, Saad MF. Hypovitaminosis D is associated with insulin resistance and beta cell dysfunction. Am J Clin Nutr. 2004;79(5):820–5.
12. Borges M, Martini LA, Rogero MM. Current perspectives on vitamin D, immune system, and chronic diseases. Nutrition. 2011;27(4):399–404.
13. Van Etten E, Mathieu C. Immunoregulation by 1,25-dihydroxyvitamin D3: basic concepts. J Steroid Biochem Mol Biol. 2005;97(1–2):93–101.
14. Van Belle TL, Gysemans C, Mathieu C. Vitamin D and diabetes: the odd couple. Trends Endocrinol Metab. 2013;24(11):561–8.
15. Morley J. An overview of diabetes mellitus in older persons. Clin Geriatr Med. 1999;15(2):211–24.
16. Morley JE. Diabetes, sarcopenia, and frailty. Clin Geriatr Med. 2008;24(3):455–69.
17. Amati F, Dube JJ, Coen PM, Stefanovic-Racic M, Toledo FG, Goodpaster BH. Physical inactivity and obesity underlie the insulin resistance of aging. Diabetes Care. 2009;32(8):1547–9. PubMed PMID: 19401446. Pubmed Central PMCID: PMC2713647. Epub 2009/04/30. eng.
18. Elahi D, Muller DC. Carbohydrate metabolism in the elderly. Eur J Clin Nutr. 2000;54 Suppl 3:S112–20.
19. Beaufrere B, Morio B. Fat and protein redistribution with aging: metabolic considerations. Eur J Clin Nutr. 2000;54 Suppl 3:S48–53.
20. Chiu KC, Lee NP, Cohan P, Chuang LM. Beta cell function declines with age in glucose tolerant Caucasians. Clin Endocrinol (Oxf). 2000;53(5):569–75.
21. The diabetes control and complications trial research group. The effect of intensive treatment of diabetes on the development and progression of long-term complications in insulin-dependent diabetes mellitus. N Engl J Med. 1993;329(14):977–86.
22. Turner RC, Holman RR. Lessons from UK prospective diabetes study. Diabetes Res Clin Pract. 1995;28:S151–7.
23. Holman RR, Paul SK, Bethel MA, Matthews DR, Neil HA. 10-year follow-up of intensive glucose control in type 2 diabetes. N Engl J Med. 2008;359(15):1577–89. PubMed PMID: 18784090. Epub 2008/09/12. eng.
24. ADVANCE Collaborative Group, Patel A, MacMahon S, Chalmers J, Neal B, Billot L, Woodward M, et al. Intensive blood glucose control and vascular aoutcomes in patients with type 2 diabetes. N Engl J Med. 2008;358:256–72.
25. Duckworth W, Abraira C, Moritz T, Reda D, Emanuele N, Reaven PD. VADT Intestigators. Glucose control and

vascular complications in veterans with type 2 diabetes. N Engl J Med. 2009;360(2):129–39.

26. Gerstein HC, Miller ME, Byington RP, Goff Jr DC, Bigger JT, Buse JB, et al. Effects of intensive glucose lowering in type 2 diabetes. N Engl J Med. 2008;358:2545–59. PubMed PMID: 18539917. Epub 2008/06/10. eng.

27. Skyler JS, Bergenstal R, Bonow RO, Buse J, Deedwania P, Gale EA, et al. Intensive glycemic control and the prevention of cardiovascular events: implications of the ACCORD, ADVANCE, and VA diabetes trials: a position statement of the American Diabetes Association and a Scientific Statement of the American College of Cardiology Foundation and the American Heart Association. J Am Coll Cardiol. 2009;53(3):298–304. PubMed PMID: 19147051. Epub 2009/01/17. eng.

28. Inzucchi SE, Bergenstal RM, Buse JB, Diamant M, Ferrannini E, Nauck M, et al. Management of hyperglycemia in type 2 diabetes: a patient-centered approach: position statement of the American Diabetes Association (ADA) and the European Association for the Study of Diabetes (EASD). Diabetes Care. 2012;35(6):1364–79. PubMed PMID: 22517736. Pubmed Central PMCID: PMC3357214. Epub 2012/04/21. eng.

29. Brown AF, Mangione CM, Saliba D, Sarkisian CA. Guidelines for improving the care of the older person with diabetes mellitus. J Am Geriatr Soc. 2003;51(5 suppl):S265–80.

30. Cigolle CT, Blaum CS, Halter JB. Diabetes and cardiovascular disease prevention in older adults. Clin Geriatr Med. 2009;25(4):607–41. vii–viii. PubMed PMID: 19944264. Epub 2009/12/01. eng.

31. Helmy T, Patel AD, Alameddine F, Wenger NK. Management strategies of dyslipidemia in the elderly: review. Med Gen Med. 2005;7(4):8.

32. Casagrande SS, Ríos Burrows N, Geiss LS, Bainbridge KE, Fradkin JE, Cowie CC. Diabetes knowledge and its relationship with achieving treatment recommendations in a national sample of people with type 2 diabetes. Diabetes Care. 2012;35(7):1556–65.

33. Garg A, Bonanome A, Grundy SM, Zhang ZJ, Unger RH. Comparison of a high-carbohydrate diet with a high-monosaturated fat diet in patients with non-insulin-dependent diabetes mellitus. N Engl J Med. 1988;319(13):829–34.

34. Burge M, Castillo KR, Schade DS. Meal composition is a determinant of lispro-induced hypoglycemia in IDDM. Diabetes Care. 1997;20(2):152–5.

35. Chiu CJ, Wray LA. Factors predicting glycemic control in middle-aged and older adults with type 2 diabetes. Prev Chronic Dis. 2010;7(1):A08. PubMed PMID: 20040223. Pubmed Central PMCID: PMC2811503. Epub 2009/12/31. eng.

36. Sheard NF, Clark NG, Brand-Miller JC, Franz MJ, Pi-Sunyer FX, Mayer-Davis E, Kulkarni K, Geil P. Dietary carbohydrate (amount and type) in the prevention and management of diabetes: a statement by the American Diabetes Association. Diabetes Care. 2004;27(9):2266–71.

37. Mooradian AD, Osterweil D, Petrawek D, Morley JE. Diabetes mellitus in elderly nursing home patients. J Am Geriatric Soc. 1988;36:391–6.

38. Kaiser MJ, Bauer JM, Ramsch C, Uter W, Guigoz Y, Cederholm T, et al. Frequency of malnutrition in older adults: a multinational perspective using the mini nutritional assessment. J Am Geriatr Soc. 2010;58(9):1734–8. PubMed PMID: 20863332. Epub 2010/09/25. eng.

39. Bochicchio GV, Salzano L, Joshi M, Bochicchio K, Scalea TM. Admission preoperative glucose is predictive of morbidity and mortality in trauma patients who require immediate operative intervention. Am Surg. 2005; 71(2):171–4. PubMed PMID: 16022019.

40. Capes SE, Hunt D, Malmberg K, Gerstein HC. Stress hyperglycaemia and increased risk of death after myocardial infarction in patients with and without diabetes: a systematic overview. Lancet. 2000;355(9206):773–8. PubMed PMID: 10711923.

41. Capes SE, Hunt D, Malmberg K, Pathak P, Gerstein HC. Stress hyperglycemia and prognosis of stroke in nondiabetic and diabetic patients: a systematic overview. Stroke. 2001;32(10):2426–32. PubMed PMID: 11588337.

42. Krinsley JS. Association between hyperglycemia and increased hospital mortality in a heterogeneous population of critically ill patients. Mayo Clin Proc. 2003;78(12):1471–8.

43. Pomposelli JJ, Baxter 3rd JK, Babineau TJ, Pomfret EA, Driscoll DF, Forse RA, et al. Early postoperative glucose control predicts nosocomial infection rate in diabetic patients. JPEN J Parenter Enteral Nutr. 1998;22(2):77–81. PubMed PMID: 9527963.

44. Umpierrez GE, Isaacs SD, Bazargan N, You X, Thaler LM, Kitabchi AE. Hyperglycemia: an independent marker of in-hospital mortality in patients with undiagnosed diabetes. J Clin Endocrinol Metab. 2002;87(3):978–82. PubMed PMID: 11889147.

45. Rodbard HW, Jellinger PS, Davidson JA, Einhorn D, Garber AJ, Grunberger G, et al. Statement by an American Association of Clinical Endocrinologists/American College of Endocrinology consensus panel on type 2 diabetes mellitus: an algorithm for glycemic control. Endocr Pract. 2009;15(6):540–59. PubMed PMID: 19858063. Epub 2009/10/28. eng.

46. van den Berghe G, Wouters P, Weekers F, Verwaest C, Bruyninckx F, Schetz M, et al. Intensive insulin therapy in critically ill patients. N Engl J Med. 2001;345(19):1359–67. PubMed PMID: 11794168.

47. Investigators N-SS, Finfer S, Chittock DR, Su SY, Blair D, Foster D, et al. Intensive versus conventional glucose control in critically ill patients. N Engl J Med. 2009;360(13):1283–97. PubMed PMID: 19318384.

48. Kansagara D, Fu R, Freeman M, Wolf F, Helfand M. Intensive insulin therapy in hospitalized patients: a system-

atic review. Ann Intern Med. 2011;154(4):268–82. PubMed PMID: 21320942.

49. Qaseem A, Chou R, Humphrey LL, Shekelle P, Clinical Guidelines Committee of the American College of Physicians. inpatient glycemic control: best practice advice from the Clinical Guidelines Committee of the American College of Physicians. Am J Med Quality. 2013;29:95–8. PubMed PMID: 23709472.

50. American Diabetes Association. Standards of medical care in diabetes: 2013. Diabetes Care. 2013;36 Suppl 1:S11–66. PubMed PMID: 23264422. Pubmed Central PMCID: 3537269.

51. Swift CS, Boucher JL. Nutrition therapy for the hospitalized patient with diabetes. Endocr Pract. 2006;12 Suppl 3:61–7.

52. Boucher JL, Swift CS, Franz MJ, Kulkarni K, Schafer RG, Pritchett E, Clark NG. Inpatient management of diabetes and hyperglycemia: implications for nutrition practice and the food and nutrition professional. J Am Diet Assoc. 2007;107(1):105–11.

53. Gosmanov AR, Umpierrez GE. Medical nutrition therapy in hospitalized patients with diabetes. Curr Diab Rep. 2012;12(1):93–100. PubMed PMID: 21997598. Pubmed Central PMCID: 3746498.

54. American Diabetes Association. Diabetes nutrition recommendations for health care institutions (position statement). Diabetes Care. 2004;27 Suppl 1:S55–7.

55. Wright J. Total parenteral nutrition and enteral nutrition in diabetes. Curr Opin Clin Nutr Metab Care. 2000; 3:5–10.

56. Garg A. High-MUFA diets for patients with DM: a meta-analysis. Am J Clin Nutr. 1998;67 Suppl 3:577S–82.

57. Hongsermeier T, Bistrian BR. Evaluation of a practical technique of determining insulin requirements in diabetic patients receiving total parenteral nutrition. J Parenter Enter Nutr. 1993;17:16–9.

58. Morley JE. Nutritional status of the elderly. Am J Med. 1986;81:679–95.

59. Coulston AM, Mandelbaum D, Reaven GM. Dietary management of nursing home residents with non-insulin-dependent diabetes mellitus. Am J Clin Nutr. 1990;51:67–71.

60. Tariq SH, Karcic E, Thomas DR, Thomson K, Philpot C, Chapel DL, Morley JE. The use of a no-concentrated-sweets diet in the management of type 2 diabetes in nursing homes. J Am Diet Assoc. 2001;101:1463–6.

61. Grundy SM, Cleeman JI, Merz CN, Brewer Jr HB, Clark LT, Hunninghake DB, et al. Implications of recent clinical trials for the National Cholesterol Education Program Adult Treatment Panel III guidelines. Circulation. 2004;110(2):227–39. PubMed PMID: 15249516. Epub 2004/07/14. eng.

62. Expert Panel on Detection, Evaluation, and Treatment of High Blood Cholesterol in Adults. Executive summary of the third report of the National Cholesterol Education Program (NCEP) Expert Panel on Detection, Evaluation, and Treatment of High Blood Cholesterol in Adults (Adult Treatment Panel III). JAMA. 2001;285:2486–97.

63. Ford ES, Giles WH, Dietz WH. Prevalence of the metabolic syndrome among US adults: findings from the third National Health and Nutrition Examination Survey. JAMA. 2002;287:356–9.

64. Stern MP, Williams K, Gonzalez-Villalpando C, Hunt KJ, Haffner SM. Does the metabolic syndrome improve identification of individuals at risk of type 2 diabetes and/or cardiovascular disease? Diabetes Care. 2004;27: 2676–81.

65. Lorenzo C, Okoloise M, Williams K, Stern MP, Haffner SM. The metabolic syndrome as predictor of type 2 diabetes: the San Antonio Heart Study. Diabetes Care. 2003;26:3153–9.

66. Wang J, Ruotsalainen S, Moilanen L, Lepisto P, Laakso M, Kuusisto J. The metabolic syndrome predicts cardiovascular mortality: a 13-year follow-up study in elderly non-diabetic Finns. Eur Heart J. 2007;28(7):857–64. PubMed PMID: 17303589. Epub 2007/02/17. eng.

67. Mozaffarian D, Kamineni A, Prineas RJ, Siscovick DS. Metabolic syndrome and mortality in older adults: the Cardiovascular Health Study. Arch Intern Med. 2008;168(9):969–78. PubMed PMID: 18474761. Epub 2008/05/14. eng.

68. Crandall J, Schade D, Ma Y, Fujimoto WY, Barrett-Conner E, Fowlder S, Dagogo-Jack S, Andres R, Diabetes Prevention Program Research Group. The influence of age on the effects of lifestyle modification and metformin in prevention of diabetes. J Gerontol. 2006;61A(10):1075–81.

69. Diabetes Control and Complications Trial Research Group. Effect of intensive diabetes treatment on the development and progression of long-term complications in adolescents with insulin-dependent diabetes mellitus: diabetes control and complications trial. J Pediatr. 1994;125(2):177–88. PubMed PMID: 8040759.

70. Janssen MM, Snoek FJ, de Jongh RT, Casteleijn S, Deville W, Heine RJ. Biological and behavioural determinants of the frequency of mild, biochemical hypoglycaemia in patients with type 1 diabetes on multiple injection therapy. Diabetes Metab Res Rev. 2000;16(3):157–63.

71. Meeking DR, Cavan DA. Alcohol ingestion and glycemic control in patients with insulin-dependent diabetes mellitus. Diabet Med. 1997;14(4):279–83.

72. Bolli GB. How to ameliorate the problem of hypoglycemia in intensive as well as nonintensive treatment of type 1 diabetes. Diabetes Care. 1999;22 Suppl 2:B43–52.

73. Cox DJ, Kovatchev B, Koev D, Koeva L, Dachev S, Tcharaktchiev D, et al. Hypoglycemia anticipation, awareness and treatment training (HAATT) reduces occurrence of severe hypoglycemia among adults with type 1 diabetes mellitus. Int J Behav Med. 2004;11(4):212–8. PubMed PMID: 15657021. Epub 2005/01/20. eng.

74. Bainbridge KE, Hoffman HJ, Cowie CC. Risk factors for hearing impairment among U.S. adults with diabetes: National Health and Nutrition Examination Survey 1999–2004. Diabetes Care. 2011;34(7):1540–5.

75. Educators AAoD. AADE guidelines for the practice of diabetes self-management education 2011 November 28 2012. Available from: http://www.diabeteseducator.org/export/sites/aade/_resources/pdf/general/PracticeGuide lines2011.pdf.

76. Suhl E, Bonsignore P. Diabetes self-management education for older adults: general principles and practical application. Diab Spectr. 2006;19(4):234–40.

77. Bouchard DR, Langlois MF, Domingue ME, Brown C, LeBrun V, Baillargeon JP. Age differences in expectations and readiness regarding lifestyle modifications in individuals at high risk of diabetes. Arch Phys Med Rehabil. 2012;93(6):1059–64. PubMed PMID: 22475056. Epub 2012/04/06. eng.

78. Horwath CC, Worsley A. Dietary habits of elderly persons with diabetes. J Am Diet Assoc. 1991;91(5):553–7.

79. Hemphill RC, Stephens MA, Rook KS, Franks MM, Salem JK. Older adults' beliefs about the timeline of type 2 diabetes and adherence to dietary regimens. Psychol Health. 2012;17. PubMed PMID: 22594631. Pubmed Central PMCID: PMC3447991. Epub 2012/05/19. Eng.

80. Cross AT, Babicz D, Cushman LF. Snacking habits of senior Americans. J Nutr Elder. 1995;14(2–3):27–38.

81. Navas-Carretero S, Abete I, Zulet MA, Martinez JA. Chronologically scheduled snacking with high-protein products within the habitual diet in type-2 diabetes patients leads to a fat mass loss: a longitudinal study. Nutr J. 2011;10:74. PubMed PMID: 21756320. Pubmed Central PMCID: PMC3155966. Epub 2011/07/16. eng.

82. Kimura Y, Wada T, Okumiya K, Ishimoto Y, Fukutomi E, Kasahara Y, et al. Eating alone among community-Dwelling Japanese elderly: association with depression and food diversity. J Nutr Health Aging. 2012;16(8):728–31. PubMed PMID: 23076516. Epub 2012/10/19. eng.

83. Locher JL, Ritchie CS, Robinson CO, Roth DL, Smith West D, Burgio KL. A multidimensional approach to understanding under-eating in homebound older adults: the importance of social factors. Gerontologist. 2008;48(2):223–34. PubMed PMID: 18483434. Pubmed Central PMCID: PMC2756416. Epub 2008/05/17. eng.

84. Lustman PJ, Penckofer SM, Clouse RE. Recent advances in understanding depression in adults with diabetes. Curr Diab Rep. 2007;4:114–22.

85. Katon W, Russo J, Lin EH, Heckbert SR, Ciechanowski P, Ludman EJ, et al. Depression and diabetes: factors associated with major depression at five-year follow-up. Psychosomatics. 2009;50(6):570–9. PubMed PMID: 19996227. Pubmed Central PMCID: PMC3087499. Epub 2009/12/10. eng.

86. Katon WJ, Lin EH, Williams LH, Ciechanowski P, Heckbert SR, Ludman E, et al. Comorbid depression is associated with an increased risk of dementia diagnosis in patients with diabetes: a prospective cohort study. J Gen Intern Med. 2010;25(5):423–9. PubMed PMID: 20108126. Pubmed Central PMCID: PMC2855007. Epub 2010/01/29. eng.

87. Black SA, Markides KS. Depressive symptoms and mortality in older Mexican Americans. Ann Epidemiol. 1999;9:45–52.

88. Polonsky WH, Dudl RJ, Peterson M, Steffian G, Lees J, Hokai H. Depression in type 2 diabetes: Links to health care utilization, self-care and medical markers. Diabetes. 2000;49 Suppl 1:A64.

89. Zhang X, Norris SL, Gregg EW, Beckles G. Social support and mortality among older persons with diabetes. Diabetes Educ. 2007;33(2):273–81.

90. Arcury TA, Grzywacz JG, Ip EH, Saldana S, Nguyen HT, Bell RA, et al. Social integration and diabetes management among rural older adults. J Aging Health. 2012;24(6):899–922. PubMed PMID: 22764154. Epub 2012/07/06. eng.

91. Kaplan RM, Hartwell SL. Differential effects of social support and social network on physiological and social outcomes in men and women with type II diabetes mellitus. Health Psychol. 1987;6:387–98.

92. Stephens MA, Franks MM, Rook KS, Iida M, Hemphill RC, Salem JK. Spouses' attempts to regulate day-to-day dietary adherence among patients with type 2 diabetes. Health Psychol. 2012;32:1029–37. PubMed PMID: 23025302. Epub 2012/10/03. Eng.

93. Weidner G, Healy AB, Matarazzo JD. Family consumption of low fat foods: stated preference versus actual consumption. J Appl Social Psychol. 1985;15:773–9.

94. Franks MM, Hemphill RC, Seidel AJ, Stephens MA, Rook KS, Salem JK. Setbacks in diet adherence and emotional distress: a study of older patients with type 2 diabetes and their spouses. Aging Ment Health. 2012;16(7):902–10. PubMed PMID: 22533446. Pubmed Central PMCID: PMC3416920. Epub 2012/04/27. eng.

95. Samuel-Hodge CD, Headen SW, Skelly AH, Ingram AF, Keyserling TC, Jackson EJ, Ammerman AS, Elasy TA. Influences on day to day self-management of type 2 diabetes among African American women: spirituality, the multi-caregiver role, and other social context factors. Diabetes Care. 2000;23(7):928–33.

96. Brownson CA, Lovegreen SL, Fisher EB. Community and society support for diabetes self-management. In: Mensing C, editor. The art and science of diabetes self-management education: a desk reference for healthcare professionals. Chicago: American Association of Diabetes Educators; 2006.

97. Lu FP, Lin KP, Kuo HK. Diabetes and the risk of multi-system aging phenotypes: a systematic review and meta-analysis. PLoS One. 2009;4(1):e4144. PubMed PMID: 19127292. Pubmed Central PMCID: PMC2607544. Epub 2009/01/08. eng.

98. Crane P, Walker R, Hubbard RA, Li G, Nathan DM, Zheng H, et al. Glucose levels and risk of dementia. N Engl J Med. 2013;369(6):540–8.

99. Launer L, Miller ME, Williamson JD, Lazar RM, Gerstein HC, Murray AM, ACCORD-MIND Investigators, et al.

Effects of intensive glucose lowering on brain structure and function in people with type 2 diabetes (ACCORD MIND): a randomized open-label substudy. Lancet Neurol. 2011;10:969–77.

100. Punthakee Z, Miller ME, Launer LK, Williamson JD, Lazar RM, Cukierman-Yaffee T, ACCORD Group of Investigators, ACCORD-MIND Investigators, et al. Poor cognitive function and risk of severe hypoglycemia in type 2 diabetes: post hoc epidemiologic analysis of the ACCORD trial. Diabetes Care. 2012;35:787–93.

101. Yaffe K, Falvey CM, Hamilton N, Harris TB, Simonsick EM, Strotmeyer ES, Health ABC Study, et al. Association between hypglycemia and dementia in a biracial cohort of older adults with diabetes mellitus. JAMA Intern Med. 2013;173(14):1300–6.

102. Whitmer RA, Karter AJ, Yaffe K, Quesenberry Jr CP, Selby JV. Hypoglycemic episodes and risk of dementia in older patients with type 2 diabetes mellitus. JAMA. 2009;301(15):1565–72. PubMed PMID: 19366776. Pubmed Central PMCID: PMC2782622. Epub 2009/04/16. eng.

103. Hewitt J, Smeeth L, Chaturvedi N, Bulpitt CJ, Fletcher AE. Self management and patient understanding of diabetes in the older person. Diabet Med. 2011;28(1):117–22. PubMed PMID: 21166853. Epub 2010/12/21. eng.

104. Hampson SE, Glasgow RE, Foster LS. Personal models of diabetes among older adults: Relationship to self-management and other variables. Diabetes Educ. 1995;21(4):300–7.

105. Huang ES, Gorawara-Bhat R, Chin MH. Self-reported goals of older patients with type 2 diabetes. J Am Geriatr Soc. 2005;53:306–11.

106. Jack Jr L, Airhihenbuwa CO, Namageyo-Funa A, Owens MD, Vinicor F. The psychosocial aspects of diabetes care. Geriatrics. 2004;59(5):26–32.

107. White SL, Maloney SK. Promoting healthy diets and active lives to hard-to-reach groups: market research study. Public Health Rep. 1990;105(3):224–31.

108. Alcozer F. Secondary analysis of perceptions and meanings of type 2 diabetes among Mexican American women. Diabetes Educ. 2000;26(5):785–95.

109. Schoenberg NE, Traywick LS, Jacobs-Lawson J, Kart CS. Diabetes self-care among a multiethnic sample of older adults. J Cross Cult Gerontol. 2008;23(4):361–76. PubMed PMID: 18369715. Pubmed Central PMCID: PMC3079270. Epub 2008/03/29. eng.

110. Wing RR, Goldstein MG, Acton KJ, Birch LL, Jakicic JM, Sallis Jr JF, Smith-West D, et al. Behavioral science research in diabetes: lifestyle changes related to obesity, eating behavior, and physical activity. Diabetes Care. 2001;24(1):1–2.

111. Mason C, Foster-Schubert KE, Imayama I, Kong A, Xiao L, Bain C, et al. Dietary weight loss and exercise effects on insulin resistance in postmenopausal women. Am J Prev Med. 2011;41(4):366–75. PubMed PMID: 21961463. Pubmed Central PMCID: PMC3185302. Epub 2011/10/04. eng.

112. Group TLAR. Reduction in weight and cardiovascular disease risk factors in individuals with type 2 diabetes. Diabetes Care. 2007;30(6):1374–83.

113. Wadden TA, Neiberg RH, Wing RR, Clark JM, Delahanty LM, Hill JO, et al. Four-year weight losses in the Look AHEAD study: factors associated with long-term success. Obesity (Silver Spring). 2011;19(10):1987–98. PubMed PMID: 21779086. Pubmed Central PMCID: PMC3183129. Epub 2011/07/23. eng.

114. Program NDEP. Small Steps. Big Rewards. Your GAME PLAN to prevent type 2 diabetes: information for patients. Bethesda, MD: National Diabetes Education Program; 2006.

115. Clark B. Older, sicker, smarter, and redefining quality: the older consumer's quest for service. In: Dychtwald K, editor. Healthy aging challenges and solutions. Gaithersburg, MD: Aspen Publishers, Inc.; 1999.

116. Aalbers T, Baars MA, Rikkert MG. Characteristics of effective Internet-mediated interventions to change lifestyle in people aged 50 and older: a systematic review. Ageing Res Rev. 2011;10(4):487–97. PubMed PMID: 21628005. Epub 2011/06/02. eng.

117. Kanaya AM, Santoyo-Olsson J, Gregorich S, Grossman M, Moore T, Stewart AL. The live well, be well study: a community-based, translational lifestyle program to lower diabetes risk factors in ethnic minority and lower-socioeconomic status adults. Am J Public Health. 2012;102(8):1551–8. PubMed PMID: 22698027. Pubmed Central PMCID: PMC3395772. Epub 2012/06/16. eng.

118. van den Berg N, Schumann M, Kraft K, Hoffmann W. Telemedicine and telecare for older patients: a systematic review. Maturitas. 2012;73(2):94–114. PubMed PMID: 22809497. Epub 2012/07/20. eng.

# 第 12 章

# 预防性心脏病学：为高危老年人群提供营养咨询

**William E. Kraus and Julie D. Pruitt**

**要点**

- 预防性心脏病学是一门致力于通过减少已知的心血管危险因素（如高血压、血脂代谢异常、葡萄糖耐受不良和肥胖症）来预防所有人群未来患心血管疾病的学科[1]。预防性心脏病学通过预防危险因素（促进健康或未病预防）、预防首发临床冠心病或卒中事件（一级预防）以及预防复发事件（二级预防）来促进心脏健康[2]。
- 老年人群中复杂的多病共存、机体功能下降、味觉嗅觉以及食欲改变、服药困难或疗效不确切，以及经济、社会和照护者的资源受限等问题都可能会影响心血管疾病预防策略在高危老年人群中的实施。
- 预防性心脏病学的营养建议强调增加水果、蔬菜、全谷类以及 ω-3 和 ω-6 脂肪酸的摄入，同时用非氢化不饱和脂肪替代饱和脂肪和反式脂肪。还建议尽量减少含糖饮料和食物的摄入。
- 尽管这些建议的基本原则对高危老年人群来说作用显著，但要在这一年龄段中成功施行健康饮食，临床监督的作用至关重要。

**关键词** 心血管事件·高血压·血脂代谢异常·脂质改良饮食·钠·糖

## 预防性心脏病学的核心部分

预防性心脏病学详细阐述了已知和新发现的危险因素之间的相互作用，尤其是心肌代谢危险因素，对心脏病患者的长期治疗的影响。从本质上讲，它可以将不断更新的科学知识基础转化为临床实践。预防心脏病学涉及血管生物学（vascular biology）、临床遗传学（clinical genetics）、心血管流行病学（cardiovascular epidemiology）、临床药理学（clinical pharmacology）以及为患者提供实用预防策略的临床试验（clinical trials）等多个学科。一个重要的概念是多学科整合，例如戒烟、运动疗法、营养咨询以及最佳的药物治疗[1]。本章中将对预防性心脏病学的营养成分进行实际描述，重点是针对高危老年人的饮食建议。

# 营养和心血管风险

即使在预防冠心病的药物治疗方面取得了进步,饮食和生活方式疗法仍然是临床预防性干预的基础。对于老年人尤其如此。美国心脏协会(American Heart Association,AHA)的饮食和生活方式建议指出,随着年龄的增长,患冠心病的风险急剧增加[2]。许多纵向试验表明,作为一个整体,老年人可以从营养和生活方式干预中获得显著受益,这些干预措施可降低患心脏病和发生心血管事件的风险或减慢其进展[3]。

研究表明,老年人对改变生活方式这一事件很有兴趣,并对其态度开明。这也表明,即使危险因素发生相对较小的改善,例如通过改变饮食和生活方式使血压(blood pressure,BP)和低密度脂蛋白胆固醇(low density lipoprotein cholesterol,LDL cholesterol)水平轻度降低也可能具有实质性的益处。改善饮食也可能对高血压、2 型糖尿病和血脂代谢异常产生重要影响[2]。

通常,AHA 针对所有人群的饮食和生活方式建议所涵盖的目标和建议也适用于高危老年人群。然而,随着能量需求的减少以及潜在的维生素和矿物质需求的增加,强调营养丰富食物的个人咨询服务能更好地满足老年人的需求[2]。

众所周知,著名演员 Bette Davis 曾说过:"年老不代表懦弱"[4]。当然,她是在评论衰老不可避免地对身心造成的伤害。随着年龄的增长,无论是生理还是心理,每个系统功能都会下降甚至丧失。无论哪个系统发生功能下降,都不能孤立对待。将高危老年人群的多种合并症整合成一个整体,这也是适合于每一个人的方法。

## 高危老年患者需要关注的特殊问题

随着年龄的增长,身体和生活方式都会发生多种变化。影响新陈代谢、消化和热量摄入需求的身体变化对心血管疾病风险具有直接而重大的影响。财务状况、生活环境的变化及独立生活能力也会影响人们应对心血管风险的能力。对于每个人而言,身体和社会经济地位的相互作用是独特而多样的。因此,必须根据每个人的实际情况量身定制预防或管理冠心病的营养方法[5]。

对于医疗保健工作人员而言,在老年人群中开展预防性心脏病学需要对患者的身体和环境因素进行全面评估,以此来制订个体化的健康方案。除了营养建议外,临床医生还应该参与到正在进行的营养咨询中,这样既方便又个体化。

考虑到这一点,在高危老年人群的心血管事件预防工作中,需要特别关注几个问题。实际上,关节炎(arthritis)、慢性阻塞性冠状动脉疾病(chronic obstructive coronary artery disease)和痴呆症(dementia)等共病会阻碍患者被转诊到营养咨询,对于转诊到营养咨询的患者这些共病也会干扰心脏健康饮食计划的实施。根据 Podrabsky 和 Remig 的说法,在共病状态、相关治疗以及对食物的生理反应发生了变化的情况下,平均年龄 75 岁的老年人每人通常患有 3 种慢性疾病,并同时服用 5 种处方药物[6]。每种疾病的状态及其治疗方法都有其饮食问题和限制因素。

衰老的一个标志是体能活动的逐渐减少,而体能活动的减少本身就是重要的心血管危险因素[7]。尽管有些人可能认为,衰弱则表明包括营养咨询在内的生活方式咨询已远远超出了对心血管疾病风险的影响范畴,但机体功能受限的人群实际上可能会从最小心血管疾病风险及生活质量的成比例改善方式中获益最大[8]。实际上,AHA的饮食和生活方式建议发现,老年患者可以很好地遵循并维持健康的行为改变[2]。但是,目前必须注意的是,营养咨询对高危老年人群的益处仍然是概念性的,尚未得到验证。

老年人中的一些颇具挑战的心血管因素会和营养因素相互作用。对于高血压患者而言,盐敏感性因素在老年人血管硬化中所占的比例越来越大,这也使利尿剂(diuretics)作为一线药物变得更加合理。然而,血容量不足更有可能会促使过度治疗和直立性低血压的发作。同时,味觉减退也会促使人们摄入更多的盐。膳食中的钠含量可能会相互作用,特别是在膳食钠含量不稳定时,使得探讨稳定的控制血压治疗方案过程变得复杂化。咨询可能包括增加盐的替代品和无盐食品的摄入,以确保食品富含营养又不会影响其口味。越来越多的证据表明,在脂质代谢异常中,降低低密度脂蛋白胆固醇水平对老年人也是有益的,而且无论患者的年龄如何,医生都应该积极地纠正血脂异常[9]。例如旨在探索普伐他汀(pravastatin)对70~82岁老年人的胆固醇修饰作用的PROSPER研究证明经过约3.2年的积极治疗,心血管终末事件风险可以降低15%[9]。

众所周知,即使是年轻的心血管病人也很难坚持他汀类(statin)药物治疗。因此,营养疗法对于有高危因素的老年人群来说更有价值,比如鼓励用膳食疗法来解决诸如高血压和血脂代谢异常等心血管危险因素。例如,在营养评估过程中,临床医生可能会发现一些表面上似乎与营养因素无关的症状,比如注意力不集中或疲劳。该症状可能导致患者对心血管药物的依从性很差。通过解决营养问题,患者的注意力或疲劳程度可能会得到改善,以便记得服用心血管类药物。

通过给高危老年人群提供营养咨询,让我们明白在制订全面的策略时必须要考虑到特定人群的困难及问题。对于该人群而言,实施后续的临床建议可能特别困难。许多高危老年人群满足其营养需求的能力有限。总体而言,老年人通常没有足够的资金来选择健康的食物,他们常食用廉价罐头、冷冻蔬菜或一条全麦面包,而很少购买富含ω-3脂肪酸的鱼或新鲜水果。他们可能在进出市场和杂货店时面对诸多限制,或者因为身体原因而难以外出。

# 饮食摄入与心脏病的管理

已经对许多不同的营养成分及其对冠心病和相关危险因素的影响进行了广泛的研究。Mente和de Koning完成了关于饮食暴露与冠心病相关性的前瞻性队列研究或随机试验的全面综述。他们发现增加水果、蔬菜和全谷类的摄入量,用非氢化不饱和脂肪替代饱和反式脂肪,以及增加ω-3脂肪酸的摄入量等都是预防冠心病的有效饮食策略[10]。此外,每天食用低脂乳制品也有助于控制血压,甚至可能有助于体重管理[11,12]。围绕这些原则构建心脏健康的营养教育将有助于实现预防心脏病学的目标。

## 水果和蔬菜

大量研究表明,富含水果和蔬菜的饮食与预防冠心病及相关危险因素有关[10]。一项大规模的流行病学研究发现冠心病风险与水果和蔬菜摄入之间存在显著的负相关关系。每天每食用一份水果或蔬菜,风险就降低 4%。摄入量最高的五分之一的人群(9.15~10.15 份 /d)患冠心病的相对风险比摄入量最低的五分之一的人群(2.5~2.9 份 /d)低 20%。叶类绿色蔬菜和富含维生素 C 的水果和蔬菜尤其有益[13]。具有里程碑意义的高血压饮食防治计划(Dietary Approaches to Stop Hypertension,DASH)中,在增加其他健康饮食习惯的情况下,水果和蔬菜的摄入量增加,会使血压水平显著降低[11]。人们认为,膳食中水果、蔬菜的有益作用主要来自其提供的钾离子、纤维素和植物化学物质,以及其替代了不健康食物的摄入。

当建议人们在饮食中额外添加水果和蔬菜时,应考虑几个关键要素。首先,在尊重人的尊严的同时,讨论人们对水果和蔬菜的购买能力很重要。探索增加水果和蔬菜摄入量的可行性选择非常重要,例如选择便宜的水果蔬菜(罐装或冷藏品)、当季品种、家庭式农场产品等。其次,强调以健康和有吸引力的方式提供水果和蔬菜至关重要。人们通常会在食物制备过程中添加大量的脂肪、糖和盐,从而抵消了饮食中加入的水果和蔬菜所带来的益处。再次,应将淀粉类蔬菜(如玉米、马铃薯、豌豆和其他豆类)视为淀粉类食品的一部分,而不应视为蔬菜类食品。非淀粉类蔬菜的热量含量非常低,即使在控制体重的情况下也可以随意食用。最后,应鼓励具有危险因素的人群食用完整的水果、蔬菜,可以是新鲜、冰冻的,也可以是泡在果汁或糖浆中的罐装水果和蔬菜,而不是喝果汁和蔬菜汁,这一点尤为重要。完整的水果和蔬菜能带来额外的益处,例如提供纤维素和增加饱腹感等。通常,水果不会导致能量过剩,只有食用了过量的果汁或干果时才会出现热量摄入过多的情况,而这种果汁或干果并不是最佳的食物。对于许多有风险因素的老年人来说,增加健康水果和蔬菜的摄入是一种新的体验。通过教育和咨询的方式来提高他们的自我效能以养成这些新习惯,这对于预防冠心病至关重要。

## 膳食脂肪

不可否认的是,高饱和脂肪和反式脂肪饮食是导致冠心病的风险因素,而以单不饱和脂肪和多不饱和脂肪代替饱和脂肪和反式脂肪的健康饮食可以降低其风险。总脂肪摄入量的差异对患病风险无明显影响,仅用单不饱和、多不饱和脂肪替代饱和和反式脂肪对冠心的风险因素具有显著影响[14,15]。这是一个非常重要的概念。在“妇女健康倡议研究”(Women's Health Initiative Study)中,总脂肪摄入量减少 8.2%(其中饱和脂肪减少 2.9%,反式脂肪减少 0.6%,单不饱和脂肪减少 3.3%,多不饱和脂肪减少 1.5%)对患冠心病的危险性没有显著影响[14]。然而,在“护理健康研究”(Nurses' Health Study)中,用单不饱和脂肪和多不饱和脂肪分别替代 5% 的饱和脂肪和 2% 的反式脂肪供能可分别降低 42% 和 53% 的冠心病患病风险[15]。有针对性地减少和替代脂肪亚型对于改善一个人的心脏患病风险至关重要。

除了用健康的脂肪代替饮食中不健康的脂肪外,添加 ω-3 和 ω-6 脂肪也可以带来很多好处。《2010 年美国人饮食指南》(2010 Dietary Guidelines for Americans' Recommends)指出,有证据表明每周在饮食中添加 0.23kg 富含脂肪的鱼类,无论是否患有心脏疾病都有助于减少心源性死亡事件的发生[16]。植物来源的 ω-3 脂肪酸也属于冠心病的二级预防[17]。鼓励高危老年人群在饮食中增加 ω-3 脂肪酸的摄入也尤为重要,包括在最新建议的安全摄入范围下每周增加 0.23kg（表 12.1）富含脂肪的低污染鱼类以及亚麻籽、英国核桃、芥花籽油等植物来源的 ω-3 脂肪酸。较高水平的 ω-6 脂肪酸可能会改善胰岛素抵抗、降低糖尿病风险以及降低血压。AHA 建议每天的能量摄入至少百分之五到百分之十来源于 ω-6 脂肪酸。用多不饱和脂肪代替饱和脂肪是一个很好的解决方法，因为它们是 ω-6 脂肪酸的天然来源[18]。

对于许多年高危老年人群来说，用有益健康的 ω-3、ω-6、单不饱和脂肪和多不饱和脂肪替代不益健康的饱和脂肪和反式脂肪来控制饮食中的脂肪平衡，这可能是一种重大的生活方式改变。这种改变的方向可能与家庭环境中根深蒂固喜爱的食品相反。当人们开始设定目标时能认识到这些变化的困难性可能会对目标实现有所帮助。较小的、易于实现的目标可以在早期获得成功并提高我们的自信心。

**表 12.1　食用鱼的益处与风险ᵃ**

某些鱼类可能有高含量的汞、多氯联苯、二噁英和其他环境污染物。这些污染物通常在寿命较长、体型较大的掠食性鱼类和海洋哺乳动物中含量最高
食用鱼的利弊取决于一个人的年龄段
- 美国食品药品管理局（FDA）建议儿童和孕妇避免食用汞污染程度最高的鱼类（例如鲨鱼、剑鱼、鲭鱼或方头鱼）；每周最多食用 0.34kg（平均两餐）汞含量较低的鱼类和贝类（如罐装金枪鱼、三文鱼、鳕鱼、鲶鱼等）；核查家人和朋友去捕鱼的湖泊、河流和滨海地区的当地安全建议
- 对于中老年男性和绝经后女性，当食用鱼的量在 FDA 和环境保护局制订的建议范围内时，其益处远大于其潜在的风险
- 吃各种鱼类将有助于在最大程度上减少由于环境污染物所导致的潜在不利影响
在烹饪前去除这些鱼的表皮和表面脂肪，可以减少潜在污染物的摄入。消费者还应向地方和州政府查询可能受到污染的鱼类和流域的类型，并访问 FDA 网站以获取有关美国特定人群（如儿童、孕妇）食用鱼类的最新建议信息

ᵃAmerican Heart Association.（2013）. Fish 101. Retrieved from http://www.heart.org/HEARTORG/GettingHealthy/NutritionCenter/Fish-101_UCM_305986_Article.jsp

## 乳制品

乳制品可能在控制血压和体重方面发挥作用。在富含水果和蔬菜的饮食中添加低脂乳制品，例如牛奶和酸奶，可以增强饮食降低心脏病风险的作用。在维持体重方面，DASH 研究指出，在基本饮食中添加 2~3 份低脂乳制品，可以让受试者的血压降低幅度增加 1 倍以上[11]。尽管乳制品对血压的积极影响已得到充分证明，但研究还表明，乳制品也可能在减肥中发挥作用。对 29 项随机对照试验的荟萃分析得出结论，在短期或进行能量限制的情况下，乳制品也可能对减轻体重具有适度影响[19]。

研究还肯定了钙和低脂乳制品在体重和体脂管理中的作用。最近的荟萃分析发现，在进行能量摄入限制的情况下，乳制品可以显著地减少体重、体脂含量和腰围[19,20]。一项随机对照试验比较了通过补充和添加乳制品而增加的钙含量。虽然服用钙补充剂的人群的体重、总体脂量和躯干脂肪较对照组都有所减少，但食用乳制品组的减少量更加明显[12]。

这些小样本研究结果显示，在饮食中添加乳制品有利于控制体重和体脂量。但是，还需

要更广泛的研究来说明。几乎所有有冠心病风险的老年人都可以通过在日常饮食中摄入两到三份乳制品而受益。这些摄入量应该主要来自低脂牛奶和酸奶。由于奶酪和黄油含脂肪量较高且含钙量较低，因此应将其视为日常脂肪摄入，而不是乳制品。

## 全谷物和淀粉

在过去的几年中，淀粉类食品受到了很多负面报道。一些饮食时尚博主建议从饮食中直接消除淀粉。但是，淀粉是健康饮食中必不可少的组成部分，因为它们提供了某些必需的营养素并作为重要的能量来源。淀粉在饱腹感中也起到重要作用。在营养咨询过程中需要注意的是淀粉的种类。精制谷物中的营养素流失了，而全谷物则提供了丰富的营养素、植物化学物质和纤维素。

饮食中的全谷物和谷类纤维可降低患病的风险。在爱荷华州妇女健康研究（Iowa Women's Health study）中，Jacobs 等发现全谷物摄入量与心脏病患病风险之间存在明显的负相关关系[21]。全谷物及谷类纤维摄入量最高的五分之一（3.2 份 /d）的人群患心脏病的相对危险度比摄入量最低的五分之一（0.2 份 /d）的人群低 30%[21]。同样，护理健康研究还表明，在摄入纤维量最高的人群中，女性患心脏病的风险降低了 34%。仅谷物中的膳食纤维降低风险的效果显著，而水果和蔬菜中的纤维素作用不明显[22]。

可以逐步地在饮食中引入或增加全谷物食品，其目标是饮食中至少一半的淀粉含量由全谷物食品提供。让人们开始确定当前食用的淀粉食物种类以及需要改变的地方，这将对心脏疾病的预防很有帮助。全谷物食品最初的摄入量增长可能是来自于将全谷物早餐中的谷物与喜爱的精制谷类食物混合或购买全谷物面食。最终，随着味觉和胃肠道的调整，人们可以继续过渡到其他全谷物产品。

## 添加糖

随着美国饮食越来越依赖加工食品和饮料，添加糖的摄入量急剧增加。据估计，每个人每天的平均糖摄入量为 22.2 茶匙（355cal）至 34.3 茶匙（549cal）[23]。饮食中摄入的糖可分为两种类型。第一类是水果和蔬菜中天然含有的糖类，是食品中不可或缺的一部分。第二类是被添加到加工食品中或在食用前人为添加的糖类。为了预防心脏病，营养咨询应强调天然糖的摄入，并对任何添加糖的食物设定严格的限制。

添加的糖种类很多，包括蔗糖、麦芽糖、葡萄糖、果糖和高果糖玉米糖浆，这些仅仅只是一部分。研究表明，摄入大量糖分，特别是以含糖饮料形式所摄入的果糖，会促使胰岛素抵抗、肥胖、高血压、血脂异常和 2 型糖尿病的发生，这些都是冠心病的主要危险因素[23]。出于这个原因，AHA 建议每天将含糖食品的摄入量限制为女性每天不超过 6 茶匙（100cal），男性不超过 9 茶匙（150cal）[23]。具有高风险因素的人群可能不容易发现含糖饮料是不益于健康的。在介绍隐藏糖分的来源时，临床医生应向他们的患者提醒含糖饮料的危害，并鼓励高危老年人群在口渴时饮用纯净水，不饮用高热量的含糖饮料。

教育老年人如何控制糖的摄入量非常困难，可能需要双管齐下。首先，临床医生需要介绍水果和蔬菜中所包含的天然糖与加工食品和饮料中所包含的添加糖两者之间的区别，或一勺加糖咖啡、茶或早餐麦片的区别。其次，临床医生可以鼓励患者用一块水果来满足自己对甜食的渴望，而非一颗糖或一杯甜饮料。为了帮助高危老年人群控制添加糖的摄入，临床医生需要指导他们如何阅读和理解食品上的营养标签。这项技能不仅会在杂货店选购更好的食品时派上用场，还有助于在进餐时进行糖分摄入的份量控制。

# 其他相关饮食成分

## 甾烷醇和甾醇

植物甾烷醇和甾醇是在植物油、谷物、水果和蔬菜中发现的天然有机化合物。此外，现在还将它们添加到人造黄油和橙汁等产品中。由于它们的类胆固醇结构，这些化合物会影响胆固醇的吸收以及胆固醇在消化道中的结构。干扰胆固醇吸收的结果是导致低密度脂蛋白胆固醇的吸收水平降低了 6%~15%[24]。有关成人高胆固醇血症检测、评估和治疗的国家胆固醇教育计划专家小组所提供的第三份报告（成人治疗小组Ⅲ）建议每天摄入两克植物甾烷醇和甾醇酯作为控制低密度脂蛋白胆固醇水平的治疗措施[24]。为了达到最有益于健康的摄入水平，必须添加富含植物甾烷醇和甾醇酯的食品，因为食物中天然存在的甾烷醇和甾醇的量极少。

## 乙醇

尽管流行媒体大肆宣传酒精摄入会减少心脏事件的发生，并且这一观点得到多项研究的支持，但大多数指南并不建议在有益心脏健康的饮食中添加酒精。过度饮酒的成瘾性和不利后果可能超过其潜在的益处。实际上，如前所述，过量饮酒在高危老年人群中尤其成问题。同样，越来越清楚的是，许多证明适度饮酒具有潜在益处的研究可能高估了其带来的好处，它们误把戒酒的过量饮酒人群归入到了禁酒组。尽管仍在研究酒精在饮食和降低心脏事件发生风险中的作用，但是 AHA 建议，如果其参与者正在饮酒，将摄入量限制为女性每天不超过 1 杯，男性每天不超过 2 杯[2]。

## 钠

大量研究表明，减少饮食中钠的摄入量可以明显降低血压，而高血压是心脏病的关键危险因素。在 DASH-Sodium 试验中，受试者采用交叉设计分别维持每天 3 300mg、2 400mg 和 1 500mg 的钠摄入量。钠摄入量每降低一次，血压就会显著下降[25]。虽然最低的钠摄入量具有最大的血压降低幅度，但保持这种摄入量水平是非常困难的。因此，AHA 建议每天钠摄入量不超过 1 500mg[2]。

为了保持钠摄入量在建议的水平以下，建议高危老年人群避免使用高钠调味剂、罐装肉类、汤和蔬菜以及含盐零食，并避免在烹饪时或进餐时添加盐。鼓励人们尝试使用低钠香料来维持或增加食物风味是一种可行的策略[25]。

# 替代饮食模式

降低心脏患病风险的最重要方法之一是达到并保持健康的体重。因此,超重或肥胖的高危老年人经常征求建议,让他们从众多流行的减肥饮食中选择一种。所以,卫生专业人员需要了解该研究领域中的两个关键点。几项研究指出,受试者接受几种流行的减肥饮食中的任何一种饮食,12 个月后体重没有显著差异[26-28]。一项随机临床试验发现,将低碳水化合物、高蛋白、高脂饮食与低热量、高碳水化合物、低脂饮食进行比较,低碳水化合物饮食对高密度脂蛋白胆固醇水平的改善更大[27]。但是,其他危险因素的变化(低密度脂蛋白、血压、胰岛素敏感性)在各组之间无显著差异,或者如荟萃分析所示,低碳水化合物饮食对这些因素影响不大[27,28]。当与人讨论流行的替代饮食时,检查一下前面讨论过的限制食用却已被证实有益的食物(水果、蔬菜、低脂乳制品和全谷物)的限制程度。排除或限制这些食物摄入对健康的长期影响和安全性目前仍未知。

# 适当的热量摄入和饮食模式的建议

健康饮食习惯的实施要从奠定摄入适当热量的基础开始。对于高危老年人群来说,适当的热量摄入量可能意味着要减少或增加当前的热量摄入量。在这个人群中,比起严格遵守特定的热量摄入水平,更应该强调健康的饮食习惯。表 12.2 中显示的工具是由杜克大学生活中心和心脏康复计划(Duke Center for Living and Duke Cardiac Rehabilitation Program)的营养学家开发的。基于 Harris Benedict 方程,它是一种易于操作的工具,只需很少的计算量即可估算出热量的摄入量(表 12.2)。一旦确定了适当的热量水平,就可以确定每种饮食成分的推荐摄入量。益于心脏健康的饮食要求脂肪提供的热量约占总热量的 25%~30%,主要是来自单不饱和和多不饱和脂肪,而限制饱和脂肪所提供的热量不超过总热量的 7%。提供了不同热量水平下总脂肪和饱和脂肪克容用量的快速参考(表 12.3)。选择最接近于高危老年人群所计算出的热量需求水平是很容易的。

**表 12.2 确定每日热量摄入量** [a]

| |
| --- |
| 步骤 1:写出当前体重_____(1b,1kg=2.21b),然后乘以 10=_____ |
| 步骤 2:从下面的步骤 a~e 中选择一个(重要的是,如果未经营养学家评估,热量含量不得低于 1 200) |
| a. 如果你想增强体质、保持体重不变或减重不超过 10 磅,请增加 500 |
| b. 如果您想减掉 10~251b,请增加 0 _____ |
| c. 如果您想减轻的重量大于 251b,请减去 500 |
| d. 如果您的体重超过 3 501b,请减去 1 000 |
| e. 如果您想增加体重,请增加 1 000 |
| 步骤 3:在右侧横线上填写经过步骤 1 和 2 所计算得出的热量。_____这是您每天所需热量的估算值 |

[a] 热量水平是根据一个人每周进行 3~5 天约 30 分钟的运动量而得出的。

表 12.3 每日脂肪克预算表

| 热量需求 /cal | 每日最高总脂肪克估算 /g | 每日最高饱和脂肪克估算 /g |
|---|---|---|
| 1 300 | 40 | 10 |
| 1 400 | 43 | 11 |
| 1 600 | 48 | 12 |
| 1 800 | 51 | 14 |
| 2 000 | 58 | 16 |
| 2 200 | 66 | 17 |
| 2 400 | 73 | 19 |
| 2 600 | 79 | 20 |
| 2 800 | 87 | 22 |
| 3 000 | 95 | 23 |

　　表 12.3 显示了两种推荐饮食方案，这些方案考虑到了脂肪的热量并建议采取富含水果、蔬菜、低脂乳制品和全谷物的饮食模式。第一个方案（表 12.4，Chart 1）主要是针对食用牛肉、禽肉、海鲜、鸡蛋和奶酪的人的建议，而第二个方案（见表 12.4，Chart 2）专门针对蛋奶素食者（除了鸡蛋、奶酪和乳制品以外，不食用其他动物产品）。为了给特定的人群提供膳食建议，首先要找到最接近患者建议摄入量的热量水平。

表 12.4 根据素食者和非素食者的不同热量摄入量，按食物类别推荐摄入份量

| Chart 1[a] | 1 300 | 1 400 | 1 600 | 1 800 | 2 000 | 2 200 | 2 400 | 2 600 | 2 800 | 3 000 |
|---|---|---|---|---|---|---|---|---|---|---|
| 脂肪 /g | ≤43 | ≤45 | ≤52 | ≤58 | ≤64 | ≤70 | ≤78 | ≤84 | ≤90 | ≤98 |
| 淀粉[c] | 4 | 4 | 5 | 5 | 6 | 7 | 7 | 8 | 9 | 10 |
| 水果 | 2 | 3 | 4 | 4 | 5 | 5 | 5 | 6 | 7 | 7 |
| 蔬菜 | 3+ | 4+ | 4+ | 5+ | 5+ | 6+ | 6+ | 6+ | 7+ | 7+ |
| 乳制品 | 2 | 2 | 2 | 2 | 2 | 2 | 2 | 2 | 3 | 3 |
| M&P[d] | 3 | 3 | 4 | 6 | 6 | 8 | 8 | 8 | 8 | 9 |
| Chart 2[b] | 1 300VEG | 1 400VEG | 1 600VEG | 1 800VEG | 2 000VEG | 2 200VEG | 2 400VEG | 2 600VEG | 2 800VEG | 3 000VEG |
| 脂肪 /g | ≤43 | ≤45 | ≤52 | ≤58 | ≤64 | ≤70 | ≤78 | ≤84 | ≤90 | ≤98 |
| 淀粉[c] | 5 | 5 | 6 | 6 | 7 | 8 | 9 | 10 | 11 | 12 |
| 水果 | 2 | 2 | 3 | 3 | 4 | 4 | 4 | 5 | 6 | 6 |
| 蔬菜 | 3+ | 3+ | 4+ | 5+ | 5+ | 5+ | 6+ | 6+ | 7+ | 7+ |
| 乳制品 | 3 | 3 | 3 | 3 | 3 | 3 | 3 | 3 | 3 | 3 |
| M&P[d] | 2 | 2 | 2 | 3 | 3 | 3 | 3 | 4 | 4 | 5 |

[a] Chart 1 是针对吃牛肉、禽肉、海鲜、鸡蛋和奶酪的人的方案。

[b] Chart 2 是针对蛋奶素食者（仅吃鸡蛋、奶酪和奶制品）的方案。

[c] 至少一半的淀粉来自全谷物。

[d] M&P：肉类（牛肉、禽肉、海鲜、猪肉等）和其他蛋白质来源，如鸡蛋、奶酪、坚果。

# 结论

　　对有冠心病危险的老年人进行营养治疗的目的是适应和维持健康的行为习惯,以改善心血管疾病的风险状况并预防心血管事件的发生。营养疗法首先要评估当前的饮食习惯并审查潜在的障碍,然后确定要改变的方面并制订切实有效的计划。将注册营养师的服务纳入全面促进心脏健康策略中可能有益于管理饮食习惯调整的复杂性和提供营养教育。高危老年人群参与到支持网络中,并为每一步提供支持和鼓励,这将促进持续的积极变化并降低心脏病患病风险。

## 有益于老年人心脏健康饮食的临床推荐

　　1. 完成对患者的营养状况和家庭社会经济背景的全面评估。

　　2. 提供富含水果、蔬菜、低脂乳制品和全谷类及低水平饱和脂肪和反式脂肪饮食的教育。

　　3. 帮助高危老年人群建立信心,相信他们自己可以做出改变,在饮食中使用非氢化的不饱和脂肪替代饱和脂肪和反式脂肪。

　　4. 鼓励高危老年人群增加其饮食中天然食物来源的 ω-3 和 ω-6 脂肪酸的摄入量。

　　5. 估算高危老年人群的最佳热量摄入量(见表 12.2),以维持健康的体重水平。

　　6. 制订个体化的实施方案,以确认需要改进的方面和潜在困难的解决方法。

（陈丽华　译　莫莉　唐天娇　校）

# 参考文献

1. Fuster V, Hirshfeld Jr JW, Brown AS, Brundage BH, Fye WB, Lewis RP, et al. Working group 8: defining the different types of cardiovascular specialists and developing a new model for training general clinical cardiologists. J Am Coll Cardiol. 2004;44(2):267–71.
2. Lichtenstein AH, Appel LJ, Brands M, Carnethon M, Daniels S, Franch HA, et al. Diet and lifestyle recommendations revision 2006. A Scientific statement from the American Heart Association Nutrition Committee. Circulation. 2006;2006(114):82–96.
3. Tourlouki E, Matalas AL, Panagiotakos DB. Dietary habits and cardiovascular disease risk in middle-aged and elderly populations: a review of evidence. Clin Interv Aging. 2009;4:319–30.
4. Search quotes. [Internet] Bette Davis quotes. [updated 2013 cited 2013 May 6] Retrieved from http://www.search-quotes.com/quotation/Old_age_is_no_place_for_sissies./218285/
5. Culross B. Nutrition: meeting the needs of the elderly. ARN Network 2008; Aug./Sept. 7
6. Podrabsky M, Remig V. Public policy initiative III: meeting the nation's new aging reality. ADA Times 2005; 3(2).
7. Fleg JL, Morrell CH, Bos AG, Brant LJ, Talbot LA, Wright JG, et al. Accelerated longitudinal decline of aerobic capacity in healthy older adults. Circulation. 2005;112(5):674–82.
8. Ades PA, Savage PD, Cress ME, Brochu M, Lee NM, Poehlman ET. Resistance training on physical performance in disabled older female cardiac patients. Med Sci Sports Exerc. 2003;35(8):1265–70.
9. Shepherd J, Blauw GJ, Murphy MB, Bollen EL, Buckley BM, Cobbe SM, et al. Pravastatin in elderly individuals at risk of vascular disease (PROSPER): a randomised controlled trial. Lancet. 2002;360(9346):1623–30.
10. Mente A, de Koning L, Shannon HS, Anand SS. A systematic review of the evidence supporting a causal link between dietary factors and coronary heart disease. Arch Intern Med. 2009;169(7):659–69.

11. Appel LJ, Moore TJ, Obarzanek E, Vollmer WM, Svetkey LP, Sacks FM, et al. A clinical trial of the effects of dietary patterns on blood pressure. DASH Collaborative Research Group. N Engl J Med. 1997;336(16):1117–24.

12. Zemel MB. The role of dairy foods in weight management. J Am Coll Nutr. 2005;24(6 Suppl):537S–46.

13. Joshipura KJ, Hu FB, Manson JE, Stampfer MJ, Rimm EB, Speizer FE, et al. The effect of fruit and vegetable intake on risk for coronary heart disease. Ann Intern Med. 2001;134(12):1106–14.

14. Howard BV, Van Horn L, Hsia J, Manson JE, Stefanick ML, Wassertheil-Smoller S, et al. Low-fat dietary pattern and risk of cardiovascular disease: the Women's Health Initiative Randomized Controlled Dietary Modification Trial. JAMA. 2006;295(6):655–66.

15. Kyungwon O, Hu FB, Manson JE, Stampfer MJ, Willertt WC. Dietary fat intake and risk of coronary heart disease in women: 20 years of follow-up of the Nurses' Health Study. Am J Epidemiol. 2005;161(7):672–9.

16. US Department of Agriculture. Dietary guidelines for Americans. 7th ed. Washington, DC: U.S. Government Printing Office; 2010.

17. Kris-Etherton P, Daniels SR, Eckel RH, Engler M, Howard BV, Krauss RM, et al. Summary of the scientific conference on dietary fatty acids and cardiovascular health: conference summary from the nutrition committee of the American Heart Association. Circulation. 2001;103(7):1034–9.

18. American Heart Association. (2010). Omega-6 fatty acids – Science advisory. Retrieved from http://www.heart.org/HEARTORG/GettingHealthy/FatsAndOils/Fats101/Omega-6-Fatty-Acids---Science-Advisory_UCM_306808_Article.jsp

19. Chen M, Pan A, Malik VS, Hu FB. Effects of dairy intake on body weight and fat: a meta-analysis of randomized controlled trials. Am J Clin Nutr. 2012;96(4):735–47.

20. Abargouei AS, Janghorbani M, Salehi-Marzijarani M, Esmaillzadeh A. Effect of dairy consumption on weight and body composition in adults: a systematic review and meta-analysis of randomized controlled clinical trials. Int J Obes. 2012;36(12):1485–93.

21. Jacobs Jr DR, Meyer KA, Kushi LH, Folsom AR. Whole-grain intake may reduce the risk of ischemic heart disease death in postmenopausal women: the Iowa Women's Health Study. Am J Clin Nutr. 1998;68(2):248–57.

22. Wolk A, Manson JE, Stampfer MJ, Colditz GA, Hu FB, Speizer FE, et al. Long-term intake of dietary fiber and decreased risk of coronary heart disease among women. JAMA. 1999;281(21):1998–2004.

23. Johnson RK, Appel LJ, Brands M, Howard BV, Lefevre M, Lustig RH, et al. Dietary sugars and cardiovascular health: a scientific statement from the American Heart Association. Circulation. 2009;120:1011–20.

24. Expert Panel on Detection, Evaluation, And Treatment of High Blood Cholesterol In Adults. Executive summary of the third report of the National Cholesterol Education Program (NCEP) (Adult Treatment Panel III). JAMA. 2001;285(19):2486–97.

25. Sacks FM, Svetkey LP, Vollmer WM, Appel LJ, Bray GA, Harsha D. Effects on blood pressure of reduced dietary sodium and the Dietary Approaches to Stop Hypertension (DASH) diet. DASH-Sodium Collaborative Research Group. N Engl J Med. 2001;344(1):3–10.

26. Freedman MR, King J, Kennedy E. Popular diets: a scientific review. Obes Res. 2001;9 Suppl 1:1S–40.

27. Foster GD, Wyatt HR, Hill JO, Makris AP, Rosembaum DL, Brill C, et al. Weight and metabolic outcomes after 2 years on a low-carbohydrate versus low-fat diet: a randomized trial. Ann Intern Med. 2010;153(3):147–57.

28. Nordmann AJ, Nordmann A, Briel M, Keller U, Yancy Jr WS, Brehm BJ, et al. Effects of low-carbohydrate vs low-fat diets on weight loss and cardiovascular risk factors: a meta-analysis of randomized controlled trials. Arch Intern Med. 2006;166(3):285–93.

# 第13章
# 慢性心力衰竭

**Justin M. Vader, Christopher L. Holley, and Michael W. Rich**

## 要点

- 心力衰竭是美国医疗保险年龄组住院的主要原因。65岁以上确诊心力衰竭的人群预后较差,男性和女性的5年生存率均低于50%。
- 射血分数降低的心力衰竭(heart failure with reduced ejection fraction,HFREF)的药物治疗已明确,血管紧张素转换酶抑制剂、β受体阻滞剂和醛固酮拮抗剂被证明益处最多。
- 射血分数保留的心力衰竭(heart failure with preserved ejection fraction,HFPEF)的治疗是一个研究活跃的领域,但尚无明确的疗法可以降低死亡率。
- 尽管心力衰竭患者热量摄入"正常",但心力衰竭患者的非计划性体重减轻,可能是由于能量利用增加,以及脂肪、蛋白质(氨基酸)和碳水化合物的利用减少所致。
- 大多数心力衰竭患者宜适当限制饮食钠的摄入(如2g钠饮食),并应避免过多的液体摄入。
- 如果无法从饮食中获得足够的钾、钙和/或镁,一些患者需要额外补充。然而,大多数维生素和其他微量营养素在慢性心力衰竭的发病机制和治疗中的重要性尚未得到很好的阐释。

**关键词** 心脏恶病质·心功能·电解质·心力衰竭·射血分数保留的心力衰竭·射血分数降低的心力衰竭·营养·钠限制

> 心力衰竭的水肿通常是患者长期患病与体内毒素共存的结果。肌肉消耗变成水,导致患者腹腔积液和腿脚肿胀,以及肩、锁骨、胸部和大腿的肌肉萎缩。
>
> Hippocrates[1]

## 引言

随着年龄的增长,心血管系统中与年龄相关的变化以及心血管疾病的患病率增加,尤其是高血压、冠状动脉疾病和心脏瓣膜病,导致心力衰竭患病率随着年龄的增长而逐渐增加。营养因素可能促进心力衰竭的发展,反之,心力衰竭可能导致营养缺乏。饮食因素在心力衰竭管理中也起着关键作用。本章概述了心力衰竭的临床特征,并间述了心力衰竭、营养和衰老之间的相互作用。本章最后总结了针对老年心力衰竭患者进行营养管理的建议。

# 心力衰竭概述

## 背景

心力衰竭是指一种或多种心脏功能异常,导致心脏不能泵出足够的血液以满足机体代谢需要,同时又无法维持正常或接近正常的心内压和血容量。截至 2010 年,估计有 660 万美国成年人患有心力衰竭,预计到 2030 年,患病率将增加 25%[2]。心力衰竭的发病率和患病率均随年龄增长而增加[3],有超过 70% 的住院患者心力衰竭发生在 65 岁或以上的人[4],50% 以上发生在 70 岁以上的人[5]。因此,心力衰竭是美国医疗保险年龄组住院的主要原因,也是目前美国花费最高的心血管疾病[6]。此外,预计在未来 20~30 年内,老年人口的快速增长将导致老年心力衰竭患者人数显著增加[7]。

## 病因学

在美国,慢性高血压和冠心病占心力衰竭病例的 70%~80%[8,9]。在老年女性中,高血压是心力衰竭最常见的病因,约占 60%;而在老年男性中,冠心病和高血压各占心力衰竭病例的 30%~40%[9]。瓣膜性心脏病(尤其是主动脉瓣狭窄和二尖瓣反流)和非缺血性心肌病也是老年人心力衰竭的常见原因。较少见的原因包括感染性心内膜炎、心包疾病、甲状腺疾病和药物毒性(如酒精或蒽环类药物)。

## 病理生理学

心动周期分为充盈期(舒张期)和射血期(收缩期)。由于心脏“僵硬度”增加(如高血压引起的左心室肥厚)而导致的心脏充盈受损,尽管保留了收缩功能,但仍可导致心内压升高和心输出量减少,导致射血分数保留的心力衰竭(heart failure with preserved ejection fraction,HFPEF,有时称为“舒张性心力衰竭”)。相反,导致泵血功能受损的心肌损伤(例如心肌梗死所致)被称为射血分数降低的心力衰竭(heart failure with reduced ejection fraction,HFREF)或“收缩性心力衰竭”。值得注意的是,心脏收缩和舒张均需要三磷酸腺苷(adenosine triphosphate,ATP)形式的能量,其中舒张对 ATP 耗竭更为敏感[10]。这解释了为什么在缺血情况下舒张功能不全先于收缩功能不全。虽然大多数心力衰竭患者同时存在收缩和舒张功能障碍的证据,但左心室射血分数低于 40%~45% 的患者通常被归类为主要患有 HFREF,而射血分数高于该范围的患者被归类为患有 HFPEF。

最新研究表明,约半数心力衰竭病例伴有收缩功能受损,而其余病例在静息状态下收缩功能正常或接近正常(即 HFPEF)[8,11]。HFPEF 女性多于男性,随着年龄的增长,HFPEF 患者比例明显增加。在心血管健康研究中,65 岁以上心力衰竭女性患者中有三分之二保留了心脏收缩功能,而在这一年龄段男性患者中仅有 41% 保留了心脏收缩功能[12]。虽然收缩性和舒张性心力衰竭的治疗在某些方面是相似的,但通过超声心动图、放射性核素血管造影、磁共振成像或心导管检查评价所有新诊断心力衰竭患者的心室功能是很重要的。因为如下所述,根据收缩功能受损的程度,药物治疗存在重要差异。

## 临床特征

心力衰竭的主要症状包括劳力性气短和疲乏、运动耐量降低、端坐呼吸和下肢水肿。心悸和直立性头晕也很常见，但在无缺血时通常不出现胸部不适。体格检查结果可能包括心动过速、呼吸急促、颈静脉压升高、肺部湿啰音、S3 或 S4 奔马律、肝肿大和重力依赖性凹陷性水肿。在晚期或长期心力衰竭患者中，瘦体重下降，特别是肌肉质量丧失，严重时可进展为心脏恶病质综合征。

## 预后

65 岁以上确诊心力衰竭的人群预后较差，男性和女性的 5 年生存率均低于 50%[13]。死亡率模型，尤其是西雅图心力衰竭模型，可以根据临床和实验室数据进行个体化估值[14]，尽管这些估计值在 80 岁以上患者中可能不准确[15]。慢性心力衰竭除了生存率低外，其特点是急性加重反复住院[16,17]，心律失常导致猝死的风险明显增加[18]，活动耐量减弱使生活质量大大受损。尽管与 HFREF 相比，HFPEF 患者的短期预后（即 3~6 个月）稍好，但长期预后相似[19,20]，住院率、症状严重程度和功能能力也相似[21]。非心血管死亡在 HFPEF 中比 HFREF 更常见，但心律失常和进行性心力衰竭是两组最常见的死亡原因[22]。

## 治疗

慢性心力衰竭的最佳治疗是非药物、药物和基于器械的方法相结合[23]。基本的非药物治疗措施包括患者教育、饮食咨询、限制钠盐和某些情况下的液体限制、关注社会心理和经济问题以及密切随访。有多种共病或复杂环境问题的老年患者往往受益于多学科的健康服务方法，包括护士、社会工作者、营养师、治疗师、药剂师和医生[24,25]。

在过去的 25 年里，人们对收缩性心力衰竭的药物治疗进行了广泛的研究。血管紧张素转换酶（angiotensin-converting enzyme，ACE）抑制剂是治疗的基础，现有证据表明，这些药物对老年和年轻心力衰竭患者均有效[26]。血管紧张素 Ⅱ 受体阻滞剂（angiotensin Ⅱ receptor blockers，ARB）和肼屈嗪与硝酸异山梨酯联合用药是不能耐受 ACE 抑制剂患者的合适的替代药物[27-30]。β 受体阻滞剂卡维地洛、美托洛尔和比索洛尔也被证实可降低 80 岁的稳定性心力衰竭患者的死亡率，并改善左心室功能[31,32]。第四种药物奈比洛尔，在一项仅针对 >70 岁患者的试验中显示死亡率无显著降低[33]。美托洛尔和卡维地洛是美国唯一被批准用于收缩性心力衰竭的 β 受体阻滞剂。地高辛可改善心力衰竭患者症状，减少住院率，但对生存率没有影响，在老年和年轻患者中效果相当[34,35]。利尿剂对维持正常容量状态和管理急性心力衰竭加重很重要，但除醛固酮拮抗剂螺内酯和依普利酮外，利尿剂对心力衰竭的自然病程没有明显影响。螺内酯可降低晚期收缩性心力衰竭患者的死亡率，且适用于尽管采取上述治疗措施但仍有症状的患者[36]。EMPHASIS 试验的最新结果提示，依普利酮可以降低纽约心脏病协会（New York Heart Association，NYHA）Ⅱ级患者的死亡率。这使得螺内酯和依普利酮在最新的欧洲心力衰竭指南中的适应证扩大（IA 类推荐用于 NYHA Ⅱ~Ⅳ级症状和 EF≤35% 的患者）[37,38]。图 13.1 总结了目前收缩性心力衰竭的药物治疗。

与收缩性心力衰竭不同,没有药物专门适用于治疗 HFPEF。在这一人群中,使用 ACE 抑制剂和 ARB 的试验未显示死亡获益[39-41]。已证明可改善舒张性心力衰竭患者症状的药物包括硝酸盐、ACE 抑制剂和 β 受体阻滞剂[21,39]。指南建议积极治疗高血压,并根据指征使用药物和/或血管再生管理冠状动脉疾病[42]。利尿剂适用于控制容量超负荷,但应避免过度利尿。

虽然心力衰竭的药物治疗已证明是成功的,但手术植入的左心室辅助装置(left ventricular assist device,LVAD)成为晚期心力衰竭患者的一种选择,既可以作为心脏移植(bridge to heart transplantation,BTT)的过渡,也可以作为独立的"目的地"疗法(destination therapy,DT)。与药物治疗相比,脉动式 LVAD 改善了不适合心脏移植的 NYHA Ⅳ 级心力衰竭患者的寿命和生活质量[43]。第二代连续血流装置现在提供的收益超过了旧的脉动装置[44],并且已经在临床实践中取代了脉动装置。有限的数据表明,选择 80 岁以下的患者使用 DT-LVAD 后,尽管胃肠道出血的风险高于年轻患者[45],但症状和生活质量均有所改善。

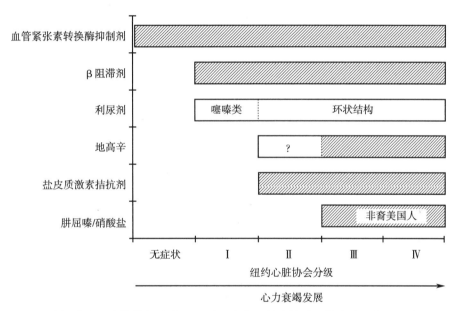

图 13.1 左心室收缩功能不全的药物治疗。阴影区域表示前瞻性随机临床试验中记录的结局改善情况。ACE,血管紧张素转换酶。在特定患者中,血管紧张素受体阻滞剂(ARB)和肼屈嗪/硝酸异山梨酯联合用药是 ACE 抑制剂的替代或辅助治疗

# 心力衰竭的一般营养

## 心力衰竭作为一种代谢综合征

心力衰竭是一种以一系列神经激素、免疫和代谢紊乱为特征的慢性进行性疾病(表 13.1)[46]。急性心力衰竭时,交感神经系统和肾素-血管紧张素-醛固酮轴激活,起到维持心输出量和保护组织灌注的作用。然而,这些系统的慢性激活是有害的,并使心力衰竭综合征持续进展。事实上,目前治疗心力衰竭的重点是通过使用 β 受体阻滞剂、ACE 抑制剂、血管

紧张素受体阻滞剂和醛固酮拮抗剂来拮抗这两种神经激素途径的有害作用。

　　慢性心力衰竭除神经激素系统激活外,还与免疫失调有关,表现为循环肿瘤坏死因子 -α (TNF-α)、白介素 1 和 6、可溶性黏附分子和某些白细胞趋化因子水平升高[47,48]。这些细胞因子的激活可能在慢性心力衰竭的细胞凋亡(程序性细胞死亡)和厌食症中发挥关键作用。此外,一些细胞因子可能发挥直接的心脏毒性作用(例如通过增加氧自由基活性),从而促进心力衰竭进展。

　　慢性心力衰竭中的许多神经激素和免疫异常也与对代谢的重要影响相关。虽然这些作用的机制复杂且尚未完全明了,但净效应是分解代谢(组织损耗)和合成代谢(组织构建)因子之间的不平衡[49]。晚期心力衰竭的主要特征包括基础代谢率(basal metabolic rate,BMR)增加[50]、蛋白质和脂肪代谢改变、外周血流受损以及向身体组织输送的营养物质减少。在慢性晚期心力衰竭中,这些作用导致组织损耗和瘦体重的减少[51]。

表 13.1　慢性心力衰竭的神经激素和代谢异常

| 激活 / 上调 / 高水平 | 减少 / 抵抗 / 下调 |
| --- | --- |
| • 交感神经系统 | 迷走神经张力 |
| • 循环中去甲肾上腺素和肾上腺素增加 | |
| 肾素 - 血管紧张素 - 醛固酮系统激活 | |
| • 血管紧张素 Ⅱ 水平升高 | |
| • 醛固酮水平升高 | |
| 心房和 B 型利钠肽水平 | |
| TNF-α 和 IL-1/IL-6 | |
| 内皮素 -1 和血管升压素(抗利尿激素) | 外周血流(营养输送减少) |
| 皮质醇水平 | 脱氢表雄酮(DHEA)[a] |
| 胰岛素水平(在非恶病质患者中) | 胰岛素敏感性(表现为胰岛素抵抗[a]) |
| 生长激素 | 正常或减少的胰岛素样生长因子 -1(IGF-1) |
| 瘦素 | 生长素(胃饥饿素) |
| 基础代谢率(BMR) | 甲状腺功能 |

[a] 表示抗合成代谢作用。

## 心脏恶病质

　　本章开头引用的希波克拉底对"水肿"(即心力衰竭)的早期描述,就是对心脏恶病质进行了十分恰当的描述。虽然慢性心力衰竭早期出现组织萎缩和肌肉质量丧失,但明显的组织萎缩和恶病质是晚期或终末期心力衰竭的标志。多年来人们对心脏恶病质的定义各不相同,但 2008 年的共识声明将成人恶病质定义为 12 个月内体重减轻 5% 或以上(或体重指数 <20),加上 5 项临床或实验室标准中的 3 项:肌力下降、疲劳、厌食、低脂体重指数和异常实验室检查(贫血、低血清白蛋白或炎症标志物升高)[52]。心力衰竭患者恶病质患病率的估计值差异很大,但通常在 10%~20% 之间。重要的是,恶病质与饥饿明显不同(如神经性厌食)。尽管心力衰竭患者可表现出营养不良的征象,但在恶病质中往往表现为瘦体重的丢失,主要是肌肉质量,但也有骨量的丢失。而在饥饿早期优先丢失的是脂肪组织,随着营养不良的进

展,肌肉质量随之减少[51]。此外,长期饥饿几乎总是与低体重指数(body mass index,BMI)相关,而心脏恶病质患者可能仅出现体重的适度下降甚至增加,部分原因是细胞外液积聚增加(水肿)和肌肉质量被脂肪质量取代。

如上所述,导致心脏恶病质的复杂的代谢紊乱级联反应尚未完全清楚。然而,心脏恶病质患者的循环 TNF-α 水平总是升高;事实上,TNF-α 水平是心力衰竭患者体重减轻的最强预测因子[53]。目前尚不清楚 TNF-α 是否在心脏恶病质的发生中发挥直接的病理生理作用,或仅作为恶病质状态(和心力衰竭的严重程度)的标志物,但循环 TNF-α 水平是心力衰竭患者死亡率的一个强有力的独立预测因子。不幸的是,TNF-α 阻断剂的临床试验令人失望(见下文)。

其他可能在心脏恶病质中发挥作用的循环因子包括内毒素、瘦素和胃饥饿素。当大量液体超负荷引起肠道水肿,使细菌毒素从肠道进入血液时,循环内毒素可能升高。如上所述,这导致具有全身效应的炎性细胞因子增加。最近发现血浆瘦素水平与非缺血性心力衰竭病例的预后相关,高血浆瘦素可预测疾病进展[54]。与瘦素相比,胃饥饿素是一种在胃内产生的中枢长效肽,可刺激食物摄入,并可增加循环中生长激素的水平。心力衰竭患者似乎存在一定程度的胃饥饿素抵抗,在心脏移植后可恢复正常[55]。在两种心衰动物模型和一项小型临床试验中,使用胃饥饿素治疗心衰患者 3 周后,其左心室功能、运动能力和瘦体重均有所增加,胃饥饿素治疗显示出良好的效果[56,57]。在失代偿性心力衰竭患者中高水平表达的 B 型利钠肽(B-type natriuretic peptide,BNP)已被证明在健康男性中具有厌食作用并降低胃饥饿素浓度,强调了心力衰竭和能量平衡的相关性[58]。

## 热量摄入、脂肪和蛋白质

晚期心力衰竭患者体重减轻的发生有些矛盾,因为心力衰竭常与体力活动减少有关。此外,除了出现厌食(由心力衰竭本身或药物导致)的心力衰竭患者外,心力衰竭患者(包括恶病质患者)和非心力衰竭患者的热量摄入是相似的[59]。这种保留热量摄入和明显减少活动的组合预计会导致体重增加而不是体重减轻。那么,终末期心衰患者非水肿性体质量净损失的原因是什么呢?

首先,如上所述,大多数研究表明,尽管肌肉质量减少,但大多数心力衰竭患者的 BMR 增加,最有可能是由于呼吸的能量需求增加和神经激素失调引起的全身分解代谢状态(尤其是循环儿茶酚胺升高)[60,61]。其次,尽管热量摄入得以维持,但有证据表明心力衰竭患者的脂肪吸收受损,可能是由于肠道水肿所致[62]。尽管蛋白质的肠道处理通常被保留[63],但蛋白质和碳水化合物代谢的改变导致这些营养物质向身体组织的输送受损[51]。过度的肾上腺素相关神经系统激活导致血管收缩,是限制胰岛素和葡萄糖输送至骨骼肌的重要且潜在可逆的机制[64]。此外,与饮食蛋白质和碳水化合物摄入相似的匹配对照组相比,非肥胖心力衰竭患者的氮排泄增加,从而出现负氮平衡[65]。总而言之,心力衰竭时体重减轻很可能是由于能量利用增加,脂肪、蛋白质(氨基酸)和碳水化合物的利用减少,以及氮排泄增加——尽管热量摄入"正常"。

心脏恶病质的确切治疗存疑,最好的办法是预防为主。对此,初步数据表明,ACE 抑制剂和 β 受体阻滞剂均可能对心力衰竭患者的体重减轻发挥有利作用。在左心室功能障碍研究(Studies of Left Ventricular Dysfunction,SOLVD)试验的事后分析中,与接受安慰剂的患者相比,接受 ACE 抑制剂依那普利的患者在平均 35 个月的随访期内体重减轻 6% 或以上的可能性降低 19%($P$=0.05)[66]。尽管恶病质是一种与高死亡率相关的不祥征兆,但有证据表明,心力衰竭的药物治疗可部分逆转恶病质状态。在一项涉及 13 例恶病质心力衰竭患者的小型观察性研究中,卡维地洛或美托洛尔治疗 6 个月均与体重增加显著相关,并伴有对血浆去甲肾上腺素和瘦素水平的有利影响[67]。在另一项针对 8 例晚期心力衰竭和心脏恶病质患者的研究中,地高辛、ACE 抑制剂依那普利和袢利尿剂呋塞米联合治疗与显著临床改善以及肌肉体积、皮下脂肪、血清白蛋白和红细胞比容水平增加相关[68]。与这些研究相反,依那西普[一种肿瘤坏死因子(TNF)阻断剂]的两项大型试验未能显示显著疗效,因此被中止[69]。这些结果特别令人失望,因为 TNF-α 可能在心脏恶病质的发生中起作用。

除了通过药理学方法预防或治疗恶病质外,还有一些研究探讨了营养支持在晚期心力衰竭患者中的作用。在一项小型随机试验中,高热量饮食未能显著改变晚期心力衰竭患者的营养状况或临床结局[70]。在另一项研究中,中重度心力衰竭和营养不良患者接受 2 周高能量鼻胃管喂养后,总体重和细胞外液量下降,但瘦体重增加[71]。但是,耗氧量或心脏功能没有变化[72]。第三项仅纳入 6 例二尖瓣手术患者的研究显示,围手术期营养支持与临床状态改善和心功能稳定相关。关于氨基酸补充,在 8 例心脏恶病质患者的研究中,输注支链氨基酸对蛋白质代谢无明显影响[73]。相反,在一项针对 65~74 岁心力衰竭门诊患者的小型随机试验中,一种特殊配方的口服氨基酸补充剂联合标准药物治疗,似乎可以通过改善循环功能、肌肉耗氧量和有氧能量产生来增加运动能力[74]。最后,GISSI-HF 试验将慢性收缩性心力衰竭患者随机分为安慰剂组或每天服用 1g n-3 多不饱和脂肪酸(n-3 polyunsaturated fatty acids n-3,PUFA)组,心血管事件住院率和总死亡率稍有下降,但有统计学意义[75]。这一观察结果对于 n-3 PUFA 的膳食摄入量的适用性尚不清楚。综上所述,目前评估各种营养支持模式对晚期心力衰竭患者代谢指标或临床结局的影响数据有限。虽然在氨基酸和 PUFA 试验中的观察结果很有趣,但在这些干预措施被推荐用于常规心力衰竭治疗之前,还需要进一步的研究。

## 心力衰竭和肥胖

在美国和其他地方,肥胖流行已经导致超重或肥胖的心衰患者比例越来越高。肥胖与心力衰竭的发生独立相关,也与高血压、糖尿病、阻塞性睡眠呼吸暂停、肺动脉高压和其他对心力衰竭患者产生不利影响的合并症相关。肥胖也可能导致心力衰竭误诊,因为劳力性气短可能是由于肺动脉高压或身体不适引起,而下肢水肿可能是静脉功能不全引起的。反之,久坐的肥胖患者可能直到心衰到了晚期才会出现明显的气短,而心衰的早期诊断,在治疗比较有效的阶段,很容易被漏诊。最后,超重的心衰患者因超重会导致心脏做功增加,加重本来就虚弱的心脏的负担。事实上,肥胖常常与心率和血管阻力增加相关,这些效应不仅增加心脏做功,而且与 β 受体阻滞剂和 ACE 抑制剂的作用截然相反。

有意减重对心力衰竭患者的影响正处于积极研究中。纳入肥胖受试者的新兴文献描述了体重明显减轻后良好的心脏形态[76,77]、代谢[78]和功能变化[79]。然而,目前尚无证据表明体重减轻与老年心力衰竭患者临床预后改善相关。此外,多项研究表明,老年心衰患者和

BMI 增加的患者比体重指数正常（BMI 20~25kg/m²）的患者预后更好，BMI 较低（<20kg/m²）或心脏恶病质的患者预后最差[80]。这被称为"肥胖悖论"，可能反映了一个事实，即与 BMI 较低的人相比，BMI 较高的人营养状况更好，NYHA 心功能等级更低[81]。因此，减重在老年肥胖心力衰竭患者中的价值尚不清楚，在提出具体建议之前还需要进行进一步研究。同时，建议病态肥胖（BMI≥40kg/m²）的老年患者通过增加体力活动（包括加强锻炼以维持或增加肌肉量）和减少热量摄入相结合的方式减轻适度的体重似乎是合理的。

# 心力衰竭时的特殊营养

## 水和钠

心力衰竭患者肾素 - 血管紧张素 - 醛固酮系统的激活导致水钠潴留。因此，未经治疗的心力衰竭通常与全身水分和钠总量增加相关。值得注意的是，即使血清钠水平降低（即低钠血症），总体钠水平通常也会升高。这种情况发生在晚期心力衰竭患者，因为体液潴留比钠潴留更明显，部分原因是加压素（抗利尿激素）的作用。事实上，心力衰竭患者的低钠血症与更严重的血流动力学和神经激素紊乱相关，并且是预后不良的标志[82]。血管升压素 2 型受体拮抗剂可促进游离水排泄，已被批准用于治疗低钠血症。尽管急性心力衰竭的临床试验未能显示死亡率获益[83]，但这些药物可用于难治性症状性低钠血症。

利尿剂是治疗心力衰竭患者体液超载的主要药物。理想的情况是调整利尿剂的剂量以维持正常的水合状态（体液平衡）。然而，过度利尿和利尿不足都很常见，因此在任何给定时间，患者都可能出现体液超载、体液平衡或相对脱水，因此仔细评估容量状态对管理心力衰竭患者至关重要。从实际的角度来看，最简单的方法是监测每日体重。应指导患者在每天早晨不穿衣服、排尿后和进食前称重，并将体重记录在每日体重表上。应确定最佳体重或"干"体重，在两个方向超过 0.91~1.36kg 的差异，应调整利尿剂剂量。这种方法的基本原理是，体重的短期变化主要反映了全身水分的变化。但需注意的是，非水肿性体重可能随时间延长而变化，如果整体营养状况有所改善，通常会下降，但偶尔也会增加。因此，应定期重新评估患者的理想体重。

除了监测每日体重和调整利尿剂剂量外，限制钠盐饮食对维持正常容量状态和避免急性心力衰竭加重起着举足轻重的作用，多项研究表明，饮食中钠过量是反复心力衰竭住院的常见促发因素[84,85]。饮食中钠过量可导致体液潴留，急性饮食钠负荷（如薯片、罐头汤、"快餐"）可导致血管内血容量突然增加，引起心内压升高，诱发急性心力衰竭。老年舒张性心力衰竭患者对盐的摄入和血容量的变化特别敏感，因此对盐负荷的耐受性较差。虽然没有临床试验数据表明限钠可改善预后，但其标准的护理应当包括应该对心力衰竭患者、家庭成员和其他护理人员避免高钠食物的重要性的教育[23]。虽然有些患者可能会发现难以坚持限钠饮食，但营养师的悉心指导和引导往往能有效克服这一障碍。与限钠相反，除非同时存在明显的肾功能损害，大多数轻中度心力衰竭患者通常不需要限液。但是，应该建议患者避免摄入过量的液体——经常引用的"每天喝 8~10 杯水"的说法不适用于心力衰竭患者。此外，伴有低钠血症的晚期心力衰竭患者可能受益于更严格的液体限制，例如，1.5L/d 的总液体摄入量。

## 其他电解质

　　除对身体水分的作用外,利尿剂对主要电解质(包括钠、钾、氯、镁和钙)也有重要作用。噻嗪类和袢利尿剂(呋塞米、布美他尼、托拉塞米)以及美托拉宗,促进尿中钠、钾、氯和镁的丢失。因此,这些利尿剂可能与低钠血症、低钾血症、低氯血症和低镁血症有关。此外,袢利尿剂可增加钙排泄,导致负钙平衡,但袢利尿剂引起的低钙血症并不常见。相反,保钾利尿剂螺内酯、依普利酮、曲安奈德和阿米洛利以及 ACE 抑制剂和血管紧张素受体阻断剂均与钾潴留有关,偶可诱发明显的高钾血症。由于这些原因,对于长期接受利尿剂治疗的患者,应定期监测血清电解质,尤其是在剂量调整期间、噻嗪类和袢利尿剂同时使用时以及肾功能损害的患者。

　　饮食和营养在心力衰竭患者的电解质管理中发挥重要作用。不幸的是,许多评估心脏疾病状态下微量营养素补充剂的试验排除了心力衰竭患者[86]。尽管有这些限制,还是有一些普遍的原则适用。心力衰竭伴肾功能正常的患者应摄入富含钾、镁、钙,但低钠的饮食。大多数接受慢性袢利尿剂治疗的患者需要补钾,可以通过高钾食物(如新鲜水果)或钾补充剂(通常以氯化钾形式给药,也有助于氯的补充)。利尿剂引起的低钠血症有潜在的生命危险,可能需要住院治疗(如血清钠浓度降至低于 120~125mEq/L 时)。治疗包括限制液体入量,减少利尿剂剂量,暂时放开钠摄入量,偶尔使用血管升压素受体拮抗剂。低镁血症在长期利尿剂治疗过程中相对常见,但可能被忽视,除非评估血清镁水平。重要的是,镁缺乏可能导致肌肉疲劳和通过延长 QT 间期引起心律失常风险。治疗包括饮食疗法和镁补充剂。袢利尿剂和噻嗪类利尿剂的联合排钾、排镁作用可通过加用醛固酮受体拮抗剂来调节,从而降低心律失常的风险[87,88]。慢性心力衰竭患者由于维生素 D 水平低下和继发性甲状旁腺功能亢进,常出现骨质丢失(骨量减少)[46]。然而,无论是否使用维生素 D,钙补充剂在心力衰竭患者中的价值,目前尚不清楚。

## 其他矿物质

　　锌、锰、铜和硒均具有抗氧化作用,这些矿物质的缺乏可能与脂质过氧化和氧化应激增加有关[89]。此外,严重的铜、硒缺乏与人类心肌病有关[90,91],而锌、锰缺乏与实验动物心肌收缩功能障碍有关[92,93]。利尿剂可以增加尿中锌的排泄,在长期接受利尿剂治疗的老年心力衰竭患者中,临床症状显著的锌缺乏很常见[94]。相反,在正常饮食的老年人中,很少发生严重的锰、铜和硒缺乏。根据现有数据,这些矿物质的每日摄入量应当满足膳食参考摄入量(Dietary Reference Intakes,DRIs)。尽管一些利尿剂相关锌缺乏症患者可能从锌补充剂中获益,但目前尚无数据支持在老年心力衰竭患者中常规使用此类补充剂。

　　铁对血红蛋白的生成是必需的,缺铁在老年人中很常见。慢性贫血导致心脏做功增加,以保证组织氧输送,严重时可能导致高排血量心力衰竭。在一项随机对照试验中,即使在没有贫血的情况下,就症状、功能能力和生活质量而言,静脉补铁对心力衰竭是有益的[95]。相反,由于多次输血或血色素沉着病导致的铁超载与限制型心肌病相关[96]。指南并没有规定在心力衰竭的情况下,什么是充足的或不充足的贮存铁,应该注意的是,在这种情况下,还没有对口服补充铁剂的益处进行研究。因此铁的摄入量应足以维持组织贮备,预防慢性缺铁性贫血,但应避免铁摄入过多。

## 维生素类

维生素 B$_1$(硫胺素)缺乏会损害氧化代谢,并与高输出量心力衰竭明确相关[89,97]。此外,在长期接受中高剂量髓袢利尿剂的患者中,硫胺素缺乏可能导致"利尿剂抵抗"[98,99]。在美国,临床上重要的硫胺素缺乏症最常见于酗酒者和接受袢利尿剂治疗的老年心力衰竭患者。值得注意的是,地高辛和呋塞米均可减少心肌细胞对硫胺素的摄取,这些药物的作用是相加的[100]。硫胺素缺乏时,口服或肠外给予硫胺素都会迅速反应,通常与心脏功能和症状的显著改善有关。尽管在某些高危人群(如接受高剂量髓袢利尿剂治疗的酗酒者和营养不良的老年人)中可考虑长期补充硫胺素,但在大多数情况下,维持良好的平衡膳食就能确保足够的硫胺素摄入。

补充维生素 C 与内皮功能改善相关[101-103],一些流行病学研究表明,维生素 C 摄入增加与心血管疾病风险降低相关[104-106]。然而,没有令人信服的证据表明维生素 C 缺乏会导致心力衰竭的发生,也没有证据表明补充维生素 C 对心力衰竭患者有益[89]。维生素 E 具有抗氧化特性,并可减少血小板黏附[107]。多项流行病学研究报道,高维生素 E 饮食,单独或与维生素 C 联合应用,都可降低冠心病发病率[29,108-110]。尽管如此,多项维生素 E 治疗的大型随机试验并没有显示出明显的益处。一项 meta 分析提示,高剂量维生素 E 摄入可能与死亡率增加有关[111,112]。此外,HOPE 试验及其延伸的 HOPE-TOO 试验随访分析显示,维生素 E 治疗与心力衰竭发生率和心力衰竭住院风险增加有关[113]。因此,不推荐使用维生素 E 预防或治疗 HF。

叶酸、维生素 B$_6$ 和维生素 B$_{12}$ 的缺乏在老年人中很常见,并导致年龄相关的同型半胱氨酸水平升高[114]。同型半胱氨酸升高是老年人和年轻人冠状动脉和脑血管疾病公认的危险标志物[115-117],同型半胱氨酸水平升高与更严重的心力衰竭和更差的预后相关[118]。尽管同型半胱氨酸对心肌功能的不利影响有合理的机制,但目前尚无令人信服的证据表明通过使用叶酸和 B 族维生素补充剂降低同型半胱氨酸水平可降低冠状动脉或脑血管事件的风险,或改善心力衰竭患者的心肌功能或预后[118]。

维生素 D 对维持正常钙稳态至关重要。在动物试验中,显著的维生素 D 缺乏与心肌收缩力下降有关[119]。维生素 D 缺乏在伴有或不伴有心力衰竭的老年人中很常见[120,121],并与功能减退相关[122]。虽然补充维生素 D 对这些人似乎是合适的,但没有证据表明这种治疗改变了心力衰竭患者的临床病程。事实上,在一项对维生素 D 水平较低的老年心力衰竭患者进行的随机试验中,补充维生素 D 并未改善 6 分钟步行距离或生活质量[123]。有几项正在进行的试验研究了更高剂量的维生素 D 补充剂。目前,维生素 D 的 DRI 在 70 岁以上人群中为 800IU/d,在 70 岁以下人群中为 600IU/d。

虽然高剂量烟酸被 FDA 批准用于治疗血脂异常,但没有证据表明烟酸缺乏会导致心血管疾病的发生[89]。在已经接受他汀类药物治疗的患者中,与安慰剂相比,烟酸制剂未能减少心血管事件的发生[124]。低 β- 胡萝卜素摄入与心肌梗死风险增加相关[125],但没有证据表明维生素 A 水平与心力衰竭风险相关或维生素 A 补充剂可用于预防心血管疾病[89]。在 Physician's Health 研究中,一项证明阿司匹林对预防心血管疾病有好处的试验显示,β- 胡萝卜素是无效的[126]。同样,维生素 $B_2$(核黄素)和 $B_{17}$(泛酸)与心脏疾病的发生和治疗之间也没有明确的联系[89]。

## 其他营养补充剂

尽管抗氧化剂辅酶 Q10(泛醌)的研究仍在继续,但其在心力衰竭的病理生理和治疗中的作用仍存在争议。尽管心力衰竭患者的心肌辅酶 Q10 水平降低,血浆辅酶 Q10 水平低下与死亡率增加相关[89],但 CORONA 试验的分析并未将辅酶 Q10 水平作为独立预后指标[127]。由于常用的降脂药 HMG-CoA 还原酶抑制剂(他汀类药物)与辅酶 Q10 的消耗有关[128],因此补充辅酶 Q10 的问题频繁出现。观察性研究和一些(并非全部)小样本随机试验表明,补充辅酶 Q 10 可改善 LV 功能、症状和运动耐量[129-133],但目前尚无辅酶 Q10 治疗心力衰竭的大型结局试验,指南不推荐常规给予辅酶 Q10——即使是接受他汀类药物治疗的患者[134]。

肉毒碱、丙酰左旋肉毒碱和磷酸肌酸是营养补充剂,可增强某些心力衰竭患者的骨骼肌性能[135-137],但几乎没有证据表明口服给药可改善心功能。此外,没有证据表明这些药物能改善心力衰竭患者的长期临床结局,而且这些药物在长期使用过程中的安全性也受到关注[89]。

## 多营养素治疗

老年心力衰竭患者往往存在多种营养缺乏,提示治疗干预可能需要广泛的,而不是集中于单一甚至数量相对较少的微量营养素。Witte 等报道的一项研究中,30 名 70 岁以上的心力衰竭患者以双盲方式随机分为两组,一组接受高剂量微量营养素胶囊,另一组接受安慰剂[138]。胶囊含钙(0.3 × RDI)、镁(0.5 × RDI)、锌(1 × RDI)、铜(1 × RDI)、硒(0.75 × RDI)、维生素 A(1 × RDI)、硫胺素(140 × RDI)、核黄素(1 × RDI)、维生素 $B_6$(100 × RDI)、叶酸(25 × RDI)、维生素 $B_{12}$(200 × RDI)、维生素 C(8 × RDI)、维生素 D(2 × RDI)、维生素 E(40 × RDI)和辅酶 Q10(10 × RDI)。在 9 个月的随访期间,接受微量营养素胶囊的患者表现出左心室体积减小、左心室射血分数增加(平均 5.3%)和生活质量评分提高,而安慰剂组无变化。这些发现需要大规模试验验证。迄今为止,尚无试验证实在 HF 标准治疗中加入一种或多种微量营养素,能够在死亡或再住院方面获益[139]。

# 心力衰竭干预和年龄对营养参数的影响

## 药物作用

如前所述,许多用于治疗慢性心力衰竭的药物可能对营养状况产生有益的影响。相反,也存在药物相关副作用的风险,并可能对这些患者的营养状况产生不良影响。利尿剂直接影响体液和电解质平衡,利尿剂引起的电解质紊乱非常常见。此外,袢利尿剂与硫胺素缺乏相关,尤其是噻嗪类利尿剂可能对碳水化合物和脂质代谢产生不良影响。地高辛可能会引起恶心和厌食,即使在治疗剂量下,老年患者也可能出现这些症状。ACE 抑制剂卡托普利偶尔会引起味觉障碍（味觉改变）、恶心和厌食，其他 ACE 抑制剂可能有类似的副作用，但发生频率较低。β 受体阻滞剂也可能影响碳水化合物和脂质代谢，在接受这些药物治疗的老年患者中可能发生抑郁症状，包括食欲减退。最后，钙通道阻断剂地尔硫䓬尤其是维拉帕米通常与老年人便秘相关。

## 特定年龄的营养问题

高龄与多种营养缺乏症的风险增加相关，心血管疾病的存在尤其是心力衰竭会增加这种风险（见第 21 章）。此外，老年人更容易受到药物和饮食干预对营养参数的不良影响，部分原因是先前存在的营养缺陷以及共病发生率增加。后一个问题可能特别棘手，因为存在几种常见的合并症，如冠状动脉疾病、糖尿病和肾功能不全，可能导致一系列饮食限制（低脂肪、低碳水化合物、低蛋白、低盐），最终导致饮食不合口味，热量和必需营养素严重缺乏。因此，至关重要的是进行适当详细的营养评价，包括饮食史、体重、实验室检查（血红蛋白、白蛋白、胆固醇、电解质、肌酐、血尿素氮），以及在某些情况下进行人体测量评估，被纳入老年慢性疾病（包括心力衰竭）患者的常规管理。

## 器械专用营养疗法

如上所述，LVAD 在老年心力衰竭患者护理中的出现，使其复杂化程度又上了一个新台阶。除了标准的术前和术后营养考虑因素（如肠梗阻）外，LVAD 治疗可能带来独特的副作用，包括慢性血管内溶血、胃肠道出血和慢性软组织感染。保证足够的铁储备对胃肠道失血患者很重要，而慢性血管内溶血需要补充维生素 $B_{12}$ 和叶酸，以确保足够的红细胞生成以对抗红细胞的破坏。慢性软组织感染很少严重到导致净分解代谢，但对于长期使用抗生素的患者，一个重要的考虑因素是矿物质补充剂对抗生素肠道吸收的影响。其中最值得注意的是钙与四环素和环丙沙星之间的相互作用，钙和抗生素的吸收均减少。LVAD 背景下的营养指南正在出现，但当代实践在很大程度上是通过与类似疾病状态的类比形成的[140]。

# 建议

管理老年人慢性心力衰竭的营养指南汇总见表 13.2。如前所述，老年患者的营养管理始于营养评估，理想情况下由经验丰富的营养师或护士协助。与其他慢性疾病一样，向老年心力衰竭患者提出营养建议的指导原则首先是维持均衡饮食，有足够的热量、营养素和液体以满足日常需求。此外，饮食既要可口，又要在患者经济和身体能力范围内。很少有老年心力衰竭患者需要治疗性减重饮食，因为体重与心力衰竭患者的死亡率呈负相关[80]。事实上，在大多数情况下，适当的饮食习惯既可以保持目前的非水肿体重，也可以促进瘦体重的适度增加。尽管有研究认为在老年心力衰竭患者中，应该增加来自蛋白质和脂肪的热量比例[51]，但几乎没有证据支持这一论点，目前的建议是总热量的 15%~20% 来自蛋白质，25%~30% 来自脂肪，其余 50%~60% 来自复合碳水化合物[141]。

对大多数心衰患者，适度的饮食限钠，如 2 克钠饮食是合适的[23]。尚未证实更严格的钠限制是有益的。事实上,最近的一项随机试验数据的荟萃分析表明,限制钠的患者(平均 1.8g/d)的死亡风险比正常钠摄入患者(平均 2.8g/d)高出近 2 倍。因此,过分限制钠盐的摄入可能是有害的[142]。应指导患者避免摄入高钠食物,如罐装汤和调味汁、番茄汁、大多数午餐肉和预先包装的冷冻主菜、泡菜、快餐和某些高钠的民族食物(如亚洲菜肴)。外出就餐存在潜在问题,应建议患者提前电话咨询是否有低钠选择。还应告知患者可使用不含盐或盐很少的调味料。

**表 13.2　老年慢性心力衰竭患者营养指南**

| 组分 | 推荐 |
| --- | --- |
| **营养评估** | |
| 　基线(所有患者) | 获得详细的饮食史 |
| | 评估体重和体质 |
| | 实验室检查:血红蛋白、血清白蛋白、胆固醇、血清电解质(钠、钾、钙、磷、镁)、肌酐、血尿素氮 |
| 　补充剂(特定患者) | 人体测量指标(如皮褶厚度) |
| | 瘦体重的测定 |
| | 叶酸、维生素 $B_{12}$ 水平 |
| | 骨密度 |
| | 贮存铁(铁蛋白、血清铁、铁结合力) |
| **饮食原则** | 均衡,富含水果和蔬菜,全谷类,乳制品,瘦肉 |
| **热量摄取** | 足以维持瘦体重;大多数情况下 1 600~2 000cal/d |
| 　蛋白质 | 总热量的 15%~20% |
| 　脂肪 | 总热量的 25%~30% |
| 　复合碳水化合物 | 总热量的 50%~60% |
| **液体量** | 约 2L/d |
| | 在低钠血症、重度肾衰竭、利尿剂抵抗情况下,1.5L/d |
| | 避免摄入过量液体 |
| **电解质** | |
| 　钠 | 每天 2g 钠,避免过度限制 |
| 　钾、钙、镁 | 足以维持体内储存和血清水平;根据需要补充 |
| **矿物质** | |
| 　锌、铜、锰、硒 | 摄入足以满足 DRI;在特定患者中补充锌 |
| 　铁 | 足以维持体内储存;避免铁过载 |
| **维生素** | |
| 　硫胺素(维生素 $B_1$) | 对酗酒者和长期使用高剂量髓袢利尿剂的患者补充 |
| 　叶酸、维生素 $B_6$ 和维生素 $B_{12}$ | 缺乏时补充(常见) |
| 　胆骨化醇(维生素 D) | 缺乏则补充(特别是骨质疏松症),如果 >70 岁,则 DRI 为 800IU/d,否则为 600IU/d |
| 　β 胡萝卜素(维生素 A) | 与心力衰竭无已知相关性;维持 DRI |
| 　核黄素(维生素 $B_2$) | |
| 　尼克酸(维生素 $B_3$) | |
| 　抗坏血酸(维生素 C) | |
| 　α- 生育酚(维生素 E) | |

续表

| 组分 | 推荐 |
|---|---|
| 膳食补充剂 | |
| 泛醌（辅酶 Q10） | 未显示获益,不推荐 |
| 肉毒碱 | 未显示获益,不推荐 |
| 磷酸肌酸 | 未显示获益,不推荐 |

DRI,膳食参考摄入量。

液体摄入量应足以维持水合作用,同时避免容量超负荷。肾功能正常的患者,每天液体量以 2L 左右为宜。应避免过多的液体摄入（"每天 8~10 杯水"）,但在无低钠血症、严重肾功能衰竭或晚期心力衰竭伴利尿剂抵抗的情况下,不必限制液体摄入。而在这种情况下,液体摄入量应限制在每天 1.5L 左右。在酒精引起的心肌病病例中应避免饮酒,但在收缩性心力衰竭人群中,与不饮酒者相比,轻中度饮酒者（每周 1~10 次）发生不良结局的风险似乎并不增加[143,144]。饮用含咖啡因的饮料似乎与心力衰竭发生率增加无关[145],并且可能对心力衰竭患者的运动产生有利影响[146]。然而,关于心力衰竭患者使用大量咖啡因的安全性数据很少,尤其是关于诱发室上性或室性心律失常的风险,因此建议适度服用。

饮食中钾、钙和镁的需要量因药物、肾功能和共病而有很大差异。作为一般原则,富含新鲜水果和蔬菜、全谷物面包和谷类以及乳制品的均衡饮食将提供足够量的钾、钙和镁,以满足正常需要。然而,许多老年心力衰竭患者需要补充一种或多种电解质,以克服通过尿液排泄或其他代谢异常导致的损失。由于个体需要量不易预测,因此合适的方法是定期评估血清电解质水平。

如上所述,大多数维生素和其他微量营养素在慢性心力衰竭发病机制和治疗中的重要性尚未被完全研究透彻,在大多数情况下很难提出具体的营养建议。由于老年患者发生多种营养缺乏的风险增加,因此应保持高度警惕,尤其是衰弱、独居或收容机构的老年人,以及有多种合并症和接受多种药物治疗的老年人。特别是叶酸、维生素 B$_{12}$、维生素 D 和锌的缺乏是常见的,当确定或怀疑有特定的元素缺乏时,需要饮食或药物补充。由于长期使用袢利尿剂可能消耗硫胺素储备,因此在这种情况下,尤其是在利尿剂抵抗增加的情况下,应考虑使用硫胺素替代治疗。最后,尽管支持高剂量复合维生素和矿物质补充剂用于老年心力衰竭患者的证据很少,但每日使用非处方复合维生素和矿物质补充剂可缓解对多种营养素缺乏的担忧,且不太可能有害。相反,目前不推荐使用其他膳食补充剂,如辅酶 Q10、肉毒碱或磷酸肌酸,应筛查患者是否使用这些和其他安全性不确定的神经营养药物。

# 结论

最佳的管理老年心力衰竭患者需要仔细地关注他们的总体饮食和营养状况,以及特定的营养物质;需要进一步研究以更好地确定营养因素在所有年龄段的心力衰竭患者发病机制和治疗中的作用。

**临床推荐**

1. 营养管理从营养评估开始,获取基线体重并定期监测。认识到热量需求可能会随着体重的变化而变化,如果出现快速的非计划性体重减轻,应提供更多的营养支持。

2. 应鼓励患者选择富含水果和蔬菜的均衡饮食,作为维生素和电解质的极好来源。

3. 将钠限制为2g/d即可。可能需要进行饮食咨询以帮助患者实现这一目标。不建议过度限钠(<1.5g/d)。

4. 除非存在低钠血症、严重肾衰竭或晚期心力衰竭,否则通常不需要限制液体。在这些情况下,液体应限制在约1.5L/d。应避免摄入过多液体("每天8~10杯水")。

5. 应监测并根据需要补充镁、钾和钙水平。高危患者还需要关注其他营养物质,包括硫胺素、叶酸、维生素 $B_{12}$、维生素 D 和锌。可能每日常规使用口服维生素/矿物质补充剂有助于缓解任何营养素缺乏。

6. 在将小型试验或专利药物试验的结果转化为饮食调节时应谨慎。

（丁香 译 蒋彦星 校）

# 参考文献

1. Katz AM, Katz PB. Diseases of the heart in the work of Hippocrates. Br Heart J. 1961;24:257–64.
2. Roger VL, Go AS, Lloyd-Jones DM, Benjamin EJ, Berry JD, Borden WB, et al. Heart disease and stroke statistics—2012 update: a report from the American Heart Association. Circulation. 2012;125(1):e2–220.
3. Kannel WB. Incidence and epidemiology of heart failure. Heart Fail Rev. 2000;5(2):167–73.
4. DeFrances CJ, Podgornik MN. 2004 National hospital discharge survey. Adv Data. 2006;371:1–19.
5. Kozak LJ, DeFrances CJ, Hall MJ. National hospital discharge survey: 2004 annual summary with detailed diagnosis and procedure data. Vital Health Stat 13. 2006;(162):1–209.
6. Lee WC, Chavez YE, Baker T, Luce BR. Economic burden of heart failure: a summary of recent literature. Heart Lung. 2004;33(6):362–71.
7. Heidenreich PA, Trogdon JG, Khavjou OA, Butler J, Dracup K, Ezekowitz MD, et al. Forecasting the future of cardiovascular disease in the United States: a policy statement from the American Heart Association. Circulation. 2011;123(8):933–44.
8. Gottdiener JS, Arnold AM, Aurigemma GP, Polak JF, Tracy RP, Kitzman DW, et al. Predictors of congestive heart failure in the elderly: the Cardiovascular Health Study. J Am Coll Cardiol. 2000;35(6):1628–37.
9. Levy D, Larson MG, Vasan RS, Kannel WB, Ho kalon KL. [The progression from hypertension to congestive heart failure]. JAMA. 1996;275(20):1557–62.
10. Kapila R, Mahajan RP. Diastolic dysfunction. Continuing education in anaesthesia. Crit Care Pain. 2009;9(1):29–33.
11. Vasan RS, Larson MG, Benjamin EJ, Evans JC, Reiss CK, Levy D. Congestive heart failure in subjects with normal versus reduced left ventricular ejection fraction: prevalence and mortality in a population-based cohort. J Am Coll Cardiol. 1999;33(7):1948–55.
12. Kitzman DW, Gardin JM, Gottdiener JS, Arnold A, Boineau R, Aurigemma G, et al. Importance of heart failure with preserved systolic function in patients ≥65 years of age. Am J Cardiol. 2001;87(4):413–9.
13. Croft JB, Giles WH, Pollard RA, Keenan NL, Casper ML, Anda RF. Heart failure survival among older adults in the United States. Arch Intern Med. 1999;159(5):505–10.
14. Mozaffarian D, Anker SD, Anand I, Linker DT, Sullivan MD, Cleland JG, et al. Prediction of mode of death in heart failure: the Seattle Heart Failure Model. Circulation. 2007;116(4):392–8.
15. Benbarkat H, Addetia K, Eisenberg MJ, Sheppard R, Filion KB, Michel C. Application of the Seattle Heart Failure Model in Patients >80 years of age enrolled in a tertiary care heart failure clinic. Am J Cardiol. 2012;110(11):1663–6.

16. Vinson JM, Rich MW, Sperry JC, Shah AS, McNamara T. Early readmission of elderly patients with congestive heart failure. J Am Geriatr Soc. 1991;39(10):1290–5.

17. Krumholz HM, Parent EM, Tu N, Vaccarino V, Wang Y, Radford MJ, et al. Readmission after hospitalization for congestive heart failure among medicare benificiaries. Arch Intern Med. 1997;157:99–104.

18. Ho KK, Anderson KM, Kannel WB, Grossman W, Levy D. Survival after the onset of congestive heart failure in Framingham Heart Study subjects. Circulation. 1993;88(1):107–15.

19. Pernenkil R, Vinson JM, Shaha S, Beckham V, Wittenberg C, Rich MW. Course and prognosis in patients > or =70 years of age with congestive heart failure and normal versus abnormal left ventricular ejection fraction. Am J Cardiol. 1997;79(2):216–9.

20. Senni M, Tribouilloy CM, Rodeheffer RJ, Jacobsen SJ, Evans JM, Bailey KR, et al. Congestive heart failure in the community: a study of all incident cases in Olmsted county, Minnesota, in 1991. Circulation. 1998;98(21): 2282–9.

21. Chinnaiyan KM, Alexander D, Maddens M, McCullough PA. Curriculum in cardiology: integrated diagnosis and management of diastolic heart failure. Am Heart J. 2007;153(2):189–200.

22. Zile MR, Gaasch WH, Anand IS, Haass M, Little WC, Miller AB, et al. Mode of death in patients with heart failure and a preserved ejection fraction: results from the Irbesartan in Heart Failure with Preserved Ejection Fraction Study (I-Preserve) trial. Circulation. 2010;121(12):1393–405.

23. Heart Failure Society of America. HFSA 2010 comprehensive heart failure practice guideline. J Card Fail. 2010;16(6):e1–192.

24. Rich MW, Beckham V, Wittenberg C, Leven CL, Freedland KE, Carney RM. A multidisciplinary intervention to prevent the readmission of elderly patients with congestive heart failure. N Engl J Med. 1995;333(18):1190–5.

25. McAlister FA, Lawson FM, Teo KK, Armstrong PW. A systematic review of randomized trials of disease management programs in heart failure. Am J Med. 2001;110(5):378–84.

26. Flather MD, Yusuf S, Køber L, Pfeffer M, Hall A, Murray G, et al. Long-term ACE-inhibitor therapy in patients with heart failure or left-ventricular dysfunction: a systematic overview of data from individual patients. Lancet. 2000;355(9215):1575–81.

27. Pitt B, Poole-Wilson PA, Segal R, Martinez FA, Dickstein K, Camm AJ, et al. Effect of losartan compared with captopril on mortality in patients with symptomatic heart failure: randomised trial—the Losartan Heart Failure Survival Study ELITE II. Lancet. 2000;355(9215):1582–7.

28. Cohn JN, Archibald DG, Ziesche S, Franciosa JA, Harston WE, Tristani FE, et al. Effect of vasodilator therapy on mortality in chronic congestive heart failure. N Engl J Med. 1986;314(24):1547–52.

29. Cohn J, Johnson G, Ziesche S. A comparison of enalapril with hydralazine–isosorbide dinitrate in the treatment of chronic congestive heart failure. N Engl J Med. 1991;325(5):303–10.

30. Cohn J, Tognoni G. A randomized trial of the angiotensin-receptor blocker valsartan in chronic heart failure. N Engl J Med. 2001;345(23):1667–75.

31. CIBIS II Investigators and Committees. The Cardiac Insufficiency Bisoprolol Study II (CIBIS-II): a randomised trial. Lancet. 1999;353(9146):9–13.

32. MERIT-HF study group. Effect of metoprolol CR/XL in chronic heart failure: metoprolol CR/Xl randomised intervention trial in congestive heart failure (MERIT-HF). Lancet. 1999;353(9169):2001–7.

33. Flather MD, Shibata MC, Coats AJS, Van Veldhuisen DJ, Parkhomenko A, Borbola J, et al. Randomized trial to determine the effect of nebivolol on mortality and cardiovascular hospital admission in elderly patients with heart failure (SENIORS). Eur Heart J. 2005;26(3):215–25.

34. The Digitalis Investigation Group. The effect of digoxin on mortality and morbidity in patients with heart failure. N Engl J Med. 1997;336(8):525–33.

35. Rich MW, McSherry F, Williford WO, Yusuf S. Effect of age on mortality, hospitalizations and response to digoxin in patients with heart failure: the DIG study. J Am Coll Cardiol. 2001;38(3):806–13.

36. Pitt B, Zannad F, Remme W. The effect of spironolactone on morbidity and mortality in patients with severe heart failure. N Engl J Med. 1999;341(10):709–17.

37. Zannad F, McMurray J. Eplerenone in patients with systolic heart failure and mild symptoms. N Engl J Med. 2011;364(1):11–21.

38. McMurray JJV, Adamopoulos S, Anker SD, Auricchio A, Böhm M, Dickstein K, et al. ESC Guidelines for the diagnosis and treatment of acute and chronic heart failure 2012: the task force for the diagnosis and treatment of acute and chronic heart failure 2012 of the European Society of Cardiology. Developed in collaboration with the Heart. Eur Heart J. 2012;33(14):1787–847.

39. Cleland JGF, Tendera M, Adamus J, Freemantle N, Polonski L, Taylor J. The perindopril in elderly people with chronic heart failure (PEP-CHF) study. Eur Heart J. 2006;27(19):2338–45.

40. Yusuf S, Pfeffer MA, Swedberg K, Granger CB, Held P, McMurray JJ, et al. Effects of candesartan in patients with chronic heart failure and preserved left-ventricular ejection fraction: the CHARM-Preserved Trial. Lancet. 2003;362(9386):777–81.

41. Massie BM, Carson PE, McMurray JJ, Komajda M, McKelvie R, Zile MR, et al. Irbesartan in patients with heart failure and preserved ejection fraction. N Engl J Med. 2008;359(23):2456–67.

42. Yancy CW, Jessup M, Bozkurt B, Butler J, Casey DE Jr, Drazner MH, et al. 2013 ACCF/AHA guideline for the management of heart failure: a report of the American College of Cardiology Foundation/American Heart Association Task Force on Practice Guidelines. J Am Coll Cardiol [Internet]. 2013 [cited 2013 Jul 12]; J Am Coll. Available from: http://jvsmedicscorner.com/Medicine_files/ACCF%3AAHAGuideline for the Management of Heart Failure 2013.pdf

43. Rose E, Gelijns A. Long-term use of a left ventricular assist device for end-stage heart failure. N Engl J Med. 2001;345(20):1435–43.

44. Slaughter MS, Rogers JG, Milano CA, Russell SD, Conte JV, Feldman D, et al. Advanced heart failure treated with continuous-flow left ventricular assist device. N Engl J Med. 2009;361(23):2241–51.

45. Adamson RM, Stahovich M, Chillcott S, Baradarian S, Chammas J, Jaski B, et al. Clinical strategies and outcomes in advanced heart failure patients older than 70 years of age receiving the HeartMate II left ventricular assist device: a community hospital experience. J Am Coll Cardiol. 2011;57(25):2487–95.

46. Anker SD, Rauchhaus M. Heart failure as a metabolic problem. Eur J Heart Fail. 1999;1(2):127–31.

47. Berry C. Catabolism in chronic heart failure. Eur Heart J. 2000;21(7):521–32.

48. Anker S, Rauchhaus M. Insights into the pathogenesis of chronic heart failure: immune activation and cachexia. Curr Opin Cardiol. 1999;14(3):211.

49. Anker S, Chua T, Ponikowski P. Hormonal changes and catabolic/anabolic imbalance in chronic heart failure and their importance for cardiac cachexia. Circulation. 1997;96(2):526–34.

50. Poehlman ET, Scheffers J, Gottlieb SS, Fisher ML, Vaitekevicius P. Brief communications increased resting metabolic rate in patients with congestive heart failure. Ann Intern Med. 2012;121(11):860–2.

51. Freeman LM, Roubenoff R. The nutrition implications of cardiac cachexia. Nutr Rev. 2009;52(10):340–7.

52. Anker SD, Ponikowski P, Varney S, Chua TP, Clark AL, Webb-Peploe KM, et al. Wasting as independent risk factor for mortality in chronic heart failure. Lancet. 1997;349(9058):1050–3.

53. von Haehling S, Lainscak M. Cardiac cachexia: a systematic overview. Pharmacol Ther. 2009;121(3):227–52.

54. Murdoch DR, Rooney E, Dargie HJ, Shapiro D, Morton JJ, McMurray JJ. Inappropriately low plasma leptin concentration in the cachexia associated with chronic heart failure. Heart. 1999;82(3):352–6.

55. Lund LH, Williams JJ, Freda P, LaManca JJ, LeJemtel TH, Mancini DM. Ghrelin resistance occurs in severe heart failure and resolves after heart transplantation. Eur J Heart Fail. 2009;11(8):789–94.

56. Strassburg S, Anker SD. Metabolic and immunologic derangements in cardiac cachexia: where to from here? Heart Fail Rev. 2006;11(1):57–64.

57. Nagaya N, Moriya J, Yasumura Y, Uematsu M, Ono F, Shimizu W, et al. Effects of ghrelin administration on left ventricular function, exercise capacity, and muscle wasting in patients with chronic heart failure. Circulation. 2004;110(24):3674–9.

58. Vila G, Grimm G, Resl M, Heinisch B, Einwallner E, Esterbauer H, et al. B-type natriuretic peptide modulates ghrelin, hunger, and satiety in healthy men. Diabetes. 2012;61(10):1–5.

59. Zhao SP, Zeng LH. Elevated plasma levels of tumor necrosis factor in chronic heart failure with cachexia. Int J Cardiol. 1997;58(3):257–61.

60. Bobbert P, Jenke A, Bobbert T, Kühl U, Rauch U, Lassner D, et al. High leptin and resistin expression in chronic heart failure: adverse outcome in patients with dilated and inflammatory cardiomyopathy. Eur J Heart Fail. 2012;14(11):1265–75.

61. Fukagawa N. Sarcopenia in aging humans: the impact of menopause and disease. J Gerontol A Biol Sci Med Sci. 1995;50A:73–7.

62. King D, Smith ML, Chapman TJ, Stockdale HR, Lye M. Fat malabsorption in elderly patients with cardiac cachexia. Age Ageing. 1996;25(2):144–9.

63. King D, Smith ML, Lye M. Gastro-intestinal protein loss in elderly patients with cardiac cachexia. Age Ageing. 1996;25(3):221–3.

64. Gomes MER, Mulder A, Bellersen L, Verheugt FWA, Smits P, Tack CJ. Alpha-receptor blockade improves muscle perfusion and glucose uptake in heart failure. Eur J Heart Failure [Internet]. 2010 [cited 2013 Sep 15];12(10):1061–6. Available from: http://www.pubmedcentral.nih.gov/articlerender.fcgi?artid=2980999&tool=pmcentrez&rendertype=abstract

65. Aquilani R, Opasich C, Verri M, Boschi F, Febo O, Pasini E, et al. Is nutritional intake adequate in chronic heart failure patients? J Am Coll Cardiol [Internet]. 2003 [cited 2013 Sep 15];42(7):1218–23. Available from: http://linkinghub.elsevier.com/retrieve/pii/S073510970300946X

66. Anker SD, Negassa A, Coats AJS, Afzal R, Poole-Wilson PA, Cohn JN. Prognostic importance of weight loss in chronic heart failure and the effect of treatment with angiotensin-converting-enzyme inhibitors: an observational study. Lancet. 2003;361:1077–83.

67. Hryniewicz K, Androne ANAS, Hudaihed A, Katz SD. Partial reversal of cachexia by b-adrenergic receptor blocker therapy in patients with chronic heart failure. J Card Fail. 2003;9(6):464–8.

68. Adigun A, Ajayi A. The effects of enalapril-digoxin-diuretic combination therapy on nutritional and anthropometric indices in chronic congestive heart failure: preliminary findings in cardiac cachexia. Eur J Heart Fail. 2001;3:359–63.

69. Mann DL, McMurray JJV, Packer M, Swedberg K, Borer JS, Colucci WS, et al. Targeted anticytokine therapy in patients with chronic heart failure: results of the Ranodimized Etanercept Worldwide Evaluation (RENEWAL). Circulation. 2004;109:1594–602.

70. Broqvist M, Arnqvist H. Nutritional assessment and muscle energy metabolism in severe chronic congestive heart failure—effects of long-term dietary supplementation. Eur Heart J. 1994;15:1641–50.

71. Heymsfield B, Casper K. Congestive continuous heart failure: clinical management by use of continuous nasoenteric feeding. Am J Clin Nutr. 1989;50(3):539–44.

72. Paccagnella A, Calò MA, Caenaro G, Salandin V, Jus P, Simini G, et al. Cardiac cachexia: preoperative and postoperative nutrition management. JPEN J Parenter Enteral Nutr. 1994;18(5):409–16.

73. Morrison W. Skeletal muscle and whole body protein turnover in cardiac cachexia: influence of branched-chain amino acid administration. Eur J Clin Invest. 1988;18(6):648–54.

74. Aquilani R, Viglio S, Iadarola P, Opasich C, Testa A, Dioguardi FS, et al. Oral amino acid supplements improve exercise capacities in elderly patients with chronic heart failure. Am J Cardiol. 2008;101(11A):104E–10.

75. Tavazzi L, Maggioni A, Marchioli R. Effect of n-3 polyunsaturated fatty acids in patients with chronic heart failure (the GISSI-HF trial): a randomised, double-blind, placebo-controlled trial. Lancet. 2008;372(9645):1223–30.

76. Garza CA, Pellikka P, Somers VK, et al. Structural and functional changes in left and right ventricles after major weight loss following bariatric surgery for morbid obesity. Am J Cardiol. 2010;105(4):550–6.

77. Garza CA, Pellikka PA, Somers VK, Sarr MG, Seward JB, Collazo-Clavell ML, et al. Major weight loss prevents long-term left atrial enlargement in patients with morbid and extreme obesity. Eur J Echocardiogr. 2008;9(5):587–93.

78. Lin CH, Kurup S, Herrero P, Schechtman KB, Eagon JC, Klein S, et al. Myocardial oxygen consumption change predicts left ventricular relaxation improvement in obese humans after weight loss. Obesity (Silver Spring, MD). 2011;19(9):1804–12.

79. Varli M, Turhan S, Aras S, Atli T, Erdogan G. Effects of weight loss on ventricular systolic and diastolic functions and left ventricular mass assessed by tissue doppler imaging in obese geriatric women: preliminary report. Aging Clin Exp Res. 2010;22(3):206–11.

80. Horwich TB, Fonarow GC, Hamilton MA, MacLellan WR, Woo MA, Tillisch JH. The relationship between obesity and mortality in patients with heart failure. J Am Coll Cardiol. 2001;38(3):789–95.

81. Casas-Vara A, Santolaria F, Fernández-Bereciartúa A, González-Reimers E, García-Ochoa A, Martínez-Riera A. The obesity paradox in elderly patients with heart failure: analysis of nutritional status. Nutrition. 2012;28(6):616–22.

82. Huynh B, Rovner A, Rich M. Long-term survival in elderly patients hospitalized for heart failure: 14-year follow-up from a prospective randomized trial. Arch Intern Med. 2006;166:1892–8.

83. Konstam MA, Maggioni AP, Swedberg K, Udelson JE. Effects of oral tolvaptan in patients hospitalized for worsening heart failure The EVEREST outcome trial. JAMA. 2012;297(12):1319–31.

84. Ghali J, Kadakia S, Cooper R, Ferlinz J. Precipitating factors leading to decompensation of heart failure. Arch Intern Med. 1988;148:20–3.

85. Vinson JM, Rich MW, Sperry JC, Shah A, McNamara T. Early readmission of elderly patients with congestive heart failure. J Am Geriatr Soc. 1991;39(10):1045–6.

86. Witte KK, Clark AL. Micronutrients and their supplementation in chronic cardiac failure. An update beyond theoretical perspectives. Heart Fail Rev. 2006;11(1):65–74.

87. Gao X, Peng L, Adhikari C, Lin J, Zuo Z. Spironolactone reduced arrhythmia and maintained magnesium homeostasis in patients with congestive heart failure. J Card Fail. 2007;13(3):170–7.

88. Ramires FJ, Mansur A, Coelho O, Maranhão M, Gruppi CJ, Mady C, et al. Effect of spironolactone on ventricular arrhythmias in congestive heart failure secondary to idiopathic dilated or to ischemic cardiomyopathy. Am J Cardiol. 2000;85(10):1207–11.

89. Witte KK, Clark AL, Cleland JG. Chronic heart failure and micronutrients. J Am Coll Cardiol. 2001;37(7):1765–74.

90. Kopp SJ, Klevay LM, Feliksik JM, Feliksik JM. Physiological and metabolic characterization of a cardiomyopathy induced by chronic copper deficiency. Am J Physiol. 1983;245:h855–6.

91. Lockitch G. Cardiomyopathy associated deficiency in a Caucasian with nonendemic. Am J Clin Nutr. 1990;52:572–7.

92. Coudray C, Boucher F, Richard MJ, Arnaud J, De Leiris J, Favier A. Zinc deficiency, ethanol, and myocardial ischemia affect lipoperoxidation in rats. Biol Trace Elem Res. 1991;30(2):103–18.

93. Li Y, Huang T, Carlson E, Melov S. Dilated cardiomyopathy and neonatal lethality in mutant mice lacking manganese superoxide dismutase. Nat Genet. 1995;11(4):376–81.

94. Golik A, Cohen N, Ramot Y, Maor J, Moses R, Weissgarten J, et al. Type II diabetes mellitus, congestive heart failure, and zinc metabolism. Biol Trace Elem Res. 1993;39(2–3):171–5.

95. Anker SD, Comin Colet J, Filippatos G, Willenheimer R, Dickstein K, Drexler H, et al. Ferric carboxymaltose in patients with heart failure and iron deficiency. N Engl J Med. 2009;361(25):2436–48.

96. Liu P, Olivieri N. Iron overload cardiomyopathies: new insights into an old disease. Cardiovasc Drugs Ther. 1994;8(1):101–10.

97. Djoenaidi W, Notermans S, Dunda G. Beriberi cardiomyopathy. Eur J Clin Nutr. 1992;46(3):227–34.

98. Shimon I, Almog S, Vered Z, Seligmann H, Shefi M, Peleg E, et al. Improved left ventricular function after thiamine supplementation in patients with congestive heart failure receiving long-term furosemide therapy. Am J Med. 1995;98(5):485–90.

99. Seligmann H, Halkin H. Thiamine deficiency in patients with congestive heart failure receiving long-term furosemide therapy: a pilot study. Am J Med. 1991;91(2):151–5.

100. Zangen A, Botzer D, Zangen R, Shainberg A. Furosemide and digoxin inhibit thiamine uptake in cardiac cells. Eur J Pharmacol. 1998;361(1):151–5.

101. Ting HH, Timimi FK, Boles KS, Creager SJ, Ganz P, Creager MA. Vitamin C improves endothelium-dependent vasodilation in patients with non-insulin-dependent diabetes mellitus. J Clin Invest. 1996;97(1):22–8.

102. Gokce N, Keaney JF, Frei B, Holbrook M, Olesiak M, Zachariah BJ, et al. Long-term ascorbic acid administration reverses endothelial vasomotor dysfunction in patients with coronary artery disease. Circulation. 1999;99(25): 3234–40.

103. Hornig B, Arakawa N, Kohler C, Drexler H. Vitamin C improves endothelial function of conduit arteries in patients with chronic heart failure. Circulation. 1998;97(4):363–8.

104. Khaw K-T, Bingham S, Welch A, Luben R, Wareham N, Oakes S, et al. Relation between plasma ascorbic acid and mortality in men and women in EPIC-Norfolk prospective study: a prospective population study. Lancet. 2001;357(9257):657–63.

105. Gale C, Martyn C, Winter P, Cooper C. Vitamin C and risk of death from stroke and coronary heart disease in cohort of elderly people. BMJ. 1995;310(6994):1563–6.

106. Enstrom JE, Kanim LE, Klein MA. Vitamin C intake and mortality among a sample of the United States population. Epidemiology. 1992;3(3):194–202.

107. Calzada C, Bruckdorfer KR, Rice-Evans CA. The influence of antioxidant nutrients on platelet function in healthy volunteers. Atherosclerosis. 1997;128(1):97–105.

108. Stampfer M, Hennekens CH, Manson JE, Colditz G, Rosner B, Willett W. Vitamin E consumption and the risk of coronary disease in women. N Engl J Med. 1993;328(20):1444–9.

109. Losonczy K, Harris B, Havlik R. Vitamin E and vitamin C supplement use and risk of all-cause and coronary heart disease mortality in older persons: the established populations for epidemiologic studies of the elderly. Am J Clin Nutr. 1996;64:190–6.

110. Kushi L, Folsom A. Dietary antioxidant vitamins and death from coronary heart disease in postmenopausal women. N Engl J Med. 1996;334(18):1156–62.

111. Eidelman RS, Hollar D, Hebert PR, Lamas GA, Hennekens CH. Randomized trials of vitamin E in the treatment and prevention of cardiovascular disease. Arch Intern Med. 2004;164(14):1552–6.

112. Miller ER, Pastor-Barriuso R, Dalal D, Riemersma RA. Meta-analysis: high-dosage vitamin E supplementation may increase all-cause mortality. Ann Intern Med. 2005;142(1):37–47.

113. Lonn E, Bosch J, Yusuf S, Sheridan P, Pogue J, Arnold JM, et al. Effects of long-term vitamin E supplementation on cardiovascular events and cancer. JAMA. 2005;293(11):1338–47.

114. Selhub J, Jacques PF, Wilson PW, Rush D, Rosenberg IH. Vitamin status and intake as primary determinants of homocysteinemia in an elderly population. JAMA. 1993;270(22):2693–8.

115. Bostom AG, Rosenberg IH, Silbershatz H, Jacques PF, Selhub J, D'Agostino RB, et al. Nonfasting plasma total homocysteine levels and stroke incidence in elderly persons: the Framingham Study. Ann Intern Med. 1999;131(5):352–5.

116. Bots M, Launer L, Lindemans J. Homocysteine and short-term risk of myocardial infarction and stroke in the elderly: the Rotterdam Study. Arch Intern Med. 1999;159:38–44.

117. Eikelboom JW, Lonn E, Genest J, Hankey G, Yusuf S. Homocyst(e)ine and cardiovascular disease: a critical review of the epidemiologic evidence. Ann Intern Med. 1999;131(5):363–75.

118. Herrmann M, Taban-Shomal O, Hübner U, Böhm M, Herrmann W. A review of homocysteine and heart failure. Eur J Heart Fail. 2006;8(6):571–6.

119. Weishaar R, Simpson R. Involvement of vitamin D3 with cardiovascular function. II. Direct and indirect effects. Am J Physiol Endocrinol Metab. 1987;253:e675–86.

120. MacLaughlin J, Holick MF. Aging decreases the capacity of human skin to produce vitamin D3. J Clin Invest. 1985;76(4):1536–8.

121. Field MH. Hyperparathyroidism in congestive heart failure. Am J Med. 1999;107(1):102–3.

122. Boxer R, Kenny A, Cheruvu V. Serum 25-hydroxyvitamin D concentration is associated with functional capacity in older adults with heart failure. Am Heart J. 2010;160(5):893–9.

123. Witham MD, Crighton LJ, Gillespie ND, Struthers AD, McMurdo MET. The effects of vitamin D supplementation on physical function and quality of life in older patients with heart failure: a randomized controlled trial. Circ

Heart Fail. 2010;3(2):195–201.

124. Boden W, Probstfield J, Anderson T. Niacin in patients with low HDL cholesterol levels receiving intensive statin therapy. N Engl J Med. 2011;365(24):2255–67.

125. Tavani A, Negri E, D'Avanzo B, La Vecchia C. Beta-carotene intake and risk of nonfatal acute myocardial infarction in women. Eur J Epidemiol. 1997;13(6):631–7.

126. Hennekens CH, Buring JE, Manson JE, Stampfer M, Rosner B, Cook NR, et al. Lack of effect of long-term supplementation with beta carotene on the incidence of malignant neoplasms and cardiovascular disease. N Engl J Med. 1996;334(18):1145–9.

127. McMurray JJV, Dunselman P, Wedel H, Cleland JG, Lindberg M, Hjalmarson A, et al. Coenzyme Q10, rosuvastatin, and clinical outcomes in heart failure: a pre-specified substudy of CORONA (controlled rosuvastatin multinational study in heart failure). J Am Coll Cardiol. 2010;56(15):1196–204.

128. De Pinieux G, Chariot P, Ammi-Saïd M, Louarn F, Lejonc JL, Astier A, et al. Lipid-lowering drugs and mitochondrial function: effects of HMG-CoA reductase inhibitors on serum ubiquinone and blood lactate/pyruvate ratio. Br J Clin Pharmacol. 1996;42(3):333–7.

129. Hofman-Bang C, Rehnqvist N, Swedberg K, Wiklund I, Aström H. Coenzyme Q10 as an adjunctive in the treatment of chronic congestive heart failure. The Q10 Study Group. J Card Fail. 1995;1(2):101–7.

130. Watson PS, Scalia GM, Galbraith A, Burstow DJ, Bett N, Aroney CN. Lack of effect of coenzyme Q on left ventricular function in patients with congestive heart failure. J Am Coll Cardiol. 1999;33(6):1549–52.

131. Weant KA, Smith KM. The role of coenzyme Q10 in heart failure. Ann Pharmacother. 2005;39(9):1522–6.

132. Khatta M, Alexander BS, Krichten CM, Fisher ML, Freudenberger R, Robinson SW, et al. The effect of coenzyme Q10 in patients with congestive heart failure. Ann Intern Med. 2000;132(8):636–40.

133. Belardinelli R, Muçaj A, Lacalaprice F, Solenghi M, Seddaiu G, Principi F, et al. Coenzyme Q10 and exercise training in chronic heart failure. Eur Heart J. 2006;27(22):2675–81.

134. Nawarskas JJ. HMG-CoA reductase inhibitors and coenzyme Q10. Cardiol Rev. 2005;13(2):76–9.

135. Anand I, Chandrashekhan Y, De Giuli F, Pasini E, Mazzoletti A, Confortini R, et al. Acute and chronic effects of propionyl-L-carnitine on the hemodynamics, exercise capacity, and hormones in patients with congestive heart failure. Cardiovasc Drug Ther. 1998;12(3):291–9.

136. Study on propionyl-L-carnitine in chronic heart failure. Eur Heart J. 1999;20(1):70–6.

137. Gordon A, Hultman E, Kaijser L, Kristjansson S, Rolf CJ, Nyquist O, et al. Creatine supplementation in chronic heart failure increases skeletal muscle creatine phosphate and muscle performance. Cardiovasc Res. 1995;30(3): 413–8.

138. Witte KKA, Nikitin NP, Parker AC, von Haehling S, Volk HD, Anker SD, et al. The effect of micronutrient supplementation on quality-of-life and left ventricular function in elderly patients with chronic heart failure. Eur Heart J. 2005;26(21):2238–44.

139. Soukoulis V, Dihu JB, Sole M, Anker SD, Cleland J, Fonarow GC, et al. Micronutrient deficiencies an unmet need in heart failure. J Am Coll Cardiol. 2009;54(18):1660–73.

140. Holdy K, Dembitsky W, Eaton LL, Chillcott S, Stahovich M, Rasmusson B, et al. Nutrition assessment and management of left ventricular assist device patients. J Heart Lung Transplant. 2005;24(10):1690–6.

141. Otten JJ, Pitzi Hellwig J, Meyers LD. Dietary reference intakes essential guide nutrient requirements. Washington, DC: The National Academies Press; 2006.

142. Dinicolantonio JJ, DiPasquale P, Taylor RS, Hackam DG. Low sodium versus normal sodium diets in systolic heart failure: systematic review and meta-analysis. Heart. 2013;99(11):820.

143. Aguilar D, Skali H, Moyé LA, Lewis EF, Gaziano JM, Rutherford JD, et al. Alcohol consumption and prognosis in patients with left ventricular systolic dysfunction after a myocardial infarction. J Am Coll Cardiol. 2004;43(11): 2015–21.

144. Cooper HA, Exner DV, Domanski MJ. Light-to-moderate alcohol consumption and prognosis in patients with left ventricular systolic dysfunction. J Am Coll Cardiol. 2000;35(7):1753–9.

145. Mostofsky E, Rice MS, Levitan EB, Mittleman MA. Habitual coffee consumption and risk of heart failure: a dose-response meta-analysis. Circ Heart Fail. 2012;5(4):401–5.

146. Notarius CF, Morris B, Floras JS. Caffeine prolongs exercise duration in heart failure. J Card Fail. 2006;12(3): 220–6.

# 第 14 章
# 营养与压疮的关系

David R. Thomas

## 要点

- 营养状态与压疮的发生、发展和严重程度之间存在很强的流行病学相关性。
- 迄今为止，通过营养干预预防和治疗压疮的试验结果令人失望。虽然营养缺乏与伤口愈合不良有关，但未表明为营养不缺乏的患者提供补充剂对压疮有益。
- 这种自相矛盾的发现可以用厌食和恶病质循环中发生的体重减轻机制来解释。细胞因子诱导的恶病质对高热量饮食有显著的抵抗性。
- 尽管认识到这些矛盾，但向压疮患者提供一般营养支持仍然很重要，这与医疗目标和病人的愿望相一致。

**关键词**　伤口愈合·营养不良·营养补充剂·细胞因子·压疮

## 引言和背景

　　伤口愈合与营养有着千丝万缕的联系。人类严重的蛋白质 - 能量营养不良可以改变组织再生、炎症反应和免疫功能[1]。血管手术后，低白蛋白血症和低血清转铁蛋白水平预示着伤口愈合并发症的发生[2]。营养不良患者比营养良好患者更容易发生术后并发症[3]。虽然这些标志物确实可以预测结果，但它们与营养状况并不具有良好的相关性[4]。

　　动物模型实验研究表明，营养不良与压疮发生之间存在生物学上合理的关系。当同时对营养良好和营养不良动物的皮肤上施加压力 4 小时后，两组的压疮发生率相等。但在营养不良动物中，缺血性皮肤破坏程度更为严重。损伤 3 天后，正常动物中出现了压力损伤上皮化，而营养不良动物中存在表皮坏死[5]。这些数据表明，虽然压力损伤可能与营养状态无关，但营养不良动物在压力损伤后愈合能力可能受损。

## 营养与压疮的流行病学相关性

　　营养状态与压疮的发生、发展和严重程度之间存在很强的流行病学关联。在一项针对高危患者的前瞻性研究中，入院时 29% 的患者存在营养不良（以生化和人体测量变量指数

定义）。住院 4 周后,17% 的营养不良患者发生了压疮,相比之下,非营养不良患者只有 9%
发生了压疮。因此,入院时营养不良的患者发生压疮的可能性是非营养不良患者的两倍,风
险比 2.1（95%CI:1.1~4.2）[6]。

2007 年对来自德国 22 家医院的 4 067 例患者的研究显示,压疮的发生与以下每个变量
之间存在正相关关系:体重意外减轻 5%~10%、体重指数小于 18.5kg/m², 营养摄入不足（来
自 Braden 量表）和卧床。住院受试者卧床是最主要的危险因素,风险比为 23（95% CI:10~
52）。在来自 29 家德国养老院的 2 393 名患者中,观察到以下每个变量与压力性溃疡的存在
呈正相关:体重意外减轻 5%~10% 以上、体重指数小于 20kg/m²、营养摄入不足（来自 Braden
量表）,以及可能的营养摄入不足（来自 Braden 量表）[7]。

在长期照护机构中,入院时诊断为重度营养不良的患者有 65% 发生了压疮[8]。在另
外一个长期照护机构中,估计的膳食蛋白质摄入百分比（而非总热量摄入）可预测压疮的发
生[9]。营养摄入受损,被定义为持续食欲不振、因胃肠道疾病而进食或每日常规饮食低于
1 100cal 或 50g 蛋白质,这种营养摄入受损在长期照护的患者中预测了压疮的发生[10]。表
14.1 显示了血清白蛋白和其他营养变量与压疮之间的关系。在一些（但不是所有）研究中,
压疮似乎与营养状态的传统指标相关。

表 14.1 营养指标与压疮发生的流行病学关系

| 第一作者 | 地点 | 与 PU 发生相关 | 与 PU 发生无关 |
| --- | --- | --- | --- |
| Allman[89] | AC | 白蛋白 | 体重、血红蛋白、TLC、营养评估 |
| Gorse[1] | AC | 白蛋白 | 营养评估得分 |
| Inman[2] | AC., ICU | 白蛋白（3 天时检测） | 血清蛋白、血红蛋白、体重 |
| Allman[3] | AC | BMI,TLC | 白蛋白、TSF、臂围、体重减轻、血红蛋白、氮平衡 |
| Hartgrink[18] | AC,骨科 | | 夜间喂养 |
| Anthony[4] | AC | 白蛋白 <32g/L | |
| Moolten[5] | LTC | 白蛋白 <35g/L | |
| Pinchcofsky-Devin[8] | LTC | 严重营养不良 | 轻中度营养不良或营养正常 |
| Berlowitz[10] | LTC | 营养摄入受损 | 白蛋白、血清蛋白、血红蛋白、TLC、BMI/体重 |
| Bennett[6] | LTC | | 体重、BMI、体重增加 |
| Brandeis[7] | LTC | 喂养依赖 | BMI/体重,TSF |
| Trumbore[8] | LTC | 白蛋白,胆固醇 | |
| Breslow[9] | LTC | 白蛋白,血红蛋白 | 血清蛋白、胆固醇、锌、铜、转铁蛋白、体重、BMI、TLC |
| Bergstrom[9] | LTC | 膳食蛋白质摄入量为 RDA 的 93% vs 119%,饮食铁 | 血清蛋白、胆固醇、锌、铜、转铁蛋白、体重、BMI、TLC |

续表

| 第一作者 | 地点 | 与 PU 发生相关 | 与 PU 发生无关 |
|---|---|---|---|
| Ferrell[10] | LTC | | 白蛋白、血清蛋白、BMI、红细胞比容 |
| Bourdel-Marchasson[14] | LTC | | 口服营养补充剂（26% vs 20% 发生率） |
| Guralnik[11] | 社区 | | 白蛋白、BMI、营养不良、血红蛋白 |

AC,急性照护;BMI,体重指数;ICU,重症监护室;LTC,长期照护;PU,压疮;RDA,推荐每日摄入量;TLC,总淋巴细胞计数;TSF,肱三头肌皮褶厚度。

# 营养在预防压疮中的作用

营养不良与发生压疮之间的这种强相关性引发了以下假设:为存在营养不良风险的人提供高热量喂养可能预防压疮的发生。几项试验对这一假设进行了验证(表 14.2)。但营养干预预防压疮的试验结果却令人失望[11,12]。

表 14.2　营养干预在压疮预防中的应用

| 第一作者 | 背景 | 干预措施 | 结局 |
|---|---|---|---|
| Delmi 1990[15] | 因股骨颈骨折住院 | 一种口服营养补充剂 + 医院饮食 vs 标准医院饮食 | 营养干预组的全期压疮为 9%,对照组为 7%,风险比 0.79(0.14~4.39,P=0.8) |
| Hartgrink 1998[18] | 因髋部骨折和压疮风险增加而住院 | 夜间鼻胃管喂养 vs 标准医院饮食 | 营养干预组的 2 期及以上压疮为 52%,对照组为 56%,风险比 0.92(0.64~1.32,P=0.60) |
| Bourdel-M 2000[13] | 危重病的急性期 | 两种口服补充剂 + 正常饮食 vs 标准医院饮食 | 营养干预组全期压疮为 40%,对照组为 48%,风险比 0.83(0.70~0.99) |
| Houwing 2003[16] | 髋部骨折患者 | 一种补充剂 + 标准医院饮食 vs 无热量性安慰剂 + 标准医院饮食 | 营养干预组 1 期和 2 期压疮为 55%,安慰剂组为 59%,风险比 0.92(0.65~1.3) |

在非随机分组的住院重症患者中观察口服营养补充剂的效果。一个病房 33% 的受试者接受了营养补充剂,另一个病房 87% 的受试者接受了营养补充剂。两组在压疮发生率(26.4% 和 20.2%)、出院时压疮患病率(14.7% 和 10.3%)、死亡率(15.6% 和 14.2%)、住院时间(17.3 天和 17.4 天)或院内感染(26.4% 和 19.0%)方面没有差异[13]。

在 65 岁以上处于危重疾病急性期的患者中进行的一项多中心、整群随机试验,检测了除正常医院饮食外,每天口服两种补充剂的效果。15 天结束时,补充剂组各期压疮发生率均降低(干预组 40% vs 对照组 48%)(风险比 0.83,95% CI:0.70~0.99)[14]。

在股骨颈骨折的住院患者中,随机分为两组,一组接受医院饮食和一种口服营养补充剂,另一组只接受标准医院饮食。本研究中两组压疮发生率没有差异[15]。

在另一个髋部骨折人群中,受试者被随机分为两组,一组接受标准医院饮食和每日

400mL 富含蛋白质、精氨酸、锌和抗氧化剂的营养补充剂,一组接受标准医院饮食和无热量的水剂安慰剂治疗。28 天后,比较两组 2 期及以上压疮发生率,无明显差异(补充剂组 55% vs 安慰剂组 59%)[16]。

在四项口服营养补充剂预防压疮的试验中,只有一项试验提示营养干预可能降低压疮的发生率。在荟萃分析中纳入的另一项随机试验,也发现了相似的结果[17]。该分析通过计算需要治疗的患者数量显示,20 例患者接受口服营养补充剂有 1 例患者可预防发生压疮。

在髋部骨折患者夜间肠内喂养的试验中,未观察到 1 周和 2 周后的压疮发生率、总血清蛋白、血清白蛋白、压疮严重程度存在差异。2 周后,肠内营养组 52% 的受试者和对照组 56% 的受试者发生了 2 期及以上压疮(P=0.06)。在 62 名随机进行肠内喂养的患者中,25 人对他们的管道耐受超过 1 周,16 人对他们的管道耐受超过 2 周。管饲组(1 周时 n=25,2 周时 n=16)和对照组的比较显示,管饲组中 1 周和 2 周后的蛋白质和能量摄入量高 2~3 倍(P<0.000 1),总血清蛋白和血清白蛋白也显著升高(P<0.001)。在治疗的意向性分析中,2 级或以上溃疡的发生率也无差异[18]。可能是由于喂养耐受性差,补充肠内营养没有作用。

一项在长期照护机构中对压疮患者进行肠内营养管饲的研究,对 49 例患者进行 3 个月的观察[19]。患者每天接受 1.6 倍的基础能量消耗,1.4g 蛋白质 /(kg·d),85% 及以上的总推荐每日最大量。3 个月后发现,压疮数量或愈合情况无差异。

所有这些临床试验都存在方法学问题,包括研究设计和统计功效都存在问题。需要大型、前瞻性、随机对照试验来确定营养干预在预防压疮中的作用。

# 压疮愈合所需的营养

虽然纠正营养不良是患者护理工作的一部分,是每个患者都应该解决的问题,但关于营养支持是否能够减少伤口并发症或改善伤口愈合存在争议[20,21]。

随机对照试验评价了增加蛋白质、维生素 C、锌和口服补充剂治疗压疮的效果。一项随机分组的试验发现,营养补充组和对照组之间的压疮愈合无差异[17]。除了一项高蛋白摄入的试验外,没有试验证实营养干预可以改善压疮愈合。表 14.3 总结了压疮的干预性试验。

表 14.3　治疗压疮的营养干预

| 第一作者 | 环境 | 干预措施 | 结局 |
| --- | --- | --- | --- |
| Breslow[27] | 长期照护机构 | 肠内喂养 24% 蛋白质 vs 14% 蛋白质 | 表面积减少 4.2cm² vs 2.1cm² |
| Chernoff[28] | 长期照护机构 | 肠内喂养 1.8g/kg 蛋白质 vs 1.2g/kg 蛋白质 | 表面积改善 73% vs 43% |
| Henderson[19] | 长期照护机构 | 1.6 倍基础能量消耗,1.4g/kg/ 天蛋白质 | 开始时 PU 为 65%,3 个月后 PU 患病率 61% |
| ter Riet[47] | 长期照护机构 | 维生素 C 10mg vs 1 000mg | 愈合率无差异 |
| Taylor[48] | 急性手术患者 | 大剂量维生素 C vs 无维生素 C | 30 天表面积减少 84% vs 43%(对照) |
| Norris[56] | 急性髋部骨折 | 锌 | 无差异 |

续表

| 第一作者 | 环境 | 干预措施 | 结局 |
|---|---|---|---|
| Lee[29] | 长期照护 | 浓缩、强化胶原蛋白水解物补充剂，15g vs 安慰剂 | 压疮愈合量表评分（干预组平均3.55 vs 对照组3.22） |
| Cerrada[1] | 长期照护机构 | 口服 = 饮食加 500kcal、34g 蛋白质、6g 精氨酸、维生素 C 500mg、18mg 锌；管胃 =1 000kcal、55g 蛋白质（20%）、8g 精氨酸、维生素 C 380mg、20mg 锌和标准 16% 蛋白质 | 达到 30kcal/（kg·d）的目标不会影响伤口愈合。对照组的热量摄入增幅较大 [4.6kcal/（kg·d）vs 3.1kcal/（kg·d）]。增加蛋白质摄入无获益，精氨酸或锌无独立作用 |
| Desneves[38] | 长期照护机构 | 标准医院饮食 vs 标准饮食 +2 种高蛋白 / 能量补充剂 vs 标准饮食 +2 种含额外精氨酸（9g）、维生素 C（500mg）和锌（30mg）的高蛋白 / 能量补充剂 | 改善压疮评分愈合组 3（第 3 周时9.4 ± 1.2 vs 2.6 ± 0.6）。任何组中的生化指标、经口饮食摄入量或体重均无显著变化 |
| Leigh[39] | 脊髓损伤 | 标准医院饮食 +4.5g 精氨酸 vs 标准饮食 +9g 精氨酸 | 无证据表明两种精氨酸剂量之间的愈合率存在差异 |
| van Anholt[40] | 多中心、非营养不良 | 200mL 每日 3 次富含精氨酸、抗氧化剂和其他微量营养素（未指明）的高能量补充剂 vs 无热量安慰剂 | 补充组 6 例溃疡完全愈合 vs 安慰剂组 5 例溃疡完全愈合 |

RR，相对风险（95% 可信区间）。

# 压疮患者的一般营养支持

显然，以饥饿为表现形式的营养缺乏与死亡率和发病率增加有关。因此，必须满足每个病人的营养需求，并在可能的情况下根据每个病人的意愿和护理计划进行纠正（表 14.4）。

## 能量

一个重要的问题是，压疮患者的静息能量消耗（measured resting energy expenditure，mREE）是否更高。5 项试验的荟萃分析显示，发生压疮的患者（$n=92$）的 mREE 为 23.7 ± 2.2kcal/（kg·d），而未发生压疮的对照组（$n=101$）的 mREE 为 20.7 ± 0.8kcal/（kg·d），表明存在微小但有统计学意义（$P=0.000\,1$）[22]。然而，43% 的压疮患者有脊髓损伤，这可能是造成这种差异的原因。

在另一项对 29 例压疮老年住院患者的研究中，测得的静息代谢率与对照组没有差异，且不随溃疡大小或严重程度而变化[23]。数据表明，压疮可能与能量需求的增加有关，但程度较小。这两项试验均使用 Harris-Benedict 方程确定了估计的每日所需热量为 25~30kcal/kg。

表 14.4　压疮的营养治疗

| | |
|---|---|
| 预计热量摄入 | 30~35kcal/（kg·d） |
| 预计蛋白摄入 | 1.2~1.5g/（kg·d） |
| 特定的氨基酸 | 轻微，（如有）获益 |
| 超治疗量维生素 C | 未显示获益 |
| 超治疗量锌 | 未显示获益 |

Harris-Benedict 方程可用于预测热量需求，但对于肥胖或严重营养不良个体来说，其预测准确性存在争议[24]。其他公式已针对严重应激的住院受试者进行了调整[25]。使用预测公式获得的热量需求结果与床旁临床估计几乎相同[26]。

每日热量需求的一般估计值范围为 25kcal/（kg·d）（对于久坐的成人）至 40kcal/（kg·d）（对于应激成人）。应激通常包括烧伤、压疮、癌症、感染和其他类似情况的人。因此，对于中度应激状态以下的老年患者，25~30kcal/（kg·d）可满足热量需求。

## 蛋白质

据报道，无论是否观察到正氮平衡，蛋白质摄入量越高，压疮的愈合程度越高。在 48 例肠内喂养的 3~4 期压疮患者中，营养不良定义为血清白蛋白低于 35g/L 或体重低于特定年龄体重范围中点的 10% 以上。与含有 14% 蛋白的肠内配方相比，喂食含 24% 蛋白的肠内配方的患者的躯干压疮总表面积减少更多（−4.2cm$^2$ vs −2.1cm$^2$）。然而，体重或营养状况的生化指标的变化在两组之间没有差异。该研究的局限性在于样本量较小（仅 28 例患者完成研究）、非随机分配至治疗组、气垫床的混杂效应以及使用两种不同的喂养途径[27]。

在一项对 12 例肠内喂养的压疮患者的小型研究中，接受 1.8g/kg 蛋白质组的压疮表面积改善了 73%，而接受 1.2g/kg 蛋白质组的表面积改善了 42%，尽管接受较高蛋白质水平组开始研究时的压疮表面积较大（22.6 cm$^2$ vs 9.1cm$^2$）[28]。

在 44 例有 75 处压疮的受试者中评价了浓缩、强化的胶原蛋白水解物补充剂，并与 27 例 33 处压疮接受无热量补充剂的对照组进行了比较。第 8 周时，蛋白质治疗组的压疮愈合量表评分出现小幅但具有统计学意义的改善（干预组 3.55 vs 对照组 3.22）[29]。随机化过程未产生相等的小组样本量，并且组间压疮数量和严重程度的基线不均衡，可能使研究产生偏倚。

在长期护理机构中，将 93 名有伤口的入住者与 57 名无伤口的入住者进行了比较。有伤口的人群开始接受含 1.25g/ 蛋白质 / 天的肠内管饲配方，无伤口的人群开始接受含 1.0g/ 蛋白质 / 天的肠内管饲配方[30]。入院时，仅 12% 有伤口的患者和 21% 无伤口的患者前白蛋白水平正常。14 个月后，根据血清前白蛋白水平，增加或维持喂养配方中的蛋白质量。42% 有伤口的患者和 46% 无伤口的患者前白蛋白水平恢复正常或升高了 8 个百分点。然而，蛋白质摄入量对血清白蛋白有改善的人和没有改善的人都没有预测作用。压疮愈合量表（the Pressure Ulcer Scale for healing, PUSH）评分与血清前白蛋白改善之间不存在相关性。这些数据表明，在某些情况下，蛋白质摄入量增加至大于 2g/（kg·d）与压疮愈合更快无关。同时表明血清前白蛋白是一个提示营养不良的指标。

压疮患者的最佳膳食蛋白质摄入量尚不清楚,但可能远高于目前成人推荐的 0.8g/(kg·d)。目前对应激老年患者蛋白质饮食摄入量的建议为 1.2~1.5g/(kg·d)。然而,半数长期患病的老年人无法在这个水平上维持氮平衡[31]。另一方面,蛋白质摄入量超过 1.5g/(kg·d)并不会增加蛋白质的合成,还可能导致脱水[32]。对危重成人的研究表明,对于有严重全身炎症反应的患者,正常情况下蛋白质摄入量为 1.2g/(kg·d)或 1.0g/(kg·d)比更低蛋白摄入更有效。然而,当蛋白质摄入量大于 1.5g/(kg·d)时,将无法进一步证明蛋白质的作用[33,34]。这些患者的最佳蛋白质摄入量尚未确定,但可能在每天 1.2~1.5g/kg 之间。

## 氨基酸

膳食蛋白质摄入与伤口愈合的相关性引发对特定氨基酸的使用进行研究。亮氨酸在重症患者中似乎很重要。谷氨酰胺对免疫系统功能至关重要,但补充谷氨酰胺对伤口愈合无明显影响[35]。

精氨酸增强了健康志愿者的伤口胶原蛋白沉积[36]。然而,没有观察到补充精氨酸对压疮愈合的影响[37]。16 例 2~4 期压疮住院患者随机接受 3 周标准医院饮食,与标准饮食加 2 种高蛋白 / 能量补充剂或标准饮食加 2 种高蛋白 / 能量补充剂(含 9g 精氨酸、500mg 维生素 C 和 30mg 锌)比较。PUSH 工具评分在对照组和精氨酸 / 维生素 C/ 锌组均有改善,但在蛋白质 / 能量补充组中无改善。PUSH 评分的主要改善在精氨酸 / 维生素 C/ 锌组。两组基线不同,在任何组中均未观察到生化指标、经口饮食摄入量或体重的变化[38]。

在一项对 23 例有 31 处未愈合伤口的受试者研究中,对补充 4.5g 精氨酸与 9g 精氨酸进行了比较,并在 3 周内评价了愈合情况。大部分压疮为 2 期(74%)或 3 期(19%),7% 为 4 期。两个治疗组的愈合率无差异,表明精氨酸无剂量反应效应[39]。

在一项多中心、随机、对照、双盲试验中评价了 43 例 3 期或 4 期压疮非营养不良受试者。对受试者进行筛选以排除营养不良。营养不良定义为 70 岁以下的人体重指数低于 18.5kg/m²,或 70 岁以上的人体重指数低于 21kg/m²。其他排除标准包括严重疾病、预期寿命少于 6 个月、接受姑息治疗、使用糖皮质激素和 / 或饮食限制(如限制蛋白质饮食)。受试者被给予 200mL 富含精氨酸、抗氧化剂和其他微量营养素(未指明)的高能量补充剂,每日 3 次,最长 8 周,或在相同时间范围内给予味觉和外观相似的无热量安慰剂。在前 3 周,通过伤口尺寸测量的平均愈合率在补充剂组为 0.26cm²/d,而对照组为 0.14cm²/d。8 周时,补充组的平均愈合率与对照组相似(分别为 0.16cm²/d 和 0.15cm²/d)。在筛查排除营养不良的人群中,8 周时,补充组中有 6 例溃疡完全愈合,而对照组中有 5 例溃疡完全愈合。未观察到体重指数变化[40]。

28 例年龄大于 65 岁、患有 3~4 期压疮且病程少于 1 个月的受试者,被随机分配为接受无补充剂的标准医院饮食(n=15),或标准医院饮食加含 34g 蛋白质、6g 精氨酸、500mg 维生素 C 和 18mg 锌的 500kcal 补充剂(n=13)。治疗组中有 9 例管饲的受试者(69%)接受了含有 1 000kcal、55g 蛋白质(20%)、8g 精氨酸、380mg 维生素 C 和 20mg 锌的配方。对照组中有 9 例管饲的受试者(60%)接受了含有 16% 蛋白质的肠内配方。所有受试者的目标均调整为 30kcal/(kg·d)。12 周后,治疗组只有 1 人记录到压疮完全愈合。两组间 PUSH 评分仅在第 12 周时存在差异。在任何时间点测量的溃疡面积(平方毫米)均无差异。在第 8 周和第 12 周,治疗组的压疮面积减少百分比高于对照组。除锌水平较高的治疗组外,各组间营养参数无差异。令人惊讶的是,达到 30kcal/(kg·d)的目标并不影响伤口愈合,增加蛋白质摄入或精氨酸或锌也没有观察到任何益处。这些信息对经验得出的建议提出了质疑。此外,尽管在 12 周期间能量和蛋白质摄入量增加[对照组 4.6kcal/(kg·d)vs 治疗组 3.1kcal/(kg·d)],但通过 PUSH 评分变化或溃疡面积变化的测定,未观察到其对伤口愈合的影响。这些数据表明,特定的营养配方可能在改善压疮大小方面产生的益处较小。然而,没有特定的补充营养成分可以解释该变化[41]。此外,基于迄今为止的一项单一试验,高剂量支链氨基酸制剂补充剂对伤口愈合没有改善[42]。

## 维生素和矿物质

几种维生素的缺乏对伤口愈合有显著影响。然而,在没有维生素缺乏的状态下,补充维生素加速伤口愈合是存在争议的。维生素 C 对伤口愈合至关重要,在临床坏血病患者中观察到伤口愈合受损。然而,在临床伤口愈合受损的研究中,需要 6 个月无抗坏血酸饮食才能产生缺乏状态[43]。在维生素 C 缺乏的动物中,7 天时伤口愈合异常,但 14 天时完全恢复正常[44]。

在非维生素 C 缺乏患者中,没有证据表明补充维生素 C 可加速伤口愈合[45]。超治疗剂量的维生素 C 并未显示可加速伤口愈合[46]。两项临床试验评价了补充维生素 C 治疗压疮的效果。在一项多中心盲法试验中,88 例压疮患者随机接受每日两次 10mg 或 500mg 维生素 C 治疗。两组的伤口闭合率、相对愈合率和伤口改善评分无差异[47]。在急性手术压疮患者中进行的一项早期试验发现,接受大剂量维生素 C 治疗的患者在 1 个月时的平均表面积减少 84%,而对照组表面积减少 43%($P<0.005$)[48]。维生素 C 的每日推荐剂量(recommended daily allowance,RDA)为 60mg。这种 RDA 很容易通过饮食来源实现,包括柑橘类水果、绿色蔬菜、辣椒、番茄和马铃薯。

维生素 A 缺乏导致伤口愈合延迟和增加感染易感性[49]。已证明维生素 A 可有效对抗接受糖皮质激素治疗患者的延迟愈合[50]。维生素 E 缺乏似乎在伤口愈合中未发挥积极作用[51]。

1967 年,锌首次被认为与伤口愈合延迟有关[52]。迄今为止,尚无研究显示在锌不缺乏的患者中补充锌可以改善伤口愈合[53,54]。锌水平与股骨颈骨折患者发生压疮无关[55]。在一项压疮患者的小型研究中,补充锌和不补充锌的患者在 12 周时未观察到对溃疡愈合的影响[56]。应避免乱补或长期补锌,因为高血清锌水平可能抑制愈合、损害吞噬作用和干扰铜代谢[11,57]。锌的 RDA 为 12~15mg。但大多数老年人每天摄入 7~11mg 锌[58],主要来自肉类和谷类。

## 进食方式

对于经口进食较差的患者,通常考虑肠内管饲。一项观察性研究($n=1\,124$)发现,行经皮内镜胃造瘘术(percutaneous endoscopic gastrostomy,PEG)的患者发生压疮的风险是没行 PEG 患者的两倍(比值比 2.27,95 % CI:1.95~2.65)。同样,与对照组相比,含有 PEG 管饲患者的压疮($n=461$)不太可能实现溃疡愈合(比值比 0.70,95% CI: 0.55~0.89)[59]。

# 导致营养悖论的因素

传统上,体重减轻和营养不良被归因于膳食蛋白质相对缺乏(恶性营养缺乏病)或膳食蛋白质和卡路里同时缺乏(消瘦症)[60]。该分类系统将临床注意力集中在缺乏足够食物上。简单地说,老年人的体重减轻是由于饥饿。血清蛋白或人体形态学参数的测量被认为可以检测早期饥饿。补救性营养策略旨在增加自愿食物摄入量、给予高热量补充剂或建立肠外或肠内喂养[61]。总的说来,这些干预措施在逆转体重减轻方面作用有限[62,63]。

最近的数据表明,老年人体重减轻的主要原因是厌食/恶病质综合征[64]。这为定义老年人体重减轻的机制提供了一种新形式。目前对营养不良的认识分为 3 类:①无炎症的纯慢性饥饿;②有炎症的急性疾病或重大损伤;③慢性疾病或一定条件下造成持续的轻中度炎症[65]。一个主要的区别因素是,除了晚期营养不良的患者外,无炎症饥饿者都能接受高热量饮食,而急性和慢性炎症条件下对高热量饮食具有显著的抵抗性[66,67]。

恶病质与炎症状态直接相关,如癌症、获得性免疫缺陷综合征等,也可发生在其他常见疾病中,如类风湿关节炎、慢性肾功能不全、慢性阻塞性肺疾病、缺血性心肌病和感染性疾病[68]。在病因不明的重度营养不良老年患者中,白细胞介素(IL)-1 浓度升高[69],而在没有感染或癌症证据的老年人中,IL-1β 和 IL-6 水平升高[70]。肿瘤坏死因子 -α(TNF)水平在重度营养不良和充血性心力衰竭患者中升高,但在无重度营养不良的充血性心力衰竭患者中不升高[71]。严重营养不良发生在慢性感染和肿瘤性疾病中,表明严重营养不良沿着共同的途径发展,不依赖于特定的感染或特定的肿瘤。

血清蛋白的测定越来越被视为反映潜在炎症的急性期反应物,而不是饥饿的测定。即使在蛋白质摄入充足的情况下,生理应激(如外科手术)、皮质醇过量和高代谢状态也会降低血清白蛋白。血清白蛋白降低可能反映了炎性细胞因子生成或合并症的存在,而不是营养状况[72]。可溶性 IL-2 受体与白蛋白、前白蛋白、胆固醇、转铁蛋白和血红蛋白呈负相关。在这些患者中使用白蛋白和胆固醇作为营养标志物可能导致营养不良过度诊断[73]。这也许可以解释为什么血清白蛋白不是压疮的独立预测因子。

一些细胞因子,特别是 IL-1α、IL-1β 和 IL-6,已被认为在压疮患者中升高。这些水平是否随愈合而变化,或者是否预测愈合尚不清楚。目前已知的是,这些细胞因子在严重营养不良时也会增加。

压疮患者血清 IL-1β 升高[74]。IL-1α 水平在压疮中升高,但在急性伤口渗液中偏低[75]。在患有细菌性肺炎、脑血管疾病或股骨骨折的住院老年患者中,患有压疮的受试者血清 IL-1β(而非 IL-6)升高。尽管两组之间的年龄、性别、Braden 量表或基础疾病无显著差异,患有压疮的受试者白蛋白、血红蛋白、C 反应蛋白、纤维蛋白原和白细胞计数也偏低[75]。

与正常对照组相比,脊髓损伤患者的循环血清 IL-6、IL-2 和 IL-2R 水平较高,并且在压疮患者中最高,其中愈合最慢的压疮患者细胞因子浓度最高[76]。在其他研究中,压疮患者的血清 IL-6 水平升高,但 IL-1 和 TNF 未升高[77]。

现有的研究尚不清楚,炎性细胞因子的升高是由于压疮的存在还是由于潜在的严重营养不良。或者,细胞因子水平的升高可能是这两种疾病的共同途径。假设如图 14.1 所示。细胞因子介导的厌食和体重减轻在压疮人群中很常见。表 14.5 概述了它们的相互关系。

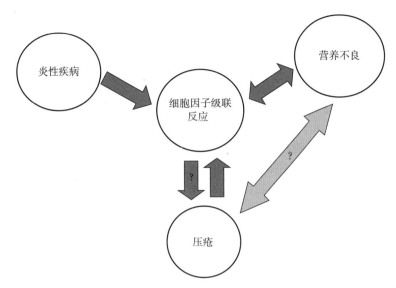

图 14.1 炎性疾病可能启动促炎性细胞因子级联反应,直接导致压疮的发生。或者,压疮的发生可能启动细胞因子级联反应,诵讨抑制食欲和恶病质导致营养不良。营养不良可能通过恶病质和体重减轻或者通过细胞因子级联反应导致压疮的发生

表 14.5 细胞因子、营养不良和慢性伤面之间的关系

**营养不良**

伤口愈合不良

感染风险增加

压疮发生率增加

**促炎因子**

抑制食欲

促进 / 干扰伤口愈合

**慢性创面**

细胞因子来源

与营养不良的相关性增加

细胞因子血清水平升高

# 对炎症性恶病质的干预措施

这种新的模式表明,针对老年人体重减轻的干预措施必须解决厌食 / 恶病质连续统一体。食欲评估显示厌食是摄食量减少的原因[78]。一个常见的原因可能是由于各种心理、胃肠道、代谢和营养因素失调导致的食欲不振[79]。食欲不振可能引发体重减轻和营养不良之间的恶性循环。

细胞因子可能直接通过中枢摄食驱动调节食欲。中枢喂养驱动、神经肽 Y 和 IL-1β 之间显著的相互作用已在大鼠中得到证实[80,81]。IL-1、IL-6、TNF、干扰素 -γ、白血病抑制因子（D- 因子）和前列腺素 E2 均与癌症诱导的严重营养不良有关[82,83]。瘦素是食物摄入量和体脂量的中心调节因子，在髋关节手术应激下增加[84]，但在营养不良的男性中含量较低[85]。

高热量摄食对压疮无影响，这可能反映了压疮潜在的病理生理学是细胞因子引起的恶病质，而不是单纯的饥饿所致。除了晚期营养不良的病人外，所有的病人都可以用高热量的食物来喂养。细胞因子诱导的恶病质对高热量喂养具有明显的抵抗性[66,67]。这也许可以解释老年人临床营养干预试验的不太显著的结果[86]。

在可能的情况下，应寻找潜在的炎症情况。界定这种区别的重要性在于制定一种针对老年人体重减轻的治疗方法[87]。不能区分这些体重减轻的原因通常会导致对治疗干预的临床反应差。

调节细胞因子活性的干预措施是可能的。细胞因子调节被认为是一种治疗恶病质的潜在方法[88-94]。如果循环细胞因子和压疮之间存在显著的正相关关系，那么就存在潜在的干预措施来促进压疮愈合的机会。

# 结论

伤口营养是全身营养。毫无疑问，提供营养支持可以防止饥饿的影响。死亡是饥饿的必然结果。营养能否改善压疮的预后仍存在争议。营养指标的改善，如血清蛋白浓度、氮平衡和体重增加，通常不会带来临床获益。

毋庸置疑，营养不良不利于伤口愈合。然而，目前还没有一种神奇的营养因子会加速伤口愈合。应根据医疗目标和患者意愿，为压疮患者提供常规营养支持。

**临床建议**

1. 为每例患者提供符合护理目标的最佳营养。
2. 优化蛋白质摄入量，目标蛋白质摄入量为每天 1.2~1.5g/kg。
3. 营养不良的患者可以服用简单的复合维生素补充剂，但没有数据支持在压疮患者中常规使用维生素 C 和锌。
4. 使用糖皮质激素的患者应考虑补充维生素 A。
5. 考虑是否存在与细胞因子相关的炎症，以及能否治疗。

（丁香　译　蒋彦星　校）

# 参考文献

1. Young ME. Malnutrition and wound healing. Heart Lung. 1988;17:60–7.
2. Casey J, Flinn WR, Yao JST, Fahey V, Pawlowski J, Bergan JJ. Correlation of immune and nutritional status with wound complications in patients undergoing vascular operations. Surgery. 1983;93:822–7.
3. Detsky AS, Baker JP, O'Rourke K, Johnston N, Whitwell J, Mendelson RA, et al. Predicting nutrition-associated

complications for patients undergoing gastrointestinal surgery. JPEN. 1987;11:440–6.

 4. Covinsky KE, Covinsky MH, Palmer RM, Sehgal AR. Serum albumin concentration and clinical assessments of nutritional status in hospitalized older people: different sides of different coins? J Am Geriatr Soc. 2002;50:631–7.

 5. Takeda T, Koyama T, Izawa Y, Makita T, Nakamura N. Effects of malnutrition on development of experimental pressure sores. J Dermatol. 1992;19:602–9.

 6. Thomas DR, Goode PS, Tarquine PH, Allman R. Hospital acquired pressure ulcers and risk of Death. J Am Geriatr Soc. 1996;44:1435–40.

 7. Shahin ES, Meijers JM, Schols JM, Tannen A, Halfens RJ, Dassen T. The relationship between malnutrition parameters and pressure ulcers in hospitals and nursing homes. Nutrition. 2010;26(9):886–9.

 8. Pinchcofsky-Devin GD, Kaminski Jr MV. Correlation of pressure sores and nutritional status. J Am Geriatr Soc. 1986;34:435–40.

 9. Bergstrom N, Braden B. A prospective study of pressure sore risk among institutionalized elderly. J Am Geriatr Soc. 1992;40:747–58.

10. Berlowitz DR, Wilking SV. Risk factors for pressure sores: a comparison of cross-sectional and cohort-derived data. J Am Geriatr Soc. 1989;37:1043–50.

11. Thomas DR. The role of nutrition in prevention and healing of pressure ulcers. Clin Geriatr Med. 1997;13:497–511.

12. Thomas DR. Improving the outcome of pressure ulcers with nutritional intervention: a review of the evidence. Nutrition. 2001;17:121–5.

13. Bourdel-Marchasson I, Barateau M, Sourgen C, Pinganaud G, Salle-Montaudon N, Richard-Harston S, et al. Prospective audits of quality of PEM recognition and nutritional support in critically ill elderly patients. Clin Nutr. 1999;18:233–40.

14. Bourdel-Marchasson I, Barateau M, Rondeau V, Dequae-Merchadou L, Salles-Montaudon N, Emeriau JP, et al. A multi-center trial of the effects of oral nutritional supplementation in critically ill older inpatients. GAGE Group. Groupe Aquitain Geriatrique d'Evaluation. Nutrition. 2000;16:1–5.

15. Delmi M, Rapin CH, Bengoa JM, Delmas PD, Vasey H, Bonjour JP. Dietary supplementation in elderly patients with fractured neck of the femur. Lancet. 1990;335(8696):1013–6.

16. Houwing RH, Rozendaal M, Wouters-Wesseling W, Beulens JW, Buskens E, Haalboom JR. A randomised, double-blind assessment of the effect of nutritional supplementation on the prevention of pressure ulcers in hip-fracture patients. Nutrition. 2003;22(4):401–5.

17. Stratton RJ, Ek AC, Engfer M, Moore Z, Rigby P, Wolfe R, Elia M. Enteral nutritional support in prevention and treatment of pressure ulcers: a systematic review and meta-analysis. Ageing Res Rev. 2005;4:422–50.

18. Hartgrink HH, Wille J, Konig P, Breslau PJ. Pressure sores and tube feeding in patients with a fracture of the hip: a randomized clinical trial. Clin Nutr. 1998;6:287–92.

19. Henderson CT, Trumbore LS, Mobarhan S, Benya R, Miles TP. Prolonged tube feeding in long-term care: nutritional status and clinical outcomes. J Am Coll Clin Nutr. 1992;11:309.

20. Albina JE. Nutrition and wound healing. JPEN. 1994;18:367–76.

21. Thomas DR. Issues and dilemmas in managing pressure ulcers. J Gerontol Med Sci. 2001;56:M238–340.

22. Cereda E, Klersy C, Rondanelli M, Caccialanza R. Energy balance in patients with pressure ulcers: a systematic review and meta-analysis of observational studies. J Am Diet Assoc. 2011;111(12):1868–76.

23. Dambach B, Salle A, Marteau C, Mouzet JB, Ghali A, Favreau AM, et al. Energy requirements are not greater in elderly patients suffering from pressure ulcers. J Am Geriatr Soc. 2005;53(3):478–82.

24. Choban PS, Burge JC, Flanobaum L. Nutrition support of obese hospitalized patients. Nutr Clin Pract. 1997;12:149–54.

25. Ireton-Jones CS. Evaluation of energy expenditures in obese patients. Nutr Clin Pract. 1989;4:127–9.

26. Food and Nutrition Board, Institute of Medicine. Dietary reference intakes for energy, carbohydrates, fiber, fat, protein and amino acids (macronutrients). In: Energy. Washington, DC: The National Academies Press, 2002, pp. 93–206.

27. Breslow RA, Hallfrisch J, Guy DG, Crawley B, Goldberg AP. The importance of dietary protein in healing pressure ulcers. J Am Geriatr Soc. 1993;41:357–62.

28. Chernoff RS, Milton KY, Lipschitz DA. The effect of very high-protein liquid formula (Replete) on decubitus ulcer healing in long-term tube-fed institutionalized patients. Investigators Final Report 1990. J Am Diet Assoc. 1990;90(9):A–130.

29. Lee SK, Posthauer ME, Dorner B, Redovian V, Maloney MJ. Pressure ulcer healing with a concentrated, fortified, collagen protein hydrolysate supplement: a randomized controlled trial. Adv Skin Wound Care. 2006;19(2):92–6.

30. Pompeo M. Misconceptions about protein requirements for wound healing: results of a prospective study. Ostom Wound Manag. 2007;53(8):30–2. 34, 36–38.

31. Gersovitz M, Motil K, Munro HN, Scrimshaw A. Human protein requirements: assessment of the adequacy of the current Recommended Dietary Allowance for dietary protein in elderly men and women. Am J Clin Nutr. 1982;35:6–14.

32. Long CL, Nelson KM, Akin Jr JM, Geiger JW, Merrick HW, Blakemore WZ. A physiologic bases for the provision of fuel mixtures in normal and stressed patients. J Trauma. 1990;30:1077–86.

33. Wolfe RR, Goodenough RD, Burke JF, Wolfe MH. Response of protein and urea kinetics in burn patients to different levels of protein intake. Ann Surg. 1983;197:163–71.

34. Ishibashi N, Plank LD, Sando K, Hill GL. Optimal protein requirements during the first 2 weeks after the onset of critical illness. Crit Care Med. 1998;26:1529–35.

35. McCauley R, Platell C, Hall J, McCulloch R. Effects of glutamine on colonic strength anastomosis in the rat. J Parenter Enter Nutr. 1991;116:821.

36. Barbul A, Lazarous S, Efron DT, Wasserkrug HL, Efron G. Arginine enhances wound healing in humans. Surgery. 1990;108:331–7.

37. Langkamp-Henken B, Herrlinger-Garcia KA, Stechmiller JK, Nickerson-Troy JA, Lewis B, Moffatt L. Arginine supplementation is well tolerated but does not enhance mitogen-induced lymphocyte proliferation in elderly nursing home residents with pressure ulcers. J Parenter Enteral Nutr. 2000;24(5):280–7.

38. Desneves KJ, Todorovic BE, Cassar A, Crowe TC. Treatment with supplementary arginine, vitamin C and zinc in patients with pressure ulcers: a randomised controlled trial. Clin Nutr. 2005;24:979–87.

39. Leigh B, Desneves K, Rafferty J, Pearce L, King S, Woodward MC, et al. The effect of different doses of an arginine-containing supplement on the healing of pressure ulcers. J Wound Care. 2012;21(3):150–6.

40. van Anholt RD, Sobotka L, Meijer EP, Heyman H, Groen HW, Topinkova E, et al. Specific nutritional support accelerates pressure ulcer healing and reduces wound care intensity in non-malnourished patients. Nutrition. 2010;26(9):867–72.

41. Cereda E, Gini A, Pedrolli C, Vanotti A. Disease-specific, versus standard, nutritional support for the treatment of pressure ulcers in institutionalized older adults: a randomized controlled trial. J Am Geriatr Soc. 2009;57(8):1395–402.

42. McCauley C, Platell C, Hall J, McCullock R. Influence of branched chain amino acid solutions on wound healing. Aust NZ J Surg. 1990;60:471.

43. Crandon JH, Lind CC, Dill DB. Experimental human scurvy. N Engl J Med. 1940;223:353.

44. Levenson SM, Upjohn HL, Preston JA. Effect of thermal burns on wound healing. Ann Surg. 1957;146:357–68.

45. Rackett SC, Rothe MJ, Grant-Kels JM. Diet and dermatology. The role of dietary manipulation in the prevention and treatment of cutaneous disorders. J Am Acad Dermatol. 1993;29:447–61.

46. Vilter RW. Nutritional aspects of ascorbic acid: uses and abuses. West J Med. 1980;133:485.

47. ter Riet G, Kessels AG, Knipschild PG. Randomized clinical trial of ascorbic acid in the treatment of pressure ulcers. J Clin Epidemiol. 1995;48:1453–60.

48. Taylor TV, Rimmer S, Day B, Butcher J, Dymock IW. Ascorbic acid supplementation in the treatment of pressure sores. Lancet. 1974;2:544–6.

49. Hunt TK. Vitamin A, and wound healing. J Am Acad Dermatol. 1986;15:817–21.

50. Ehrlich HP, Hunt TK. Effects of cortisone and vitamin A on wound healing. Ann Surg. 1968;167:324.

51. Waldorf H, Fewkes J. Wound healing. Adv Dermatol. 1995;10:77–96.

52. Pories WJ, Henzel WH, Rob CG, Strain WH. Acceleration of healing with zinc sulfate. Ann Surg. 1967;165:423.

53. Hallbrook T, Lanner E. Serum zinc and healing of leg ulcers. Lancet. 1972;2:780.

54. Sandstead SH, Henrikson LK, Greger JL. Zinc nutriture in the elderly in relation to taste acuity, immune response, and wound healing. Am J Clin Nutr. 1982;36(Supp):1046.

55. Goode HF, Burns E, Walker BE. Vitamin C depletion and pressure ulcers in elderly patients with femoral neck fracture. Br Med J. 1992;305:925–7.

56. Norris JR, Reynolds RE. The effect of oral zinc sulfate therapy on decubitus ulcers. JAGS. 1971;19:793.

57. Reed BR, Clark RAF. Cutaneous tissue repair: practical implications of current knowledge: II. J Am Acad Dermatol. 1985;13:919–41.

58. Gregger JL. Potential for trace mineral deficiencies and toxicities in the elderly. In: Bales CW, editor. Mineral homeostasis in the elderly. New York, NY: Marcel Dekker; 1989. p. 171–200.

59. Teno JM, Gozalo P, Mitchell SL, Kuo S, Fulton AT, Mor V. Feeding tubes and the prevention or healing of pressure ulcers. Arch Intern Med. 2012;172(9):697–701.

60. Thomas DR. Distinguishing starvation from cachexia. Geriatr Clin North Am. 2002;18:883–92.

61. Thomas DR. Weight loss in older adults. Rev Endocrinol Metab. 2005;6:129–36.

62. Haddad RY, Thomas DR. Enteral nutrition and tube feeding: a review of the evidence. Geriatr Clin North Am. 2002;18:867–82.

63. Thomas DR. A prospective, randomized clinical study of adjunctive peripheral parenteral nutrition in adult subacute care patients. J Nutr Health Aging. 2005;9:321–5.

64. Morley JE, Thomas DR, Wilson MM. Cachexia: pathophysiology and clinical relevance. Am J Clin Nutr. 2006;83(4):735–43.

65. Jensen G. Adult starvation and disease-related malnutrition: a proposal for etiology-based diagnosis in the clinical practice setting from the International Consensus Guideline Committee. Parenter Enteral Nutr. 2010;34:156–9.

66. Souba WW. Drug therapy: nutritional support. N Engl J Med. 1997;336:41–8.

67. Atkinson S, Sieffert E, Bihari D. A prospective, randomized, double-blind, controlled clinical trial of enteral immunonutrition in the critically ill. Crit Care Med. 1998;26:1164–72.

68. Thomas DR. Loss of skeletal muscle mass in aging: examining the relationship of starvation, sarcopenia and cachexia. Clin Nutr. 2007;26(4):389–99.

69. Liso Z, Tu JH, Small CB, Schnipper SM, Rosenstreich DL. Increased urine IL-1 levels in aging. Gerontology. 1993;39:19–27.

70. Cederholm T, Whetline B, Hollstrom K, Andersson B, Engstrom L, Brismar K, et al. Enhanced generation of Interleukin 1β and 6 may contribute to the cachexia of chronic disease. Am J Clin Nutr. 1997;65:876–82.

71. Ikeda U, Yamamoto K, Akazawa H, Hojo Y, Ohkawa F, Fujikawa H, et al. Plasma cytokine levels in cardiac chambers of patients with mitral stenosis with congestive heart failure. Cardiology. 1996;87:476–8.

72. Friedman FJ, Campbell AJ, Caradoc-Davies TH. Hypoalbuminemia in the elderly is due to disease not malnutrition. Clin Exp Gerontol. 1985;7:191–203.

73. Rosenthal AJ, Sanders KM, McMurtry CT, Jacobs MA, Thompson DD, Gheorghiu D, et al. Is malnutrition overdiagnosed in older hospitalized patients? Association between the soluble interleukin-2 receptor and serum markers of malnutrition. J Gerontol A Biol Sci Med Sci. 1998;53:M81–6.

74. Matsuyama N, Takano K, Mashiko T, Jimbo S, Shimetani N, Ohtani H. The possibility of acute inflammatory reaction affects the development of pressure ulcers in bedridden elderly patients. Rinsho Byori Jpn J Clin Pathol. 1999;47(11):1039–45.

75. Barone EJ, Yager DR, Pozez AL, Olutoye OO, Crossland MC, Diegelmann RF, et al. Interleukin-1α and collagenase activity are elevated in chronic wounds. Plast Reconstr Surg. 1998;102:1023–7.

76. Segal JL, Gonzales E, Yousefi S, Jamshidipour L, Brunnemann SR. Circulating levels of IL-2R, ICAM-1, and IL-6 in spinal cord injuries. Arch Physical Med Rehab. 1997;78:44–7.

77. Bonnefoy M, Coulon L, Bienvenu J, Boisson RC, Rys L. Implication of Cytokines in the aggravation of malnutrition and hypercatabolism in elderly patients with severe pressure sores. Age Ageing. 1995;24:37–42.

78. Wilson MM, Thomas DR, Rubenstein LZ, Chibnall JT, Anderson S, Baxi A, et al. Appetite assessment: simple appetite questionnaire predicts weight loss in community-dwelling adults and nursing home residents. Am J Clin Nutr. 2005;82(5):1074–81.

79. Morley JE, Thomas DR. Anorexia and aging: pathophysiology. Nutrition. 1999;15:499–503.

80. Chance WT, Balasubramahiam A, Dayal R, Brown J, Fischer JE. Hypothalamic concentration and release of neuropeptide Y into microdialysis is reduced in anorectic tumor bearing rates. Life Sci. 1994;54:1869–74.

81. Leibowitz SF. Neurochemical-neuroendocrine systems in the brain controlling macronutirent intake and metabolism. Trends Neurosci. 1992;12:491–7.

82. Noguchi Y, Yoshikawa T, Marsumoto A, Svaninger G, Gelin J. Are cytokines possible mediators of cancer cachexia? Jpn J Surg. 1996;26:467–75.

83. Keiler U. Pathophysiology of cancer cachexia. Support Care Cancer. 1993;1:290–4.

84. Straton RJ, Dewit O, Crowe R, Jennings G, Viller RN, Elia M. Plasm leptin, energy intake and hunger following total hip replacement surgery. Clin Sci. 1997;93:113–7.

85. Cederholm T, Arter P, Palmviad J. Low circulation leptin level in protein-energy malnourished chronically ill elderly patients. J Intern Med. 1997;242:377–82.

86. Milne AC, Potter J, Avenel A. Protein and energy supplementation in elderly people at risk from malnutrition. Cochrane Database Syst Rev 2006;(1).

87. Thomas DR. Guidelines for the use of orexigenic drugs in long-term care. Nutr Clin Pract. 2006;21(1):82–7.

88. Bruera E, Macmillan K, Hanson J, MacDonald RN. A controlled trial of megestrol acetate on appetite, caloric intake, nutritional status, and other symptoms in patients with advance cancer. Cancer. 1990;66:1279–82.

89. Allman RM, Goode PS, Patrick MM. Pressure ulcer risk factors among hospitalized patients with severe limitation. JAMA. 1995;273:865–70.

90. Schmoll E, Wilke H, Thole R. Megestrol acetate in cancer cachexia. Semin Oncol. 1991;1 Suppl 2:32–4.

91. Heckmayr M, Gatzenneier U. Treatment of cancer weight loss in patients with advance lung cancer. Oncology. 1992;49 suppl 2:32–4.

92. Feliu J, Gonzalez-Baron M, Berrocal A. Usefulness of megestrol acetate in cancer cachexia and anorexia. Am J Clin Oncol. 1992;15:436–40.

93. Azcona C, Castro L, Crespo E, Jimenez M, Sierrasesumaga L. Megestrol acetate therapy for anorexia and weight loss in children with malignant solid tumours. Aliment Pharmacol Ther. 1996;10:577–86.

94. Mantovani G, Maccio A, Bianchi A, Curreli L, Ghiani M, Santona MC, et al. Megestrol acetate in neoplastic anorexia/cachexia: clinical evaluation and comparison with cytokine levels in patients with head and neck carcinoma treated with neoadjuvant chemotherapy. Int J Clin Lab Res. 1995;25(3):135–41.

# 第 15 章

# 实体肿瘤患者的营养支持

**Krishna A. Patel and Aminah Jatoi**

**要点**

- 以肠内或肠外营养形式提供的营养支持对晚期、无法治愈的癌症患者的益处微乎其微,有时还会导致并发症。
- 正在考虑接受根治性手术或强效癌症治疗的严重营养不良的癌症患者,从营养支持中获得的收益有限。
- 多学科途径是决定癌症患者何时启动以及如何开展营养支持的关键。

**关键词** 营养支持·肠内·肠外·术前·免疫营养·膳食咨询

## 引言

　　医学上很少有像癌症患者的营养支持这样引起巨大争论的问题。在本章中,营养支持被定义为肠内或肠外营养支持,这两种营养提供方式都有可能超越患者的个人意志因素。尽管许多组织,如美国医师协会(American College of Physicians)、德国营养医学协会制定肠外营养指南工作组(Working Group for Developing Guidelines for Parenteral Nutrition of the German Association for Nutritional Medicine)和美国肠外营养学会(American Society of Parenteral Nutrition),已经告诫不要滥用营养支持,特别是在晚期癌症患者中不要使用肠外营养支持,但是恶性肿瘤诊断却是接受肠外营养的患者中最常见的初步诊断[1-3]。

　　以下几个因素可以解释这种争议。首先,尽管体重减轻、无法治愈的癌症患者表现出独特的病理生理学特征,但其临床表型(如食欲减退、肌肉组织过度丢失和可能的高代谢)与无疾病的饥饿个体非常相似[4]。这些体重减轻的癌症患者看起来就像是在挨饿,因此可能使医疗保健提供者积极进行营养支持。但事实上,在下文所述的已发表的医学文献表明营养支持也许不是最适当的干预措施。其次,对于一些医疗保健提供者来说,可能全凭其经验而决定给一个体重减轻的癌症患者提供营养支持。体重减轻表明能量不足,在厌食症甚至是无法治愈的恶性肿瘤的情况下,弥补这一缺陷最简单的方法就是积极地给患者提供营养支持。尽管临床试验并不支持这种方法,但一些医疗保健提供者形成了一种心态,促使他们向晚期、无法治愈的癌症患者大力提供营养支持。最后,面对一个无法治愈的癌症患者衰竭和死亡的过程对患者及其家庭成员,以及医疗保健提供者来说都是困难的[5]。想要为患者做一些事情的意愿(如提供营养支持)有时会变成一种情绪驱动而非科学支撑的方法。

## 无法治愈的晚期癌症患者的营养支持

一些无法治愈的晚期癌症患者(如肝转移的肺癌患者,不再对化疗有反应的复发性卵巢癌患者)没有食欲,也伴随着体重下降,但是肠外或肠内营养支持是这些患者治疗的最佳选择吗?答案是"不"。1981 年,Nixon 等进行了一项针对 50 名结直肠癌患者的对照试验,这些患者被随机分为接受化疗加肠外营养或单独化疗两组[6]。高渗葡萄糖、氨基酸、维生素 E、叶酸和维生素 $B_{12}$ 构成肠外营养。在发生肠外营养不良事件的患者中,一名患者在进入试验后不久死于原因不明,另一名患者出现败血症并伴有葡萄球菌感染,还有一名患者发生脑血管意外。总的来说,接受肠外营养治疗的癌症患者比未接受此干预的患者更早死亡:79 天 vs 305 天($P$=0.03)。这项前瞻性研究是许多表明不可治愈的实体性恶性肿瘤患者接受肠外营养支持出现不良结局的研究之一。

对一系列前瞻性研究进行的一系列荟萃分析,同样证实了肠外营养的有害影响,该结论可作为晚期癌症患者不适宜肠外营养的进一步证据。在其中一项荟萃分析中,McGeer 等发现在接受化疗的癌症患者中,肠外营养与较低的生存率相关[ 相对风险(relative risk)为 0.81;95% 置信区间为 0.62~1.0 ],并且与较低的肿瘤反应率相关[ 比值比(odds ratio)为 0.68;95% 置信区间为 0.40~1.1 ][7]。尽管这些原始研究经常因为样本量较小而受到争议,荟萃分析经常因为数据的异质性而受到争议,但这些研究结果仍然证明了这样一个结论:对于晚期无法治愈的癌症化疗患者,在进行肠外营养时要非常小心。

同样,Baldwin 等对肠内营养的研究进行了一项荟萃分析[8]。这项荟萃分析是由这样一个事实推动的,即一些国际指南没有向癌症患者推荐肠外营养,却隐晦地推荐了肠内营养补充剂的使用。因此,这项荟萃分析纳入了在有体重减轻 / 营养不良的癌症患者或有体重减轻 / 营养不良风险的癌症患者中进行口服营养补充剂与常规护理的对比的随机对照试验。在纳入的 1 414 名患者的 13 项研究中,口服营养补充剂与体重和能量摄入的改善有关(体重的平均差异为 1.86kg,95%CI=0.25~3.47,$P$=0.02;能量摄入的平均差异为 432kcal/d,95%CI=172~693,$P$=0.001),但没有显著改善死亡率(相对风险 =1.06,95%CI=0.92~1.22,$P$=0.43)。值得注意的是,这项荟萃分析也显示了研究之间的显著异质性,在去除这些异质性来源后的重新分析表明,这些统计学上显著的临床结果差异消失了。因此,虽然癌症患者通过口服营养补充剂似乎摄入了更多的卡路里,但这种方法似乎并没有如所希望的那样导致生存率的重大改善。

## 无法治愈的晚期癌症患者的替代姑息治疗策略

不可否认,上述研究表明,营养支持通常不会延长无法治愈的晚期癌症患者的寿命,但对于这些患者,营养支持是否可以实现其他目标,如缓解症状?为了试图回答这个问题,McCann 等进行了一项纳入 32 名患者的研究,并在 12 个月的时间里监测患者自述的症状[9]。这项研究规模很小,但考虑到评估的强度、评估的持续时间以及研究和监测垂死患者的敏感性,这种有限的样本量似乎是最合适的。值得注意的是,并非 32 名患者都患有癌症,而且这些患者也没有得到积极的营养支持。该研究中 20 人(63%)没有饥饿的症状,并且口渴感只是短暂的。随着时间的推移,研究人员观察到,通过允许患者随意吃少量食物或零食、允许他们随意喝液体、吸食冰片和在嘴唇上涂抹润滑油,可以减轻食欲减退和口渴加剧等症状。这项研究有助于解决积极营养支持是否可以成为生命末期患者重要姑息策略的争论。事实上,很多患者在临终时并不饥渴,因此积极的营养支持似乎对缓解症状没有必要,但是如上文所述的其他一些相对简单的策略,在这种情况下可以起到基本的缓解作用。

按照类似的思路,Bruera 等将 129 名登记为临终关怀的癌症患者随机分为两组,一组在 4 小时内每天静脉注射 1 升生理盐水,而另一组每天静脉注射 100 毫升生理盐水(安慰剂组)[10]。主要结果是在第 4 天和基线之间四种脱水症状(疲劳、肌阵挛、镇静和幻觉,0= 最佳,40= 最差)的总和的变化。大量盐水注射并没有改善患者报告的脱水症状,说明肠外补液 / 营养干预的"姑息作用"可能比我们希望的要有限得多,从而为进一步研究或利用更简单、侵入性更小的干预措施提供了动力。

## 承认营养支持在无法治愈的晚期癌症患者中存在一些特殊情况

应该注意的是,偶尔也有一些例外的转移癌患者似乎受益于营养支持,特别是肠外营养支持。一项为期 20 年的单中心研究,对 52 种不同诊断的患者进行了随访,包括:类癌 / 胰岛细胞瘤(n=10),卵巢癌(n=6),淀粉样变性 / 多发性骨髓瘤(n=6),结直肠癌(n=5),肉瘤(n=5),胰腺癌(n=4),胃癌(n=3),淋巴瘤(n=2),腹膜假性黏液瘤(n=2),其他(n=9)[11]。从开始肠外营养到死亡的中位生存时间为 5 个月(范围:1~154 个月),其中有 16 名患者存活了 1 年或更长时间。肠外营养相关并发症包括导管感染、血栓性疾病、气胸和肝病,但这些并发症的发生率都不是特别高。总的来说,肠外营养可能有助于延长这些患者的存活时间,但应该强调的是,这个队列代表了一个高度选择的患者群体,这项研究的结果不应该被推广应用于大多数体重减轻的转移癌患者。

## 对于严重营养不良的大概率可治愈的癌症患者,应当满足其营养需求

是否有癌症患者,例如那些肿瘤尚未发生转移的患者,可能真正受益于营养支持? 必须强调的是,营养支持的慎用主要针对晚期无法治愈的癌症患者。先前的研究表明,患有潜在可治愈或高度可治疗癌症的实体瘤患者有时可以从营养支持中获益。因此,以高度合作、多学科的方式来决定营养支持的重要性怎么强调也不过分。为了进一步明确实施营养支持的时间,最近的一项多中心试验就疾病诊断后的早期和晚期实施肠外营养的时间,对 2 312 名接受重症监护病房治疗的成年人进行了比较,这些成年人中有略低于 20% 的人有癌症的诊断[12]。如果在一周后开始肠外营养,患者实际上表现出更快的恢复和更少的并发症。因此,花时间评估癌症的状况、抗肿瘤治疗的目标、治愈的可能性、长期生存率或持久的肿瘤反应,应该能够而且必须与营养支持的决定同时进行,而且上述数据表明,在某些情况下,有足够的时间来讨论营养支持的实施。以下 3 项研究对于肠外营养的实施特别具有指导意义。

首先,虽然退伍军人事务合作组织的研究(Veterans Affairs Cooperative Study)并非只关注癌症患者,但在 395 名患者中,65% 的患者为癌症患者[13]。该研究以术前营养不良患者为研究对象,将其随机分为实验组(术前 7-15 天的全肠外营养和术后 3 天的全肠外营养)和对照组(未给予肠外营养支持)。两组术后 30 天的主要并发症发生率相似(全肠外营养组为25.5%,对照组为 24.6%)。同样,在 90 天死亡率方面,两组间没有显著差异(实验组 13.4%,对照组 10.5%)。值得注意的是,在其他分析中,肠外营养组的患者感染率较高(实验组为14%,对照组为 6%),但仅包括 24 名严重营养不良患者的亚组分析发现,经肠外营养治疗的患者非感染性并发症较少(实验组为 5%,对照组为 43%)。这些亚组分析的结论应谨慎看待,因为它们并不是该研究的初步分析,而且它们是由高度选择性的患者亚组得出的结论。然而,这些发现可能表明,在一小部分癌症患者中,特别是那些在术前严重营养不良的患者中,肠外营养可能会带来一定的益处。

其次,范等在术前对 124 名正准备接受部分肝切除术的肝癌患者进行了研究[14]。不到20% 的人报告说他们的体重减轻超过 10%。在手术之前,患者分为接受肠外营养组与安慰剂组。安慰剂的营养或热量含量极低。尽管两组之间的死亡率没有明显的差异,但接受肠外营养治疗的患者术后并发症发生率较低;特别是他们表现出较少腹水和更好的肝功能。对肝细胞癌患者评估其营养不良的发生可能是一个挑战,因为腹水可以掩盖体重下降,而体重是评估营养不良的一个常用标志。该研究很重要,因为它表明肠外营养支持可以为术前营养不良肝细胞癌患者带来一定的益处。

最后,在第三项评估术前营养支持作用的研究中,Bozzetti 等纳入了体重下降至少 10%的 90 名胃癌或结直肠癌患者[15]。与上述其他两项研究一样,本研究的一半患者在术前接受肠外营养,另一半患者不接受营养支持。前组患者有更低的感染或非感染性的术后并发症(肠外营养组为 37%,非肠外营养组为 57%)。尽管该研究为小样本研究,但它进一步支持了术前肠外营养可以降低癌症患者并发症发生率的假设。

营养支持在头颈癌患者中的作用是什么? 这组癌症患者是需要考虑肠内营养支持的特殊情况。这也许是基于一句老话的首选考虑,"如果肠道起作用,就用它。"虽然很少有数据为这种情况下的肠内营养支持提供绝对的理由,但多种因素的综合,包括肿瘤引起的饮食障碍,以及放射治疗等癌症治疗引起的黏膜炎,表明在肠道起作用的情况下某种肠内营养支持是有意义的。支持这一观点的数据包括回顾性研究以及一些前瞻性研究得出的数据。

例如,Daly 等对 40 名接受放射治疗的头颈部癌症患者进行了一项随机试验,这些患者被分为口服营养组和鼻胃管组,后一组患者显示出更大的获益[16]。这些患者有更高的热量摄入和更少的体重减轻,并且能更迅速恢复日常生活活动。值得注意的是,两组间的肿瘤治疗反应率和总生存率没有统计学差异。然而,这个体重减少的问题可能不是小问题。最近一项纳入 533 名接受放射治疗的头颈部癌症患者的前瞻性研究发现,30% 的患者在癌症治疗期间体重减轻了 0.1%~5.0%,26% 的患者体重减轻了 5.1%~10.0%,24% 的患者体重减轻 >10%[17]。重要的是,这些研究者观察到体重减轻和总体生活质量下降以及身体功能、社交功能、社交饮食和社交联系之间存在着统计上的显著关联。因此,在这种情况下,体重减轻不仅仅是体重表上的数字下降,而是与生活质量大幅下降相关的临床变化。因此,本段前面提到的随机试验可能由于样本量太小,无法捕捉治疗组之间的细微改善,但是它仍然提供了一个线索,即对接受放射治疗的头颈癌患者来说,积极的肠内喂养可能比膳食咨询更具优势,而且这种优势还可能包括生活质量的改善。其他研究表明,使用肠内营养支持可以减少抗肿瘤治疗的需要。据我们所知,没有研究表明营养支持能明显改善头颈癌放疗或联合治疗的生存率或治疗效果,但事实上,这些患者在癌症治疗前和治疗期间都会出现饮食障碍和体重下降,这使得许多医疗服务提供者很容易将肠内营养策略作为癌症治疗计划的一部分。

## 头颈部肿瘤患者鼻胃管与经皮胃镜胃造瘘喂养的比较?

以上所述提出了如何最好地提供肠内营养支持这一尚未解决的问题。这些患者应该接受鼻胃管或经皮内镜下胃造瘘进行喂养吗? Cochrane 最近的一篇系统评价试图为回答这个问题提供进一步的指导,并纳入了针对这个问题的随机试验[18]。这篇系统评价提出了一些重要的观点,包括经皮内镜下胃造瘘进行喂养的持续时间比鼻胃管喂养要长得多,但比鼻胃管喂养更昂贵,至少在本系统评价中纳入的一个试验中是这样。虽然作者得出的结论是他们无法根据生存质量和肿瘤结局来明确更适合的治疗方法,但是与经皮内镜下胃造瘘进行喂养相关的使用时间和成本问题为医疗保健提供者与癌症患者的选择提供了进一步依据。此外,根据我们自己的经验,担心鼻胃管置管过程中发生肿瘤细胞转移(如在插入一根鼻胃管时由于鼻孔周围组织的持续接触和侵蚀以及远离鼻胃管本身会植入肿瘤细胞),还有在进行社交互动时鼻胃管的美容挑战,又似乎使患者和医疗保健提供者转向考虑经皮内镜下胃造瘘进行喂养。

所有即将接受手术或即将接受高强度癌症治疗的癌症患者,都应该以某种方式获得营养支持吗? 我们不这么认为。尽管这个问题有争议,但在癌症患者可能治愈或能从治疗中获得另一个主要有利结果的情况下,可以找到肠内或肠外营养支持的理由。重要的是,癌症患者似乎也必须表现出严重营养不良和/或营养不良风险的明显迹象,才能从营养支持中获益。即使在这种情况下,也应该指出,营养支持似乎并不能提高生存率,而是提供了一系列以降低并发症发生率为中心的更为适度的益处。因此,有理由认为,在某些情况下,可以而且应该为癌症患者提供营养支持,但在这种干预之前,应与患者进行讨论。

## 关于营养咨询的一句话

作为旁白,本章的重点是为癌症患者提供肠外或肠内营养支持,而经常遇到的问题是:在癌症患者缺乏营养支持的情况下,营养咨询的价值是什么? 尽管对于这个问题没有答案,但是 Ravasco 及其他人的一些研究都显示出了营养咨询的益处[19,20]。Halfdanarson 进行的一项荟萃分析试图将这些研究都纳入分析。他们接受了这样一个事实,即营养干预并没有产生生存优势,而是关注生活质量[21]。生活质量必须通过一份经过验证的问卷来衡量,所有的随机试验都是用来评估膳食咨询的。该荟萃分析确定了五个符合其纳入标准的试验。与未接受膳食咨询干预的患者相比,接受膳食咨询的患者的生活质量得分仅略有改善($P=0.06$)。然而,这一统计显著性的趋势表明,关于如何提高饮食摄入的讨论无疑对癌症患者产生了一些积极的影响。因此,不管癌症状况如何,也不管先前的研究报告中有什么混杂的发现,膳食咨询对体重减轻的癌症患者都是有价值的。

## 免疫营养

免疫营养这一术语已被用于描述几种用于肠内营养配方（包括补充剂，如 l- 精氨酸和 ω-3 脂肪酸）进行喂养的情况。尽管对所有可用的肠内配方和肠外营养的实施方法进行评论超出了本章的范围，但对免疫营养的一些评论应该是适当的。基于越来越多的临床试验和荟萃分析的结果，一些临床医生已经开始将这种制剂纳入临床实践。Cresci 推荐了最适合采用免疫营养的患者类型[22]："这些配方的理想候选者……包括：合并了有糖尿病、心脏病、肺病和肥胖症等疾病的营养不良和非营养不良的择期手术患者；具有感染高风险的合并多个共病的重症监护病房（ICU）患者；以及预计在 ICU 中停留 3~5 天以上的重症创伤和外科患者。"

然而在我们看来，免疫营养令人信服的好处是减少术后并发症，但这样的结果也还是存在争议的。例如，一项纳入 21 项随机对照试验的荟萃分析，总共包括 2 730 名患者[23]。虽然并非所有患者都是癌症患者，但包含了癌症患者和即将接受手术的胃肠道恶性肿瘤患者。免疫营养能显著降低围手术期并发症的发生率，甚至缩短住院时间。但是该荟萃分析仅包含了由有限数量的作者产生的临床试验数据，并且纳入的研究中存在显著的异质性。因此，虽然该研究清楚地证明了免疫营养的正当使用，但在我们看来，其总体数据似乎并不足以使人信服免疫营养是明确的护理标准。还值得注意的是，免疫营养在晚期癌症患者中的应用已经产生了很多阴性的客观结果。

## 结论

如上所述，多个阴性、随机对照试验和随后的荟萃分析强调营养支持尤其是肠外营养支持在晚期癌症患者中的作用有限。这些研究促使美国医师协会在 1989 年发表了一份立场声明，该声明明确建议在癌症患者接受非持续性化疗时不要使用肠外营养，并且在随后的 20 多年的时间里，这个立场声明没有被修改过[1]。此外，即使是有可能治愈的恶性肿瘤患者，营养支持的益处似乎也仅限于严重营养不良的亚组患者。然而在现实中，医疗保健提供者似乎很倾向于为癌症患者提供营养支持，特别是肠外营养支持。在过去的几年里，在美国接受家庭肠外营养的患者中有 40% 为癌症患者[24]。在瑞典、荷兰和法国，这一比例分别为 80%、60% 和 27%。只有在英国，这一比例低至 5%。目前尚不清楚这些患者是否都有转移癌或是其他情况而导致这些患者接受此类干预。鉴于营养支持的高使用率，除了临床试验的证据之外，很可能其他因素促进了这一干预的实施。了解促使医疗保健提供者、患者及其家庭选择营养支持的原因，将是确保癌症患者在其疾病过程中在正确的时间接受最适当的干预的关键。了解这些原因也是对患者在营养支持方面需求得到满足的保证。

（代水平　译　吴锦晖　校）

# 参考文献

1. Parenteral nutrition in patients receiving cancer chemotherapy. American College of Physicians. Ann Intern Med 1989;110:734–6.

2. Arends J, Zuercher G, Dossett A, Fitkau R, Huq M, Schmid I, et al. Non-surgical oncology—guidelines on parenteral nutrition. Ger Med Sci 2009;7:Doc 09.

3. August DA, Huhmann MB, American Society for Parenteral and Enteral Nutrition Board of Directors. ASPEN clinical guidelines: nutrition support therapy during adult anticancer treatment and in hematopoietic cell transplantation. JPEN J Parenter Enteral Nutr. 2009;33:472–500.

4. Dodson S, Baracos VE, Jatoi A, Evans WJ, Cella D, Dalton JT, Steiner MS. Muscle wasting in cancer cachexia: clinical implications, diagnosis, and emerging treatment strategies. Annu Rev Med. 2011;62:265–79.

5. Hopkinson JB. The emotional aspects of cancer anorexia. Curr Opin Support Palliat Care. 2010;4:254–8.

6. Nixon DW, Lawson DH, Kutner MH, Moffitt SD, Ansley J, Heymsfield SB, et al. Effect of total parenteral on survival in advanced colon cancer. Cancer Detect Prev. 1981;4:421–7.

7. McGeer AJ, Detsky AS, O'Rourke K. Parenteral nutrition in cancer patients undergoing chemotherapy: a meta-analysis. Nutrition. 1990;6:233–40.

8. Baldwin C, Spiro A, Ahern R, Emery PW. Oral nutritional interventions in malnourished patients with cancer: a systematic review and meta-analysis. J Natl Cancer Inst. 2012;104:371–85.

9. McCann RM, Hall WJ, Groth-Juncker A. Comfort care for terminally ill patients. The appropriate use of nutrition and hydration. JAMA. 1994;272:1263–6.

10. Bruera E, Hui D, Dalal S, Torres-Vigil I, Trumble J, Roosth J, et al. Parenteral hydration in patients with advanced cancer: a multicenter, double-blind, placebo controlled randomized trial. J Clin Oncol. 2013;31:111–8.

11. Hoda D, Jatoi A, Burnes J, Loprinzi C, Kelly D. Should patients with advanced, incurable cancers ever be sent home with total parenteral nutrition? A single institution's 20-year experience. Cancer. 2005;103:863–8.

12. Casaer MP, Mesotten D, Hemans G, Wouters PJ, Schetz M, Meyfroidt G, et al. Early versus late parenteral nutrition is critically ill adults. N Engl J Med. 2011;365:506–17.

13. Perioperative total parenteral nutrition in surgical patients. The Veterans Affairs Total Parenteral Nutrition Cooperative Study Group. N Engl J Med 1991;325:525–32.

14. Fan ST, Lo CM, Lai EC, Chu KM, Liu CL, Wong J. Perioperative nutritional support in patients undergoing hepatectomy for hepatocellular carcinoma. N Engl J Med. 1994;331:1547–52.

15. Bozzetti F, Gavazzi C, Miceli R, Rossi N, Mariani L, Cozzaglio L, et al. Perioperative total parenteral nutrition in malnourished, gastrointestinal cancer patients: a randomized, clinical trial. JPEN J Parenter Enteral Nutr. 2000;24:7–14.

16. Daly JM, Hearne B, Dunaj J, LePorte B, Vikram B, Strong E, et al. Nutritional rehabilitation in patients with advanced head and neck cancer receiving radiation therapy. Am J Surg. 1984;148:514.

17. Langius JA, van Dijk AM, Doornaert P, Kruizenga HM, Langendijk JA, Leemans CR, et al. More than 10 % weight loss in head and neck cancer patients during radiotherapy is independently associated with deterioration in quality of life. Nutr Cancer. 2013;65:76–83.

18. Gomes CA, Lustosa SA, Matos D, Andriolo RB, Waisberg DR, Waisberg J. Percutaneous endoscopic gastrostomy versus nasogastric tube feeding for adults with swallowing disturbances. Cochrane Database Syst Rev. 2012;14:3.

19. Ravasco P, Monteiro-Grillo I, Camilo M. Individualized nutrition intervention is major benefit to colorectal cancer patients: long-term follow-up of a randomized controlled trial of nutritional therapy. Am J Clin Nutr. 2012;96:1346–53.

20. Ravasco P, Monteiro-Grillo I, Marques Vidal P, Camilo ME. Impact of nutrition on outcome: a prospective randomized controlled trial in patients with head and neck cancer undergoing radiotherapy. Head Neck. 2005;27:659–68.

21. Halfdanarson TR, Thordardottir E, West CP, Jatoi A. Does dietary counseling improve quality of life in cancer patients? A systematic review and meta-analysis. J Support Oncol. 2008;6:234–7.

22. Cresci G. http://intl-pen.sagepub.com/content/29/1_suppl/S92.full. Last accessed 8 Jun 2013.

23. Cerantola Y, Hubner M, Grass F, Demartines N, Schafer M. Immunonutrition in gastrointestinal surgery. Br J Surg. 2011;98:37–48.

24. Howard L. Home parenteral nutrition: a translatlantic view. Clin Nutr. 1999;18:131–3.

# 第 16 章

# 营养与慢性肾脏病

**Xiaorui Chen and Srinivasan Beddhu**

## 要点

- 慢性肾脏病(chronic kidney disease,CKD)的发病和进展受多种饮食因素的影响,包括盐和蛋白质的摄入以及能量平衡(肥胖)。
- 虽然低蛋白摄入预防 CKD 进展的益处尚无定论,但似乎高蛋白摄入对即使是轻度肾功能受损的个体也有害。
- 蛋白质水平和钠、磷、钾和液体摄入量的具体饮食建议必须根据肾功能水平仔细制定个体化方案。
- 肥胖是 CKD 发病的危险因素,能通过多种机制影响其发病,包括临床或亚临床胰岛素抵抗、高血压和可能的其他代谢紊乱情况。
- 然而,肥胖与透析患者较高的生存率相关。这可能是因为在透析的 CKD Ⅴ 期患者中,肥胖的保护性营养作用要超过其有害的代谢作用。

**关键词** 肾脏病·血液透析·尿毒症·代谢性酸中毒

## 引言

根据美国国家健康与营养调查(National Health and Nutrition Examination Survey, NHANES),大约 14% 的美国成年人都患有慢性肾脏病(chronic kidney disease,CKD)[1],并且在 1988—1994 年和 1999—2004 年期间,美国成年人 CKD 的患病率增加了 30%[2]。此外,CKD 是动脉粥样硬化强有力的独立预测因子[3,4]。透析的年死亡率约为 20%,2009 年终末期肾病的医疗保险总费用估计为 290 亿美元[5]。因此,CKD 是一种极为常见的疾病,且为社会带来了巨大的健康和经济负担。

营养状况在 CKD 的发病和进展中起着重要作用,并极大地影响已确诊 CKD 患者的生存率。因此,饮食干预可能对于延缓 CKD 进展和改善已确诊 CKD 患者的预后产生重大影响。本章回顾了以下内容:①饮食和肥胖对 CKD 发病和进展的影响;②晚期慢性肾脏病(尿毒症)患者特有的营养问题。

# 饮食和肥胖在 CKD 发病和进展中的作用

## 盐摄入量、高血压和 CKD 的风险

高血压是 CKD 的一个非常强的危险因素。在那些有高血压病史的患者中,将膳食钠摄入量降低到大约 1g/d 与更好的血压控制有关[6,7]。在没有高血压病史的人群中,降低盐摄入量的有益效果一直备受争议[8]。然而,在防止高血压的饮食结构(Dietary Approaches to Stop Hypertension,DASH)的钠盐研究中,412 名受试者被随机分配到对照饮食组(典型的美国摄入量)或 DASH 饮食(富含蔬菜、水果和低脂肪乳制品)。在指定的饮食中,受试者随机连续 30 天进食钠含量高、中、低的食物。在有高血压和无高血压的受试者中观察钠的作用。在每一钠含量饮食水平,DASH 饮食与收缩压的显著降低有关。与高钠水平的对照饮食组相比,低钠水平的 DASH 饮食导致无高血压受试者的平均收缩压降低 7.1mmHg,患有高血压的受试者平均收缩压降低 11.5mmHg。此外,高钠摄入[9]会导致体重指数 >25kg/m$^2$ 的健康男性出现超滤模式。这些研究表明,较低的钠摄入量不仅有利于预防 CKD 的发病,还能在延缓 CKD 的进展中发挥作用。尽管如此,还没有随机对照试验用于检查血压正常的个体减少膳食钠摄入是否会降低 CKD 的发病。

## 蛋白质摄入与肾脏功能

蛋白质摄入对肾功能的影响可能取决于基线肾功能水平。因此,我们将针对这些内容进行分别讨论。

### 肾脏功能正常的人

与低脂肪、高碳水化合物的饮食相比,高蛋白、低碳水化合物的饮食在肥胖受试者中能产生更大的减重效果[10]。然而,人们担心高蛋白饮食是否会有肾毒性。在一项对 24 名健康年轻人进行的短期研究中,结果发现高蛋白饮食可以显著提高肾小球滤过率,以及血尿素氮、血清尿酸、胰高血糖素、尿钠排泄、尿白蛋白和尿素排泄[11]。在对 65 名健康、超重和肥胖个体进行的为期 6 个月的随机对照试验中,低蛋白组的膳食蛋白质摄入量从 91.1g/d 变为 6 个月的平均干预值 70.4g/d(P<0.05),高蛋白组从 91.4g/d 变为 107.8g/d(P<0.05)[12]。这导致低蛋白组肾小球滤过率(glomerular filtration rate,GFR)减少 7.1mL/min,高蛋白组增加 5.2mL/min(组效应:P<0.05)。低蛋白组肾体积减小 6.2cm$^3$,高蛋白组增加 9.1cm$^3$(P<0.05),而在所有组中蛋白尿保持不变。因此,高蛋白饮食会导致肾体积增加以及超滤现象。由于超滤是进行性肾脏损伤的公认危险因素,理论上长期高蛋白饮食可能导致肾衰竭。另一方面,如下所述,肥胖本身就是肾脏损伤的一个危险因素。因此,长期使用高蛋白饮食对肾功能的风险获益比仍不清楚。因此,根据现有的数据[10],肥胖个体采取短期(6~12 个月)高蛋白饮食方法来减重可能是合理的。

### 慢性肾脏病患者

在动物研究中,限制蛋白质摄入可延缓肾脏疾病的进展。在一个小型的胰岛素依赖型

糖尿病肾病的临床试验中,低蛋白摄入导致 GFR 缓慢下降[13,14]。然而,在改良肾脏病饮食(Modification of Diet in Renal Diseases,MDRD)研究中[9],在 585 名中度 CKD 患者[ GFR 为 25~55mL/(min·1.73m$^2$)],与普通蛋白饮食[ 1.3g/(kg·d)]相比,低蛋白饮食(0.58g/(kg·d))并未导致肾功能的下降缓慢。在研究结束后,利用国家注册中心对这些患者进行的长期随访表明,低蛋白质摄入可能对终末期肾病(end-stage renal disease,ESRD)的进展或 ESRD 的并发症或全因死亡率有早期益处[15]。

在同一项研究中,与低蛋白饮食[ 0.58g(kg·d)]相比,在 255 名晚期 CKD 患者[ GFR 为 13~24mL/(min·1.73m$^2$)]中添加酮酸氨基酸的极低蛋白饮食[ 0.28g/(kg·d)]并未导致 GFR 的下降显著减慢[10]。研究结束后,利用国家注册中心对这些患者进行了长期随访,结果表明,给予极低蛋白饮食并不能延缓肾衰竭的进展,但似乎增加了死亡风险[16]。最近,423 名 4~5 期 CKD 患者被随机分配到低蛋白饮食组[ 0.73 ± 0.04g/(kg·d)]或中等蛋白饮食组[ 0.9 ± 0.06g/(kg·d)]。在 48 个月的随访中,低蛋白饮食和中等蛋白饮食组的月平均 GFR 的下降值[ 0.19 ± 0.48mL/(min·1.73m$^2$)和 0.18 ± 0.46mL/(min·1.73m$^2$)]没有显著差异[17]。因此,限制蛋白质在延缓 CKD 进展中的作用仍有争议。

总之,高蛋白饮食可能有利于肾功能正常的肥胖患者减重,但对于肾功能轻度受损的患者应避免。因此,在处方高蛋白饮食之前,应该用 GFR 估算公式估算肾功能,因为轻度肾功能障碍非常常见,且几乎总是没有相应症状。

## 肥胖、胰岛素抵抗和 CKD 的风险

虽然人们已经确定了肥胖对心血管疾病、高血压和糖尿病的影响,但直到最近才出现肥胖影响肾脏疾病的数据[18-22]。在对 320 252 名成年人进行的分析中,与体重指数(body mass index,BMI)正常的人(18.5~24.9kg/m$^2$)相比,超重者(BMI 25.0~29.9kg/m$^2$)发展为需要透析治疗的终末期肾病(ESRD)的风险为 1.87(95% CI,1.64~2.14),一级肥胖者(BMI 30.0~34.9kg/m$^2$)风险为 3.57(CI,3.05~4.18)二级肥胖者(BMI 35.0~39.9kg/m$^2$)风险为 6.12(CI,4.97~7.54),极度肥胖者(BMI 大于 40kg/m$^2$)风险为 7.07(CI,5.37~9.31)[21]。此外,对于接受减重手术的重度肥胖患者,体重减轻伴随血压控制更好、肾小球超滤减低和蛋白尿减少[22-24]。这些数据表明,肥胖是肾病的一个危险因素。

在上述研究中,在将基线血压水平和有无糖尿病进行额外校正后,较高的基线 BMI 仍然是 CKD/ESRD 的独立预测因子[21]。然而,糖尿病只是胰岛素抵抗的一种极端情况。非糖尿病的亚临床胰岛素抵抗可能反映了一种不良的代谢环境,仍然可能导致肾损伤。事实上,在非糖尿病的成人中,胰岛素抵抗与慢性肾脏病的发病相关[25]。

这种现象的潜在分子机制如图 16.1 所示。脂肪组织不仅仅是脂肪的储存库。它具有代谢活性并能产生脂肪细胞因子,如肿瘤坏死因子-α(tumor necrosis factor-α,TNF-α)、白细胞介素-6(interleukin-6,IL-6)、纤溶酶原激活物抑制剂、瘦素、血管紧张素原和脂连蛋白[26-40]。肥胖个体中这些脂肪细胞因子的分泌发生变化会导致代谢紊乱,引起胰岛素抵抗、血脂异常、高血压和炎症反应[26-40]。在接受减重手术的重度肥胖个体中,体重减轻伴随更好的血压控制[41,42],肾小球超滤降低和蛋白尿减少[22-24]。这些数据表明,减重可以减少肥胖对肾脏的损害。其中部分效应可能由高血压介导,另一部分可能与高血压无关。胰岛素抵抗、炎症和

氧化应激是肥胖患者脂肪细胞因子形成发生改变的结果,也可能导致肾脏损伤。

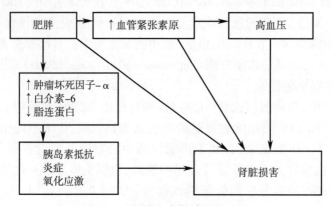

图 16.1　肥胖患者肾脏损伤机制

# 尿毒症的营养问题

上一节讨论了饮食和肥胖在 CKD 发病和进展中的作用。本节讨论尿毒症特有的营养问题,即肥胖悖论、消耗综合征的病理生理学和晚期 CKD 的血清磷。

## 尿毒症中的肥胖悖论

透析患者的年死亡率约为每年 20%。较好的营养状况,如较高的体重、肌肉质量和血清白蛋白,与透析患者生存率较高相关。特别是,与一般人群中高 BMI 和死亡率增加的关系相反,高 BMI 与透析患者生存率较高相关[4,43-51]。这种现象被描述为消耗性疾病的危险因素悖论或逆流行病学[47,52,53]。因此,有人认为肥胖对透析患者是保护性因素,并非有害[47]。

尽管高 BMI 与透析患者生存率较好相关,但肥胖症与传统心血管危险因素(如糖尿病)和非传统危险因素(如炎症)的关联并不仅限于非透析人群。事实上,先前的研究已经表明,在透析患者中,肥胖症和 / 或高 BMI 与胰岛素抵抗[54]、糖尿病[55]、炎症[56]、贫血[57]、冠状动脉钙化[58,59]和颈动脉粥样硬化[54]相关。令人困惑的是:如果肥胖与这些明显的心血管危险因素相关,那为什么肥胖与透析患者生存率较高有关?

如果存在下列情况,那么这些明显令人困惑的关联可能就能得到解释:①肥胖状态对生存率具有双重竞争性影响,保护性营养效应和导致胰岛素抵抗、血脂异常、高血压和炎症反应的有害代谢效应;②肾脏功能的水平会改变这些影响的相对重要性[60]。在这种情况下,非 CKD 人群中的肥胖状态有害代谢效应超过了其保护性营养效应,而在中度 CKD 人群中,肥胖状态的有害代谢效应被其保护性营养效应所抵消,在需透析的 CKD V 期患者中,肥胖状态的保护性营养效应超过了其有害代谢效应。换言之,肥胖状态对生存率的总体影响因肾功能水平而异,即使肥胖的代谢作用不受肾功能水平的影响,体重和是否存在 CKD 对生存率也存在交互作用。

## 尿毒症患者营养不良的病理生理学

图 16.2 总结了尿毒症患者肌少症（低肌肉量）的可能因果途径。肌肉质量的多少是肌肉蛋白质合成和分解的最终结果。蛋白质摄入减少导致肌肉蛋白质合成减少，而炎症、氧化应激和代谢性酸中毒促进肌肉蛋白质分解。尿毒症毒素通过减少蛋白质摄入以及直接抑制肌肉蛋白质合成机制来减少肌肉蛋白质合成。尿毒症毒素还通过炎症、氧化应激和代谢性酸中毒以及直接刺激肌肉蛋白质分解代谢途径来增加肌肉蛋白质分解。

这些途径（减少合成代谢以及增加分解代谢）在导致尿毒症患者营养不良中的相对重要性仍有争议，后续将讨论这些问题。

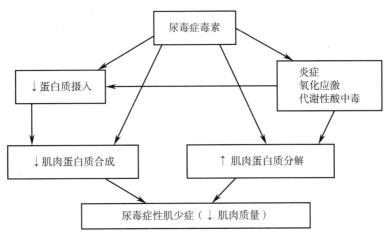

图 16.2 尿毒症中肌少症可能的因果途径

## 蛋白质摄入和营养状况

目前的临床指南建议血液透析患者的膳食蛋白质摄入量为 $1.2g/(kg·d)$[61]。这些指南是基于意见和观察性数据。高蛋白摄入可能导致血清磷增加（稍后讨论）和代谢性酸中毒，这对透析患者可能是有害的。此外，如下所述，饮食干预是否会影响透析患者的营养状况存在争议。

因为尿毒症性消耗状态（透析患者低肌肉质量、体重和血清蛋白的状态）是由高分解代谢导致的，而非饮食摄入减少所致，所以对于透析患者采用营养不良一词系误称[62]。为支持这一理论，有实验数据表明，酸中毒[1,5,63]和 TNF-α[64,65]激活了泛素 - 蛋白酶解系统（ubiquitin-proteasome proteolytic system）——蛋白质分解代谢的主要途径[66]。因此，有人认为代谢性酸中毒和炎症可能是透析患者"蛋白质丢失状态"的主要决定因素[67]。此外，在一项对 8 名腹膜透析患者进行的小型研究中，透析液乳酸盐（可以缓冲酸）的增加与骨骼肌泛素表达的减少和 1 个月内营养指数的改善有关[68]。其他能导致分解代谢增加的因素包括胰岛素的合成代谢活性抵抗和血液透析过程引起的肌肉损伤[62,69,70]。

然而，尽管分解代谢的增加可能在透析患者的肌肉质量、体重指数和血清蛋白降低中起致病作用，但炎症、氧化应激和代谢性酸中毒是否是尿毒症患者肌肉质量的关键决定因素仍不清楚。饮食摄入可能仍然是透析患者肌肉质量和体型的最重要决定因素。例如，长期饥饿后,透析患者发生营养不良的可能性与普通人群一样。然而,一旦营养不良状态形成,与普通人群相比,透析患者可能更难逆转这种营养不良。因此,在营养增加的情况下难以扭转营养不良状态,并不能排除营养不良是饮食摄入不足所导致的。

### 代谢性酸中毒与营养状况

如上所述,代谢性酸中毒[1,5,63]激活了泛素 - 蛋白酶解系统,这是蛋白质分解代谢的主要途径[66],因而代谢性酸中毒被认为是导致透析患者肌肉质量低的主要原因。由此,低血清肌酐水平,这反映了在多数透析患者中的肌肉量,就有望出现在那些血清碳酸氢盐浓度较低的患者中。但是,在对充分透析受试者进行分析的 HEMO 研究中,则出现了相反的关联,即血清肌酐浓度较高(肌肉质量较高)的受试者血清碳酸氢盐浓度较低[71],提示酸中毒不是肌肉质量较低的主要决定因素。

### 炎症和营养状况

TNF-α 也激活了泛素 - 蛋白酶解系统[64,65]。因此,炎症被认为是透析患者肌肉消耗的主要决定因素[62]。在 HEMO 研究数据的早期分析中,非常高的 CRP 水平与血清肌酐水平下降有关[71]。在另一项研究中,通过计算机断层扫描估计的大腿中部肌肉质量也与 CRP 呈负相关[72]。除了分解代谢增加以外,炎症还可能抑制食欲,导致营养不良[52,73-75]。因此,从生物学角度看,炎症与透析患者的营养不良有关是合理的。

然而,从未见到在透析患者中炎症和低 BMI 之间的纵向关系的报道。此外,在上述HEMO 研究的纵向分析中,CRP 的自然对数每增加一个单位,血清肌酐就会有 0.15mg/dL 的微弱降低[71]。由此,在多数血液透析患者 10 倍 CRP 自然对数的增加将会出现血清肌酐下降 1.5mg。这样一来,透析患者中严重炎症与肌肉质量减少之间的关联貌似可信,但可能不足以解释透析患者中低肌肉质量的高患病率。

总之,如图 16.2 所示,饮食不足和分解代谢增加造成的影响不一定相互排斥,另一方面,它们可能具有协同作用。有必要进行干预性研究,以确定合成代谢与分解代谢过程在尿毒症患者营养不良中的相对重要性。

## 钙磷、甲状旁腺激素和血管钙化

随着 GFR 的下降,磷在尿液中的排泄减少,在血液中累积。结果是低钙血症和甲状旁腺功能亢进。

高磷、钙磷产物和甲状旁腺激素水平与透析患者的血管钙化[76]和死亡率[77]增加相关。减少膳食中磷摄入量可以降低血清磷。然而,这是有问题的,因为高磷食物也富含高蛋白质。因此,为了让患者摄入合理量的蛋白质,可将磷结合剂与膳食一起使用。这些作用是通过结合肠道中的磷,形成不可吸收的化合物,从而通过粪便排出来实现。

含铝的磷结合剂可导致血清铝水平升高,从而导致骨软化症[78,79]和精神状态下降[80](透析性痴呆)。因此,人们已经基本摒弃了含铝的磷结合剂的使用。目前有含钙或不含钙两大类磷结合剂。随机对照试验表明,与含钙磷结合剂相反,司维拉姆(一种不含钙磷结合剂)的使用与动脉钙化的减少相关,尤其是对于那些年龄较大且已有钙化的患者[81,82]。在对一项 129 例血液透析患者的试验的随访分析中,在接受司维拉姆治疗的受试者中,死亡率这一预先设定的次要终点较低。然而,在一项司维拉姆和含钙磷结合剂的多中心、随机、开放标签、平行设计试验($n$=2 103)中,全因死亡率和特因死亡率没有显著差异[83]。然而,年龄对治疗效果有显著的交互作用。仅在 65 岁以上的患者中,司维拉姆在降低死亡率方面有显著效果。有人认为,司维拉姆与老年患者的总体死亡率较低相关,但与心血管疾病无关。结合上述观察数据,司维拉姆可能对疑似有动脉钙化的老年人有益,但对年轻透析患者则无益处。

# 结论:基于肾功能水平的饮食建议

　　表 16.1 总结了根据不同肾功能水平提出的个体化饮食建议。在美国国家肾脏基金会的网站上可以找到更多关于 CKD 各阶段适当饮食调整的信息。

　　总之,饮食和营养状况对 CKD 的发病和进展都有很大影响,并且是 CKD 患者预后的重要决定因素。饮食和生活方式干预可以减轻美国 CKD 的疾病负担。

**表 16.1　基于肾功能水平的饮食建议总结**

| 健康状况 | 适当饮食 |
| --- | --- |
| 肾功能正常的肥胖症[估计 MDRD GFR 大于 80mL/(min·1.73m²)] | 高蛋白、低碳水化合物饮食(或其他均衡、低热量的饮食)<br>无液体限制 |
| 肾功能受损[MDRD GFR 30 至小于等于 80 mL/(min·1.73m²)] | 避免高蛋白饮食<br>蛋白质限制的潜在益处[0.6g/(kg·d)]<br>盐限制(3~4g/d)<br>如果排尿正常,则无液体限制 |
| Ⅳ期 CKD[MDRD GFR 15~29 mL/(min·1.73m²)] | 避免高蛋白饮食<br>蛋白质限制的潜在益处[0.6g/(kg·d)]<br>盐限制(3~4g/d)<br>根据需要限制钾和磷<br>如果尿量正常,无液体限制 |
| 透析患者 | 高蛋白饮食的潜在益处[1.2g/(kg·d)]<br>盐限制(3~4g/d)<br>限制钾和磷<br>将液体摄入量限制在 1~1.5L/d |

（郝勤建　译　王双　校）

# 参考文献

1. May RC, Kelly RA, Mitch WE. Mechanisms for defects in muscle protein metabolism in rats with chronic uremia. Influence of metabolic acidosis. J Clin Invest. 1987;79:1099–103.

2. Coresh J, Selvin E, Stevens LA, Manzi J, Kusek JW, Eggers P, et al. Prevalence of chronic kidney disease in the United States. JAMA. 2007;298:2038–47.

3. Go AS, Chertow GM, Fan D, McCulloch CE, Hsu CY. Chronic kidney disease and the risks of death, cardiovascular events, and hospitalization. N Engl J Med. 2004;351:1296–305.

4. Beddhu S, Allen-Brady K, Cheung AK, Horne BD, Bair T, Muhlestein JB, et al. Impact of renal failure on the risk of myocardial infarction and death. Kidney Int. 2002;62:1776–83.

5. May RC, Bailey JL, Mitch WE, Masud T, England BK. Glucocorticoids and acidosis stimulate protein and amino acid catabolism in vivo. Kidney Int. 1996;49:679–83.

6. Melander O, von Wowern F, Frandsen E, Burri P, Willsteen G, Aurell M, et al. Moderate salt restriction effectively lowers blood pressure and degree of salt sensitivity is related to baseline concentration of renin and N-terminal atrial natriuretic peptide in plasma. J Hypertens. 2007;25:619–27.

7. Swift PA, Markandu ND, Sagnella GA, He FJ, MacGregor GA. Modest salt reduction reduces blood pressure and urine protein excretion in black hypertensives: a randomized control trial. Hypertension. 2005;46:308–12.

8. Fodor JG, Whitmore B, Leenen F, Larochelle P. Lifestyle modifications to prevent and control hypertension. 5. Recommendations on dietary salt. Canadian Hypertension Society, Canadian Coalition for High Blood Pressure Prevention and Control, Laboratory Centre for Disease Control at Health Canada, Heart and Stroke Foundation of Canada. CMAJ. 1999;160:S29–34.

9. Krikken JA, Lely AT, Bakker SJ, Navis G. The effect of a shift in sodium intake on renal hemodynamics is determined by body mass index in healthy young men. Kidney Int. 2007;71:260–5.

10. Gardner CD, Kiazand A, Alhassan S, Kim S, Stafford RS, Balise RR, et al. Comparison of the Atkins, Zone, Ornish, and LEARN diets for change in weight and related risk factors among overweight premenopausal women: the A TO Z Weight Loss Study: a randomized trial. JAMA. 2007;297:969–77.

11. Frank H, Graf J, Amann-Gassner U, Bratke R, Daniel H, Heemann U, et al. Effect of short-term high-protein compared with normal-protein diets on renal hemodynamics and associated variables in healthy young men. Am J Clin Nutr. 2009;90:1509–16.

12. Skov AR, Toubro S, Bulow J, Krabbe K, Parving HH, Astrup A. Changes in renal function during weight loss induced by high vs low-protein low-fat diets in overweight subjects. Int J Obes Relat Metab Disord. 1999;23:1170–7.

13. Walker JD, Bending JJ, Dodds RA, Mattock MB, Murrells TJ, Keen H, et al. Restriction of dietary protein and progression of renal failure in diabetic nephropathy. Lancet. 1989;2:1411–5.

14. Zeller K, Whittaker E, Sullivan L, Raskin P, Jacobson HR. Effect of restricting dietary protein on the progression of renal failure in patients with insulin-dependent diabetes mellitus. N Engl J Med. 1991;324:78–84.

15. Levey AS, Greene T, Sarnak MJ, Wang X, Beck GJ, Kusek JW, et al. Effect of dietary protein restriction on the progression of kidney disease: long-term follow-up of the Modification of Diet in Renal Disease (MDRD) Study. Am J Kidney Dis. 2006;48:879–88.

16. Menon V, Kopple JD, Wang X, Beck GJ, Collins AJ, Kusek JW, et al. Effect of a very low-protein diet on outcomes: long-term follow-up of the Modification of Diet in Renal Disease (MDRD) Study. Am J Kidney Dis. 2009; 53:208–17.

17. Cianciaruso B, Pota A, Bellizzi V, Di Giuseppe D, Di Micco L, Minutolo R, et al. Effect of a low- versus moderate-protein diet on progression of CKD: follow-up of a randomized controlled trial. Am J Kidney Dis. 2009; 54:1052–61.

18. Hallan S, de Mutsert R, Carlsen S, Dekker FW, Aasarod K, Holmen J. Obesity, smoking, and physical inactivity as risk factors for CKD: are men more vulnerable? Am J Kidney Dis. 2006;47:396–405.

19. Kramer H, Luke A, Bidani A, Cao G, Cooper R, McGee D. Obesity and prevalent and incident CKD: the Hypertension Detection and Follow-Up Program. Am J Kidney Dis. 2005;46:587–94.

20. Gelber RP, Kurth T, Kausz AT, Manson JE, Buring JE, Levey AS, et al. Association between body mass index and CKD in apparently healthy men. Am J Kidney Dis. 2005;46:871–80.

21. Hsu CY, McCulloch CE, Iribarren C, Darbinian J, Go AS. Body mass index and risk for end-stage renal disease. Ann Intern Med. 2006;144:21–8.

22. Chagnac A, Weinstein T, Herman M, Hirsh J, Gafter U, Ori Y. The effects of weight loss on renal function in patients with severe obesity. J Am Soc Nephrol. 2003;14:1480–6.

23. Vogel JA, Franklin BA, Zalesin KC, Trivax JE, Krause KR, Chengelis DL, et al. Reduction in predicted coronary heart disease risk after substantial weight reduction after bariatric surgery. Am J Cardiol. 2007;99:222–6.

24. Navarro-Diaz M, Serra A, Romero R, Bonet J, Bayés B, Homs M, et al. Effect of drastic weight loss after bariatric surgery on renal parameters in extremely obese patients: long-term follow-up. J Am Soc Nephrol. 2006; 17:S213–7.

25. Kurella M, Lo JC, Chertow GM. Metabolic syndrome and the risk for chronic kidney disease among nondiabetic adults. J Am Soc Nephrol. 2005;16:2134–40.

26. Bastard JP, Jardel C, Delattre J, Hainque B, Bruckert E, Oberlin F. Evidence for a link between adipose tissue interleukin-6 content and serum C-reactive protein concentrations in obese subjects. Circulation. 1999;99:2221–2.

27. Bhagat K, Vallance P. Inflammatory cytokines impair endothelium-dependent dilatation in human veins in vivo. Circulation. 1997;96:3042–7.

28. Bouloumie A, Marumo T, Lafontan M, Busse R. Leptin induces oxidative stress in human endothelial cells. FASEB J. 1999;13:1231–8.

29. Hotamisligil GS, Peraldi P, Budavari A, Ellis R, White MF, Spiegelman BM. IRS-1-mediated inhibition of insulin receptor tyrosine kinase activity in TNF-alpha- and obesity-induced insulin resistance. Science. 1996;271:665–8.

30. Nakajima J, Mogi M, Kage T, Chino T, Harada M. Hypertriglyceridemia associated with tumor necrosis factor-alpha in hamster cheek-pouch carcinogenesis. J Dent Res. 1995;74:1558–63.

31. Ouchi N, Kihara S, Funahashi T, Nakamura T, Nishida M, Kumada M, et al. Reciprocal association of C-reactive protein with adiponectin in blood stream and adipose tissue. Circulation. 2003;107:671–4.

32. Quehenberger P, Exner M, Sunder-Plassmann R, Ruzicka K, Bieglmayer C, Endler G, et al. Leptin induces endothelin-1 in endothelial cells in vitro. Circ Res. 2002;90:711–8.

33. Schneider JG, von Eynatten M, Schiekofer S, Nawroth PP, Dugi KA. Low plasma adiponectin levels are associated with increased hepatic lipase activity in vivo. Diabetes Care. 2005;28:2181–6.

34. Stephens JM, Pekala PH. Transcriptional repression of the GLUT4 and C/EBP genes in 3T3-L1 adipocytes by tumor necrosis factor-alpha. J Biol Chem. 1991;266:21839–45.

35. Tham DM, Martin-McNulty B, Wang YX, Wilson DW, Vergona R, Sullivan ME, et al. Angiotensin II is associated with activation of NF-kappaB-mediated genes and downregulation of PPARs. Physiol Genomics. 2002;11:21–30.

36. Verma S, Li SH, Wang CH, Fedak PW, Li RK, Weisel RD, et al. Resistin promotes endothelial cell activation: further evidence of adipokine-endothelial interaction. Circulation. 2003;108:736–40.

37. von Eynatten M, Schneider JG, Humpert PM, Rudofsky G, Schmidt N, Barosch P, et al. Decreased plasma lipoprotein lipase in hypoadiponectinemia: an association independent of systemic inflammation and insulin resistance. Diabetes Care. 2004;27:2925–9.

38. Wellen KE, Hotamisligil GS. Inflammation, stress, and diabetes. J Clin Invest. 2005;115:1111–9.

39. Whitehead JP, Richards AA, Hickman IJ, Macdonald GA, Prins JB. Adiponectin—a key adipokine in the metabolic syndrome. Diabetes Obes Metab. 2006;8:264–80.

40. Ziccardi P, Nappo F, Giugliano G, Esposito K, Marfella R, Cioffi M, et al. Reduction of inflammatory cytokine concentrations and improvement of endothelial functions in obese women after weight loss over one year. Circulation. 2002;105:804–9.

41. MacLaughlin HL, Cook SA, Kariyawasam D, Roseke M, van Niekerk M, Macdougall IC. Nonrandomized trial of weight loss with orlistat, nutrition education, diet, and exercise in obese patients with CKD: 2-year follow-up. Am J Kidney Dis. 2010;55:69–76.

42. MacLaughlin HL, Sarafidis PA, Greenwood SA, Campbell KL, Hall WL, Macdougall IC. Compliance with a structured weight loss program is associated with reduced systolic blood pressure in obese patients with chronic kidney disease. Am J Hypertens. 2012;25:1024–9.

43. Johansen KL, Young B, Kaysen GA, Chertow GM. Association of body size with outcomes among patients beginning dialysis. Am J Clin Nutr. 2004;80:324–32.

44. Abbott KC, Glanton CW, Trespalacios FC, Oliver DK, Ortiz MI, Agodoa LY, et al. Body mass index, dialysis modality, and survival: analysis of the United States Renal Data System Dialysis Morbidity and Mortality Wave II Study. Kidney Int. 2004;65:597–605.

45. Aoyagi T, Naka H, Miyaji K, Hayakawa K, Ishikawa H, Hata M. Body mass index for chronic hemodialysis patients: stable hemodialysis and mortality. Int J Urol. 2001;8:S71–5.

46. Beddhu S, Pappas LM, Ramkumar N, Samore M. Effects of body size and body composition on survival in hemodialysis patients. J Am Soc Nephrol. 2003;14:2366–72.

47. Kalantar-Zadeh K, Abbott KC, Salahudeen AK, Kilpatrick RD, Horwich TB. Survival advantages of obesity in dialysis patients. Am J Clin Nutr. 2005;81:543–54.

48. Kopple JD. Nutritional status as a predictor of morbidity and mortality in maintenance dialysis patients. ASAIO J. 1997;43:246–50.

49. Kutner NG, Zhang R. Body mass index as a predictor of continued survival in older chronic dialysis patients. Int Urol Nephrol. 2001;32:441–8.

50. Leavey SF, McCullough K, Hecking E, Goodkin D, Port FK, Young EW. Body mass index and mortality in 'healthier' as compared with 'sicker' haemodialysis patients: results from the Dialysis Outcomes and Practice Patterns Study (DOPPS). Nephrol Dial Transplant. 2001;16:2386–94.

51. Leavey SF, Strawderman RL, Jones CA, Port FK, Held PJ. Simple nutritional indicators as independent predictors of mortality in hemodialysis patients. Am J Kidney Dis. 1998;31:997–1006.

52. Kalantar-Zadeh K, Ikizler TA, Block G, Avram MM, Kopple JD. Malnutrition-inflammation complex syndrome in dialysis patients: causes and consequences. Am J Kidney Dis. 2003;42:864–81.

53. Nishizawa Y, Shoji T, Ishimura E, Inaba M, Morii H. Paradox of risk factors for cardiovascular mortality in uremia: is a higher cholesterol level better for atherosclerosis in uremia? Am J Kidney Dis. 2001;38:S4–7.

54. Yamauchi T, Kuno T, Takada H, Nagura Y, Kanmatsuse K, Takahashi S. The impact of visceral fat on multiple risk factors and carotid atherosclerosis in chronic haemodialysis patients. Nephrol Dialysis Transplant. 2003;18:1842–7.

55. Beddhu S, Pappas LM, Ramkumar N, Samore MH. Malnutrition and atherosclerosis in dialysis patients. J Am Soc Nephrol. 2004;15:733–42.

56. Axelsson J, Rashid Qureshi A, Suliman ME, Honda H, Pecoits-Filho R, Heimbürger O, et al. Truncal fat mass as a contributor to inflammation in end-stage renal disease. Am J Clin Nutr. 2004;80:1222–9.

57. Axelsson J, Qureshi AR, Heimburger O, Lindholm B, Stenvinkel P, Barany P. Body fat mass and serum leptin levels influence epoetin sensitivity in patients with ESRD. Am J Kidney Dis. 2005;46:628–34.

58. Goodman WG, Goldin J, Kuizon BD, Yoon C, Gales B, Sider D, et al. Coronary-artery calcification in young adults with end-stage renal disease who are undergoing dialysis. N Engl J Med. 2000;342:1478–83.

59. Stompor T, Pasowicz M, Sullowicz W, Dembińska-Kieć A, Janda K, Wójcik K, et al. An association between coronary artery calcification score, lipid profile, and selected markers of chronic inflammation in ESRD patients treated with peritoneal dialysis. Am J Kidney Dis. 2003;41:203–11.

60. Kwan BC, Beddhu S. A story half untold: adiposity, adipokines and outcomes in dialysis population. Semin Dial. 2007;20:493–7.

61. Clinical practice guidelines for nutrition in chronic renal failure. K/DOQI, National Kidney Foundation. Am J Kidney Dis 2000;35:S1–140.

62. Mitch WE. Malnutrition: a frequent misdiagnosis for hemodialysis patients. J Clin Invest. 2002;110:437–9.

63. Hara Y, May RC, Kelly RA, Mitch WE. Acidosis, not azotemia, stimulates branched-chain, amino acid catabolism in uremic rats. Kidney Int. 1987;32:808–14.

64. Goodman MN. Tumor necrosis factor induces skeletal muscle protein breakdown in rats. Am J Physiol. 1991;260:E727–30.

65. Goldberg AL, Kettelhut IC, Furuno K, Fagan JM, Baracos V. Activation of protein breakdown and prostaglandin E2 production in rat skeletal muscle in fever is signaled by a macrophage product distinct from interleukin 1 or other known monokines. J Clin Invest. 1988;81:1378–83.

66. Mitch WE, Goldberg AL. Mechanisms of muscle wasting. The role of the ubiquitin-proteasome pathway. N Engl J Med. 1996;335:1897–905.

67. Ahuja TS, Mitch WE. The evidence against malnutrition as a prominent problem for chronic dialysis patients. Semin Dial. 2004;17:427–31.

68. Pickering WP, Price SR, Bircher G, Marinovic AC, Mitch WE, Walls J. Nutrition in CAPD: serum bicarbonate and the ubiquitin-proteasome system in muscle. Kidney Int. 2002;61:1286–92.

69. Pupim LB, Flakoll PJ, Brouillette JR, Levenhagen DK, Hakim RM, Ikizler TA. Intradialytic parenteral nutrition improves protein and energy homeostasis in chronic hemodialysis patients. J Clin Invest. 2002;110:483–92.

70. Ikizler TA, Pupim LB, Brouillette JR, Levenhagen DK, Farmer K, Hakim RM, et al. Hemodialysis stimulates muscle and whole body protein loss and alters substrate oxidation. Am J Physiol Endocrinol Metab. 2002;282: E107–16.

71. Kaysen GA, Greene T, Daugirdas JT, Kimmel PL, Schulman GW, Toto RD, et al. Longitudinal and cross-sectional effects of C-reactive protein, equilibrated normalized protein catabolic rate, and serum bicarbonate on creatinine and albumin levels in dialysis patients. Am J Kidney Dis. 2003;42:1200–11.

72. Kaizu Y, Ohkawa S, Odamaki M, Ikegaya N, Hibi I, Miyaji K, et al. Association between inflammatory mediators and muscle mass in long-term hemodialysis patients. Am J Kidney Dis. 2003;42:295–302.

73. Kalantar-Zadeh K, Kopple JD, Block G, Humphreys MH. A malnutrition-inflammation score is correlated with morbidity and mortality in maintenance hemodialysis patients. Am J Kidney Dis. 2001;38:1251–63.

74. Stenvinkel P, Heimburger O, Paultre F, Diczfalusy U, Wang T, Berglund L, et al. Strong association between malnutrition, inflammation, and atherosclerosis in chronic renal failure. Kidney Int. 1999;55:1899–911.

75. Stenvinkel P, Heimburger O, Lindholm B, Kaysen GA, Bergstrom J. Are there two types of malnutrition in chronic renal failure? Evidence for relationships between malnutrition, inflammation and atherosclerosis (MIA syndrome). Nephrol Dial Transplant. 2000;15:953–60.

76. Chertow GM, Raggi P, Chasan-Taber S, Bommer J, Holzer H, Burke SK. Determinants of progressive vascular calcification in haemodialysis patients. Nephrol Dial Transplant. 2004;19:1489–96.

77. Ganesh SK, Stack AG, Levin NW, Hulbert-Shearon T, Port FK. Association of elevated serum PO(4), Ca x PO(4) product, and parathyroid hormone with cardiac mortality risk in chronic hemodialysis patients. J Am Soc Nephrol. 2001;12:2131–8.

78. Savory J, Bertholf RL, Wills MR. Aluminium toxicity in chronic renal insufficiency. Clin Endocrinol Metab. 1985;14:681–702.

79. Malluche HH. Aluminium and bone disease in chronic renal failure. Nephrol Dial Transplant. 2002;17 Suppl 2:21–4.

80. Delmez JA, Slatopolsky E. Hyperphosphatemia: its consequences and treatment in patients with chronic renal disease. Am J Kidney Dis. 1992;19:303–17.

81. Chertow GM, Burke SK, Raggi P, Treat to Goal Working Group. Sevelamer attenuates the progression of coronary and aortic calcification in hemodialysis patients. Kidney Int. 2002;62:245–52.
82. Block GA, Spiegel DM, Ehrlich J, Mehta R, Lindbergh J, Dreisbach A, et al. Effects of sevelamer and calcium on coronary artery calcification in patients new to hemodialysis. Kidney Int. 2005;68:1815–24.
83. Suki WN, Zabaneh R, Cangiano JL, Reed J, Fischer D, Garrett L, et al. Effects of sevelamer and calcium-based phosphate binders on mortality in hemodialysis patients. Kidney Int. 2007;72:1130–7.

# 第 17 章
# 骨质疏松症的营养问题

**Bess Dawson-Hughes**

## 要点

- 保持充足的钙摄入量(每天 1 000~1 200mg),有助于维持老年人的骨量。
- 应该避免高钙摄入,因为这不仅不会带来额外的价值,甚至还会增加肾结石和心血管疾病的风险。
- 可以通过维生素 D 摄入改善骨量和降低跌倒风险,从而降低骨折风险。对于大多数老年人来说,每天摄入 800~1 000IU 就足够了。
- 维生素 D 的补充能够降低大约 20% 的跌倒和骨折风险。
- 高剂量或者没有定期服用维生素 D 都可能导致跌倒和骨折风险的增加。
- 研究表明,用碱性钾盐降低饮食中的酸负荷不仅能降低骨吸收率,还能降低骨丢失率,但对骨折风险的影响尚不明确。还有一些研究表明,这些盐可以在短期内改善肌肉的性能。但仍然需要进行长期研究,以确定这些有利影响是否持续存在。

**关键词** 钙·维生素 D· 酸碱平衡·碳酸氢钾·骨量·跌倒·骨折·营养

## 介绍

　　骨质疏松症被认为是一种骨质减少和结构退化的状态,并且会增加骨折的风险。持续性骨丢失的临床结果是低创伤性骨折。研究显示,每个人一生中骨折的风险为 40%[1],在 50 岁以上女性中 1/4 的人会出现低创伤性骨折[2]。在过去的 15~20 年间,美国和一些其他国家的髋部骨折的风险呈明显的下降趋势[3-5],但其他部位的骨折风险下降并不明显[4]。然而,由于人口结构的变化,骨折率的任何小幅下降并不会导致骨折的总人数减少。在美国,65 岁以上的男性和女性骨折风险最高,骨折人数预计在 2010 年至 2050 年期间将从 4 000 万增加到 8 900 万[6]。同样由于人口结构的转变,2005 年美国骨折的医疗费用估计为 170 亿美元,预计 2025 年将超过 250 亿美元[7]。

　　许多因素都会导致骨质流失,并且导致骨折风险增加。其中最重要的是遗传学因素。Moayyeri 等[8]最近对 40~80 岁的不同年龄段的 2 716 名女性双胞胎的骨量流失遗传度进行了一项研究,她们至少进行了两次骨密度(bone mineral density,BMD)评估,相隔 4 年以上(平均随访 9.7 年)。40~45 岁年龄段的双胞胎,全髋、股骨颈和腰椎骨密度变化的遗传率分别为 39.9%、46.4% 和 69.5%。骨量流失的遗传度随年龄增长而下降,到 65 岁时,这些部位的骨丢失率均无遗传力。老年受试者骨丢失遗传度的减弱意味着良好的生活方式在保护这一弱势群体的骨量方面发挥了重要的作用。运动是骨骼健康的重要决定因素。老年人的合理运动计划可以在 1 年中提高 1%~2% 骨量。运动最重要的影响是降低摔倒的风险[9-11],特别是提高力量和平衡的运动。

　　许多营养物质都会影响骨骼的发育和维持。其中研究最广泛的是钙和维生素 D。维生素 D 对肌肉功能同样也有重要作用。最新科研和临床所关注的新兴领域是关于饮食的酸碱平衡在保持老年人骨骼和肌肉质量和功能方面的作用。本章重点讨论钙摄入量、维生素 D 状况、饮食酸碱平衡与骨骼、肌肉质量和力量的关系,以及老年男性和女性跌倒和骨折的一些重要临床结局之间的关系。

# 钙

## 生理学

　　钙具有多种功能,包括在细胞内传递信号,以及在血管、神经肌肉功能中均扮演着重要角色。同时,人体内约 99% 的钙都在骨骼中,因此钙也对骨骼的发育和保护有着至关重要的作用。钙是羟基磷灰石的一部分,羟基磷灰石是骨骼的结晶成分,能增加骨骼的硬度和强度。钙的摄入除了在结构上的作用外,还通过对骨重塑率的作用来影响成人的骨量。钙摄入不足会导致钙吸收减少,循环游离钙浓度降低,甲状旁腺激素(parathyroid hormone,PTH)分泌增加。通常每天从成人骨骼中转运并替换的钙大约有 5nmol(200mg)。饮食中补充过高水平的钙,如每天 1 000mg 或更多,会降低老年人约 10%~15% 的骨重塑率,并且对骨重塑率的抑制程度似乎与钙的剂量存在相关性[12]。在补钙的前 12~18 个月,骨重塑率的降低导致了骨密度的增加。高重塑率通常与较大的骨丢失率相关。骨重塑率随着年龄的增长而增加;然而,通过补钙可以将老年妇女的骨重塑率降低到绝经前妇女常见的水平[13]。并且它还将显著降低甲状旁腺激素的循环水平。

　　钙主要通过跨膜细胞的主动转运来吸收,这个过程主要由维生素 D 的活性代谢物 1,25- 二羟维生素 D[1,25(OH)$_2$D]所促进。同时钙也会通过被动转运所吸收,这一过程与腔壁浓度差成正比。在大量摄入糖的情况下,一些钙可能会被溶解吸收。低钙摄入时以主动转运为主,高钙摄入时以被动转运为主。钙的吸收也有遗传成分,与维生素 D 受体(vitamin D receptor,VDR)的等位基因有关;这种成分在钙摄入量较低时会表现得更为明显[14]。钙在十二指肠的吸收速度最快;然而,由于其较长的长度和吸收表面,大多数钙实际上在小肠的远端吸收得更多。同时有高达 10% 被结肠吸收。钙的吸收效率随年龄增长而下降[15]。这在一定程度上被认为是与肠道 VDR 下降有关[16]。此外,维生素 D 水平往往随着年龄的增长而下降,这也使得维生素 D 缺乏成为钙吸收效率下降的另一个诱因。

## 制定钙摄入量要求的依据

2011 年医学研究所（Institute of Medicine，IOM）对钙摄入量的建议主要基于短期的钙平衡研究。由于试验数据的数量有限，在关于钙的随机干预试验中骨丢失率和骨折率变化仅仅作为次要结局指标，而不是主要结局指标。

Hunt 和 Johnson 分析了 155 名年轻人的钙平衡数据，他们每天的钙摄入量从 415mg 到 1 740mg 不等[17]。在这项分析中，预测了钙摄入量的平衡值为每天摄入 741mg。另外几项随机对照试验的荟萃分析讨论了补钙是否能降低骨折风险。Shea 的荟萃分析[18]对绝经后妇女的试验发现，补钙使每个测量部位的骨密度都增加 1%~2%。但是，补钙并没有显著降低椎体骨折[ RR 0.77（95% CI：0.54~1.09）]或非椎体骨折[ RR 0.86（CI：0.43~1.72）]的风险。该分析中包括 15 个试验，剂量范围为每天 500~2 000mg，为期 18 个月至 4 年。随后的荟萃分析发现钙对非椎骨骨折风险没有显著影响[ RR 0.92（95%CI：0.81~1.05）]而对髋部骨折的风险显著增加[ RR 1.64（95%CI：1.02~2.64）][19]。另外的荟萃分析也显示髋部骨折风险显著增加[ RR 1.50（95%CI：1.06~2.12）][20]。因此，以上证据显示单独补钙可以适度改善骨密度，但对预防骨折无效。

医学研究所根据上述 Hunt 和 Johnson 的数据[17]，确定成人的平均需求量（estimated average requirement，EAR）为 800mg。IOM 从成人的 EAR 中得出了表 17.1[21]中所示的推荐膳食方案标准（Recommended Dietary Allowance，RDA），允许的钙摄入的上限为每天 2 000mg。

表 17.1　老年人钙和维生素 D 的推荐摄入量[a]

| | 男性 | 女性 |
| --- | --- | --- |
| 钙 | | |
| 51~70 岁 | 1 000mg/d | 1 200mg/d |
| 71 岁以上 | 1 200mg/d | 1 200mg/d |
| 维生素 D | | |
| 51~70 岁 | 600IU/d | 600IU/d |
| 71 岁以上 | 800IU/d | 800IU/d |

[a] 使用数据来自参考文献[ 21 ]。

## 安全性

长期以来，钙的推荐剂量一直被认为是安全的，但也有人对高剂量钙补充剂的安全性提出了质疑。有研究显示，大量服用补充剂会使女性患肾结石的风险增加 20%[22]，而男性患肾结石的风险并不会增加[23]。在妇女健康倡议协会（Women's Health Initiative，WHI）研究中，连续 7 年每天服用 1 000mg 的钙和 400IU 的维生素 D 的治疗与肾结石风险的增加相关[24]。相比之下，从食物中摄取大量钙可以降低男性[23]和女性[22]患肾结石的风险。

更严重的问题是补钙还可能会增加心血管疾病的风险。鉴于补钙会降低血脂[25]水平的证据，Bolland 等 2008 年报告指出：与安慰剂组相比，健康的绝经后妇女服用 1 000mg 的钙补充剂有明显更高的心肌梗死风险［RR 2.12（95%CI：1.01~4.47）］[26]。随后由同一作者进行的荟萃分析也同样发现该风险的增加［或 1.31（95%CI：1.02，1.67）］[27]。最近的一项大型观察研究发现,钙补充剂的使用,特别是在较高剂量下,与男性心血管疾病死亡率增加相关,而与女性心血管疾病的死亡率无相关性[28]。另一项研究发现膳食钙摄入量与男性或女性的死亡率没有关联。在 WHI 研究中,钙和维生素 D 同样不会增加心血管疾病的风险[29]。同样,在另一项 1 460 名平均年龄为 75 岁的妇女的研究中,与对照组相比,每天服用 1 200mg 的钙补充剂 4.5 年并没有增加心血管疾病的风险[30]。因此,关于钙的安全性问题仍然存在争议。

由于没有证据表明摄入量超过 RDA 会对普通人群或正在接受骨质疏松症药物治疗的患者有任何益处,而且由于危害的可能性仍然存在,通常应避免摄入的总钙量大大超过 RDA 的剂量。

## 钙推荐值

美国老年男性和女性的钙摄入量平均约为 750mg/d[21],实际钙摄入量与建议钙摄入量之间的平均差距为 250~450mg/d。增加来自食物的摄入量是首要策略。可以通过在饮食中添加 1~1.5 人份富含钙的食物（如乳制品或浓缩橙汁）来实现。

对于那些因为各种原因不能或不愿意从食物中增加钙摄入量的人,可以使用钙补充剂。通常情况下,很少有老年人每天需要摄入单个剂量超过 500mg 的钙补充剂。但是对于那些从食物中钙摄入量异常低的人,如那些不吃乳制品的人,可能需要更高的补充剂量。当补充剂量超过每天 500 或 600mg 时,应分多次摄入以获得更好的吸收效率[31]。钙补充剂分为多种形式,最常用的补充剂是碳酸钙（按重量计 40% 的钙）,其次是柠檬酸钙（按重量计 21%）。柠檬酸钙的吸收效果略好于碳酸钙;然而,吸收能力的差异通常会被含钙量的差异所抵消,因此每克不同形式的补充剂吸收的钙量是相似的。关于补钙的时机,碳酸钙应该随餐服用,以便更好地吸收[32],而柠檬酸钙可随时服用。

# 维生素 D

## 生理学和衰老过程的相互作用

维生素 D 主要是在阳光照射后在皮肤内合成获得的。紫外线刺激前体物质,7- 脱氢胆固醇转化为维生素 $D_3$。维生素 $D_2$ 和维生素 $D_3$ 分别可以从蔬菜和植物性食物中吸收。它们的吸收均需要胆汁酸的参与,并通过被动扩散出现在近端空肠和远端回肠中[33]。由于很少有食物含有大量的维生素 D,在一些阳光照射不足或无光照的地区或者时期,许多人仍然需要补充维生素 D。太阳照射的有效性与纬度、海拔、时间、皮肤色素沉着程度、防晒霜的使用等因素有关。在高纬度地区,如北纬 42°（波士顿）,冬季的阳光照射就不会促进皮肤合成,因为所需的紫外线强度无法到达地球表面。临床上一般通过测定血清 25- 羟基维生素 D（25-hydroxyvitamin D,25OHD）水平来评估维生素 D 的状况,老年人的维生素 D 水平通常很低,原因主要有以下几个方面。与年轻人相比,老年人在阳光照射下产生的维生素 D 较少,因为皮肤中的前体物质浓度较低[34]。此外,许多老年人由于担心皮肤癌而特意避免阳光照射。另外还有研究发现,饮食摄入维生素 D 的吸收效率似乎不会随着年龄的增长而下降[35]。

维生素 D 通过其对肌肉、平衡和跌倒风险的影响,从而对骨折风险产生影响。维生素 D 缺乏对骨骼和肌肉的影响以及对骨折风险的影响如图 17.1 所示。

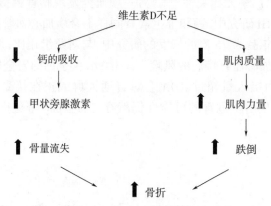

**图 17.1 维生素 D 影响骨折风险的途径**

## 肌肉性能、平衡和跌倒

维生素 D 的活性形式——1,25(OH)$_2$D,是通过与经典的细胞核维生素 D 受体结合作用于肌肉。缺乏 VDR 的小鼠在成年后的肌肉纤维较小[36]。人类肌肉中的维生素 D 受体已经被证明会随着年龄的增长而下降[37]。然而,VDR 是否存在于人类肌肉中,这一观点并没有得到普遍认同[38]。在人体中,严重的维生素 D 缺乏的典型临床特征是严重的肌肉无力,特别是在近端肌肉,其他特征还有肌肉疼痛和步态异常等[39,40]。对于老年人,即使是轻微的维生素 D 缺乏也会影响肌肉表现。在美国第三次国家健康和营养检查(NHANES Ⅲ)中,对 4 100 名 60 岁及以上参加的非卧床成年人进行了调查,测试了下肢肌肉性能,包括 8 英尺步行测试和重复的坐下 - 站起测试,在 25OHD 水平最低的受试者中测试结果最差,并且随着 25OHD 水平的提高(甚至超过最大参考范围),下肢肌肉性能也逐渐提高[41]。在一项涉及荷兰老年男性和女性的前瞻性队列中也观察到类似的结果[42]。然而,在这项研究中,在 25OHD 水平约 50nmol/L 时,肌肉性能达到最大值。其他随机对照关于维生素 D 干预试验与肌肉性能结果呈现出一种混乱的结局。在一项研究的荟萃分析中,Stockton 和他的同事得出结论,维生素 D 水平对下肢肌肉力量没有显著影响,除了在血清 25OHD 水平较低(<25nmol/L)的个体中[43]。

众所周知,平衡功能障碍是导致跌倒的一个重要因素。临床试验中的平衡大多是通过量化站立在重力平台上的受试者前后和内侧外侧的摇摆程度来测量的。两项试验评估了维生素 D 对身体摆动幅度的影响。还通过这两项试验比较了每天 800IU 维生素 D$_3$ 和单独补充 1 000mg 钙对老年人的影响。与单纯补钙组相比,维生素 D 组在 2 个月和 12 个月的时间段内身体摆动的改善(减少)率高达 28%[44,45]。这些研究表明补充维生素 D 在改善老年人平衡中的作用。这可能是维生素 D 影响跌倒风险的一个重要途径。

维生素 D 对跌倒风险的影响已经在一些随机对照试验和许多荟萃分析中得到了检验。在其中一项荟萃分析中,实验组每天服用 700~1 000IU 维生素 D,跌倒的风险显著降低了

20%,而每天 400IU 的剂量对跌倒风险无显著改善[46]。在另一个荟萃分析中,与安慰剂组相比,维生素 D 组的跌倒风险降低了 17%[47]。然而,在一项急性髋部骨折患者的研究中,每天服用 2 000IU 的维生素 D₃ 在影响跌倒率方面和每天服用 800IU 没明显差异[10]。最近的一项数据显示,与安慰剂组相比,老年人每年口服 50 万 IU 剂量的维生素实际上反而增加了他们跌倒的风险[48]。因此,虽然对跌倒风险的研究还需要进一步的证据,但在目前研究下似乎每天摄入 700~1 000IU 的维生素是防止跌倒所需的最佳摄入量,并且应该避免单次的剂量过大。

## 维生素 D:骨量和骨折

在一些横向研究中,血清 25OHD 水平与血清 PTH 水平呈负相关,与骨密度呈正相关[49-51]。此外,在一些随机对照临床试验中,补充维生素 D 有效降低了老年人的骨丢失率[52,53],其中大部分的效果都发生在冬季[53]。在 1~2 年的周期里,补充维生素 D 的老年人骨量丢失的幅度约为 1%~2%,为正常丢失量的一半。这些骨密度变化太小,无法解释维生素 D 对骨折风险的显著影响(将在下面描述);因此维生素 D 的大部分抗骨折益处被认为是由于它改善了力量和平衡,降低了跌倒的风险。

许多随机对照试验研究了同时补充维生素 D 和钙和单独补充维生素 D 对老年男女骨折率的影响。几个研究者对这些试验进行了荟萃分析,每个研究者关注的问题略有不同,因此采用了不同的试验纳入标准。他们也因此得出了一些不同的结论。一个独立的学科层面的荟萃分析,虽然也存在某些不足,但比研究层面的荟萃分析拥有更好的分析的灵活性和精确性。利用年龄、性别、生活区域(机构养老或自由生活)、治疗分配、维生素 D 剂量、钙摄入量和服用补充剂(安慰剂或维生素 D 含钙或不含钙)的依从性,对 65 岁及以上的 31 022 名参与者进行了学科层面的荟萃分析[54]。在意向性分析中,与安慰剂组相比,接受维生素 D 治疗的受试者髋部骨折风险降低了 10%[ 风险比(HR)为 0.90;95% 可信区间(CI)为 0.80~1.01 ],非椎骨骨折风险降低了 7%(HR 为 0.93;95% CI 0.76~0.96)。髋部骨折的风险也通过总维生素 D 摄入量的四分位数来检测,总摄入量控制在包括 WHI 在内的几项试验中所允许的范围内,其中包括了研究用补充剂和外用补充剂的摄入量的总和。经研究方法、年龄组、性别和居住类型调整后,最高摄入量的髋部骨折风险的四分位数(792~2 000IU/d,中位数为 800IU/d)比其他摄入量下的髋部骨折风险的四分位数低 30%(图 17.2)。髋部骨折的风险的第三四分位数与其他两个四分位没有区别。最高四分位数的患者发生非椎体骨折的风险也显著降低(HR 0.86,CI 0.76~0.96)。这些结果表明,在 65 岁及以上的男性和女性中,每天至少需要摄入 800IU 才能降低骨折风险。这一摄入量符合美国医学研究所建议的 71 岁及以上男女每日 800IU 的摄入量,但高于 50~70 岁人群推荐的每日 600IU 的摄入量(见表 17.1)[21]。这个学科层面的荟萃分析的优势在于它包含了大量的试验数据,也包括 WHI 的研究数据;并且它考虑到了服用研究药物的依从性,其中一项试验的依从性只有 50%[55],它还考虑到了维生素 D 的总摄入不仅来自本试验使用药物,还来自试验期间个人的其他补充剂的摄入,这一计算总摄入量的方法在 WHI 和其他几个试验中被广泛使用。虽然荟萃分析可用于评估将骨折风险降至最低所需的剂量或 25OHD 水平,但它们永远不能以骨折为主要结果提供精确的单次剂量,也不太可能进行多剂量抗骨折有效性试验。因此,在寻求确定维持肌肉骨骼健康所需的最佳维生素 D 剂量时,我们必须对小剂量、单剂量尝试做出尽可能好的解释。目前关于确定维生素 D 需求的试验数据中另一个局限性是,大多数高剂量维生素 D 的试验中,维生素 D 组中都存在补钙,因此无法区分试验结果是维生素 D 单独的作用还是维生素 D 和钙的联合作用。

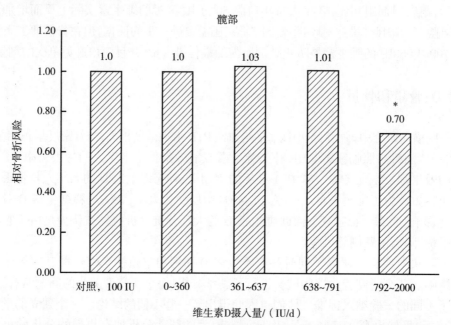

图 17.2　11 个随机对照试验的学科层面的荟萃分析,以确定维生素 D 对髋部骨折风险的影响[54]。经研究方法、年龄组、性别和居住类型调整后,用 31 022 名参与者的维生素 D 摄入量的四分位数代表髋部骨折的相对风险

## 补充维生素 D 的建议

　　根据现有的证据,每天摄入大约 800IU 的维生素 D 足以降低老年男性和女性的跌倒和骨折风险。按日和按周给药都可以使血清 25OHD 水平增加[56]。一些患者喜欢的按月给药的方式也是有效的,尽管这种给药方式下 25OHD 增加的特异性比更频繁给药时要大一些[56]。现在维生素 $D_3$ 比维生素 $D_2$ 更受人们的欢迎,因为维生素 $D_3$ 更能增加血清 25OHD。当然,通过给予更高剂量的维生素 $D_2$ 也能达到相同的效果。而且按月口服维生素 $D_2$ 后,循环 25OHD 水平在服用后约 2 周开始下降,但按月服用维生素 $D_3$ 未出现这个现象。

## 饮食的酸碱平衡

　　饮食的酸碱平衡对骨骼肌肉的影响,虽然没有像对钙和维生素 D 的研究得那么多,但也越来越引起人们的重视,降低饮食的酸负荷可能是更成熟的营养预防策略。研究显示,年龄增长与低度进行性代谢性酸中毒有关[57]。在年轻人中,肾脏对代谢性酸中毒的反应是肾脏净排酸(net acid excretion,NAE)增加,以尽量减少血液 pH 值的波动[58]。老年人肾功能的逐渐下降限制了他们代谢氢离子的能力[59]。在美国及其他地方,许多人的饮食习惯也是导致酸中毒的原因之一。产酸饮食是指摄入的产碱水果和蔬菜不足以中和摄入的产酸的谷物和动物蛋白。水果和蔬菜被代谢成碱性碳酸氢盐,蛋白质和谷物被代谢成硫酸、植物酸和其他酸等[60-62]。图 17.3 显示了 171 名健康老年男性和女性在我们最近的碳酸氢盐试验(如下所述)中的 NAE 值的分布;96% 的受试者的 NAE 值为阳性,表明他们通常的饮食是产酸饮食。

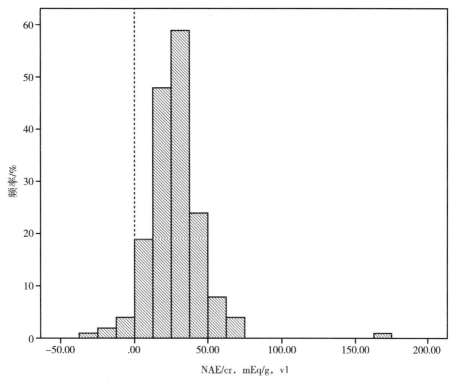

图 17.3　对 171 名肾功能正常的 50 岁及以上健康男女的净排酸(NAE)值分布进行了研究。96% 的受试者 NAE 值为正,表明他们正在食用产酸饮食。禁食者被排除在外,但在这些受试者中没有其他饮食限制

　　大量证据表明,酸性环境对骨骼有负面影响。它通过激活破骨细胞上的质子受体[67]增加骨吸收[66],损害成骨细胞功能[63-65]。酸对骨骼也有直接的理化作用[68]。在一些小型代谢研究中每天服用一次碱,持续 1~3 周,可以降低骨转换的生化指标[69,70]。一项关于钙平衡研究的荟萃分析并没有发现饮食酸负荷会影响钙平衡的证据[71]。相比之下,最近的一项随机对照试验发现,每天 90mmol 的碱性盐柠檬酸钾能在 6 个月内显著改善钙平衡[72]。还有一些研究已经描述了富含水果和蔬菜的饮食与较高的骨密度和 / 或较低的骨丢失率之间的关系[73-77]。3 个相对较小的针对老年男性和女性的随机对照试验中也有类似报道。在其中一项研究中,绝经后妇女每天补充 35mEq 的碱性钾盐可以在 1 年内降低骨质流失率[78]。在另一项为期 2 年的试验中,201 名老年男性和女性每天服用 60mEq 的大剂量柠檬酸钾,与安慰剂组相比,柠檬酸钾显著降低了骨丢失率,骨形成的相关生化指标得到了提升,降低了骨吸收的生化指标[79]。在第三项试验中,无论是含钾的碱性盐还是水果和蔬菜的摄入都不会显著影响骨密度的变化[80]。试验结果不一致的原因尚不清楚。

　　研究还显示,酸性环境对肌肉也有负面影响。慢性代谢性酸中毒的临床症状,包括饥饿[81-83]、创伤、败血症和烧伤[84-87]以及慢性肾功能衰竭,这些症状也是引起人体肌肉萎缩的原因[88]。在大鼠试验中,酸负荷会促进氮的排泄,这是肌肉萎缩的一个标志[89]。在一项小

的研究中,每日服用碱性钾盐治疗可减少绝经后妇女在高蛋白饮食中的氮排泄,停用碱会立刻恢复到基线水平。作者还计算出如果碳酸氢盐引起的氮消耗的减少如果持续下去,将足以抵消随着年龄增长而出现的肌肉质量的下降(64g 氮或 1.0kg 去脂体重 /10 年)。在最近的 3 个月的试验中,健康的老年男性和女性每天服用 60mg 的碳酸氢钾可以显著降低氮的排泄,并改善女性的下肢肌力。但目前仍需要进行长期研究,以确定这些益处是否可以持续存在,是否可以持续带来肌肉质量和性能的改善。目前仍然有必要进一步评估,使用碱性钾盐(或最好是增加水果和蔬菜的摄入量)治疗是否能作为与年龄相关骨骼肌肉的损失的潜在风险修正因子。即使在预防方面只能取得一些微小进展,也会对老年人产生重大影响。

## 结论

老年人每天需要摄入 1 000~1 200mg 的钙来维持骨量。而且应该避免更高的摄入量,因为当前研究并没有发现任何额外的好处,高的摄入量反而可能增加肾结石的风险。每天摄入 800~1 000IU 的维生素 D 可降低老年人跌倒和骨折的风险。同样应该避免大剂量或不按时服用维生素 D,因为这些都可能会增加跌倒和骨折的风险。有证据表明,补充碱性钾盐(柠檬酸钾或碳酸氢钾)可在短期内改善肌肉性能和钙平衡。但仍需要长期效果的研究来确定这些有益的影响是否能持续下去。

(王任杰 译 桂尘璠 校)

## 参考文献

1. Kanis JA. Diagnosis of osteoporosis and assessment of fracture risk. Lancet. 2002;359(9321):1929–36.
2. National Osteoporosis Foundation. America's bone health: the state of osteoporosis and low bone mass in our nation. Washington, DC: National Osteoporosis Foundation; 2002.
3. Brauer CA, Coca-Perraillon M, Cutler DM, Rosen AB. Incidence and mortality of hip fractures in the United States. JAMA. 2009;302(14):1573–9.
4. Wright NC, Saag KG, Curtis JR, Smith WK, Kilgore ML, Morrisey MA, et al. Recent trends in hip fracture rates by race/ethnicity among older US adults. J Bone Miner Res. 2012;27(11):2325–32.
5. Leslie WD, O'Donnell S, Jean S, Lagace C, Walsh P, Bancej C, et al. Trends in hip fracture rates in Canada. JAMA. 2009;302(8):883–9.
6. Projections of the population by selected age groups and sex for the United States, 2020 to 2050. Washington, DC: US Census Bureau; 2008.
7. Burge R, Dawson-Hughes B, Solomon DH, Wong JB, King A, Tosteson A. Incidence and economic burden of osteoporosis-related fractures in the United States, 2005–2025. J Bone Miner Res. 2007;22(3):465–75.
8. Moayyeri A, Hammond CJ, Hart DJ, Spector TD. Effects of age on genetic influence on bone loss over 17 years in women: the Healthy Ageing Twin Study (HATS). J Bone Miner Res. 2012;27(10):2170–8.
9. Campbell AJ, Robertson MC, Gardner MM, Norton RN, Tilyard MW, Buchner DM. Randomised controlled trial of a general practice programme of home based exercise to prevent falls in elderly women. [see comment]. BMJ. 1997;315(7115):1065–9.
10. Bischoff-Ferrari HA, Dawson-Hughes B, Platz A, Orav EJ, Stahelin HB, Willett WC, et al. Effect of high-dosage cholecalciferol and extended physiotherapy on complications after hip fracture: a randomized controlled trial. Arch Intern Med. 2010;170(9):813–20.
11. Wolf SL, Barnhart HX, Kutner NG, McNeely E, Coogler C, Xu T. Reducing frailty and falls in older persons: an investigation of Tai Chi and computerized balance training. Atlanta FICSIT Group. Frailty and injuries: cooperative studies of intervention techniques. J Am Geriatr Soc. 1996;44(5):489–97.
12. Elders PJ, Lips P, Netelenbos JC, van Ginkel FC, Khoe E, van der Vijgh WJ, et al. Long-term effect of calcium supplementation on bone loss in perimenopausal women. J Bone Miner Res. 1994;9(7):963–70.

13. McKane WR, Khosla S, Egan KS, Robins SP, Burritt MF, Riggs BL. Role of calcium intake in modulating age-related increases in parathyroid function and bone resorption. J Clin Endocrinol Metab. 1996;81(5):1699–703.

14. Dawson-Hughes B, Harris SS, Finneran S. Calcium absorption on high and low calcium intakes in relation to vitamin D receptor genotype. J Clin Endocrinol Metab. 1995;80(12):3657–61.

15. Bullamore JR, Wilkinson R, Gallagher JC, Nordin BE, Marshall DH. Effect of age on calcium absorption. Lancet. 1970;2(7672):535–7.

16. Ebeling PR, Sandgren ME, DiMagno EP, Lane AW, DeLuca HF, Riggs BL. Evidence of an age-related decrease in intestinal responsiveness to vitamin D: relationship between serum 1,25-dihydroxyvitamin D3 and intestinal vitamin D receptor concentrations in normal women. J Clin Endocrinol Metab. 1992;75(1):176–82.

17. Hunt CD, Johnson LK. Calcium requirements: new estimations for men and women by cross-sectional statistical analyses of calcium balance data from metabolic studies. Am J Clin Nutr. 2007;86(4):1054–63.

18. Shea B, Wells G, Cranney A, Zytaruk N, Robinson V, Griffith L, et al. VII. Meta-analysis of calcium supplementation for the prevention of postmenopausal osteoporosis. Endocr Rev. 2002;23(4):552–9.

19. Bischoff-Ferrari HA, Dawson-Hughes B, Baron JA, Burckhardt P, Li R, Spiegelman D, et al. Calcium intake and hip fracture risk in men and women: a meta-analysis of prospective cohort studies and randomized controlled trials. Am J Clin Nutr. 2007;86(6):1780–90.

20. Reid IR, Bolland MJ, Grey A. Effect of calcium supplementation on hip fractures. Osteoporos Int. 2008;19(8):1119–23.

21. IOM. Dietary reference intakes for calcium and vitamin D. Washington, DC: IOM; 2011.

22. Curhan GC, Willett WC, Speizer FE, Spiegelman D, Stampfer MJ. Comparison of dietary calcium with supplemental calcium and other nutrients as factors affecting the risk for kidney stones in women. [see comments]. Ann Intern Med. 1997;126(7):497–504.

23. Curhan GC, Willett WC, Rimm EB, Stampfer MJ. A prospective study of dietary calcium and other nutrients and the risk of symptomatic kidney stones. [see comments]. N Engl J Med. 1993;328(12):833–8.

24. Wallace RB, Wactawski-Wende J, O'Sullivan MJ, Larson JC, Cochrane B, Gass M, et al. Urinary tract stone occurrence in the Women's Health Initiative (WHI) randomized clinical trial of calcium and vitamin D supplements. Am J Clin Nutr. 2011;94(1):270–7.

25. Reid IR, Ames R, Mason B, Bolland MJ, Bacon CJ, Reid HE, et al. Effects of calcium supplementation on lipids, blood pressure, and body composition in healthy older men: a randomized controlled trial. Am J Clin Nutr. 2010;91(1):131–9.

26. Bolland MJ, Barber PA, Doughty RN, Mason B, Horne A, Ames R, et al. Vascular events in healthy older women receiving calcium supplementation: randomised controlled trial. BMJ. 2008;336(7638):262–6.

27. Bolland MJ, Avenell A, Baron JA, Grey A, MacLennan GS, Gamble GD, et al. Effect of calcium supplements on risk of myocardial infarction and cardiovascular events: meta-analysis. BMJ. 2010;341:c3691.

28. Xiao Q, Murphy RA, Houston DK, Harris TB, Chow WH, Park Y. Dietary and supplemental calcium intake and cardiovascular disease mortality: the National Institutes of Health-AARP Diet and Health Study. JAMA Intern Med. 2013;4:1–8.

29. Hsia J, Heiss G, Ren H, Allison M, Dolan NC, Greenland P, et al. Calcium/vitamin D supplementation and cardiovascular events. Circulation. 2007;115(7):846–54.

30. Lewis JR, Calver J, Zhu K, Flicker L, Prince RL. Calcium supplementation and the risks of atherosclerotic vascular disease in older women: results of a 5-year RCT and a 4.5-year follow-up. J Bone Miner Res. 2011;26(1):35–41.

31. Harvey JA, Zobitz MM, Pak CY. Dose dependency of calcium absorption: a comparison of calcium carbonate and calcium citrate. J Bone Miner Res. 1988;3(3):253–8.

32. Recker RR. Calcium absorption and achlorhydria. N Engl J Med. 1985;313(2):70–3.

33. Hollander D, Muralidhara KS, Zimmerman A. Vitamin D-3 intestinal absorption in vivo: influence of fatty acids, bile salts, and perfusate pH on absorption. Gut. 1978;19(4):267–72.

34. MacLaughlin J, Holick MF. Aging decreases the capacity of human skin to produce vitamin D3. J Clin Invest. 1985;76(4):1536–8.

35. Harris SS, Dawson-Hughes B. Plasma vitamin D and 25OHD responses of young and old men to supplementation with vitamin D3. J Am Coll Nutr. 2002;21(4):357–62.

36. Endo I, Inoue D, Mitsui T, Umaki Y, Akaike M, Yoshizawa T, et al. Deletion of vitamin D receptor gene in mice results in abnormal skeletal muscle development with deregulated expression of myoregulatory transcription factors. Endocrinology. 2003;144(12):5138–44.

37. Bischoff-Ferrari HA, Borchers M, Gudat F, Durmuller U, Stahelin HB, Dick W. Vitamin D receptor expression in human muscle tissue decreases with age. J Bone Miner Res. 2004;19(2):265–9.

38. Wang Y, DeLuca HF. Is the vitamin D receptor found in muscle? Endocrinology. 2011;152(2):354–63.

39. Glerup H, Mikkelsen K, Poulsen L, Hass E, Overbeck S, Andersen H, et al. Hypovitaminosis D myopathy without biochemical signs of osteomalacic bone involvement. Calcif Tissue Int. 2000;66(6):419–24.

40. Schott GD, Wills MR. Muscle weakness in osteomalacia. Lancet. 1976;1(7960):626–9.

41. Bischoff-Ferrari HA, Dietrich T, Orav EJ, Zhang Y, Karlson EW, Dawson-Hughes B. Higher 25-hydroxyvitamin D levels are associated with better lower extremity function in both active and inactive adults 60+ years of age. Am J

Clin Nutr. 2004;80:752–8.

42. Wicherts IS, van Schoor NM, Boeke AJ, Visser M, Deeg DJ, Smit J, et al. Vitamin D status predicts physical performance and its decline in older persons. J Clin Endocrinol Metab. 2007;92:2058–65.

43. Stockton KA, Mengersen K, Paratz JD, Kandiah D, Bennell KL. Effect of vitamin D supplementation on muscle strength: a systematic review and meta-analysis. Osteoporos Int. 2011;22(3):859–71.

44. Pfeifer M, Begerow B, Minne HW, Abrams C, Nachtigall D, Hansen C. Effects of a short-term vitamin D and calcium supplementation on body sway and secondary hyperparathyroidism in elderly women. J Bone Miner Res. 2000;15:1113–8.

45. Pfeifer M, Begerow B, Minne HW, Suppan K, Fahrleitner-Pammer A, Dobnig H. Effects of a long-term vitamin D and calcium supplementation on falls and parameters of muscle function in community-dwelling older individuals. Osteoporos Int. 2009;20(2):315–22.

46. Bischoff-Ferrari HA, Dawson-Hughes B, Staehelin HB, Orav EJ, Stuck AE, Theiler R, et al. Fall prevention with supplemental and alpha-hydroxylated vitamin D: a meta-analysis of randomized controlled trials. BMJ. 2009; 339:b3692.

47. Murad MH, Elamin KB, Abu Elnour NO, Elamin MB, Alkatib AA, Fatourechi MM, et al. The effect of vitamin D on falls: a systematic review and meta-analysis. J Clin Endocrinol Metab. 2011;96(10):2997–3006.

48. Sanders KM, Stuart AL, Williamson EJ, Simpson JA, Kotowicz MA, Young D, et al. Annual high-dose oral vitamin D and falls and fractures in older women: a randomized controlled trial. JAMA. 2010;303(18):1815–22.

49. Steingrimsdottir L, Gunnarsson O, Indridason OS, Franzson L, Sigurdsson G. Relationship between serum parathyroid hormone levels, vitamin D sufficiency, and calcium intake. [see comment]. JAMA. 2005;294(18):2336–41.

50. Bischoff-Ferrari HA, Kiel DP, Dawson-Hughes B, Orav JE, Li R, Spiegelman D, et al. Dietary calcium and serum 25-hydroxyvitamin D status in relation to BMD among U.S. adults. J Bone Miner Res. 2009;24(5):935–42.

51. Joo NS, Dawson-Hughes B, Kim YS, Oh K, Yeum KJ. Impact of calcium and vitamin D insufficiencies on serum parathyroid hormone and bone mineral density: analysis of the fourth and fifth Korea National Health and Nutrition Examination Survey (KNHANES IV-3, 2009 and V-1, 2010). J Bone Miner Res. 2012;28(4):764–70.

52. Ooms ME, Lips P, Roos JC, van der Vijgh WJ, Popp-Snijders C, Bezemer PD, et al. Vitamin D status and sex hormone binding globulin: determinants of bone turnover and bone mineral density in elderly women. J Bone Miner Res. 1995;10(8):1177–84.

53. Dawson-Hughes B, Dallal GE, Krall EA, Harris S, Sokoll LJ, Falconer G. Effect of vitamin D supplementation on wintertime and overall bone loss in healthy postmenopausal women. Ann Intern Med. 1991;115(7):505–12.

54. Bischoff-Ferrari HA, Willett WC, Orav EJ, Lips P, Meunier PJ, Lyons RA, et al. A pooled analysis of vitamin D dose requirements for fracture prevention. N Engl J Med. 2012;367(1):40–9.

55. Grant AM, Avenell A, Campbell MK, McDonald AM, MacLennan GS, McPherson GC, et al. Oral vitamin D3 and calcium for secondary prevention of low-trauma fractures in elderly people (Randomised Evaluation of Calcium Or vitamin D, RECORD): a randomised placebo-controlled trial. Lancet. 2005;365(9471):1621–8.

56. Ish-Shalom S, Segal E, Salganik T, Raz B, Bromberg IL, Vieth R. Comparison of daily, weekly, and monthly vitamin D3 in ethanol dosing protocols for two months in elderly hip fracture patients. J Clin Endocrinol Metab. 2008;93(9):3430–5.

57. Frassetto LA, Morris Jr RC, Sebastian A. Effect of age on blood acid-base composition in adult humans: role of age-related renal functional decline. Am J Physiol. 1996;271(6 Pt 2):F1114–22.

58. Kurtz I, Maher T, Hulter HN, Schambelan M, Sebastian A. Effect of diet on plasma acid-base composition in normal humans. Kidney Int. 1983;24(5):670–80.

59. Lindeman RD, Tobin J, Shock NW. Longitudinal studies on the rate of decline in renal function with age. J Am Geriatr Soc. 1985;33(4):278–85.

60. Remer T, Manz F. Potential renal acid load of foods and its influence on urine pH. J Am Diet Assoc. 1995; 95(7):791–7.

61. Frassetto LA, Todd KM, Morris Jr RC, Sebastian A. Estimation of net endogenous noncarbonic acid production in humans from diet potassium and protein contents. Am J Clin Nutr. 1998;68(3):576–83.

62. Frassetto L, Morris Jr RC, Sebastian A. Potassium bicarbonate reduces urinary nitrogen excretion in postmenopausal women. J Clin Endocrinol Metab. 1997;82(1):254–9.

63. Ludwig MG, Vanek M, Guerini D, Gasser JA, Jones CE, Junker U, et al. Proton-sensing G-protein-coupled receptors. Nature. 2003;425(6953):93–8.

64. Tomura H, Mogi C, Sato K, Okajima F. Proton-sensing and lysolipid-sensitive G-protein-coupled receptors: a novel type of multi-functional receptors. Cell Signal. 2005;17(12):1466–76.

65. Frick KK, Krieger NS, Nehrke K, Bushinsky DA. Metabolic acidosis increases intracellular calcium in bone cells through activation of the proton receptor OGR1. J Bone Miner Res. 2009;24:305–13.

66. Arnett TR, Dempster DW. Effect of pH on bone resorption by rat osteoclasts in vitro. Endocrinology. 1986; 119(1):119–24.

67. Komarova SV, Pereverzev A, Shum JW, Sims SM, Dixon SJ. Convergent signaling by acidosis and receptor activator of NF-kappaB ligand (RANKL) on the calcium/calcineurin/NFAT pathway in osteoclasts. Proc Natl Acad Sci U S A. 2005;102(7):2643–8.

68. Bushinsky DA. Metabolic alkalosis decreases bone calcium efflux by suppressing osteoclasts and stimulating osteoblasts. Am J Physiol. 1996;271(1 Pt 2):F216–22.

69. Sebastian A, Morris Jr RC. Improved mineral balance and skeletal metabolism in postmenopausal women treated with potassium bicarbonate. N Engl J Med. 1994;331(4):279.

70. Maurer M, Riesen W, Muser J, Hulter HN, Krapf R. Neutralization of Western diet inhibits bone resorption independently of K intake and reduces cortisol secretion in humans. Am J Physiol Renal Physiol. 2003;284(1):F32–40.

71. Fenton TR, Lyon AW, Eliasziw M, Tough SC, Hanley DA. Meta-analysis of the effect of the acid-ash hypothesis of osteoporosis on calcium balance. J Bone Miner Res. 2009;24(11):1835–40.

72. Moseley K, Weaver C, Appel L, Sebastian A, Sellmeyer DE. Potassium citrate supplementation results in sustained improvement in calcium balance in older men and women. J Bone Miner Res. 2012. doi:10.1002/jbmr.1764.

73. Tucker KL, Chen H, Hannan MT, Cupples LA, Wilson PW, Felson D, et al. Bone mineral density and dietary patterns in older adults: the Framingham Osteoporosis Study. Am J Clin Nutr. 2002;76(1):245–52.

74. Jones G, Riley MD, Whiting S. Association between urinary potassium, urinary sodium, current diet, and bone density in prepubertal children. Am J Clin Nutr. 2001;73(4):839–44.

75. New SA, Bolton-Smith C, Grubb DA, Reid DM. Nutritional influences on bone mineral density: a cross-sectional study in premenopausal women. Am J Clin Nutr. 1997;65(6):1831–9.

76. Chen Y, Ho SC, Lee R, Lam S, Woo J. Fruit intake is associated with better bone mass among Hong Kong Chinese early postmenopausal women. J Bone Miner Res. 2001;16 Suppl 1:S386.

77. MacDonald HM, New SA, Golden MHN, Campbell MK, Reid DM. Nutritional associations with bone loss during the menopausal transition: evidence of a beneficial effect of calcium, alcohol, and fruit and vegetable nutrients and of a detrimental effect of fatty acids. Am J Clin Nutr. 2004;79(1):155–65.

78. Jehle S, Zanetti A, Muser J, Hulter HN, Krapf R. Partial neutralization of the acidogenic Western diet with potassium citrate increases bone mass in postmenopausal women with osteopenia. J Am Soc Nephrol. 2006;17(11):3213–22.

79. Jehle S, Hulter HN, Krapf R. Effect of potassium citrate on bone density, microarchitecture, and fracture risk in healthy older adults without osteoporosis: a randomized controlled trial. J Clin Endocrinol Metab. 2013;98(1):207–17.

80. Macdonald HM, Black AJ, Sandison R, Aucott L, Hardcastle AJ, Lanham-New SA, Fraser WD, Reid DM. Two year double blind randomized controlled trial in postmenopausal women shows no gain in BMD with potassium citrate treatment. J Bone Miner Res. 2006;21 Suppl 1:S15.

81. Ruderman NB, Berger M. The formation of glutamine and alanine in skeletal muscle. J Biol Chem. 1974;249(17):5500–6.

82. Cahill Jr GF. Starvation in man. N Engl J Med. 1970;282(12):668–75.

83. Owen EE, Robinson RR. Amino acid extraction and ammonia metabolism by the human kidney during the prolonged administration of ammonium chloride. J Clin Invest. 1963;42:263–76.

84. Aulick LH, Wilmore DW. Increased peripheral amino acid release following burn injury. Surgery. 1979;85(5):560–5.

85. Askanazi J, Carpentier YA, Michelsen CB, Elwyn DH, Furst P, Kantrowitz LR, et al. Muscle and plasma amino acids following injury. Influence of intercurrent infection. Ann Surg. 1980;192(1):78–85.

86. Souba WW, Smith RJ, Wilmore DW. Glutamine metabolism by the intestinal tract. JPEN J Parenter Enteral Nutr. 1985;9(5):608–17.

87. Williamson DH. Muscle protein degradation and amino acid metabolism in human injury. Biochem Soc Trans. 1980;8(5):497.

88. Garibotto G, Russo R, Sofia A, Sala MR, Sabatino C, Moscatelli P, et al. Muscle protein turnover in chronic renal failure patients with metabolic acidosis or normal acid-base balance. Miner Electrolyte Metab. 1996;22(1–3):58–61.

89. Williams B, Layward E, Walls J. Skeletal muscle degradation and nitrogen wasting in rats with chronic metabolic acidosis. Clin Sci. 1991;80(5):457–62.

# 第18章
# 与痴呆相关的自主进食困难:长期照护机构中的评估与管理

Melissa Batchelor-Aselage, Elaine J. Amella, Sarah Broome Rose, and Connie Watkins Bales

## 要点

- 痴呆患者自主长期进食困难会导致营养不良,对身体健康和生活质量都有着深远影响。
- 与痴呆症相关的自主进食困难最好通过跨学科团队方法在临床环境中解决,团队成员之间的清晰沟通可以带来更有效的护理管理。
- 需求驱动型痴呆模型提供了一个解决这个问题的框架,促使照护者通过生活背景(如伴随一生的习惯、身体健康情况、生理因素)和周围因素(如照护者的交流、环境因素)来评估他们的行为,以寻找可改变的因素。
- 细心的人工辅助喂食是经皮内镜引导下胃造瘘管的一种可行的替代方法,并且也是更为推荐的可以促进晚期痴呆患者口服食物和液体的干预措施。

**关键词** 自主进食困难·痴呆症·长期照护·喂食

## 重要性和影响

### 背景

到 2050 年,美国 65 岁及以上老年痴呆症患者人数预计将从 540 万人增加到 1 600 万人[1]。虽然大多数痴呆症患者(persons with dementia, PWD)更喜欢在家里接受照顾,但由于这种疾病会导致躯体功能和活动参与的逐渐减弱,使得许多痴呆症患者需要专业机构的护理。对于这些人,这意味着他们会被安置在辅助生活机构或专业护理机构(nursing home, NH)。预计到 2050 年,NH 中的 PWD 数量将翻一番,达到 300 万[1]。虽然 NH 试图满足居民的多种需求,但促进健康中最基本的营养需求可能会受到衰弱、慢性疾病和认知能力下降的影响。事实上,自主进食是日常生活活动(activity of daily living, ADL)中最后一项丧失的能力;这在阿尔茨海默病和相关痴呆症患者中更是如此。由于持续的自主进食困难而导致的慢性营养不良对 PWD 的身体健康和生活质量都有着深刻的影响[2]。本章着重探讨这一经常被忽视的话题,探讨 PWD 自主进食困难的评估和管理,并提供一些创新和实用的策略来解决这些困难。

## 自主进食困难的影响

在一些机构中，人们对饮食的抱怨非常普遍，从嘈杂的就餐环境和负担过重的工作人员，到看起来和闻起来都让人倒胃的饮食。在这种情况下，用餐可能更多地变成一项工作人员完成的任务，而不再是一个被促进和享受的过程。因此，在一些机构中的工作人员和居民可能会因此失去社交互动的机会[3]。

除了这种高风险的用餐场景外，PWD 的极度脆弱性也令人担忧。由于语言能力的丧失，他们往往无法表达自己的需求，而只能通过自己的行为来向照顾者表达自己的需求。例如把头转过去、闭上嘴和 / 或用身体推开喂食的辅助设备，通常被认为是"抗拒"或"厌恶"，而事实上，它们可能是 PWD 唯一可用的交流手段。当这些行为被解释为"抵抗"或"厌恶"时，照护者可能会停止继续喂食，从而导致老人出现营养不良和脱水，如果不及时发现采取适当的干预措施，甚至可能会导致 PWD 更早的死亡。

在 NH 中，营养不良、脱水和由于长期口服摄入量不足而引起的体重下降仍然是最严重的、被忽略的流行病之一[4]。出现营养问题的一个主要危险因素就是认知障碍（痴呆），约 65% 的 NH 患者都存在中度至重度痴呆[5]。当 PWD 失去了足够的自我进食能力时，NH 员工的膳食支持对其营养健康就变得至关重要。2013 年，全国"常住居民体重减轻过多的比例"平均为 7.5%，高于跌倒的（3.3%）和压疮的（6.4%）[2]。然而，由于进食困难造成的营养不良很大程度上是一个可以预防的、可逆的问题。

## 寻求解决方案

虽然在其他机构中，医疗小组的一些成员可能在处理 PWD 的喂食问题方面可以发挥重要作用（见下一节），但在长期照护（long-term care，LTC）机构中，护理人员在进食期间与患者的互动最为直接，这也正是他们最好的机会来评估和解决进食的问题。然而，目前针对直接护理人员、认证护理助理和持证护理人员（统称为护理人员）的培训计划并没有包括痴呆症喂养技能的内容[6,7]。经认证的护理助理（certified nursing assistant，CNA）为 PWD 提供大约 90% 的喂食干预措施是"在工作中"学习的，通常是没有证据支持的[7,8]。最近的研究证明，当一组护理人员观察到相同的喂食问题时，他们经常对同一种进食的反应产生截然不同的解释：当一名员工认为一位居民拒绝进食时，他就会停止继续喂食，而另一名员工认为同样一名居民的重复行为是对进食的误解时，他就会尝试去改变这种行为，并在进食的过程中获得成功的互动[9]。2003 年，第一份处理进食困难的护理临床实践指南出版，并在 2008 年和 2012 年进行了两次更新[10,11]。2010 年，美国医学指导协会（American Medical Directors Association，AMDA）公布了 LTC 机构设置下改变营养状况的临床实践指南[12]。在之后的章节中，我们将提供一些建议，以促进各个学科之间临床方法的整合，并提供针对 PWD 的最有可能有效的进食干预措施。

# 痴呆患者进食困难的原因分析

进食困难的根本原因可以从以下几个方面来分析：地方（环境）、人（与照顾者的交流）

和个人因素(合并痴呆)[13]。我们将使用一个更容易教给护理人员的框架,如表 18.1 所示,来解决那些复杂但常见的进食挑战,包括更广泛地考虑环境因素和照护者行为,以及如何能让 PWD 理解。这种多层次的方法在 20 世纪 90 年代中期引入的一个模型中得到了支持,该模型将 PWD 护理的思路从以照护者为中心转变为这些痴呆症患者提供患者为中心的照护,即需求驱动型痴呆症(Need Driven Dementia Compromised,NDB)模型[14]。当与痴呆相关的行为表现出来的时候,PWD 都会试图传达一个"未满足"的需求。NDB 模型可以使照料者通过更固定的生活背景(如生活习惯和日常生活活动、身体健康情况、生理因素)和可调整的周围因素(如与照顾者的交流、环境因素)的角度来对行为进行评估,并提供一个解决问题的框架。通过仔细评估生活背景(个人改变)和周围因素(地点和/或人的改变),这些改变可能就是出现一些"有问题"行为的原因,照顾者就可以寻找当中一些可逆的或可改变的行为来缓解与痴呆相关的进食困难。

表 18.1 痴呆患者进食困难的影响因素

| 个人因素 | 人 | 地点 |
| --- | --- | --- |
| **生理:**<br>食欲/食物摄入量<br>口腔健康问题<br>吞咽困难或吞咽障碍<br>感觉障碍<br>吸收或者消化的改变<br>急慢性疾病、便秘的相关治疗<br>疼痛<br>独立进食困难(身体或神经残疾)<br>对肠内或肠外喂养的依赖 | 转换时期的护理连续性差<br>外来人员不了解通常的需求/模式<br><br>口腔护理不足<br>没有提供感觉设备或没有功能定位;床上进食<br><br>缺乏家属参与<br>家庭和工作人员因缺乏资源和支持而疲惫不堪 | 提供的饮食质量差<br>令人反胃的用餐环境(气味、声音)<br>打乱用餐规律<br>食物管理不善<br>药物管理不善<br>没有提供足够的光照<br><br>餐桌上的社交活动被淡化<br>人员不足 |
| **心理学:**<br>不良营养习惯史<br>抑郁症<br>痴呆症<br>其他认知障碍<br>长期存在的神经疾病 | | 用餐时缺少家人的参与或不能和他人一起进食(可能不受机构欢迎)<br>干扰-噪声、电视 |

# 多学科照护团队中角色的互补

在过去的 30 年里,研究显示与痴呆症相关的进食困难的发生率上有所增加[15]。由于许多跨学科团队的成员都观察到了这种临床状况,因此每个学科都能够从不同的角度来缓解进食困难。当团队成员之间有明确的沟通时,这就为有效的照护管理创造了更好的条件。

## 医师/执业护士/助理医师

这些医疗卫生人员在减少进食困难方面的关键作用是解决那些可改变的干扰食物和液

体摄入的问题。例如急性疾病的治疗,解决口腔和 / 或吞咽问题,调整可能影响食欲或最佳进食能力的药物。这些团队成员还可以提供口服高密度蛋白补充剂或刺激食欲的药物;前者在系统评价中被证实是有效的,而后者在这一人群中的疗效仍存在争议[16]。

## 营养师和膳食经理

认知能力下降的患者往往会出现营养摄入不足、体重减轻、发病率和死亡率增加[17]。注册营养师(registered dietitian,RD)在各种领域对老年 PWD 的营养护理都起着不可或缺的作用,包括监督所提供的口服或者肠内膳食和补充剂的总体营养是否充足[18]。负责菜单规划,平衡微量以及宏量营养素,提供适当的热量,并允许对治疗性的改良饮食处方进行适当修改[19]。一般情况下,RD 会为居民提供建议,以便量身定制严格的饮食限制,以更好地符合个人偏好,特别是在预期寿命不长的情况下[20]。此外,DR 还负责进行人体成分测量和临床指标测量评估等所有包括老年 PWD 在内的居民的营养状况。当这些指标发生变化时,及时的营养干预可以减少这些指标的负性轨迹,提高他们的生活质量。因此,RD 是管理共病的一个关键因素,负责制定与可能出现的一些新的医疗问题(如压力性溃疡、近期的体重减轻)相关的营养修订计划,并与家庭照护人员讨论与肠内营养有关的临终问题。PWD 通过管饲接收肠内营养是很常见的;RD 不仅要负责这些营养液的成分组成,还需要与家属和跨学科照护团队一起就这些决定进行仔细讨论[18]。

最重要的是照护团队中所有成员之间需要协作照护。在一些 LTC 机构中,特别是一些小型机构,RD 并不是全职的,而是作为顾问或者兼职的方式进行工作。因此,对于 RD 来说,与团队中所有其他成员,特别是那些与患者有直接日常联系的成员密切合作尤为重要。RD 与经认证的膳食管理人员合作,按照医生的规定,为住院患者制定和实施符合其需求的膳食干预措施,并提供既在视觉上有吸引力又开胃的符合规定的膳食。Keller 等[21]发现 RD 花费额外的工作时间来进一步为痴呆患者提供个体化膳食计划,会在患者体重保持方面产生积极的结果。

## 护士

这里所提到的护士包括了注册护士(registered nurse,RN),以及其他各个级别的专业护理人员。护士在团队中的角色主要包括协调每个团队成员的具体任务安排,执业护士(licensed practical nurse,LPN)和 CNA 每天监测膳食摄入量和病情变化,监测肠道和膀胱的致病菌,提供进食所需的直接喂食的一些辅助,以及监测可能影响膳食摄入量的环境因素。此外,他们可能与老年人可能想要一起吃饭的家人或朋友联系最多的人,这样就更容易通过教老年患者使用"个体改变,人和地点改变模型"来制定个体化的方案来改善他们的进食困难[12]。

## 治疗咨询顾问

### 社工

当焦虑或其他的情感障碍已经影响饮食摄入量时，就可以去寻求社工帮助。作为与老年人的朋友及家人的主要联络人，他们可以获得更多关于过去偏好、行为和文化等问题的关键信息，这些信息可能会在用餐时被用到。在许多 NH 中，社工还要负责更新患者的临终愿望，其中就包括是否进行人工营养及水分补充的一些信息。当患者出院时，社工也会在提供膳食计划和相关服务等方面提供帮助。

### 言语病理学家

当怀疑患者存在吞咽困难时，言语病理学家（speech language pathologist, SLP）就需要进行吞咽功能评估。根据这些评估，SLP 会根据评估结果建议改变食物 / 液体的黏度和质地，不仅可以有效提高口服摄入量，同时可以避免误吸的风险，让轻度认知障碍或早期痴呆症患者进行吞咽训练。

### 作业治疗师

可以咨询该专业的帮助，以解决影响患者自主进食的外在限制。这些专家经常从推荐与膳食相关的辅助器具（如改造过的盘子和餐具），定位设备和环境改造的角度来解决该问题。

### 物理治疗师

进食的另一个决定因素是完成进食所需的躯体功能。物理治疗师可能会提供一些策略，通过锻炼力量和 / 或改善关节运动范围来提高上肢力量并减少手或者手臂挛缩的进一步加重。

## 家庭照护者

家庭照护人员在整个照护团队当中发挥着重要作用，他们能够提供可能影响 PWD 营养摄入的一些信息，如食物偏爱、正常体重和日常饮食方式等。与家庭照护者一起回顾自主进食困难和一些相关因素的细节可能会更好判断他们之间的相关性，并帮助共同制定解决该问题的策略。家庭照护者在提供有效的社会支持和协助进食方面，同样也有着特别好的效果。

## 跨学科团队流程

跨学科团队的所有成员都应该将照护计划会议的结果与一起设定的照护目标记录在医疗记录中。记录应包括营养问题的严重程度，所有已确定或可能的致病原因的描述，以及预后。照护计划的更新应该有持续性，并且要提供适当的姑息护理措施，并对治疗的进度进行记录，来确定当前计划是否有效。此外，生前的遗嘱也应该记录在案 [ 例如，是否要求人工营养和水分补充、是否心肺复苏和 / 或进一步救治,和 / 或愿意接受治疗的医嘱范围(Medical Orders for Scope of Treatment,MOST)]。

# 老年痴呆症患者自主进食困难的评定

通常情况下,在 LTC 机构中 PWD 出现自主进食困难的第一个迹象是体重减轻。最小数据集(Minimum Data Set,MDS)3.0 将体重下降定义为非计划性的 1 个月内体重下降 5% 或 3 个月内体重下降 10%[22]。即使当前的体重指数正常或升高时也是如此,因为过高的体脂会掩盖低水平的肌肉量。当出现体重下降时,仔细调查潜在的可逆原因是高质量护理的基础。

## 需求驱动型痴呆损害模型对自主进食行为的评估

在目前的文献中,被确定的不愿进食的行为包括:紧闭嘴巴、转过头、推开辅助器具、嘴里含着食物但拒绝吞咽和 / 或把食物从嘴里吐出来[23]。这些行为是在 20 世纪 90 年代中期确定的,随后由一种名为"爱丁堡痴呆患者进食评估量表(Edinburgh Feeding Evaluation in Dementia Scale,EdFED)"的工具进行了测试[23-30]。近期的研究根据这些进食困难在喂食周期中的出现情况分成了以下几个阶段:开始自主进食、保持注意力、将食物送到嘴里、咀嚼食物和吞咽食物[31]。

当 EdFED 被研发的时候,提供给 PWD 的大部分临床护理都是从照护者的角度来看待的。所有的行为都被解释为干扰临床护理和本应需要完成的任务。当通过需求驱动的 NDB 模型来观察时,这些行为被认为是有意义的,并且可以应用在提供照护和制定照护计划上[14]。

当这些行为被视为有意义的交流形式时,我们将它们称为与痴呆症相关的用餐行为可能更合适一些,因为这个称呼不会带来太多负面的理解。当照护者将与痴呆症相关的用餐行为解释为 PWD 试图传达某种个人饮食偏好,如就餐中的某个时刻想要的食物或液体,需要更多的时间咀嚼 / 吞咽和 / 或试图对协助进食过程施加一些控制时,这就需要护理人员花费更多的时间提供进食的辅助,让 PWD 可以摄入更多的食物[32-34]。通过进食时候的观察,来确定哪些是与痴呆症相关的进食行为,以及它们在进食周期的哪个时间点发生,这就可以为我们解决进食困难提供更好的基础。

## 背景因素:个体改变

### 神经系统 / 认知功能

独立进食能力的丧失与疾病进展、体重减轻和功能下降有关[35,36]。当一个人处在疾病发展过程中时,照护人员应该预见到可能出现的躯体功能、运动能力和感觉功能的变化。随着这些变化的发生,PWD 在进食的时候将需要更多的护理人员的支持。认知功能的评估可以通过常规的简易精神状态评估量表(Mini Mental State Examinations,MMSE)和比较一段时间内的结果来判断,此外还可以使用 MDS 3.0 精神状态简表(Brief Inventory for Mental State,

BIMS）。这两种工具都可以评估／筛选注意力、记忆力、视觉空间能力和语言技能。

随着认知能力的下降，它会削弱痴呆症患者启动和维持独立进食的能力。随着一个人变得更加依赖他人的时候，可能会出现通常被解释为"厌恶"或"抵触"的行为。使用 EdFED 可以观察分辨行为类型，以及它们是主动的（如夹住嘴巴）还是被动的（如食物从嘴里掉出来）[11]。

## 健康状况

工具性日常生活活动能力（activities in daily living, IADL）和基础 ADL 评分的改变可能提示躯体功能减弱，以及需要更多的照护者的支持。在早期痴呆症中，家庭照护者可能会通过一个或多个 IADL 的丧失来发现病情的恶化，如正确使用电话或支付账单的能力的丧失。在长期护理机构中，ADL 的变化可能是 PWD 需要更多护理人员支持的重要指标。

除认知评估外，还应进行情感状态评估。在 PWD 仍然有能力用语言交流情感的情况下，使用老年抑郁量表（Geriatric Depression Scale, GDS）将是合适的。在痴呆症的后期阶段，对一些行为的观察可以分辨 PWD 是否表现出悲伤、焦虑、无聊或孤独。照护者可能会看到患者一些重复的语言的出现，或者因为表达情感的能力存在障碍而使焦虑情绪增加。

## 生命体征／实验室检查和体重结构

过去 6~12 个月的生命体征和体重结构的检查结果是评估 PWD 体重减轻的关键因素。这一信息对于深入了解缓慢而隐蔽的体重减轻与身体健康状况的急性变化之间的关系是至关重要的。在一些 NH，居民的体重变化已成为主要的监测和筛查指标[12]。体重的监测和筛查是患者可以接受的，准确性高的，非侵入性的，而且收集起来相当方便的指标[12]。入院时应测量体重，此后每周测量一次，持续 4 周以确定基线，之后如果体重稳定，则每月测量一次[12]。

生命体征的任何变化都必须对潜在的原因进行调查，包括对感染过程的鉴别诊断。对血液生化指标的评估可以分析某些药物的正确剂量、白细胞计数的升高和／或其他可能导致或提示身体状况急性变化的血液学变化。血清白蛋白是确定蛋白质营养不良最常用的生物标志物，可以洞察过去 3 周的营养状况；然而，这是一个与应激反应相关的标志物，其水平还可能指示慢性炎症状态[12]。血清前白蛋白的半衰期较短，可以作为营养干预急性期反应的更好指标[12]。对高代谢率的评定对于治疗甲状腺功能亢进症或吸收不良综合征至关重要[12]。常规的实验室检查应该包括完整的血细胞计数、基础代谢指标、药物水平、隐血、促甲状腺激素、尿培养和敏感性检查，以及吸收不良综合征的检测[12]。

## 膳食摄入量和大便检查

当 PWD 开始体重减轻时，照护者必须开始评估体重减轻是何时以怎样的方式出现的。在专业护理机构，所有的医生每次交班都会统计所有人的进食和大便情况。每日膳食摄入的模式也必须要检查，来帮助确定体重减轻的原因。举例来说，如果 PWD 已经每餐吃完了所有食物，但体重仍在减轻，那么可能每餐都没有足够的食物供应。另一个例子是，每次早餐的摄入量是 0，午餐和晚餐的摄入量是 100%，那么我们就应该去调查这个人不吃早餐的原因。可能的原因可能包括早餐时太困，或者不喜欢早餐提供的食物类型等。应该与直接照护者一起调查膳食模式，以确定潜在的问题，其中一些问题可能很容易改正（例如，在早上晚些时候提供早餐）。便秘是老年人的常见问题，它会导致腹胀和腹部不适，从而导致食物摄入量减少。这是一种照护者可以识别的易于改正、可逆的情况，并需要进行适当的干预。3天或更长时间没有排便记录是识别和干预便秘的"黄金标准"。

用于确定膳食摄入量过低的潜在可逆原因的其他评估内容包括确定痴呆症的阶段、筛查抑郁症、确定是否有任何药物可能导致低膳食摄入，以及处理潜在的恶心、呕吐、腹泻、水肿、感染等问题[12]。

## 心理社会因素

了解PWD的个人生活史可能有助于理解进食困难的背景因素。PWD的年龄、性别、性格类型、以前的职业、心理社会压力史和对压力的一般行为反应是确定行为问题潜在诱因的重要因素[14,37]。在认知障碍发生之前被PWD用作应对措施的那些适应性策略，可能在PWD对环境失去控制时不再起作用。下面是一个示例：

PWD表现出焦虑的行为，像频繁地打断晚餐（例如，双手搅在一起，反复抓他们的头发等）。在与家庭照护者的讨论中，工作人员通过评估确定了这种行为与疲劳有关，PWD在过去的日常生活中习惯了午睡。工作人员制定了有助于缓解焦虑行为的下午休息时间，很快就改善了患者的晚餐摄入量，并避免了抗焦虑药物的增加。

# 周围环境因素：人的改变和地点的改变

## 个人因素

**情感因素：**抑郁症是LTC机构中患者出现体重减轻的罪魁祸首，也是一种可以通过治疗来改善的病因[12]。进食的时候是进行社交互动的最好时机，然而许多护理人员却仅仅将进食视为一项需要完成的任务[38]。确定患者进食所需的支持程度，以及在增加膳食摄入量的同时提供社交互动的时间是至关重要的。当情感因素影响进食时，家庭照护者可能能够直接或间接地提供帮助。

**决定摄入量的生理因素：**体重下降最直接的潜在生理原因就是厌食症。除此之外，能量消耗和摄入量之间长期存在差距也可能导致体重的下降[12]。体重下降通常还和低于75%的膳食摄入量有关，但如果痴呆症患者摄入100%进食量，而体重仍在下降，那么评估能量消耗是至关重要的。护理人员可以提供关于重复动作、坐立不安、不停摇摆和/或精神恍惚等行为的信息，这些行为都可能增加患者能量消耗从而引起体重下降[12]。注册营养师可以通过护理人员提供的这些信息来估算实际热量需求来帮助团队。

其他可能导致进食摄入量不佳的生理因素包括口干、口腔或牙齿疼痛。PWD应该由牙医进行评估，最好是老年学专业的牙医，看是否有黏结不良的假牙、断牙或龋齿，或牙龈炎[12]。应指导CNA采取适当的方法改善那些生活不能自理老人的口腔卫生。也应该仔细观察老人的吞咽功能，必要时应与语言治疗师一起进行吞咽评估[12]。另外，需要与跨学科小组成员和监护人一起权衡之前的治疗性的饮食处方（如低钠、低脂饮食）的风险/收益。

**躯体功能：**对痴呆症患者独立进食的能力进行评估时，必须考虑到该患者主动进食的能力，以及是否在使用适当器皿、盛取适量食物、分辨提供的食物量、进食时保持注意力和/或用餐期间保持清醒等方面存在困难[36,39,40]。应该考虑并进行评估上肢的活动能力、定位能力、精细运动能力以及任何咀嚼或吞咽的困难[12]。

## 物理和社会环境

表 18.2 列出了改善物理和社会环境的建议清单,具体的细节将在下面的段落中进行讨论。首先,我们应该尽可能地多去寻找引起低膳食摄入量潜在的原因。照护者互动的模式(积极或消极)会强烈影响 PWD 的膳食摄入量[33]。对于一些人来说,如果有家人或朋友在场,情况可能会改善很多;已有研究表明,与家人或照护者一起吃饭会增加待在家里的老年人的热量摄入[41]。

**表 18.2　关于改善物质环境和社会环境的建议 [a]**

**物质**

- 选择最适合老年痴呆症患者的个体化用餐环境(住宅、餐厅或其他位置)。一些痴呆症患者可能会在他们周围人较少的时候吃更多的食物,而另一些人则可能更喜欢更多的社交活动
- 如果其他员工或居民干扰了老年痴呆患者,应该限制或消除这些用餐的干扰
- 有足够的工作人员协助所有方面的用餐护理,包括餐后口腔护理、提供适应设备和座位定位功能
- 靠近准备食材的区域可能会提供与用餐相关的气味,这是接近就餐时间的另一个提示
- 适合痴呆患者的音乐,可以带来更平静的环境
- 充足的照明,对比鲜明的桌布 / 餐垫。一定要把杯子、盘子和银器放在对比鲜明的背景上。减少眩光
- 根据需要和痴呆症患者能力提供合适的设备

**社会**

- 如果就餐环境能促进饮食摄入,则需要安排固定的座位
- 护理员应与老年痴呆症患者讨论用餐事宜,解释食物是什么,并提供适当的语言及视觉提示
- 安排老年痴呆症患者座位时候,应该方便可以进行眼神接触;可以坐在老年痴呆症患者前面,如果提供人工辅助喂食,可以坐在侧面
- 如有需要,应邀请家庭成员参与用餐,并与痴呆症患者分享食物

进食观察可以帮助我们了解是否需要改变辅助喂食所需的支持程度,和 / 或是否需要改变进食环境。噪声水平、就餐区的交通、无法在用餐时保持注意力以及在餐厅中的位置都会导致用餐时分心。

**灯光亮度级别、噪声级别和 / 或温度:**物理环境被认为是用餐的重要组成部分。一个人在哪里吃饭可能和吃什么一样重要,提供伙食的人可以问问他们自己,是否也愿意在 LTC 机构的用餐的环境下吃饭[11,12,37]。因此,我们应该尽一切努力使用餐环境舒适和熟悉(尽可能不要躺在床上)。清洁、不杂乱,有充足的光线和对比鲜明的颜色以增强视觉效果,是让老年痴呆患者能够有足够膳食摄入量的最基本应该考虑的因素[11,12,37,42]。

**就餐环境:**新鲜烹饪的食物气味可以用来刺激食欲。在 LTC 机构中的困难之处在于,厨房通常位于远离居民区和餐厅的位置。如果可能,一些食物准备和烹饪仍然可以在餐厅或者居民区里以提供香味,如烘焙面包或蔬菜汤。一些机构通过将装有香草、肉桂或苹果派香料的精油放在就餐区,达到了同样的效果。

**员工稳定性和员工组合:**员工培训及稳定性对于提供经验丰富和熟练的劳动力来保证

痴呆症患者的照护质量来说是至关重要,在这个问题上无论怎么重视都不为过。分配固定的工作人员与 PWD 工作在一起,可以使员工能够更了解个别患者,并对进食时候出现的行为进行合理的回应,来保证患者愿意继续进食。通过对 PWD 给出的提示做出适当的反应,就能最大限度地增加进食量。举例来说,一名每天与同一 PWD 一起工作的员工,便会知道这名 PWD 会嘴里含着食物直至有人提供饮品为止。这样他就不是把这种行为解释为消极的,进而停止喂食的尝试,而是提供一杯饮料,让患者可以继续进食。

## 老年痴呆患者的最佳营养护理方案

在确定哪些干预措施最适合于任何特定 PWD 个体时,与跨学科团队和家属/代理人的一起进行讨论是制定目标和判断预后的关键部分[12]。最重要也是最明显的目标是尽可能地促使患者可以独立进食,只有在功能障碍或疲惫而无法完成进食的情况下才提供支持。促进达成这一目标的许多建议已经在前面几节中讨论过;在本章的最后,还对这些问题进行了总结。根据 PWD 在疾病过程中的阶段,应确立护理目标是维持功能还是临终管理(终末期痴呆)[12]。此外还应该审查生前的遗嘱,以便通过生前遗嘱了解是否进行人工营养和液体补充有关的愿望。护理计划应包括针对评估中确定的每个明确的风险因素和/或潜在病因的干预措施。然而,所有的照护者,无论是专业人员还是家人或朋友,都需要认识到,即使是最个性化的护理策略也可能无法成功地改变进食问题;因此,总体的目标是保持尊严和生活质量。由于管饲与细心的人工辅助喂食在维持 PWD 的最佳营养状况方面至关重要,本章的最后一节专门讨论了它们对晚期痴呆症患者的好处和风险。

### 权衡经皮内镜引导下胃造瘘管喂养的风险/益处

随着痴呆症的发展,患者丧失吞咽功能和/或食用足够的食物/液体的能力是该病的特征,并预示着进入了痴呆症的终末期。当处在痴呆症的终末期的时候可能会给家属和/或代理人带来巨大的道德和伦理困境,使他们无法决定是否继续谨慎地人工喂养或选择管饲。置管与否的决定必须是基于当前证据和准确信息的明智决定。在需要做出决定的时候,家属需要回答以下问题:

- 是否有生前预先指令表明偏爱的维持生命的人工食品/液体?
- 如果痴呆症患者可以自己说话,他们会希望目前的生活质量延续到死亡吗?
- 营养干预是否会对患者的整体状况或预后产生明显的积极影响?
- 患者或家属希望通过管饲达到什么目的——期望的结果是什么?

家属和患者都需要意识到,放置管饲并不会降低吸入风险或发生压疮的风险,也不会降低遭受痛苦的风险。事实上,放置在痴呆症患者体内的胃管经常会引起烦躁、不适、腹泻、腹痛,反而会增加局部并发症的风险[12,43,44]。

### 细心的人工辅助喂食可替代经皮内镜引导下胃造口管(喂食)

认真地思考如何让痴呆症患者保持进食量,这是一种伦理和道德上的考量,但经常被忙碌的工作人员忽视,他们只是想快点完成这项任务。细心的人工辅助喂食是经皮内镜引导下胃造瘘管喂养的一种可行的替代方案,我们认为在大多数情况下,让 PWD 口服食物和液体会是更好的干预措施。这项建议指出,管饲不应该是晚期痴呆症患者的首选方法,最近得到了两个主要的专业医疗组织的支持——美国老年医学会和美国临终关怀与姑息医学学会[45]。我们的建议是重新考虑将护理计划从治疗性转向以护理为重点的思路。细心的人工辅助喂食需要更多的时间和熟练的员工来在用餐时间为 PWD 提供充分和准确的服务[46,47]。不幸的是,人工辅助喂食还没有被认定为一种有偿的护理技能,因此长期护理机构只能获得管理管饲的补贴[48]。

图 18.1 中展示了 3 种人工辅助喂食技术。目前的人工喂食临床实践指南提出了其中两种技术,作为提供人工辅助喂食的循证选择,即直接人工辅助喂食技术和手握式辅助喂食技术[37,47,49,50]。直接人工辅助喂食技术是最普遍、最容易被接受的人工喂食技术,可以为有需要的人提供进食援助。如果一个人仍然有拿餐具的能力,只是需要指导在获得食物后将餐具从盘子里拿到嘴里,那么这种手握式辅助喂食技术就被视为第二种选择。但有时候护工将手放在患者的手上(拿着餐具),将其朝向嘴巴。从 PWD 的角度来说,这可能会让他们觉得护工是在强迫他们把手放到嘴里;这种做法可能会引起他们的厌恶,然后导致他们会将护工的手推开。

越来越多的证据表明,存在一种"手支撑式"的第三种辅助喂食技术,也是一种可行的人工辅助喂食技术[51,52]。手支撑式辅助喂食技术对 PWD 是有好处的,他们虽然失去了握持餐具的运动功能,但仍保留有粗大的运动能力。手支撑式辅助喂食技术需要护理人员手持餐具,将手放在 PWD 的手下。从 PWD 的角度来看,这种喂食帮助可以引起对运动的控制感,感觉好像是他们发起了运动。有证据表明,为痴呆患者提供手支撑式辅助喂食技术可以带来与在进食时候提供语言和听觉暗示一致的益处,这项技术为与进食有关的活动提供了运动暗示[51,52]。需要进一步的研究来确定在什么条件下,哪种人工喂食技术是最合适的,以及通过什么个体内的差异可以判断我们是否使用了最佳的技术。

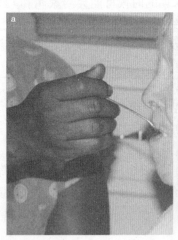
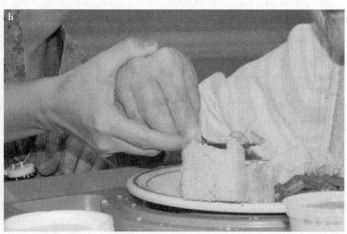

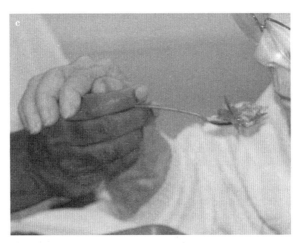

图 18.1　直接人工辅助喂食技术（a）是最常用的人工喂食技术，但仅应针对于完全失能的患者。如果一个人仍然有足够的运动能力来握持器皿，那么手握式辅助喂食技术（b）是一种选择；它被用来引导一个人的手朝向他 / 她的脸。第三种技术是手支撑式辅助喂食技术（c）。对于痴呆症患者，这种方法可能会引起对运动的更多控制感，并让他们感觉就像是他们发起了运动。图片由 Melissa Batchelor-Aselage 提供

**临床建议**

1. 个体化干预对于预防由于持续进食困难引起的慢性营养不良至关重要。

2. 跨学科的方法是专注于解决进食的最佳方式；团队成员之间尽可能清晰有效的沟通为护理管理创造了好的条件。

3. 根据需求驱动型痴呆模型，照护者需要检查可能导致"问题"行为的背景（个人改变）和周围环境因素（地点和 / 或人改变），并寻找可改变的因素。

4. 在可能的情况下，应鼓励老年痴呆症患者自行进食，仅在有功能障碍或疲惫但仍饥饿着又需要进食的情况下才提供支持。

5. 对于痴呆症晚期的患者，细心的人工辅助喂食是一个较好的替代方法，以支持食物和液体的口服摄入。

（王任杰　译　蒋彦星　校）

# 参考文献

1. Alzheimer's Association. 2013 Alzheimer's disease facts and figures. Alzheimers Dement. 2013;9(2):208–45.
2. Center for Medicare and Medicaid Services. Nursing Home Compare. 2013; http://www.medicare.gov/NHCompare. Accessed 22 Sept 2013.
3. Vesnaver E, Keller HH. Social influences and eating behavior in later life: a review. J Nutr Gerontol Geriatr. 2011;30(1):2–23.
4. Burger S, Kayser-Jones J, Bell J. Malnutrition and dehydration in nursing homes: key issues in prevention and treatment. 2000
5. Compendium MD. 2012.

6. Institute of Medicine. Retooling for for an Aging America: building the healthcare workforce. Washington, DC: National Academies Press; 2008.

7. Pelletier CA. What do certified nurse assistants actually know about dysphagia and feeding nursing home residents? Am J Speech Lang Pathol. 2004;13(2):99–113.

8. Pelletier CA. Innovations in long-term care. Feeding beliefs of certified nurse assistants in the nursing home: a factor influencing practice. J Gerontol Nurs. 2005;31(7):5–10.

9. Pasman H, The B, Onwuteaka-Philipsen B, van der Wal G, Ribbe M. Feeding nursing home patients with severe dementia: a qualitative study. J Adv Nurs. 2003;42(3):304–11.

10. Amella EJ. Mealtime difficulties. In: Capezuti E, Zwicker D, Mezey M, Fulmer T, editors. Evidence-based geriatric nursing protocols for best practice. 3rd ed. New York, NY: Springer Publishing Company; 2008. p. 347–52.

11. Amella EJ, Aselage M. Mealtime difficulties. In: Boltz M, Capezuti E, Fulmer T, Zwicker D, editors. Evidence-based geriatric nursing protocols for best practice. 4th ed. New York, NY: Springer Publishing Company; 2012. p. 453–68.

12. American Medical Directors Association. Altered nutritional status in the long-term care setting clinical practice guideline 2010. Columbia, MD: American Medical Directors Association; 2010.

13. Amella EJ, Batchelor-Aselage MB. Facilitating ADLs by caregivers of persons with dementia: the C3P model. Occupational Ther Health Care. 2014;28(1):51–61.

14. Algase DL, Beck C, Kolanowski A, et al. Need-driven dementia-compromised behavior: an alternative view of disruptive behavior. Am J Alzheimer's Dis. 1996;11(6):10–9.

15. Aselage M, Amella E, Watson R. State of the science: alleviating mealtime difficulties for persons with dementia in the nursing home. Nurs Outlook. 2011;59(4):210–4.

16. Hanson LC, Ersek M, Gilliam R, Carey TS. Oral feeding options for people with dementia: a systematic review. J Am Geriatr Soc. 2011;59(3):463–72.

17. Salva A, Coll-Planas L, Bruce S, De Groot L, Andrieu S, Abellan G, et al. Nutritional assessment of residents in long-term care facilities (LTCFs): recommendations of the task force on nutrition and ageing of the IAGG European region and the IANA. J Nutr Health Aging. 2009;13(6):475–83.

18. Dorner B, Posthauer ME, Friedrich EK, Robinson GE. Enteral nutrition for older adults in nursing facilities. Nutr Clin Pract. 2011;26(3):261–72.

19. Academy Quality Management C, Scope of Practice Subcommittee of Quality Management C. Academy of nutrition and dietetics: scope of practice for the registered dietitian. J Acad Nutr Dietetics. 2013;113(6 Suppl):S17–28.

20. Dorner B, Friedrich EK, Posthauer ME. Position of the American Dietetic Association: individualized nutrition approaches for older adults in health care communities [corrected] [published erratum appears in. J. Am. Diet. Assoc. 2010 Dec;110(12):1941]. J Am Diet Assoc. 2010;110(10):1549–53.

21. Keller HH, Gibbs AJ, Boudreau LD, Goy RE, Pattillo MS, Brown HM. Prevention of weight loss in dementia with comprehensive nutritional treatment. J Am Geriatr Soc. 2003;51(7):945–52.

22. Center for Medicare and Medicaid Services. LongTerm Care Minimum Data Set (MDS). 2012; http://www.cms.gov/Research-Statistics-Data-and-Systems/Files-for-Order/IdentifiableDataFiles/LongTermCareMinimumDataSetMDS.html. Accessed 1 May 2013

23. Watson R. Measuring feeding difficulty in patients with dementia: perspectives and problems. J Adv Nurs. 1993;18(1):25–31.

24. Watson R. Measuring feeding difficulty in patients with dementia: replication and validation of the EdFED Scale #1. J Adv Nurs. 1994;19(5):850–5.

25. Watson R. Measuring feeding difficulty in patients with dementia: developing a scale. J Adv Nurs. 1994;19(2):257–63.

26. Watson R. Research in brief. Measurement of feeding difficulty in patients with dementia. J Psychiatr Ment Health Nurs. 1994;1(1):45–6.

27. Watson R. The Mokken scaling procedure (MSP) applied to the measurement of feeding difficulty in elderly people with dementia. Int J Nurs Stud. 1996;33(4):385–93.

28. Watson R. Construct validity of a scale to measure feeding difficulty in elderly patients with dementia. Clin Eff Nurs. 1997;1(2):114–5.

29. Watson R, Deary IJ. Measuring feeding difficulty in patients with dementia: multivariate analysis of feeding problems, nursing intervention and indicators of feeding difficulty. J Adv Nurs. 1994;20(2):283–7.

30. Watson R, Deary IJ. Feeding difficulty in elderly patients with dementia: confirmatory factor analysis. Int J Nurs Stud. 1997;34(6):405–14.

31. Chia-Chi C, Roberts BL. Strategies for feeding patients with dementia. Am J Nurs. 2011;111(4):36–46.

32. Aselage M. Feasibility of implementing a web-based dementia feeding skills training module for nursing home staff [Doctoral Dissertation]. Charleston, SC: Doctoral dissertation College of Nursing, Medical University of South Carolina; 2011.

33. Amella EJ. Resistance at mealtimes for persons with dementia. J Nutr Health Aging. 2002;6(2):117–22.

34. Amella EJ. Feeding and hydration issues for older adults with dementia. Nurs Clin North Am. 2004;39(3):607–23.

35. Berkhout AM, Cools HJ, van Houwelingen HC. The relationship between difficulties in feeding oneself and loss of weight in nursing-home patients with dementia. Age Ageing. 1998;27(5):637–41.

36. Edahiro A, Hirano H, Yamada R, Chiba Y, Watanabe Y, Tonogi M, et al. Factors affecting independence in eating among elderly with Alzheimer's disease. Geriatr Gerontol Int. 2012;12(3):481–90.

37. Hellen C. Eating-mealtimes: challenges and interventions. In: Kaplan M, Hoffman S, editors. Behaviors in dementia: best practices for successful management. Baltimore, MD: Health Professions Press; 1998. p. 193–226.

38. Amella EJ. Factors influencing the proportion of food consumed by nursing home residents with dementia. J Am Geriatr Soc. 1999;47(7):879–85.

39. Van Ort S, Phillips L. Feeding nursing home residents with Alzheimer's disease. Geriatr Nurs. 1992;13(5): 249–53.

40. Van Ort S, Phillips LR. Nursing intervention to promote functional feeding. J Gerontol Nurs. 1995;21(10):6–14.

41. Locher JL, Robinson CO, Roth DL, Ritchie CS, Burgio KL. The effect of the presence of others on caloric intake in homebound older adults. J Gerontol A Biol Sci Med Sci. 2005;60(11):1475–8.

42. Liu W, Cheon J, Thomas S. Interventions on mealtime difficulties in older adults with dementia: a systematic review. Int J Nurs Stud. 2013;51:14–27. http://dx.doi.org/10.16/j.ijnurstu.2012.12.021.

43. Finucane TE, Christmas C, Travis K. Tube feeding in patients with advanced dementia: a review of the evidence. JAMA. 1999;282(14):1365–70.

44. Parker M, Power D. Management of swallowing difficulties in people with advanced dementia. Nurs Older People. 2013;25(2):26–31.

45. Fischberg D, Bull J, Casarett D, Hanson LC, Klein SM, Rotella J, et al. Five things physicians and patients should question in hospice and palliative medicine. J Pain Symptom Manage. 2013;45(3):595–605.

46. DiBartolo MC. Careful hand feeding: a reasonable alternative to PEG tube placement in individuals with dementia. J Gerontol Nurs. 2006;32(5):25–33. quiz 34–25.

47. Simmons S, Schnelle J. Feeding assistant needs of long-stay nursing home residents and staff time to provide care. J Am Geriatr Soc. 2006;54:919–24.

48. Zheng L, Qi T, Yang D, et al. MicroRNA-9 suppresses the proliferation, invasion and metastasis of gastric cancer cells through targeting cyclin D1 and Ets1. PLoS One. 2013;8:e55719.

49. Amella EJ. Amount of food consumed by elderly nursing home residents with dementia as a function of the quality of the reciprocal relationship between nurse aide caregivers and residents, caregivers' power and empathy. New York, NY: New York University; 1997.

50. Chang CC, Roberts BL. Strategies for feeding patients with dementia. Am J Nurs. 2011;111(4):36–44. author reply 45–36.

51. Aselage M. Comparison of careful hand feeding techniques for persons with dementia in the nursing home. Durham, NC: Duke University School of Nursing: National Centers for Gerontological Nursing Excellence, Claire M. Fagin Fellowship; 2012.

52. Aselage M, Anderson R. A comparison of hand feeding techniques for persons with dementia in the nursing home. Durham, NC: Duke University School of Nursing Office of Research Affairs; 2011.

# 第 19 章
# 临终阶段的营养支持

Michi Yukawa and Christine Seel Ritchie

## 要点

- 大多数患者、患者家属和朋友都认为营养和水分摄入是生活中必不可少的一部分,但不属于医疗措施。因此,医疗卫生机构需要在有关绝症患者的饮食和液体摄取决定的问题上慎重,因为这会牵扯到复杂的社会伦理问题。
- 美国的判例法将人工营养(肠内和肠外)视为医疗措施,因此患者有权利拒绝人工营养的支持。
- 在讨论喂食方案时,医疗卫生机构应牢记照护患者的总体目标,并将与患者、患者家属和朋友的谈话重点放在他们的目标上,无论是治疗、康复还是以舒适为主的姑息治疗。

**关键词** 营养支持·绝症·姑息治疗

## 引言

临终阶段的营养支持是一个重要而又敏感的问题,必须通过患者、患者的亲人和卫生保健团队之间的仔细讨论来解决。因为食物是日常生活中不可或缺的一部分,患者对这项活动失去兴趣或无法参与往往会给照护者带来巨大的痛苦。此外,照护者认为提供食物和水分是基本护理,而不是医疗措施,因此他们经常难以确定为亲人选择哪些喂食方式。在生命的最后几个星期里,营养支持决策的核心问题转向谨慎权衡利弊。因此,医疗卫生机构需要精通有关晚期疾病的营养和液体补充等问题,以便帮助患者及其家人做出准确的治疗决定。本章将重点介绍在生命的最后几周到几个月内营养支持的获益和局限性。即使潜在的疾病过程相似,本章提出的原则可能也不能推广到预期寿命较长的人群。

## 定义

舒适型喂食 / 娱乐型喂食是由照护者根据患者的要求或期望提供食物或液体的辅助经口喂食方案[1]。这种喂食方案可能不能为患者提供足够的营养或水分,目的是让患者可以乐在其中,享受进食的过程。非经口进食是指通过鼻胃管、胃造瘘管或胃空肠造瘘管给予营养支持。人工水分补充是指通过非口腔途径提供水或电解质溶液。人工营养包括经鼻胃管肠内营养、经皮内镜胃造瘘管、经皮空肠造瘘管、胃造瘘管或胃空肠造瘘管、肠外营养。

## 决策的法律、宗教和伦理先例

有多项法律先例可以为医生提供有关临终患者营养治疗的指导。在 1976 年的 Karen Ann Quinlan 案中,法院支持个人放弃维持生命的护理的权利,并使她的父母作为代理人能够代表 Quinlan 女士制订治疗计划[2]。1983 年 Barber 的病例涉及一名患者在关闭回肠造口手术后,心肺骤停、深度昏迷。加州一家下级法院最初以谋杀罪起诉两名停止静脉输液的医生[3]。然而,患者的配偶作证说,患者声称"不要 Karen Quinlan",因此上诉法院驳回了谋杀指控,因为谋杀指控需要犯罪行为的证据。判断不作为行为和委托行为之间的区别的核心是讨论临终营养和水分补充的伦理问题。如果已知有采取行动的义务,而不作为可能是非法的。在 Barber 的案件中是因为患者生前有已知的不接受治疗的愿望,所以医务人员没有义务采取行动[3]。

1986 年,在 Bouvia 案中,上诉法院裁定,有意识的患者拒绝所提供的医疗支持是一项居民基本权利。患者是一名 29 岁的女性,患有严重的脑瘫,卧床不动并伴有持续疼痛,但依然有自主意识做出自己的医疗决定。有人违背患者的意愿放置了一根胃管。患者随后请求要求拔掉胃管。下级法院拒绝了这份请愿书,称这是一种自杀形式。但上诉法院后来做出了有利于患者的裁决[4]。在 1990 年的 Nancy Cruzan 案例中,Nancy Cruzan 是一名处于持续植物人状态的妇女,她的父母要求停止营养支持。美国最高法院表示,患者有权要求死亡,有意识的患者可以拒绝治疗。他们还明确表示,人工营养和水分补充与任何其他医疗方法没有什么不同。然而,他们也得出结论,各州(在这种情况下,密苏里州)可以设定自己的证据标准,以确定哪些证据被认为是患者明确希望停止生命支持的令人信服的证据[2]。

虽然法院认为人工营养和水分补充(artificial nutrition/hydration,ANH)是一种医疗措施,但许多患者和照护者并不同意这一观点;他们认为人工营养和 ANH 是不能撤销的基本治疗。围绕人工营养和 ANH 的局势十分紧张,许多州都对人工营养和 ANH 有单独的附加法律要求,除此之外,还提出了关于其他形式的医疗支持的要求[5,6]。这种紧张关系在 Terry Schiavo 一案中也表现得很明显,在这个案子中,公众对一名持续性植物人妇女停止使用管饲的道德标准产生了很大的分歧[7]。

宗教、文化和个人观点经常影响和优先于人工营养和 ANH 的主流法律及伦理立场。在 Terry Schiavo 案之前,全国天主教会议指出"天主教徒没有义务在没有希望的情况下使用非常规的治疗手段";然而,他们也建议"做出有利于向所有患者提供营养和补水的判断,包括需要医疗辅助补充营养和补充水分的患者,只要利大于弊"[8,9]。然而,自从 Schiavo 事件之后,天主教对人工营养和 ANH 的立场变得不那么明确了[10]。根据最近的两位教皇的说法,提供营养和补水被认为是"普通的护理措施",而不是一种生命保护措施。2009 年 11 月的美国天主教会议指出,天主教医疗机构应该向所有患者提供食物和水,甚至人工营养和 ANH,而不管他们的病情是否不可逆转[10]。然而,主教列表中也提出的例外情况包括在人工营养和 ANH 不能延长寿命时或"负担过重或导致明显的身体不适"将不再使用[10]。

其他宗教,如正统派犹太教,一旦人工营养和 ANH 开始,就会让它延续下去[11]。佛教徒相信,饿死的人会变成饥饿不安的灵魂,因此一些佛教徒在生命结束时也可能更喜欢人工营养和 ANH[12]。然而,在印度教文化中,口服摄入量的减少通常被认为是即将死亡的迹象,而不是死亡的原因。他们认为自愿减少营养和液体摄入是绝症患者以自我控制和有尊严的方式为预期死亡做准备[12]。因此,他们在生命末期选择人工营养和 ANH 的可能性较小。

由于公众对人工营养和 ANH 仍然缺乏共识,这就要求医疗卫生机构密切关注人工营养和 ANH 所带来的负担和获益,并确保患者及其监护人尽可能充分地了解与这些治疗相关的益处、负担和不确定性。只有这样,患者或他们的照顾者才能真正确定什么是符合他们的价值观和优先的需求。

总而言之,美国的判例法认为肠内营养是医疗措施而不是基本护理。患者有权拒绝这种形式的医疗。停止人工营养支持使患者死亡并不等同于安乐死。在前一种情况下,停止治疗的目标是消除处在危及生命或绝症情况下所带来的繁重负担;在后一种情况下,预期的结果是患者死亡。

# 晚期疾病的营养与水分补充

关于临终时营养和水分补充的益处和负担的文献指导相对较少,大多数研究都是在癌症或痴呆晚期患者身上进行的。目前,已有少量研究已经开始关注患者在生命末期对人工营养和 ANH 的看法以及那些晚期患者的生活质量。

## 晚期癌症患者的人工营养和水分补充

营养不良和不明原因的体重减轻是晚期癌症的主要症状,也是提示预后不良的重要指标。根据癌症类型的不同,营养不良和体重减轻的患病率从 46% 到 85% 不等[13]。此外,癌症恶病质与代谢异常、食欲不振、早期饱腹感、进食减少和肌肉减少有关,80% 的癌症晚期患者会发生恶病质[14-16]。癌症恶病质的基本病理生理机制尚不明确,但这可能是由于肿瘤负荷、细胞因子的影响和癌症治疗的不良反应的综合作用的结果[13,14,17]。营养支持治疗癌症恶病质的益处目前仍然存在疑问。其中两篇系统综述未能显示出接受肠内营养的癌症患者在生存肿瘤反应、降低毒性或减少手术并发症方面的改善[13,14,18]。唯一的例外可能是胃肠道、头颈部和食管肿瘤营养不良的患者[19,20]。最近对食管癌患者的一项研究表明,在辅助化疗期间接受肠内营养的患者血液毒性(中性粒细胞减少、白细胞减少和血小板减少)出现的频率降低[21]。然而,这些结论有些模棱两可。在放射治疗肿瘤组 90-03 研究的次要分析中,一项主要针对评估头颈癌的 4 种不同辐射分级方案的试验结果显示,预防性营养支持(licensed practical nurse,PNS)并无益处。接受 PNS 的患者在治疗结束时体重减轻较少,3~4 级黏膜炎出现较少,但 5 年后,接受 PNS 患者的局部控制反而较差,生存率也较低[20]。

## 痴呆晚期患者的人工营养和水分补充

痴呆症是一种进展性的终末期疾病,在最初诊断为痴呆症后平均预期寿命为 4~9 年[22,23]。功能评估分期系统(Functional Assessment Staging System,FAST)是一种用于跟踪阿尔茨海默病病程的系统,从而帮助确定疾病进展到什么程度[24]。FAST 系统有 7 个阶段,第一个阶段基本上没有症状,最后一个阶段描述的是晚期、终末期痴呆症。在第六阶段,患者在穿衣、洗澡、如厕和进食方面需要监督,并变得非常依赖照护者。在这一阶段,患者通常不是死亡,就是在 3 年内被送往医院。这是阿尔茨海默病患者可能会自发停止进食的阶段,但依然可以鼓励他们进食。在第七阶段,阿尔茨海默氏症患者失去说话、行走、进食、控制肌肉和微笑的能力。当患者达到这个阶段时,营养很难维持,因为鼓励进食变得不太容易成功。第七阶段的患者通常会在 1 年内死亡,进食困难是阿尔茨海默氏症晚期的一个标志。

### 探讨痴呆患者晚期人工营养和水分补充治疗的成本和效益

医生和家属讨论痴呆晚期患者的营养支持问题是十分困难的一件事。与呼吸机支持或心脏复苏相比,围绕营养支持的决定可能会引起更多家属的情绪。家属可能会产生一种他们正在让他们所爱的人"挨饿"的担忧。他们担心患者会因为不吃东西而无法存活。这些问题是非常难以沟通,以至于有时医生和家庭不会发起关于营养的讨论。

Finucane 试图基于有限的临床数据来解决这些棘手的问题[25]。他回顾了最常被引用为关于肠内营养理论基础下主要关注的问题,包括吸入性肺炎、皮肤破损、生活质量和生存率。他对文献的回顾没有表明肠内营养可以改善这些结果中的任何一个。然而,当中许多研究并不仅仅是针对痴呆症患者的研究,而且许多研究都有方法学上的局限性。其他多项随机对照观察研究表明,痴呆症患者的管饲不能提高他们的存活率,无法降低吸入风险,也不能促进伤口愈合[26-28]。Cochrane 最近对晚期痴呆症患者管饲的综述也没有提供充分的证据表明对这些患者是有益的[29]。并且肠内管饲不能增加这些患者的存活率,也不能预防压疮。

Gillick 谈到了营养支持下的生活质量问题,并发现接受胃管进食的痴呆症晚期患者通常被剥夺了味觉、触觉和社交活动[30]。Sanders 还评估了管饲后的存活率[31]。他发现,在疗养院里用胃造瘘管饲的患者和人工辅助喂养的患者存活率是一样的。他发现,在进行过胃造瘘术的患者中,与非痴呆症患者(28% 的 1 个月死亡率)相比,痴呆症患者的预后(54% 的 1 个月死亡率)要差得多。

尽管有这些研究的结果,患有严重认知障碍的疗养院居民依然经常会接受管饲。根据一项研究显示,在美国 97 241 名患有痴呆症的疗养院居民中,放置经皮内镜引导下胃造瘘管(percutaneous gastrostomy feeding,PEG)的患者数量为 53.9/1 000,其中 48.3% 在放置 PEG 后 1 年内死亡[32]。此外,对夏威夷社区医生的一项调查显示,插入管饲的决定与内科疾病、家庭偏好和对所要承担的责任的恐惧有关[33]。另一项研究探索了由医生进行的管饲的预期收益[34]。内科医生支持对卒中后的患者或那些没有能力进食的患者进行管饲,他们认为这样可以更多的获益。即使对于神经退行性疾病患者,医生们也认为,通过管饲可以改善营养(93%)、水分补充(69%)以及延长生命(49%)[34]。一组研究人员进行了一项跨学科的团队宣教研究,向主治医生传授有关 PEG 在晚期痴呆症中缺乏益处的证据[35]。他们的干预倾向于减少晚期痴呆患者 PEG 的次数[35]。进一步教育内科和外科专家了解进展期痴呆患者 PEG 缺乏益处,可能有助于患者家属和代理人更理智地做出喂食选择的决定。

### 晚期痴呆症人工营养和水分补充的替代方法

在阿尔茨海默病患者中,熟练的喂食方法可能可以提供一种有效的替代人工营养的方法。这些措施包括选择适当的食物黏稠度,以及最大限度地减少进食时候出现分心。此外,必须有足够的进食时间以及咀嚼和吞咽食物的语言提示。午餐通常是食物摄入量最大的时候,提供了一个重要的有效喂食机会[36]。"舒适型喂食"是为痴呆晚期患者提供营养和水分补充的另一种方法。如果患者想吃喝,就给他们吃,而且并不强迫患者进食。"舒适型喂食"注重患者的舒适性。这种方法允许家属和代理人在不增加管饲负担的情况下继续为患者提供营养和水分补充[1]。

## 其他神经系统疾病晚期的人工营养

肌萎缩侧索硬化症(amyotrophic lateral sclerosis,ALS)是一种以进行性瘫痪和呼吸衰竭为特征的运动神经元疾病。ALS 患者的营养不良患病率从 16% 到 53% 不等,存在营养不良的 ALS 患者的死亡率要高出 7.7 倍[37,38]。Cochrane 最近的一篇综述指出,没有足够的证据表明放置 PEG 后的生存优势或营养改善[39]。由于没有随机对照试验,他们回顾了前瞻性、非随机化和回顾性研究。其中一些研究表明,管饲可以提高存活率和改善营养状况,然而另一些研究则没有发现明显改善[39]。两项研究显示,实施肠内营养后生活质量没有提高[39]。另一项研究比较了 PEG 置入后延髓和脊椎起病型 ALS 患者的存活率,结果显示存活率没有差别[40]。较低的用力肺活量(FVC<50%)和高龄与放置 PEG 后预后不良相关[38,40]。因此,肠内营养对较年轻的延髓起病型 ALS 患者在疾病早期可能更有利。

帕金森病是另一种神经退行性疾病,在其晚期阶段可能存在吞咽困难和营养不良。一项小型研究显示,放置 PEG 后患者体重没有增加[41]。事实上,男性患者在开始肠内营养后体重反而继续下降。这项研究并没有收集到关于生活质量的信息[41]。

## 患者临终前对食物和水分的观点

在一项经常被引用的研究中,作者完成了一项针对舒适护理病房患者的前瞻性研究,他们中的大多数人的晚期诊断都有癌症或卒中。患者都很清醒而且功能尚可。病房内定时会提供食物,并协助患者进食,但不强迫进食。对患者进行口渴、饥饿、口干等症状的观察,观察是否能通过食物或液体缓解症状[42]。被研究的患者中有 63% 没有经历过饥饿;另外 34% 的患者初评时候有饥饿,但后来解决了。同样,62% 的人没有口渴或只有初评时候有口渴。患者的大部分症状很容易通过适量的食物或水得到控制。作者总结说,尽管食物和水的摄入量不足以维持基本的能量需求,但饥饿和口渴在晚期患者中并不常见。此外,最近对姑息治疗病房患者进行的一项定性研究显示,患者不希望被迫进食,也不希望对他们的体重进行监测[43]。一些患者吃东西是为了取悦他们的照护者,而不是为了满足自己[44]。照护者将食物推给缺乏食欲的患者,可能会无意中造成患者的痛苦,而不是安慰患者[42]。关于痴呆症患者是如何看待与进食相关的症状的,人们知之甚少。很难知道痴呆症患者是否会因为不吃东西而感到不适,或者存在与辅助进食有关的负担,因为他们在这个阶段是无法交流的。

## 为临终患者制订治疗目标和决策

在诊断出晚期疾病后,应尽早讨论治疗目标,患者通常可以自己决定在生命最后阶段他们对 ANH 的愿望是什么。这样,我们所制订的目标才可以反映患者的喜好和价值观。不幸的是,患者的愿望往往没有提及管饲的内容。

当患者到了临终关头并且不能做出决定时,对于如何做出决定是有明确的共识。如果存在生前的遗嘱,则应该首先查阅文件以了解患者先前表达的愿望。如果生前的遗嘱没有回答需要解决的具体问题,则法定监护人或生前遗嘱的代理人根据他们认为患者会想要什么或患者先前表达的愿望做出决定。如果没有相关指示,也没有指定的决策者,那么直系亲属就会做出决定(通常是配偶,然后是成年子女,然后是兄弟姐妹,但这可能会因州而异)。最后可以考虑其他亲属的意见。如果以上都不存在,那么医生的判断可以用来确定对患者的最佳治疗。

## 提供肠内 / 肠外营养和水分补充前所面临的实际问题

关于开始或停止管饲的决定从来都不是一件容易的事。实际面临的问题可能比伦理原则更有可能影响关于喂食的决定。对于临终的患者,通常的护理目标应该是积极努力优化舒适度。这意味着在保持最佳生活质量的同时也要管理疾病的症状或治疗可能产生的副作用。因此,处在疾病这一阶段的营养支持的目标应该是保持能量和力量的最佳化,同时需要注意强制喂食或人工营养和水分补充对生活质量的潜在负面影响。在这段时间里,临床医生需要更主动地了解照护者的感受并提供意见,这样照护者才能提供最有效干预措施。照护者可能会因为无法找到或提供患者能接受的食物而感到沮丧。他们可能还会感觉到,他们提供的食物并没有达到他们所希望的口感。因此,照护者应该接受相关培训,让他们明白食欲不振和不能进食是绝症患者的常见经历。此外,身体和情绪的变化也会影响进食能力。例如,疾病本身、药物、恐惧或抑郁都可能使其难以进食。嗅觉的改变、腹泻、便秘、恶心或呕吐也会降低患者的食欲。在接近死亡的过程中,口渴和饥饿往往会减少。照顾绝症患者的实际选择包括取消大多数饮食限制,只提供患者更愿意接受的食物和液体。此外,应该帮助患者进餐,而不是强迫他们进食。与照护者分享:①在生命末期停止营养和补充水分对患者舒适度是有益的;②不当使用人工营养和 ANH 可能会加剧症状。如果不补水,口腔和气道分泌物会减少,充血、咳嗽也会减少,腹水和水肿相关的症状也会减少。此外,临终患者总是因为虚弱而不能咳嗽,这会导致误吸风险增加。周围性水肿可能会增加疼痛,使患者容易发生压疮。最后,胃液增加还会引起恶心和呕吐,特别是对有肠道狭窄或肿瘤梗阻的患者。在接近死亡的过程中,由于水分摄入不足以及由胃肠道、肾脏、皮肤和肺部分泌物造成的水分损失会导致脱水。这个阶段的体液缺乏很少引起头痛、恶心、痉挛或呕吐。脱水会导致精神变化,这可能会降低患者对痛苦的意识。家属有时会担心患者濒临死亡时出现口干。使用冰片、一小口液体、润唇膏、口腔棉签、硬糖和常规口腔护理都可能有助于缓解口腔干燥症(口干)。

## 可能帮助晚期痴呆患者的家属和代理人选择喂食方式的途径

在先前一项对死于痴呆症的家属的研究中,71.6% 的参与者表示没有做关于管饲的决定[45]。此外,报告还称 13.7% 的人没有讨论过关于插入胃管的问题,41.6% 的人表示讨论的时间少于 15 分钟[45]。而死亡时插有胃管的患者家属认为临终关怀不是他们的首要选择。在北卡罗来纳州的 24 个专业护理机构进行的两项研究表明,在晚期痴呆患者的喂食方式选择上使用音频、影像或印刷材料等辅助工具,可以显著提高代理人对喂食方式选择上的认识,减少关于辅助人工喂食或管饲决策上的矛盾[46,47]。在音频、影视或印刷材料等辅助工具中讨论的主题包括替代决策和痴呆的临床过程,并对管饲和辅助经口喂食的利弊进行了讨论。这一措施使家属或代理人对痴呆症和喂食选择方面知识的平均得分明显提高,并且可以增加代理人与医生、护士从业人员或医生助理讨论关于喂食和治疗的频率。3 个月后,干预组使用辅助经口喂食的次数多于对照组[47]。研究人员认为,将视听、音频或印刷资料等辅助工具与医务人员讨论相结合,可能会进一步提高代理人关于喂食选择的决策质量。

# 结论

照顾癌症或晚期阿尔茨海默病等晚期疾病的患者对家属和医生来说都是非常困难的事情。围绕喂食的问题是最难解决的问题之一。本章详细说明了这些问题,并为解决这些挑战提供了广泛的指导。

临终关怀中有关营养支持的决定应该与治疗目标和患者偏好相一致。美国判例法将肠内营养视为医疗措施而不是基本护理。除了头颈癌和食管癌,没有研究表明通过肠内支持可以提高癌症或晚期痴呆症的生存率。晚期癌症患者应考虑使用皮质类固醇和孕激素来处理恶心和疼痛问题。在晚期痴呆症中,应该强调经口摄入食物、留出足够的时间进食、避免分心、并使用语言暗示。每个患者、家属和医生都必须根据已获得的关于风险和益处的信息,自行决定向绝症患者提供何种程度的营养支持。

**临床建议**

1. 在决定具体的营养支持形式之前,先确定治疗目标。

2. 在大多数情况下,癌症患者的人工营养支持并不能改善生存率或肿瘤反应、降低毒性或减少手术并发症。

3. 人工营养支持可能适用于无法正常吞咽但仍有食欲的头颈部癌症患者和食管癌患者。

4. 目前的数据并不能证明人工营养支持可以改善晚期痴呆患者的存活率或生活质量。

（王任杰　译　桂尘璠　校）

# 参考文献

1. Palecek EJ, Teno JM, Casarett DJ, Hanson LC, Rhodes RL, Mitchell SL. Comfort feeding only: a proposal to bring clarity to decision-making regarding difficulty with eating for persons with advanced dementia. J Am Geriatr Soc. 2010;58(3):580–4. PubMed PMID: 20398123, Pubmed Central PMCID: 2872797.
2. Annas GJ, Arnold B, Aroskar M, Battin P, Bartels D, Beauchamp T, et al. Bioethicists' statement on the U.S. Supreme Court's Cruzan decision. N Engl J Med. 1990;323(10):686–7.

3. Burck R. Feeding, withdrawing, and withholding: ethical perspectives. Nutr Clin Pract. 1996;11(6):243–53. PubMed PMID: 9016142.
4. Bouvia versus Superior Court (Glenchur). West California Report. 1986; 225:297–308.
5. Mayo TW. Living and dying in a post-Schiavo world. J Health Law. 2005;38(4):587–608. PubMed PMID: 16673631.
6. Sieger CE, Arnold JF, Ahronheim JC. Refusing artificial nutrition and hydration: does statutory law send the wrong message? J Am Geriatr Soc. 2002;50(3):544–50. PubMed PMID: 11943054.
7. Perry JE, Churchill LR, Kirshner HS. The Terri Schiavo case: legal, ethical, and medical perspectives. Ann Intern Med. 2005;143(10):744–8. PubMed PMID: 16287796.
8. Nutrition and hydration: moral and pastoral reflections. National Conference of Catholic Bishops Committee for Pro-life Activities. J Contemp Health Law Policy. 1999;15(2):455–77.
9. Ethical and Religious Directives for Catholic Health Care Services in United States Catholic Conference. Washington, DC: National Conference of Catholic Bishops; 1995.
10. Brody H, Hermer LD, Scott LD, Grumbles LL, Kutac JE, McCammon SD. Artificial nutrition and hydration: the evolution of ethics, evidence, and policy. J Gen Intern Med. 2011;26(9):1053–8. PubMed PMID: 21380599, Pubmed Central PMCID: 3157529.
11. Dorff EN. A Jewish approach to end-stage medical care. Conserv Jud. 1991;43(3):3–51. PubMed PMID: 11651008.
12. Del Rio MI, Shand B, Bonati P, Palma A, Maldonado A, Taboada P, et al. Hydration and nutrition at the end of life: a systematic review of emotional impact, perceptions, and decision-making among patients, family, and health care staff. Psychooncology. 2012;21(9):913–21. PubMed PMID: 22162174.
13. Elia M, Van Bokhorst-de van der Schueren MA, Garvey J, Goedhart A, Lundholm K, Nitenberg G, et al. Enteral (oral or tube administration) nutritional support and eicosapentaenoic acid in patients with cancer: a systematic review. Int J Oncol. 2006;28(1):5–23. PubMed PMID: 16327975.
14. Gullett NP, Mazurak VC, Hebbar G, Ziegler TR. Nutritional interventions for cancer-induced cachexia. Curr Probl Cancer. 2011;35(2):58–90. PubMed PMID: 21420558, Pubmed Central PMCID: 3106221.
15. Lasheen W, Walsh D. The cancer anorexia-cachexia syndrome: myth or reality? Suppor Care Cancer. 2010;18(2):265–72. PubMed PMID: 19937260.
16. Yavuzsen T, Walsh D, Davis MP, Kirkova J, Jin T, LeGrand S, et al. Components of the anorexia-cachexia syndrome: gastrointestinal symptom correlates of cancer anorexia. Suppor Care Cancer. 2009;17(12):1531–41. PubMed PMID: 19350287.
17. Evans WJ. Skeletal muscle loss: cachexia, sarcopenia, and inactivity. Am J Clin Nutr. 2010;91(4):1123S–7. PubMed PMID: 20164314.
18. Gullett N, Rossi P, Kucuk O, Johnstone PA. Cancer-induced cachexia: a guide for the oncologist. J Soc Integr Oncol. 2009;7(4):155–69. PubMed PMID: 19883531.
19. Senesse P, Assenat E, Schneider S, Chargari C, Magne N, Azria D, et al. Nutritional support during oncologic treatment of patients with gastrointestinal cancer: who could benefit? Cancer Treat Rev. 2008;34(6):568–75. PubMed PMID: 18455316.
20. Rabinovitch R, Grant B, Berkey BA, Raben D, Ang KK, Fu KK, et al. Impact of nutrition support on treatment outcome in patients with locally advanced head and neck squamous cell cancer treated with definitive radiotherapy: a secondary analysis of RTOG trial 90-03. Head Neck. 2006;28(4):287–96. PubMed PMID: 16287132.
21. Miyata H, Yano M, Yasuda T, Hamano R, Yamasaki M, Hou E, et al. Randomized study of clinical effect of enteral nutrition support during neoadjuvant chemotherapy on chemotherapy-related toxicity in patients with esophageal cancer. Clinical Nutr. 2012;31(3):330–6. PubMed PMID: 22169459.
22. Hebert LE, Scherr PA, Bienias JL, Bennett DA, Evans DA. Alzheimer disease in the US population: prevalence estimates using the 2000 census. Arch Neurol. 2003;60(8):1119–22. PubMed PMID: 12925369.
23. Larson EB, Shadlen MF, Wang L, McCormick WC, Bowen JD, Teri L, et al. Survival after initial diagnosis of Alzheimer disease. Ann Intern Med. 2004;140(7):501–9. PubMed PMID: 15068977.
24. Reisberg B. Functional assessment staging (FAST). Psychopharmacol Bull. 1988;24(4):653–9. PubMed PMID: 3249767.
25. Finucane TE, Christmas C, Travis K. Tube feeding in patients with advanced dementia: a review of the evidence. JAMA. 1999;282(14):1365–70. PubMed PMID: 10527184.
26. Teno JM, Gozalo P, Mitchell SL, Kuo S, Fulton AT, Mor V. Feeding tubes and the prevention or healing of pressure ulcers. Arch Intern Med. 2012;172(9):697–701. PubMed PMID: 22782196, Pubmed Central PMCID: 3555136.
27. Arinzon Z, Peisakh A, Berner YN. Evaluation of the benefits of enteral nutrition in long-term care elderly patients. J Am Med Direct Assoc. 2008;9(9):657–62. PubMed PMID: 18992698.
28. Murphy LM, Lipman TO. Percutaneous endoscopic gastrostomy does not prolong survival in patients with dementia. Arch Intern Med. 2003;163(11):1351–3. PubMed PMID: 12796072.
29. Sampson EL, Candy B, Jones L. Enteral tube feeding for older people with advanced dementia. Cochrane Database Syst Rev. 2009; (2):CD007209, PubMed PMID: 19370678.
30. Gillick MR. Rethinking the role of tube feeding in patients with advanced dementia. N Engl J Med. 2000;342(3):206–10. PubMed PMID: 10639550.

31. Sanders DS, Carter MJ, D'Silva J, James G, Bolton RP, Bardhan KD. Survival analysis in percutaneous endoscopic gastrostomy feeding: a worse outcome in patients with dementia. Am J Gastroenterol. 2000;95(6):1472–5. PubMed PMID: 10894581.

32. Teno JM, Mitchell SL, Skinner J, Kuo S, Fisher E, Intrator O, et al. Churning: the association between health care transitions and feeding tube insertion for nursing home residents with advanced cognitive impairment. J Palliat Med. 2009;12(4):359–62. PubMed PMID: 19327073, Pubmed Central PMCID: 2700356.

33. Bell C, Somogyi-Zalud E, Masaki K, Fortaleza-Dawson T, Blanchette PL. Factors associated with physician decision-making in starting tube feeding. J Palliat Med. 2008;11(6):915–24. PubMed PMID: 18715184, Pubmed Central PMCID: 2988454.

34. Hanson LC, Garrett JM, Lewis C, Phifer N, Jackman A, Carey TS. Physicians' expectations of benefit from tube feeding. J Palliat Med. 2008;11(8):1130–4. PubMed PMID: 18980454, Pubmed Central PMCID: 2982717.

35. Campbell ML, Dove-Medows E, Walch J, Sanna-Gouin K, Colomba S. The impact of a multidisciplinary educational intervention to reduce PEG tube placement in patients with terminal-stage dementia: a translation of research into practice. J Palliat Med. 2011;14(9):1017–21. PubMed PMID: 21790469.

36. Suski NS, Nielsen CC. Factors affecting food intake of women with Alzheimer's type dementia in long-term care. J Am Diet Assoc. 1989;89(12):1770–3. PubMed PMID: 2512336.

37. Muscaritoli M, Kushta I, Molfino A, Inghilleri M, Sabatelli M, Rossi Fanelli F. Nutritional and metabolic support in patients with amyotrophic lateral sclerosis. Nutrition. 2012;28(10):959–66. PubMed PMID: 22677356.

38. Verschueren A, Monnier A, Attarian S, Lardillier D, Pouget J. Enteral and parenteral nutrition in the later stages of ALS: an observational study. Amyotroph Lateral Scler. 2009;10(1):42–6. PubMed PMID: 18615338.

39. Katzberg HD, Benatar M. Enteral tube feeding for amyotrophic lateral sclerosis/motor neuron disease. Cochrane Database Syst Rev. 2011; (1):CD004030, PubMed PMID: 21249659.

40. Pena MJ, Ravasco P, Machado M, Pinto A, Pinto S, Rocha L, et al. What is the relevance of percutaneous endoscopic gastrostomy on the survival of patients with amyotrophic lateral sclerosis? Amyotroph Lateral Scler. 2012;13(6):550–4. PubMed PMID: 22708872.

41. Yamazaki Y, Kobatake K, Hara M, Katagiri M, Matsumoto M. Nutritional support by "conventional" percutaneous endoscopic gastrostomy feeding may not result in weight gain in Parkinson's disease. J Neurol. 2011;258(8):1561–3. PubMed PMID: 21547382.

42. McCann RM, Hall WJ, Groth-Juncker A. Comfort care for terminally ill patients. The appropriate use of nutrition and hydration. JAMA. 1994;272(16):1263–6. PubMed PMID: 7523740.

43. Muir CI, Linklater GT. A qualitative analysis of the nutritional requirements of palliative care patients. J Human Nutr Diet. 2011;24(5):470–8. PubMed PMID: 21733142.

44. Hopkinson J, Corner J. Helping patients with advanced cancer live with concerns about eating: a challenge for palliative care professionals. J Pain Symp Manag. 2006;31(4):293–305. PubMed PMID: 16632077.

45. Teno JM, Mitchell SL, Kuo SK, Gozalo PL, Rhodes RL, Lima JC, et al. Decision-making and outcomes of feeding tube insertion: a five-state study. J Am Geriatr Soc. 2011;59(5):881–6. PubMed PMID: 21539524, Pubmed Central PMCID: 3254052.

46. Snyder EA, Caprio AJ, Wessell K, Lin FC, Hanson LC. Impact of a decision aid on surrogate decision-makers' perceptions of feeding options for patients with dementia. J Am Med Direct Assoc. 2013;14(2):114–8. PubMed PMID: 23273855, Pubmed Central PMCID: 3563876.

47. Hanson LC, Carey TS, Caprio AJ, Lee TJ, Ersek M, Garrett J, et al. Improving decision-making for feeding options in advanced dementia: a randomized, controlled trial. J Am Geriatr Soc. 2011;59(11):2009–16. PubMed PMID: 22091750, Pubmed Central PMCID: 3227016.

# 第四部分
# 当代饮食关注的问题

# 第 20 章

# 营养调整的抗衰老作用:卡路里限制的科学现状

L. Anne Gilmore, Eric Ravussin, and Leanne M. Redman

## 要点

- 热量限制(calorie restriction, CR)是一种饮食干预假设,旨在提高生活质量和延长寿命。
- 研究表明,长期 CR 可以延长各种动物的中位寿命和最长寿命。
- CR 介导的寿命延长机制可能涉及能量代谢、氧化损伤、胰岛素敏感性,以及神经内分泌系统和交感神经系统的功能变化。
- CALERIE 是一项随机对照试验,测试人类长期 CR 对衰老生物标志和生存率理论假说的影响。

**关键词** 卡路里限制•热量限制•人类•寿命•新陈代谢•生活质量•身体活动•衰老•激素•减重

## 引言:热量限制及寿命

一般认为,老化是"原发性的",即细胞和组织结构及功能退化,这种退化是不可避免的,与疾病、生活方式和环境因素无关;此外,也有人认为,老化是"继发性的",即组织结构及功能的退化是由包括疾病[52]在内的外部因素引起的。减轻原发性老化程度会延长最长寿命,而延迟与年龄相关的疾病或延迟继发性老化会增加平均寿命。自 20 世纪 30 年代以来,McCay 等已证明热量限制(CR)可以延缓衰老过程[1],增大各种模型和物种的寿命中值和最大寿命值[2]。虽然 CR 能够延长寿命的确切机制尚未完全阐明,但 CR 可以降低代谢率和氧化损伤,改善与年龄有关的疾病生物标志,如糖尿病中的胰岛素抵抗,此外,研究表明,CR 可以改变动物的神经内分泌活动[3]。对恒河猴的研究结果表明,延长 CR 也可以对抗众多与年龄相关的病理生理变化,其中包括学习能力和行为能力的变化、血浆胰岛素浓度和静息能量消耗的变化[4-6]。因为延长 CR 会带来许多变化,而这些变化对人类的健康和生存至关重要,加上过多的热量摄入与慢性疾病发病率及其发展息息相关,因此,在控制良好的人体试验中评估延长 CR 的可行性、安全性和效果已成为重要的研究目标。

# CR 可能改变"代谢速率"和"氧化应激"

CR 可能是通过降低"代谢速率"来影响衰老过程[7]，从而最终减少氧化损伤。根据生存率理论，新陈代谢的增加和活性氧的产生会导致寿命缩短。慢性 CR 是否会导致"代谢适应"，即代谢率的降低大于机体代谢质量降低的预期[8]，这是研究者们一直争论的问题。老鼠和猴子的实验结果表明，收集到的大部分数据应使用恰当的方法重新评估，通过标准化处理代谢率来反映代谢大小变化，来真正测试这一理论[9]。例如，近年来，Blanc 等对能量限制的猴子进行了为期 11 年的研究，计算出在调整无脂肪质量后，静息能量消耗减少了 13%。然而，最近 Selman 等使用双标记水来测量总能量消耗，他们的报告称，限制热量摄入的老鼠消耗的能量比预期多 30%~50%[10]。根据 Yamada 等的解释，虽然静息能量消耗减少了，但限制热量摄入的猴子增大了身体活动强度，从而导致能量消耗超出预期[11]。

"自由基老化理论"或"氧化应激"假说是公认的老化理论之一。人们普遍认为，机体代谢率是影响衰老速度的主要因素，与寿命成反比[12]。此外，由于 1%~3% 的耗氧量与活性氧（ROS），即过氧化物（$O_2^{·-}$）、过氧化氢（$H_2O_2$）和氢氧根离子（$OH^{·-}$）[13]的产生有关，这些由正常有氧代谢产生的高度活性分子也与机体代谢率成正比。许多研究者表示，通过延长 CR 来调节机体氧化应激能够延缓包括哺乳动物在内的各种物种的衰老过程[14,15]。由于耗氧量增加，有氧运动与肌肉组织中活性氧的增加有关[16]。然而，运动训练增强骨骼肌的抗氧化能力，可能导致整体氧化应激能力的降低[17]。线粒体消耗细胞内的大部分氧气，产生活性氧[18]。研究表明，在人类和猴子中，长期的能量限制会导致 PGC-1 和线粒体生物合成的显著增加，有假设称，这反过来会延缓肌肉减少症的发作，以及延缓肌肉功能的丧失[19,20]。尽管线粒体生物合成增加，但 CR 可改善线粒体功能，降低机体总耗氧量，从而减少活性氧的产生[21]。

# CR,心血管疾病,胰岛素抵抗,2 型糖尿病

LDL 水平升高、ROS 生成过多、高血压以及糖尿病都是造成内皮细胞功能障碍的潜在原因，而内皮细胞功能障碍是动脉粥样硬化发展的诱因。普遍认为，这些因素会在损伤的内皮组织中引发炎症反应。长期 CR 与人内皮功能障碍相关因素的持续降低有关，如血压降低[22]，血浆总胆固醇和甘油三酯水平降低[23]，以及包括 C 反应蛋白和 NFκB，纤溶酶原激活物抑制剂 1 型在内的炎症标志物的减少[24-27]。一项针对人类的长期 CR 研究证实了这种方法的可行性，与对照组相比，CR 组的颈动脉内膜 - 中膜厚度减少了 40%[28]。此外，长期 CR 人群的预期性年龄相关的心脏自主神经变化结果与平均年龄年轻 20 岁的人群相同。

强有力的证据表明，长期 CR 可以改善消瘦者和肥胖者的胰岛素敏感性，从而可能延长寿命[23,29]。胰岛素敏感性的改善部分是由于 IGF-1/ 胰岛素通路的下调，该下调导致骨骼肌中 P13K 和 AKT 转录产物减少[27]。此外，长期 CR 可降低空腹血糖浓度和胰岛素浓度，这两个浓度分别与蛋白糖基化[30]和有丝分裂[31]有关。这一令人信服的证据表明，由 CR 引起的体重减轻可能是改善胰岛素敏感性，从而降低糖尿病发展风险的最有效手段。

# 为什么要限制热量摄入？

　　自从 70 多年前首次报道啮齿类动物寿命延长以来，CR 作为一种有潜力预防与年龄相关的疾病和延缓死亡的干预手段，已获得越来越多的关注。虽然最初的观察是在啮齿类动物中进行的，但类似的观察在包括酵母菌、蠕虫、蜘蛛、苍蝇、鱼、小鼠和大鼠在内的许多物种中都有报道[8]。尽管 CR 对长寿物种的影响尚不清楚，但迄今为止，针对 3 个非人类灵长类动物群体的研究报告结果表明，CR 可能对长寿物种有类似的影响。在恒河猴中进行的两项最大的纵向研究一致认为，CR 对影响代谢健康的几项指标有益，这些指标包括体重、身体成分、血脂和癌症发病率，但对于年轻时就开始进行 CR 会降低全因死亡率和减少与年龄相关的死亡这一观点，该报告持不同意态度[5,32]。饮食组成和补充的差异可能是导致试验结果不一致的两个原因，同时对照组动物的轻微 CR、遗传多样性和 CR 开始时的年龄不同也可能是造成试验结果不一致的其他原因。在针对人类的试验中，缺乏对照试验数据，也没有以存活作为主要最终目标的 CR 长期前瞻性试验[3]。然而，我们从 CR 对照试验中学到很多东西，在这些对照试验中，我们测量了衰老指标，并在长寿人群、百岁老人和自我施加 CR 的个体中进行了一些流行病学和横断面观察。

## 来自冲绳的百岁老人

　　也许最有趣的流行病学证据来自冲绳人[33]，他们证明 CR 在人类寿命延长中发挥作用。与大多数工业化国家相比，日本冲绳的百岁老人数量是平均水平的 4~5 倍，据估计每 10 万人中就有 50 个百岁老人[34]。日本健康、劳工及福利部的报告显示，冲绳人的平均寿命（百分之 50）和最长寿命（百分之 99）都增加了。从 65 岁开始计算，冲绳女性的预期寿命为 24.1 年，男性为 18.5 年，而美国女性为 19.3 年，男性为 16.2 年[35]。有趣的是，据报道，40 多年前冲绳岛上的小学生摄入的热量较低，后来的研究发现，与日本本土的相比，冲绳岛上居住的成年人摄入的热量减少了 20%[36]。最近对冲绳县一群七旬老人在青年到中年期间的能量平衡进行了评估，得出的结论是 10%~15% 的能量亏损。这种能量亏损可归因于他们作为农民，平日里辛苦劳动和工作，此外他们的饮食营养丰富但能量密度低[37]。冲绳人营养丰富的饮食可达到负能量平衡，同时提供丰富的维生素、矿物质、抗氧化剂和类黄酮[38]。不幸的是，近年来，随着美国在冲绳增加军事部署（美国军事基地位于冲绳以及快餐连锁店的增加），未发表的报告表明，长寿的生活方式（即 CR 和高水平的体力活动）受到威胁，并可能被逆转。

## Vallejo 研究

　　据我们所知，只有一项研究是测试非营养不良的 CR 对非肥胖人群的影响[39]。这是一项关于 120 名男性隔日进食的研究，其中 60 名 CR 组的参与者连续 3 年每天平均摄入 1 500kcal 热量，而另外 60 名则是随意摄入。与对照组相比，CR 的比例约为 35%。虽然最初的报告很简短，但几年后进行的分析表明[40]，CR 组的死亡率趋于下降，住院天数减少了约 50%（CR 123 天，对照组 219 天）。

## 生物圈 2 号出人意料的 CR

在 2 年的生物圈 2 号实验中,食物的供应出乎意料的少,这为观察 CR 对一组非肥胖人群的影响提供了一个难得的机会。

生物圈 2 号是一个封闭的 3.15 英亩的生态实验室,里面有 7 个类似地球的生态系统或生物群落:雨林、大草原、海洋、沼泽、沙漠、农业和人类/动物栖息地[41]。两年来,包括 Roy Walford 博士在内的 8 个人完全隔离在这个"迷你世界"里,在这里,100% 的空气和水被循环利用,所有的食物都是在里面种植的。前期由于未预见到的农业问题,粮食供应很快就不足了。这 8 个人的食物摄入量预计约为 2 500kcal/d,其中一名生活在生态实验室内的人做了食物记录,据此估计,在试验开始的前 6 个月内,每人的饮食限制在约 750kcal/d。结果他们的体重减少了约 15%,这与许多生理、血液、生化和代谢的改变有关[23,42],这些改变与限制热量的啮齿动物和灵长类动物一致,包括胰岛素、核心体温和代谢率的降低(图 20.1)。

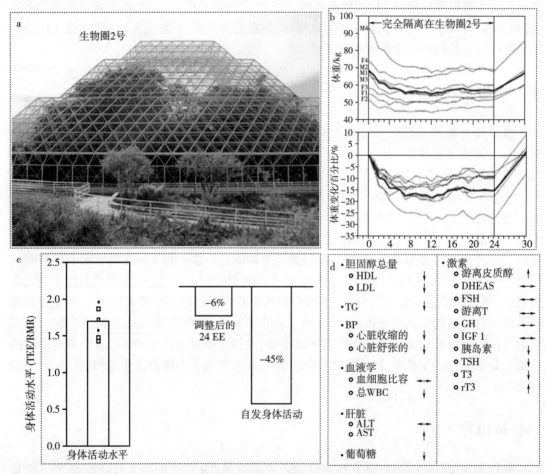

图 20.1 生物圈 2 号(a)是一块 3.15 英亩的生态围场,其在 20 世纪 90 年代早期为在该围场生活了 2 年的 8 个人提供食物,而该围场供应的食物出乎意料的少。本 CR 性质的研究导致这 8 人的体重减轻 15%(b),导致其能量消耗变化(24EE)、以代谢衡量的身体活动(自发的身体活动)变化或每日总能量消耗与静息代谢率的比例变化(t / RMR)(c),以及许多与热量限制的啮齿动物和灵长类动物相同的血液、生化与代谢改变(d),包括胰岛素、核心体温和代谢率的降低[23,42]

## 非肥胖人群 CR 的随机对照试验

至于随机对照试验，一项为期两年的人体 CR 研究结果将很快公布。美国国家老龄化研究所（NIA）正在赞助一项试验，CALERIE（综合评估长期减少能量摄入的影响）。首次对约 150 名 25~45 岁的非肥胖健康男性和女性进行了 25% CR 效果的科学检测。试验涉及 3 个临床点：密苏里州圣路易斯的华盛顿大学（Washington University in St. Louis, MO），马萨诸塞州波士顿的塔夫茨大学（Tufts University in Boston, MA），以及位于路易斯安那州巴吞鲁日的潘宁顿生物医学研究中心（Pennington Biomedical Research Center in Baton Rouge, LA.）。本次多中心试验的协议和最终目标是根据 3 个独立试验的经验制定的在每个临床点进行的第一阶段试验[3,43,44]。两年的 CALERIE 试验（CALERIE 2）最近已经完成，数据分析正在进行中。

本综述的其余部分将讲述在彭宁顿中心进行的 CALERIE 第一阶段的结果。在 6 个月的时间里，48 名男性和女性被随机分为 4 个治疗组[21,45-52]。在 CR 组，限制超重人群的热量摄入在维持能量需求的 75%（25% CR）内，通过双标记水[53]进行评估。其余两组分别为：① CR + 运动组，能量差值占了保持体重所需热量的 25%，其中一半（12.5%）来自 CR，另一半（12.5%）来自结构性有氧运动增加的能量消耗；②低热量饮食组 890kal/d，以减轻 15% 的体重，之后遵循保持体重的饮食要求；③健康饮食对照组遵循基于美国心脏协会的步骤 1（饮食）而制定的饮食要求，以保持体重。示例菜单可以在表 20.1 中找到。CR 干预的效果是通过评估 3 个月和 6 个月之后的各种生理和心理最终变化来确定的。

# CR 的生理效应

CR 6 个月产生了良好的生理和行为变化。

## 身体成分

在 6 个月的干预过程中，CR 组的体重逐渐下降，到研究结束时降到 10%（图 20.2）。采用双 X 线骨密度仪和多层计算机断层扫描得到的身体成分分析表明，身体组织重量的减少可归因于脂肪组织（CR：–24% ± 3%）和无脂肪组织（CR：–4% ± 1%）的显著减少。内脏和皮下脂肪库都减少了 27%。但值得注意的是，CR 并没有改变腹部的脂肪分布[45]。我们还观察到皮下腹部平均脂肪细胞大小减少了约 20%，肝脏脂质降低了 37%，但骨骼肌脂质含量无明显变化。

## 长寿生物标志

一般认为，"衰老或长寿生物标志"是反映生理或功能年龄的参数。随着年龄增长，生物标志必定经历重大变化，而延长寿命的治疗（如 CR）可以延缓或逆转生物标志，此外，还可以对生物标志进行可靠的测量。在啮齿动物和灵长类动物身上已经发现了许多生物标志，包括体温和激素，如脱氢表雄酮硫酸盐和胰岛素（图 20.3）。在 CALERIE 研究中，在进行 6 个

表 20.1 CALERIE 阶段 1 的食物菜单样本(1 500、1 800 和 2 100kcal/d)

**第 1 天**

| 早餐 | 1 500 | 1 800 | 2 100 |
| --- | --- | --- | --- |
| 低脂格兰诺拉麦片加葡萄干 | 1/2 c | 2/3 c | 3/4 c |
| 脱脂牛奶 | 1 c | 1 c | 1 c |
| 香蕉 | 1 | 1 | 1 |

| 午餐 | 1 500 | 1 800 | 2 100 |
| --- | --- | --- | --- |
| 希腊式包装 | | | |
| 10 in. 玉米薄饼 | 1 | 1 | 1 1/2 |
| 人类 | 2 T | 2 1/2 T | 3 T |
| 黄瓜 | 1/2 c | 1/2 c | 1/2 c |
| 番茄 | 1/3 c | 1/3 c | 1/3 c |
| 洋葱 | 1 1/2 T | 1 1/2 T | 1 1/2 T |
| 橄榄 | 1 1/4 T | 1 1/4 T | 1 3/4 T |
| 羊乳酪 | 1 1/2 T | 2 T | 3 T |
| 切达干酪 | 1/3 c | 1/2 c | 1/2 c |
| 红葡萄 | 1 1/3 c | 1 2/3 c | 1 2/3 c |

| 晚餐 | 1 500 | 1 800 | 2 100 |
| --- | --- | --- | --- |
| 扁豆配橄榄和羊乳酪 | 1 c | 1 1/4 c | 1 1/3 c |
| 蒸粗麦粉 | 1/2 c | 2/3 c | 3/4 c |
| 西葫芦 | 1/2 c | 3/4 c | 3/4 c |
| 草莓 | 3/4 c | 1 c | 1 c |

**第 2 天**

| 早餐 | 1 500 | 1 800 | 2 100 |
| --- | --- | --- | --- |
| 燕麦片 | 1/4 c | 1/2 c | 1/2 c |
| 桃子 | 2/3 c | 2/3 c | 3/4 c |
| 杏仁 | 1 T | 1 T | 1 1/2 T |
| 脱脂牛奶 | 1/2 c | 1 c | 1 c |

| 午餐 | 1 500 | 1 800 | 2 100 |
| --- | --- | --- | --- |
| 意式香蒜酱面 | 1 2/3 c | 2 c | 2 1/4 c |
| 鸡胸肉 | 3/4 oz | 3/4 oz | 1 1/4 oz |
| 苹果 | 1 | 1 | 1 |
| 小圆面包 | 1 | 1 | 2 |

| 晚餐 | 1 500 | 1 800 | 2 100 |
| --- | --- | --- | --- |
| 希腊式的马铃薯 | 1 c | 1 c | 1 1/4 c |
| 鲑鱼肉排 | 3 oz | 3 oz | 3 oz |
| 绿豆 | 3/4 c | 3/4 c | 3/4 c |
| 橘子 | 1 c | 1 c | 1 c |

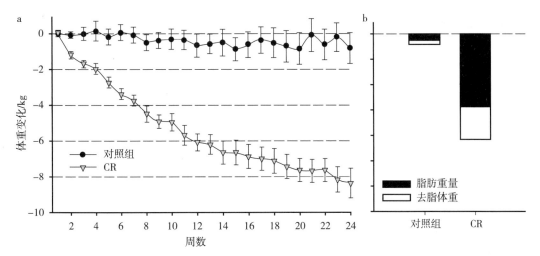

图 20.2　我们对 25% CR 进行了 6 个月的研究，结果显示体重逐渐下降，在研究完成时体重下降了约 10%。采用双 X 线骨密度仪进行的身体成分分析表明，组织质量的损失可归因于脂肪重量（CR：–24% ± 3%）和去脂体重（CR：–4% ± 1%）的显著降低

月的 25%CR 后，三分之二的长寿生物标志[54]得到了改善[3]。空腹胰岛素浓度（–29% ± 6%）和核心体温（–0.20℃ ± 0.05℃）显著降低，而脱氢表雄酮硫酸盐未因干预而改变。这些结果与之前在《巴尔的摩纵向期刊》上发表的关于非人类灵长类动物和啮齿类动物的 CR 和长寿男性的研究结果相呼应[54]。

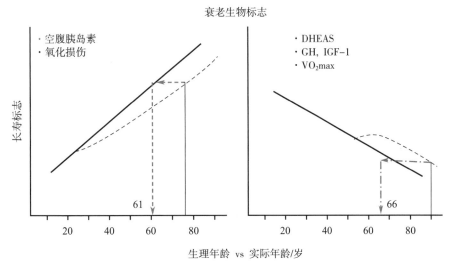

图 20.3　热量限制（CR）能延长生理年龄和实际年龄吗? 本图总结了部分潜在衰老生物标志。推测 CR 会改变这些生物标志的生物学轨迹，从而延长生理年龄和实际年龄。例如，左边的图表显示了一位 75 岁的人。随着 CR 时间的延长，推测这位老人的空腹胰岛素和氧化损伤会减少。虚线代表 CR 的理论效果。因此，一个人即使 75 岁了，其生理年龄也将比实际年龄小 17 岁。同样，右侧 90 岁的长期 CR 者与 66 岁的人拥有相似的生物学特征。

## 心血管和糖尿病的危险因素

在美国,心脏病和卒中位列死亡原因的第一和第三[55],延缓动脉粥样硬化性心血管疾病的发展可能是 CR 促使长寿的潜在机制之一。随着年龄的增长,造成心血管疾病的危险因素,包括血脂、血压、止血因子、炎症标志物和内皮功能的异常,都会恶化[56,57]。在这些与年龄有关的变化中,至少有一部分似乎是由于肥胖的增加和身体活动的减少而引起的[58,59]。因此,可以通过延长 CR 来改善这些变化。6 个月 CR 使甘油三酯(TG)和Ⅶ c 因子分别降低 18% 和 11%[60]。高密度脂蛋白胆固醇升高,纤维蛋白原、同型半胱氨酸和内皮功能没有发生改变。根据总胆固醇和高密度脂蛋白胆固醇的比率、收缩压、年龄和性别来判断,仅 6 个月的 CR 使 10 年期的心血管疾病预估风险降低了 28%。

胰岛素抵抗是一种早期代谢异常,一般发生在高血糖、高脂血症和 2 型糖尿病之前。胰岛素抵抗和 β 细胞功能障碍都与肥胖有关[61-63]。CR 可以减少脂肪量,延缓与年龄相关的疾病如 2 型糖尿病的发展。虽然在肥胖人群中,CR 和减重可以改善胰岛素敏感性[64,65],但 CR 对胰岛素敏感性和因其带来的糖尿病风险的影响在超重和消瘦群体中并未被完全理解。在 6 个月 CR 研究中,我们观察到 CR 组胰岛素敏感性提高了 40%,虽然没有达到显著水平($P=0.08$;$P$ 值评估数值的显著性水平。在大多数情况下,$P \leq 0.05$ 才具有统计学意义)。然而,对葡萄糖敏感的急性胰岛素明显低于基线(CR=29% ± 7%,$P<0.01$),这表明 β 细胞葡萄糖反应性的改善。

## 代谢适应和氧化应激

关于 CR 促使寿命延长最流行的一个理论是"生存率理论"[66]。该理论假设新陈代谢率的降低会减少能量消耗,从而降低活性氧和重要组织的氧化损伤率[14]。实际上,CR 与能量代谢的大幅减少有关,包括静息代谢率(或睡眠代谢率)绝对降低、膳食热效应以及身体活动能量消耗的减少,然而,如上文所述,能量消耗总量是否会减少至超过 CR 后的代谢质量(无脂和脂肪质量:FFM 和 FM)下降的预期水平(即代谢适应),这是一个存在争议的问题。

与预期一样,24 小时绝对能量消耗和睡眠代谢率(两者均在呼吸室内测量)与 CR 基线相比显著降低($P<0.001$)。然而,重要的是,24 小时的久坐和睡眠能量消耗都减少了约 6%,超出了预期的代谢质量即 FFM 和 FM[3]的损失。在通气面罩间接热量计[46]测量的静息代谢率中也观察到了这种代谢适应[46]。这些生理反应与通过 DNA 损伤测量的氧化应激减少有关。6 个月后 CR 组 DNA 损伤较基线降低($P=0.000\ 5$),但对照组没有降低[3]。此外,CR 受试者的 8-oxo7,8-dihido-2' 脱氧鸟苷(8oxodG)也显著低于基线水平($P<0.000\ 1$)。这些数据证实了 CR 可以降低能量代谢和减少氧化应激对 DNA 的影响,这两种作用都有可能延缓衰老过程。

## 内分泌的适应

### 甲状腺功能

对人类 CR 的短期研究报告了甲状腺功能的改变。完全禁食 4 周后,三碘甲状腺原氨素($T_3$)降低,而反三碘甲状腺原氨素($rT_3$)升高,这与代谢率降低有关[67]。与年龄、性别和体重都匹配的对照组相比，CRONIES（自己选择长期 CR 的组）的 $T_3$ 显著降低，但甲状腺素（$T_4$）或促甲状腺激素（TSH）的浓度没有降低[68]。

在 CALERIE 研究中，干预 3 个月（$P<0.01$）和 6 个月（$P<0.02$）后，CR 组血浆 $T_3$ 浓度较基线下降[3]。处理后的血浆中的 $T_4$ 也有类似的变化。在把 3 个 CR 组的受试者数据合并为一个干预样本后，我们观察了干预 3 个月后血浆中甲状腺激素的变化与 24 小时代谢适应程度之间显著的线性关系（$T_3$；$r=0.40$，$P=0.006$，$T_4$；$r=0.29$，$P=0.05$）[3]。

## 生长轴

健康成年人体内生长激素（GH）和胰岛素生长因子 -1（IGF-1）浓度降低是衰老的标志，这是因为每次爆发都会导致 GH 分泌量减少[69]，而不会改变爆发频率或 GH 半衰期。与啮齿动物不同，人类通过 CR 减重会增加 GH[70]。CR 6 个月后，11 小时平均 GH 浓度未随 CR 变化而变化，同时以分泌活动数量、分泌振幅和分泌量（未发表的数据）衡量的分泌动态性也不随 CR 改变。空腹血浆促生长激素（GH 促分泌激素）明显高于基线水平，但 IGF-1 未受影响。尽管体重和内脏脂肪显著减少，以及胰岛素敏感性得到改善，但平均 GH 浓度在经历6 个月的干预后未发生改变。与这一观察结果一致的是，在生物圈 2 中生长激素和 IGF-1 都没有受到受试者所经历的慢性食物短缺影响[23]。

## 脱氢表雄酮硫酸盐

脱氢表雄酮硫酸盐（DHEA-S）是一种脱氢表雄甾酮代谢物，一种体内含量丰富的类固醇激素，鉴于横向研究[71]和纵向研究[72]证据 DHEA-S 会随年龄的增长而减少，一般认为 DHEA-S 是人类衰老与长寿一个可靠的内分泌指标[6]。据推测，CR 可以延缓或减弱与年龄相关的 DHEA-S 下降。在我们对年轻人（37 ± 2 岁）为期 6 个月的研究中，我们没有观察到 DHEA-S 的变化[3]。同样，在生物圈 2 内，2 年的能量限制没有改变 DHEA-S[23]。据我们所知，目前还没有来自热量限制协会（CRONIES）关于这些自我施加 CR 者的 DHEA-S 水平的报告。一般认为，人类和非人类灵长类动物的数据之间缺乏一致性是由于以下原因：第一，受试者开始 CR 时的实际年龄，第二，CR 的持续时间。接受 3~6 年 CR 的年轻成年猴子的 DHEA-S 随年龄下降 3%，而随意喂养的猴子的 DHEA-S 下降 30%[73]。相比之下，在年龄较大（约 22 岁）的动物中开始 CR，其 DHEA-S 并未随年龄下降[74]。这些解释还需要在对人类 CR 的长期研究中进行验证。

## 瘦素

通过调节能量摄入和消耗来影响身体组成和能量平衡的瘦素也随着 CR 的增加而减少[75-77]。代谢适应或 CR 导致的能量消耗减少大于基于体重和能量储存变化的预期。CR 介导的瘦素变化是代谢适应的独立决定因素。这表明瘦素对 CR 饮食的反应可能是一种衰老的生物标志[75]。

## 身体活动

日常能量消耗有 3 个主要组成部分：静息代谢率（RMR）、食物的热效应和体力活动的能量消耗。调查身体活动的变化对 CR 研究十分重要，这不仅是因为身体活动的日常能量消耗是可变的,也因为现在还不清楚个人是否会为了节省能量而有意识或无意识地减少其身体活动[78]。在研究中,我们观察到在呼吸密室中自发身体活动[46]没有发生变化[79],这与早期报道的肥胖者在减肥后自发身体活动或姿势调整没有发生变化一致[80]。如果自发的身体活动是由生物学决定的这一当前的假设是正确的,那么这些结果并不令人惊讶[80,81]。然而,通过测量自由生存条件下(双标记水)的能量代谢,我们发现代谢适应在 3 个月(–386 ± 69kcal/d)后存在,而在 6 个月后不存在(图 20.4)。即使将日常总能量消耗(TDEE)

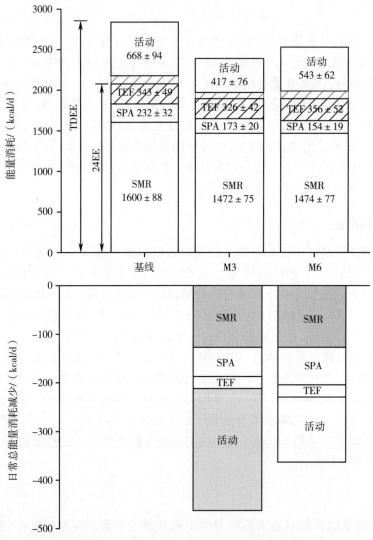

图 20.4　CR 对日常能量消耗量各部分的影响(上图)。能量消耗的组成部分是通过结合久坐的代谢能量消耗[睡眠代谢率(SMR)、自发体育活动(SPA)、食物的热效应(TEF)]和双标记水(身体活动)的自由生存能量消耗来确定的。CR 3 个月和 6 个月(底图)后的日常总能量消耗变化和代谢适应变化(大于因减重引起的)用灰色[53]突出表示。结合两种最先进的方法(代谢室间接量热法和双标记水法)精确量化非肥胖个体对 CR 的完全能量消耗反应,我们发现久坐时减少的能量消耗比因代谢量减少而造成的能量消耗减少多出 6%。代谢量减少是一种"代谢适应"[3],也是一种自由生存状态下的代谢适应。这种适应不仅包括细胞呼吸(维持细胞、器官和组织存活的能量成本)的减少,还包括自由生存活动生热作用的减少,图中用蓝色表示(行为适应)

调整为久坐的能量代谢（24 小时或睡眠能量消耗），这种适应也很明显，这表明日常能量消耗的其他成分也发生了变化，日常能量消耗主要是身体活动，加上少部分由饮食引起的生热作用。为了证明这一点，通过 TDEE 与 RMR 的比率或睡眠代谢率[46]，或经睡眠代谢率调整的 TDEE 计算的身体活动水平在第 3 个月显著降低 12%，并在干预 6 个月后回归基线值。有趣的是，尽管身体活动水平较低，参与者表示他们的身体功能有所改善，而这是生活质量的主要组成部分。CR 对生理结果的全部影响见表 20.2。

表 20.2　人类 CR 6 个月的心理和行为反应总结

| 心理或行为反应 |
| --- |
| 进食障碍症状的发展 |
| ↓去抑制 |
| ↓暴食 |
| ↓对身材和身形的关注 |
| ↔害怕肥胖 |
| ↔腹泻 |
| 抑郁情绪 |
| ↓ MAEDS 抑郁量表 |
| ↔Beck 抑郁量表Ⅱ |
| 主观饥饿感 |
| ↓饮食量表,感知饥饿表 |
| 生活质量 |
| ↑身体功能 |
| ↔身体活力 |
| 认知能力 |
| ↔非文字记忆能力 |
| ↔短期记忆和保留能力 |
| ↔视觉感知和记忆能力 |
| ↔注意力 |

# CR 对心理和行为的影响

限制人体的热量摄入可能会对人体健康和寿命产生积极影响，从而导致 CR 的实施或对类 CR 化合物的认同。关于 CR 对生活质量的影响，人们知之甚少。而且，人们如果试图遵循 CR 来促进健康，那么就必须回答关于 CR 对心理健康、认知功能、情绪和主观食欲可能产生的负面影响等重要问题。确定 CR 对这些参数的影响至关重要，从而知道坚持 CR 方案是否可行，以及 CR 是否会产生意想不到的负面后果，这些后果会抵消其潜在的健康益处。第一阶段的 CALERIE 为检查 CR 6 个月对心理和行为的最终影响提供了一个独特的机会。

我们在此总结 CR 对进食障碍症状、生活质量、情绪（抑郁症状）、食欲主观评分和认知功能发展的影响。

# 进食障碍症状的发展

关于 CR 最紧迫的问题之一是坚持持续减少食物摄入会加重进食障碍症状。这种担忧部分基于 Keys[78] 的研究，该研究发现，健康男性中持续 6 个月的 50% CR 与饮食失调症状例如暴食的发展有关[82]。此外，CR 或限制摄入的意图与包括厌食症、神经性贪食症[84] 及暴饮暴食障碍[85] 在内的进食障碍的发生有关[83]。因此，研究 CR 对人类，特别是对非肥胖人群的益处和潜在危害，并在推荐 CR 之前告知重要的安全问题十分必要[86,87]。

在我们的研究中，参与者完成了一组评估，包括：①多因素评估进食障碍症状（MAEDS），包括测量了 6 个与进食障碍相关的症状（暴食、泻药行为、抑郁、害怕脂肪、避免禁忌食物、限制饮食）[88]；②饮食量表，用于测量饮食控制、解除抑制和感知饥饿[89]；③体型问卷（Body Shape Questionnaire，BSQ）[90]，测量人们对体型的关注程度。

根据 Williamson 等的报道[51]，CALERIE 中包括 CR 在内的 3 个"节食"组，在第 3 个月和第 6 个月时，与对照组相比，饮食控制得分更高，但饮食障碍症状的评估分数没有增加，有些还减少了。除对照组外，所有组在第 6 个月时去抑制能力显著下降，而暴食组在第 3 和第 6 个月的去抑制能力下降。在 3 个月和 6 个月时，3 组节食者对体型的关注有所减少，而对照组没有变化。对肥胖的恐惧和 MAEDS 的胃排空行为亚量表在 CR 期间无变化。

## 主观饥饿感

人们遵循 CR 的能力可能会受到饥饿感增加的限制。我们使用进食量表[89] 和视觉模拟量表（VAS）评估 CR 期间食欲评分的变化。视觉模拟量表被认为是可靠和有效的食欲测量方法，其测量饥饿感、饱腹感、食欲、满意度和预期的食物消耗量[91]。在为期 6 个月的研究中，食欲评分发生了变化，但节食组与对照组的变化并无不同。此外，根据进食量表的饥饿程度这一栏来看，在第 6 个月时，CR 组的饥饿感会减少。

## 生活质量和情绪

明尼苏达半饥饿研究[78] 表明 CR 对情绪有负向影响；因此，在考虑 CR 在人体内的可行性时，CR 对情绪和生活质量（QOL）的影响成为一个重要因素。在 CALERIE 第一阶段，医疗效果调查短表 36 健康调查（SF-36）[92,93] 用于测量生活质量，Beck 抑郁量表Ⅱ[94] 和 MAEDS 抑郁量表用于测量情绪。我们的结果表明，BDI-Ⅱ测量的抑郁情绪在试验期间没有变化。此外，在 CR 组中，与基线[51] 相比，3 个月和 6 个月时，MAEDS 抑郁亚量表得分下降。总之，结果表明，在试验期间，CR 对情绪没有负面影响，事实上，通过 MAEDS 测量，CR 组的抑郁症状有所减轻。

采用 SF-36 测定 CR 对 QOL - 生理功能和活力两种成分的影响。在试验期间，除对照组外,所有节食组的身体功能都得到了改善。CR 组在 3 个月和 6 个月时身体功能均有显著改善,但 CR 对生命活力无显著影响。

## 认知功能与表现

自述的节食或 CR 与认知能力(如记忆力和注意力)的缺陷有关[95,96]。然而,认知障碍常常受对食物和体重的过度关注调节[97],这表明是对食物和体重的产生的强迫性想法,而不是 CR,对认知能力产生负面影响。如果 CR 对认知能力有负面影响,那么 CR 在人类中的可行性就会受到质疑。

在试验中,我们在基线和第 3、第 6 个月通过综合神经心理测试对认知能力进行经验性评估。用 Rey 听觉和语言学习测试(Rey Auditory and Verbal Learning Test,RAVLT)[98]测试了非文字记忆,用听觉辅音三元模型测试了(Auditory Consonant Trigram,ACT)[99,100]短期记忆和记忆保留,用本顿视觉保留测试测试了视觉感知和记忆(Benton Visual Retention Test,BVRT)[101],用 Conners 持续性能测试Ⅱ(Conners' Continuous Performance Test-Ⅱ,CPT-Ⅱ)[102]测试了注意力或专注力。在 CR 期间没有出现记忆或注意力/集中力障碍。日常能量消耗的程度与认知能力的变化也不相关;因此,这些数据表明,CR 对认知能力没有负面影响[47]。CR 对心理和行为结果的全部影响见表 20.2。

CALERIE 的心理和行为研究发现为人类 CR 的可行性和安全性提供了重要信息。CR 与进食障碍症状、生活质量下降、情绪低落或认知障碍的发生无关。CR 与进食障碍症状、生活质量下降、情绪低落或认知障碍的发生无关。事实上,其中的许多指标都得到了改善,CR 组的主观食欲评分变化与对照组相似。这些结果表明,至少在超重人群中,CR 可能是可行的,并且几乎没有非预期性的后果。此外,还需要进行进一步的研究,以确定在其他人群样本中以及更长期使用 CR 的可行性和安全性。

# CR 能延长人类寿命吗?

丰富的啮齿类动物 CR 研究使我们能够解决一些与人类 CR 的实用性和可行性相关的重要问题。相关的和实际的问题是:我们需要多少 CR 来改善与年龄相关的健康和延长寿命? 为了获得这些益处我们需要维持多久的 CR? 对 24 项已发表的啮齿类动物 CR 研究进行分析(CR 达到 55%),结果显示生存期与能量摄入呈强负相关关系[103],CR 时间与寿命呈正相关关系。利用上述啮齿动物数据导出的预测方程[103],我们和其他相关人士估计,从 25 岁开始 20% 的 CR 然后持续 52 年,即持续到美国男性的平均寿命 77 岁那年,则可能会延长 5 年的寿命。然而,如果在 55 岁时才开始 30% 的 CR,然后持续 CR 22 年,则可能只会增加 2 个月的寿命(图 20.5)。

当然,也有一部分人为了健康和长寿,通过 CRON(营养最佳的 CR)饮食来自行限制热量摄入。最近我们对 18 名 CR 3~15 年的受试者(仅 3 名女性)进行了研究[28,104]。饮食分析显示 CR 组的能量摄入比同龄的对照组少 50%。在身体成分方面,男性的平均 BMI 为 $(19.6 \pm 1.9) \, \text{kg/m}^2$,同时其体内脂肪含量极低,约为 7%。CR 组的动脉粥样硬化危险因子数量

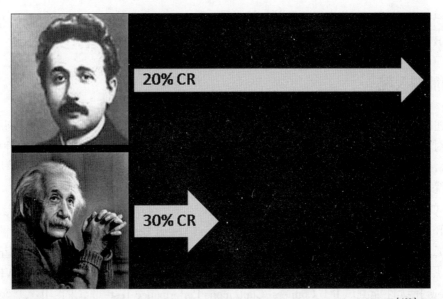

图 20.5　热量限制（CR）如何影响人类寿命？通过将啮齿类动物的数据外推到人类身上[103]，可以预测 CR 对人类的潜在影响[105]。例如，如果爱因斯坦在 25 岁时开始 20% 的 CR 饮食，他的寿命可能会增加 5 年左右。然而，45 年后（即 60 岁时）进行 30% 的 CR 饮食只会延长他 2 个月的寿命。因此，CR 需在成年早期开始，以达到延长预期寿命的显著效果

不到其同龄对照组的 50%。动脉粥样硬化危险因子包括总胆固醇、LDL-c、HDL-c 和甘油三酯。本报告进一步证明较长期的 CR 在降低冠心病和其他与年龄相关的共病风险方面是非常有效的。CR 受试者是否比其同年龄和同性别的对照组成员活得更长还需拭目以待。

## 结论

　　虽然啮齿动物和灵长类动物的数据表明 CR 可能延长寿命，但对啮齿动物数据的集合分析表明，诱导这些效应所需的 CR 强度和开始时间可能不适用于许多个体[105]。流行病学研究当然支持这一观点，在营养上减少能量的摄入可以改善与年龄有关的健康问题。尽管第一项 CR 随机对照试验的结果显示，持续时间较短的 CR 也能降低与年龄相关的疾病风险，并改善部分长寿生物标志，但这种干预对人类寿命的最终影响可能永远无法在科学环境中确定。在我们的短期研究中，进食障碍症状、生活质量下降、情绪低落和认知障碍的发展与 CR 无关，这些都可能表明人类 CR 的可行性和安全性。然而，对大多数人来说，在"肥胖"的环境中进行 CR 是一种挑战，因为这种环境会导致过度饮食。只有很少一部分人能够实践 CR 生活方式，并可能从中受益。因此需要寻找能够模拟 CR 生物效应的有机或无机化合物。如果这类常被称为"类 CR 化合物"（如白藜芦醇）[106,107] 的化合物证明在人类身上可行，那么大多数人会选择通过"药丸"而不是 CR 来享受抗衰老的效果。

（梁玉祥　译　桂尘璠　校）

# 参考文献

1. McCay CM, Crowel MF, Maynard LA. The effect of retarded growth upon the length of the life span and upon the ultimate body size. J Nutr. 1935;10:63–79.
2. Walford RL, Harris SB, Weindruch R. Dietary restriction and aging: historical phases, mechanisms and current directions. J Nutr. 1987;117(10):1650–4.
3. Heilbronn LK, de Jonge L, Frisard MI, DeLany JP, Larson-Meyer DE, Rood J, et al. Effect of 6-month calorie restriction on biomarkers of longevity, metabolic adaptation, and oxidative stress in overweight individuals: a randomized controlled trial. JAMA. 2006;295(13):1539–48.
4. Blanc S, Schoeller D, Kemnitz J, Weindruch R, Colman R, Newton W, et al. Energy expenditure of rhesus monkeys subjected to 11 years of dietary restriction. J Clin Endocrinol Metab. 2003;88(1):16–23.
5. Bodkin NL, Alexander TM, Ortmeyer HK, Johnson E, Hansen BC. Mortality and morbidity in laboratory-maintained Rhesus monkeys and effects of long-term dietary restriction. J Gerontol A Biol Sci Med Sci. 2003; 58(3):212–9.
6. Roth GS, Mattison JA, Ottinger MA, Chachich ME, Lane MA, Ingram DK. Aging in rhesus monkeys: relevance to human health interventions. Science. 2004;305(5689):1423–6.
7. Sacher GA, Duffy PH. Genetic relation of life span to metabolic rate for inbred mouse strains and their hybrids. Fed Proc. 1979;38(2):184–8.
8. Heilbronn LK, Ravussin E. Calorie restriction and aging: review of the literature and implications for studies in humans. Am J Clin Nutr. 2003;78(3):361–9.
9. Ravussin E, Bogardus C. Relationship of genetics, age, and physical-fitness to daily energy-expenditure and fuel utilization. Am J Clin Nutr. 1989;49(5):968–75.
10. Selman C, Phillips T, Staib JL, Duncan JS, Leeuwenburgh C, Speakman JR. Energy expenditure of calorically restricted rats is higher than predicted from their altered body composition. Mech Ageing Dev. 2005;126(6–7): 783–93.
11. Yamada Y, Colman RJ, Kemnitz JW, Baum ST, Anderson RM, Weundruch R, et al. Long-term calorie restriction decreases metabolic cost of movement and prevents decrease of physical activity during aging in rhesus monkeys. Exp Gerontol. 2013;48(11):1226–35.
12. Sohal RS, Allen RG. Relationship between metabolic rate, free radicals, differentiation and aging: a unified theory. Basic Life Sci. 1985;35:75–104.
13. Alexeyev MF, Ledoux SP, Wilson GL. Mitochondrial DNA and aging. Clin Sci (Lond). 2004;107(4):355–64.
14. Sohal RS, Weindruch R. Oxidative stress, caloric restriction, and aging. Science. 1996;273(5271):59–63.
15. Weindruch R, Walford RL, Fligiel S, Guthrie D. The retardation of aging in mice by dietary restriction: longevity, cancer, immunity and lifetime energy intake. J Nutr. 1986;116(4):641–54.
16. Fulle S, Protasi F, Di Tano G, Pietrangelo T, Beltramin A, Boncompagni S, et al. The contribution of reactive oxygen species to sarcopenia and muscle ageing. Exp Gerontol. 2004;39(1):17–24.
17. Sachdev S, Davies KJ. Production, detection, and adaptive responses to free radicals in exercise. Free Radic Biol Med. 2008;44(2):215–23.
18. Ames BN, Shigenaga MK, Hagen TM. Mitochondrial decay in aging. Biochim Biophys Acta. 1995;1271(1): 165–70 [Research Support, U.S. Gov't, P.H.S. Review].
19. Stein PK, Soare A, Meyer TE, Cangemi R, Holloszy JO, Fontana L. Caloric restriction may reverse age-related autonomic decline in humans. Aging Cell. 2012;11(4):644–50 [Research Support, N.I.H., Extramural Research Support, Non-U.S. Gov't].
20. McKiernan SH, Colman RJ, Aiken E, Evans TD, Beasley TM, Aiken JM, et al. Cellular adaptation contributes to calorie restriction-induced preservation of skeletal muscle in aged rhesus monkeys. Exp Gerontol. 2012;47(3):229–36 [Research Support, N.I.H., Extramural Research Support, Non-U.S. Gov't].
21. Civitarese AE, Carling S, Heilbronn LK, Hulver MH, Ukropcova B, Deutsch WA, et al. Calorie restriction increases muscle mitochondrial biogenesis in healthy humans. PLoS Med. 2007;4(3):e76.
22. Velthuis-te Wierik EJ, van den Berg H, Schaafsma G, Hendriks HF, Brouwer A. Energy restriction, a useful intervention to retard human ageing? Results of a feasibility study. Eur J Clin Nutr. 1994;248:138–48.
23. Walford RL, Mock D, Verdery R, MacCallum T. Calorie restriction in biosphere 2: alterations in physiologic, hematologic, hormonal, and biochemical parameters in humans restricted for a 2-year period. J Gerontol A Biol Sci Med Sci. 2002;57(6):B211–24.
24. Heilbronn LK, Noakes M, Clifton PM. Energy restriction and weight loss on very-low-fat diets reduce C-reactive protein concentrations in obese, healthy women. Arterioscler Thromb Vasc Biol. 2001;21(6):968–70.
25. Mavri A, Alessi MC, Bastelica D, Geel-Georgelin O, Fina F, Sentocnik JT, et al. Subcutaneous abdominal, but not femoral fat expression of plasminogen activator inhibitor-1 (PAI-1) is related to plasma PAI-1 levels and insulin resistance and decreases after weight loss. Diabetologia. 2001;44(11):2025–31.
26. Bastard JP, Jardel C, Bruckert E, Blondy P, Capeau J, Laville M, et al. Elevated levels of interleukin 6 are reduced in serum and subcutaneous adipose tissue of obese women after weight loss. J Clin Endocrinol Metab. 2000;

85(9):3338–42.

27. Mercken EM, Crosby SD, Lamming DW, Jebailey L, Krzysik-Walker S, Villareal DT, et al. Calorie restriction in humans inhibits the PI3K/AKT pathway and induces a younger transcription profile. Aging Cell. 2013;12(4): 645–51.

28. Fontana L, Meyer TE, Klein S, Holloszy JO. Long-term calorie restriction is highly effective in reducing the risk for atherosclerosis in humans. Proc Natl Acad Sci U S A. 2004;101(17):6659–63.

29. Walford RL, Mock D, MacCallum T, Laseter JL. Physiologic changes in humans subjected to severe, selective calorie restriction for two years in biosphere 2: health, aging, and toxicological perspectives. Toxicol Sci. 1999;52(2 Suppl):61–5.

30. Robertson RP. Chronic oxidative stress as a central mechanism for glucose toxicity in pancreatic islet beta cells in diabetes. J Biol Chem. 2004;279(41):42351–4.

31. Stenkula KG, Said L, Karlsson M, Thorn H, Kjolhede P, Gustavsson J, et al. Expression of a mutant IRS inhibits metabolic and mitogenic signalling of insulin in human adipocytes. Mol Cell Endocrinol. 2004;221(1–2):1–8.

32. Lane MA, Baer DJ, Tilmont EM, Rumpler WV, Ingram DK, Roth GS, et al. Energy balance in rhesus monkeys (Macaca mulatta) subjected to long-term dietary restriction. J Gerontol A Biol Sci Med Sci. 1995;50(5): B295–302.

33. Kagawa Y. Impact of Westernization on the nutrition of Japanese: changes in physique, cancer, longevity and centenarians. Prev Med. 1978;7(2):205–17.

34. Japan Ministry of Health Law. Tokyo: Health and Welfare Statistics Association; 2005.

35. Willcox DC, Willcox BJ, Todoriki H, Curb JD, Suzuki M. Caloric restriction and human longevity: what can we learn from the Okinawans? Biogerontology. 2006;7(3):173–7.

36. Suzuki M, Wilcox BJ, Wilcox CD. Implications from and for food cultures for cardiovascular disease: longevity. Asia Pac J Clin Nutr. 2001;10(2):165–71.

37. Willcox BJ, Willcox DC, Todoriki H, Yano K, Curb D, Suzuki M. Caloric restriction, energy balance and healthy aging in Okinawans and Americans: biomarker differences in Septuagenarians. Okinawan J Am Stud. 2007;4: 62–74.

38. Willcox DC, Willcox BJ, Todoriki H, Suzuki M. The Okinawan diet: health implications of a low-calorie, nutrient-dense, antioxidant-rich dietary pattern low in glycemic load. J Am Coll Nutr. 2009;28(Suppl):500S–16 [Review].

39. Vallejo EA. Hunger diet on alternate days in the nutrition of the aged. Prensa Med Argent. 1957;44(2):119–20.

40. Stunkard AJ. Nutrition, longevity and obesity. In: Rockstein M, Sussman ML, editors. Nutrition, aging and obesity. New York: Academic; 1976. p. 253–84.

41. Walford RL, Harris SB, Gunion MW. The calorically restricted low-fat nutrient-dense diet in biosphere 2 significantly lowers blood glucose, total leukocyte count, cholesterol, and blood pressure in humans. Proc Natl Acad Sci U S A. 1992;2389:11533–7.

42. Weyer C, Walford RL, Harper IT, Milner M, MacCallum T, Tataranni PA, et al. Energy metabolism after 2 y of energy restriction: the biosphere 2 experiment. Am J Clin Nutr. 2000;72(4):946–53.

43. Das SK, Gilhooly CH, Golden JK, Pittas AG, Fuss PJ, Cheatham RA, et al. Long-term effects of 2 energy-restricted diets differing in glycemic load on dietary adherence, body composition, and metabolism in CALERIE: a 1-y randomized controlled trial. Am J Clin Nutr. 2007;85(4):1023–30.

44. Racette SB, Weiss EP, Villareal DT, Arif H, Steger-May K, Schechtman KB, et al. One year of caloric restriction in humans: feasibility and effects on body composition and abdominal adipose tissue. J Gerontol A Biol Sci Med Sci. 2006;61(9):943–50.

45. Redman LM, Heilbronn LK, Martin CK, Alfonso A, Smith SR, Ravussin E. Effect of calorie restriction with or without exercise on body composition and fat distribution. J Clin Endocrinol Metab. 2007;92(3):865–72.

46. Martin CK, Heilbronn LK, de Jonge L, Delany JP, Volaufova J, Anton SD, et al. Effect of calorie restriction on resting metabolic rate and spontaneous physical activity. Obesity (Silver Spring). 2007;15(12):2964–73.

47. Martin CK, Anton SD, Han H, York-Crowe E, Redman LM, Ravussin E, et al. Examination of cognitive function during six months of calorie restriction: results of a randomized controlled trial. Rejuvenation Res. 2007;10(2): 179–90.

48. Martin CK, Anton SD, York-Crowe E, Heilbronn LK, VanSkiver C, Redman LM, et al. Empirical evaluation of the ability to learn a calorie counting system and estimate portion size and food intake. Br J Nutr. 2007;98(2): 439–44.

49. Williamson DA, Martin CK, York-Crowe E, Anton SD, Redman LM, Han H, et al. Measurement of dietary restraint: validity tests of four questionnaires. Appetite. 2007;48(2):183–92.

50. Larson-Meyer DE, Heilbronn LK, Redman LM, Newcomer BR, Frisard MI, Anton S, et al. Effect of calorie restriction with or without exercise on insulin sensitivity, beta-cell function, fat cell size, and ectopic lipid in overweight subjects. Diabetes Care. 2006;29(6):1337–44.

51. Williamson DA, Martin CK, Anton SD, York-Crowe E, Han H, Redman LM, et al. Is caloric restriction associated with development of eating disorder syndromes? Results from the CALERIE trial. Health Psychol. 2008; 27(1):S32–42.

52. Anton SD, Martin CK, Redman L, York-Crowe E, Heilbronn LK, Han H, et al. Psychosocial and behavioral pre-treatment predictors of weight loss outcomes. Eat Weight Disord. 2008;13(1):30–7.

53. Redman LM, Heilbronn LK, Martin CK, De Jonge L, Williamson DA, DeLany JP, et al. Metabolic and behavioral compensations in response to caloric restriction: implications for the maintenance of weight loss. PLoS One. 2009;4(2):e4377.

54. Roth GS, Lane MA, Ingram DK, Mattison JA, Elahi D, Tobin JD, et al. Biomarkers of caloric restriction may predict longevity in humans. Science. 2002;2(5582297):811.

55. Rosamond W, Flegal K, Friday G, Furie K, Go A, Greenlund K, et al. Heart disease and stroke statistics—2007 update: a report from the American Heart Association Statistics Committee and Stroke Statistics Subcommittee. Circulation. 2007;115(5):e69–171.

56. Celermajer DS, Sorensen KE, Spiegelhalter DJ, Georgakopoulos D, Robinson J, Deanfield JE. Aging is associated with endothelial dysfunction in healthy men years before the age-related decline in women. J Am Coll Cardiol. 1994;24(2):471–6.

57. Mendall MA, Patel P, Ballam L, Strachan D, Northfield TC. C reactive protein and its relation to cardiovascular risk factors: a population based cross sectional study. BMJ. 1996;312(7038):1061–5.

58. DeSouza CA, Shapiro LF, Clevenger CM, Dinenno FA, Monahan KD, Tanaka H, et al. Regular aerobic exercise prevents and restores age-related declines in endothelium-dependent vasodilation in healthy men. Circulation. 2000;102(12):1351–7.

59. Mora S, Lee IM, Buring JE, Ridker PM. Association of physical activity and body mass index with novel and traditional cardiovascular biomarkers in women. JAMA. 2006;295(12):1412–9.

60. Lefevre M, Redman LM, Heilbronn LK, Smith JV, Martin CK, Rood JC, et al. Caloric restriction alone and with exercise improves CVD risk in healthy non-obese individuals. Atherosclerosis. 2009;203(1):206–13 [Randomized Controlled Trial Research Support, N.I.H., Extramural Research Support, Non-U.S. Gov't].

61. Forsey RJ, Thompson JM, Ernerudh J, Hurst TL, Strindhall J, Johansson B, et al. Plasma cytokine profiles in elderly humans. Mech Ageing Dev. 2003;124(4):487–93.

62. Matsumoto K, Sera Y, Abe Y, Ueki Y, Tominaga T, Miyake S. Inflammation and insulin resistance are independently related to all-cause of death and cardiovascular events in Japanese patients with type 2 diabetes mellitus. Atherosclerosis. 2003;169(2):317–21.

63. Utzschneider KM, Carr DB, Hull RL, Kodama K, Shofer JB, Retzlaff BM, et al. Impact of intra-abdominal fat and age on insulin sensitivity and beta-cell function. Diabetes. 2004;53(11):2867–72.

64. Dengel DR, Pratley RE, Hagberg JM, Rogus EM, Goldberg AP. Distinct effects of aerobic exercise training and weight loss on glucose homeostasis in obese sedentary men. J Appl Physiol. 1996;81(1):318–25.

65. Niskanen L, Uusitupa M, Sarlund H, Siitonen O, Paljarvi L, Laakso M. The effects of weight loss on insulin sensitivity, skeletal muscle composition and capillary density in obese non-diabetic subjects. Int J Obes Relat Metab Disord. 1996;20(2):154–60.

66. Sacher GA. Life table modifications and life prolongation. In: Finch CE, Hayflick L, editors. Handbook of the biology of aging. New York: van Nostrand Reinold; 1977. p. 582–638.

67. Vagenakis AG, Burger A, Portnary GI, Rudolph M, O'Brian JR, Azizi F, et al. Diversion of peripheral thyroxine metabolism from activating to inactivating pathways during complete fasting. J Clin Endocrinol Metab. 1975;41(1):191–4.

68. Fontana L, Klein S, Holloszy JO, Premachandra BN. Effect of long-term calorie restriction with adequate protein and micronutrients on thyroid hormones. J Clin Endocrinol Metab. 2006;91(8):3232–5.

69. Veldhuis JD, Erickson D, Iranmanesh A, Miles JM, Bowers CY. Sex-steroid control of the aging somatotropic axis. Endocrinol Metab Clin North Am. 2005;34(4):877–93, viii.

70. Smith SR. The endocrinology of obesity. Endocrinol Metab Clin N Am. 1996;25(4):921–42.

71. Orentreich N, Brind JL, Rizer RL, Vogelman JH. Age changes and sex differences in serum dehydroepiandrosterone sulfate concentrations throughout adulthood. J Clin Endocrinol Metab. 1984;59(3):551–5.

72. Orentreich N, Brind JL, Vogelman JH, Andres R, Baldwin H. Long-term longitudinal measurements of plasma dehydroepiandrosterone sulfate in normal men. J Clin Endocrinol Metab. 1992;75(4):1002–4.

73. Lane MA, Ingram DK, Ball SS, Roth GS. Dehydroepiandrosterone sulfate: a biomarker of primate aging slowed by calorie restriction. J Clin Endocrinol Metab. 1997;82(7):2093–6.

74. Urbanski HF, Downs JL, Garyfallou VT, Mattison JA, Lane MA, Roth GS, et al. Effect of caloric restriction on the 24-hour plasma DHEAS and cortisol profiles of young and old male rhesus macaques. Ann N Y Acad Sci. 2004;1019:443–7.

75. Lecoultre V, Ravussin E, Redman LM. The fall in leptin concentration is a major determinant of the metabolic adaptation induced by caloric restriction independently of the changes in leptin circadian rhythms. J Clin Endocrinol Metab. 2011;96(9):E1512–6 [Randomized Controlled Trial Research Support, N.I.H., Extramural Research Support, Non-U.S. Gov't].

76. Leibel RL. The role of leptin in the control of body weight. Nutr Rev. 2002;60(10 Pt 2):S15–9. discussion S68–84, 5–7, [Research Support, U.S. Gov't, P.H.S. Review].

77. Rosenbaum M, Leibel RL. Adaptive thermogenesis in humans. Int J Obes (Lond). 2010;34 Suppl 1:S47–55 [Review].

78. Keys A, Brozek J, Henschel A, Mickelson O, Taylor H. The biology of human starvation. Minneapolis, MN: University of Minnesota Press; 1950.

79. Ravussin E, Burnand B, Schutz Y, Jequier E. Energy expenditure before and during energy restriction in obese patients. Am J Clin Nutr. 1985;41(4):753–9.

80. Levine JA, Lanningham-Foster LM, McCrady SK, Krizan AC, Olson LR, Kane PH, et al. Interindividual variation in posture allocation: possible role in human obesity. Science. 2005;307(5709):584–6.

81. Zurlo F, Ferraro RT, Fontvielle AM, Rising R, Bogardus C, Ravussin E. Spontaneous physical activity and obesity: cross-sectional and longitudinal studies in Pima Indians. Am J Physiol. 1992;263(2 Pt 1):E296–300.

82. Garner DM. Psychoeducational principles in treatment. In: Garner DM, Garfinkel PE, editors. Handbook of treatment for eating disorders. New York: Guilford Press; 1997. p. 145–77.

83. Williamson DA. Assessment of eating disorders: obesity, anorexia, and bulimia nervosa. Elmsford, NY: Pergamon Press; 1990.

84. Polivy J, Herman CP. Dieting and binging. A causal analysis. Am Psychol. 1985;40(2):193–201.

85. Williamson DA, Martin CK. Binge eating disorder: a review of the literature after publication of DSM-IV. Eat Weight Disord. 1999;4(3):103–14.

86. Vitousek KM, Gray JA, Grubbs KM. Caloric restriction for longevity: I—Paradigm, protocols and physiological findings in animal research. Eur Eat Disord Rev. 2004;12:279–99.

87. Vitousek KM, Manke FP, Gray JA, Vitousek MN. Calorie restriction for longevity: II-The systematic neglect of behavioural and psychological outcomes in animal research. Eur Eat Disord Rev. 2004;12:338–60.

88. Anderson DA, Williamson DA, Duchmann EG, Gleaves DH, Barbin JM. Development and validation of a multifactorial treatment outcome measure for eating disorders. Assessment. 1999;6(1):7–20.

89. Stunkard AJ, Messick S. Eating inventory manual (the Psychological Corporation). San Antonio, TX: Harcourt Brace & Company; 1988.

90. Cooper PJ, Taylor MJ, Cooper Z, Fairburn CG. The development and validation of the Body Shape Questionnaire. Int J Eat Disord. 1987;6:485–94.

91. Flint A, Raben A, Blundell JE, Astrup A. Reproducibility, power and validity of visual analogue scales in assessment of appetite sensations in single test meal studies. Int J Obes Relat Metab Disord. 2000;24(1):38–48.

92. Ware JE Jr, Kosinski M, Gandek B. SF-36 health survey: manual & interpretation guide. Lincoln, RI: QualityMetric Inc.; 1993, 2002.

93. Ware Jr JE, Sherbourne CD. The MOS 36-item short-form health survey (SF-36). I. Conceptual framework and item selection. Med Care. 1992;30(6):473–83.

94. Beck AT, Brown GK, Steer RA. Beck depression inventory-II. San Antonio, TX: Psychological Corporation; 1996.

95. Green MW, Rogers PJ. Impairments in working memory associated with spontaneous dieting behaviour. Psychol Med. 1998;28(5):1063–70.

96. Kemps E, Tiggemann M, Marshall K. Relationship between dieting to lose weight and the functioning of the central executive. Appetite. 2005;45(3):287–94.

97. Kemps E, Tiggemann M. Working memory performance and preoccupying thoughts in female dieters: evidence for a selective central executive impairment. Br J Clin Psychol. 2005;44(Pt 3):357–66.

98. Schmidt M. Rey auditory and verbal learning test: a handbook. Los Angeles, CA: Western Psychological Services; 1996.

99. Peterson LR. Short-term memory. Sci Am. 1966;215(1):90–5.

100. Peterson LR, Peterson MJ. Short-term retention of individual verbal items. J Exp Psychol. 1959;58:193–8.

101. Sivan AB. Benton visual retention test. 5th ed. San Antonio, TX: The Psychological Corporation, Harcourt Brace & Company; 1992.

102. Conners CK. Conners' continuous performance test (CPT II). Toronto: Multi-Health Systems Inc.; 2000.

103. Merry BJ. Calorie restriction and age-related oxidative stress. Ann N Y Acad Sci. 2000;908:180–98.

104. Fontana L, Weiss EP, Villareal DT, Klein S, Holloszy JO. Long-term effects of calorie or protein restriction on serum IGF-1 and IGFBP-3 concentration in humans. Aging Cell. 2008;7(5):681–7.

105. Redman LM, Ravussin E. Could calorie restriction increase longevity in humans? Aging Health. 2007;3(1):1–4.

106. Baur JA, Pearson KJ, Price NL, Jamieson HA, Lerin C, Kalra A, et al. Resveratrol improves health and survival of mice on a high-calorie diet. Nature. 2006;444(7117):337–42.

107. Pearson KJ, Baur JA, Lewis KN, Peshkin L, Price NL, Labinskyy N, et al. Resveratrol delays age-related deterioration and mimics transcriptional aspects of dietary restriction without extending life span. Cell Metab. 2008;8(2):157–68.

# 第21章
# 老龄化人群中的高风险营养素

Katherine L. Tucker

## 要点

- 健康的饮食为提高老年人群的健康和幸福感提供了相当大的保障。
- 老年人对能量的需求较低,但对某些营养素的要求较高,因此关注营养丰富的食物是很重要的。
- 许多老年人的推荐营养素摄入量不足,可能会影响其健康。
- 常见的缺乏的营养素有:
  - 大分子营养物质:蛋白质,n-3 脂肪酸,膳食纤维
  - 维生素:维生素 $B_6$,维生素 $B_{12}$,维生素 D,维生素 E,类胡萝卜素(合成维生素 A)
- 矿物质类:钙、镁和钾。
- 研究表明,在大多数情况下,单纯的补充剂不如从天然食品中获得营养素有效。
- 卜面两种是需要单独补充的特例:
  - 维生素 D:在很少的食物中存在,在老年人中通常是不充分的,因为他们很少接触阳光,致使转换效率较低。
  - 维生素 $B_{12}$:胃酸下降时或药物干扰下很难吸收。
- 推荐的食物包括水果、蔬菜、豆类、全谷类、坚果或种子、食品、瘦肉、家禽和低脂乳制品。

**关键词** 老年人·营养素摄入·维生素·矿物质·蛋白质·脂肪酸·膳食纤维

## 引言

随着人们寿命的延长,越来越多的人患有慢性疾病,包括 2 型糖尿病、心脏病、骨质疏松、身体衰弱和认知下降——所有这些都需要持续照料,给保健系统带来巨大负担。维持良好的营养状态可以延长寿命和提高生活质量,同时最大限度地减少这些慢性病对个人和机构造成的负担。作为可调控的风险,健康的饮食为提高老年人群的健康和幸福感提供了相当大的保障。

遗憾的是,国家调查和其他研究表明,改善老年人的饮食质量我们还有很长的路要走。食品供应方式和生活方式的变化导致在外就餐的家庭增多,高度加工的方便食品消费也增

多,致使新鲜水果和蔬菜、豆类、全谷物、坚果和种子的消费减少。发生这种变化的同时,肥胖和营养不良状况迅速增加。人口年龄结构的变化以及家庭动态的社会变化,使许多老年人面临粮食不安全和营养不良的风险。

使老年人获得足够的营养摄入量在几个方面都具有挑战性。虽然总能量需求随着年龄的增长而下降,但对许多营养物质的需求实际上增加了。这是因为许多器官系统功能下降,可能影响到吸收效率和营养素转化为活性形式以及新陈代谢过程[1]。几种常用的治疗慢性疾病的药物可能通过干扰吸收或代谢的方式,从而增加对营养的需求[2]。总之,这意味着对于老年人来说,注意高营养素饮食的摄入变得越来越重要。根据国家调查和观察性队列研究,无论是饮食建议方面还是从生理标志物方面考虑,对于老年人,营养成分摄入是不够的。这些摄入不足的营养成分包括:大分子物质——蛋白质、n-3脂肪酸、膳食纤维;维生素——维生素 $B_6$、$B_{12}$,类胡萝卜素(维生素 A 前体);矿物质——钙、镁和钾。

其他营养物质上有过度摄入的倾向,增加患肥胖、高血压和相关慢性疾病如 2 型糖尿病和心脏病的风险。这些营养物质包括饱和脂肪(脂肪肉、加工肉、全脂乳制品)、反式脂肪(氢化油、人造黄油、酥油、许多经加工的焙烤产品、饼干)、脱脂碳水化合物食品(软饮料,水果饮料,白面包和白色食品,白米)和钠(在罐头和其他加工食品中的钠化合物,食盐)。关于饱和脂肪,反式脂肪,精制碳水化合物和钠的风险已有很多文献报道,饮食中限制这些物质的需求已广为人知。因此,这里将不再讨论它们。最近认识到的存在风险的营养素是磷,下面内容中也包含对它的一个简要介绍。

## 常量营养素

随着年龄的增加,能量需求下降,营养密度变得非常重要。为了达到这一点,需要限制"卡路里"摄入,包括高脂肪和糖或精制碳水化合物。在常量营养素中,最重要的是限制饱和和反式脂肪、添加糖和精粮,同时获得足够的蛋白质、n-3脂肪酸和膳食纤维。

### 蛋白质

尽管人们普遍认为美国人会摄取过多的蛋白质,但对于许多老年人而言却并非如此。研究表明,蛋白质的适量性对于随着年龄的增长保持肌肉,骨骼和功能状态至关重要。衰老与肌肉质量的逐渐减少有关,称为肌少症(见第 7 章)[3]。尽可能地保持肌肉非常重要,因为较低的肌肉质量会导致肌肉强度降低,静息代谢率降低,跌倒的风险增加以及功能受损的风险增加。新墨西哥州的研究报告称,肌少症和肥胖性肌少症的患病率很高(体脂与肌肉质量的比率很高),在 60~69 岁的人群中分别为 15% 和 2%,分别为 40% 和 10%。在 80 多年的时间里[4]。鉴于有证据表明随着年龄增长,蛋白质合成效率下降,胰岛素作用受损,以及肌肉萎缩的发生率高,一些专家认为老年人对蛋白质的需求比目前推荐的蛋白摄入量高。一个短期氮平衡的实验结果表明,老年成年男女性平均每日摄入的蛋白质应该为 1.0~1.25g/kg体重,而不是当前推荐的 0.8g/(kg 体重·d)。对高蛋白质的需求也得到了健康、衰老和身体成分方面的纵向研究的支持,这项研究发现,蛋白质摄入量较高的老年人比蛋白质摄取量较低的老年人在相同的时间内丧失更少的肌肉质量。

　　鉴于有证据表明随着年龄增长,蛋白质合成效率下降,胰岛素作用减弱以及肌肉损失的发生率变高,一些专家认为,老年人的蛋白质需求量应大于目前推荐的水平。一项短期氮平衡研究的结果表明,老年男性和女性的蛋白质摄入量应为 1.0~1.25g 蛋白质/(kg 体重·d)[5],而不是目前的 0.8g 建议每日摄入量(recommended daily allowance,RDA)/(kg·d)。纵向健康、衰老和身体成分研究也支持了对更高蛋白质的需求,该研究发现,蛋白质摄入量较高的老年人,随着时间的流逝,其体重降低低于蛋白质摄入量较低的成年人[6]。

　　导致限制老年人蛋白质推荐摄入量的问题是,人们认为高蛋白质饮食会通过增加饮食中的酸负荷并导致钙流失而导致骨质疏松症[7]。然而,最近的研究表明,在对照研究中,蛋白质摄入量较高时所产生的结石(尿中钙的损失)可能被钙的吸收量增加所补偿,而对骨骼没有净的负面影响[8]。此外,一些观察性研究表明,高而不是低的蛋白质摄入量与较高的骨矿物质密度[9,10]和较低的髋部骨折风险有关[11]。最近对蛋白质喂养试验的系统评价和荟萃分析还显示,蛋白质摄入对骨骼有积极的影响,而不是消极的影响[12]。

　　考虑到蛋白质的摄入对于延缓肌肉衰老和骨骼健康均具有重要意义,研究认为,摄入高达 1.6~1.8g/(kg·d) 的蛋白质可能是有益的[13]。也有专家认为,不仅每日总蛋白质,而且一天中蛋白质摄入量的分布也会影响肌肉蛋白质的合成,一组研究表明每餐 25~30g 优质蛋白质可以最大限度地保留肌肉[14]。

　　对于高摄入量的建议很少的一个担忧是,高蛋白摄入可能会增加肾功能受损的进展风险[15]。但是,最近的一个国际研究小组指出,只有那些患有严重肾脏疾病[GFR<30mL/(min·1.73m)]但没有进行透析的人才应限制蛋白质的摄入[16]。对于大多数老年人,研究小组得出的结论是,每日蛋白质摄入量应在 1.0~1.2g/(kg·d) 的范围内,对于那些正在运动或患有急性或慢性疾病年龄较大的成年人,蛋白质摄入量应高于此水平[1.2~1.5g/(kg·d)]。

　　对于老化人群的其他考虑因素包括特殊的护理来为运动确保充足的蛋白的摄入和在减重时最大限度地保留肌肉质量。国家健康与营养调查 2009—2010 年的数据显示:在 70 岁及其以上的人群中,男性平均每天摄入 74.4g 蛋白质,女性每天摄入 60.1g 蛋白质(表 21.1),这已经超过了目前推荐的 70kg 老年男性每天 56g/d 的平均水平,而 58kg 老年女性推荐水平则为 46g/d[17]。如上所述,许多老龄化研究人员认为,70 岁以上的大多数成年人将受益于来自健康来源的较高蛋白质摄入量。优良的蛋白质来源,最大限度地增加营养含量和最低饱和脂肪,包括鱼、家禽、新鲜瘦肉、低脂牛奶和酸奶、豆类和坚果(表 21.2)。

表 21.1　建议老年人摄入的短缺营养素,以及 2009—2010 年美国国家健康与营养调查的平均摄入量

| 营养 | 建议每日摄入量(RDA)/充足摄入量(AI) | | 2009—2010 年国家健康和营养检查调查的日平均摄入量(标准误差) | |
|---|---|---|---|---|
| | 男性 | 女性 | 男性 | 女性 |
| 常量营养素 | | | | |
| 蛋白质/g | 0.8/kg/d | 0.8/kg/d | 74.4(1.8) | 60.1(1.5) |
| | 56 | 46 | | |
| A-亚麻酸[a],18:3/g | 1.6 | 1.1 | 1.48(0.06) | 1.34(0.05) |

续表

| 营养 | 建议每日摄入量（RDA）/充足摄入量（AI） | | 2009—2010 年国家健康和营养检查调查的日平均摄入量（标准误差） | |
|---|---|---|---|---|
| | 男性 | 女性 | 男性 | 女性 |
| 二十碳五烯酸,20:5/g | 0.16 | 0.11 | 0.04（0.006） | 0.02（0.004） |
| 二十二碳六烯酸,22:6/g | | | 0.02（0.003） | 0.02（0.001） |
| 膳食纤维 [a]/g | 30 | 21 | 17.1（0.6） | 15.2（0.4） |
| 维生素 | | | | |
| 维生素 A,（REA） | 625 | 500 | 738（49） | 612（18） |
| 维生素 $B_6$/mg | 1.7 | 1.5 | 2.1（0.1） | 1.7（0.1） |
| 维生素 $B_{12}$/μg | 2.4 | 2.4 | 5.98（0.33） | 4.18（0.24） |
| 维生素 D/μg | 20 | 20 | 5.8（0.4） | 4.4（0.1） |
| 维生素 E/mg α-生育酚 | 15 | 15 | 8.2（0.4） | 6.3（0.3） |
| 矿物质 | | | | |
| 钙/mg | 1 200 | 1 200 | 895（35） | 813（13） |
| 镁/mg | 420 | 320 | 290（8） | 243（5） |
| 钾/mg | 4 700 | 4 700 | 2 800（7） | 2 300（3） |

平均需求量来自膳食摄入参考报告（IMO 1997,1998,2000,2001,2002/2005,2010）。

摄入数据来自于 NHANES 2009—2010。

[a] 这些营养没有 RDA,但是有 AI。

表 21.2 要强调或限制以提高老年人营养摄入量的食物组

| 增加 | 提高摄入量 |
|---|---|
| 水果 | 膳食纤维,钾,类胡萝卜素和其他植物营养素 |
| 蔬菜（特别是深绿色叶状膳食纤维,类胡萝卜素） | 膳食纤维,类胡萝卜素和其他植物营养素,镁 |
| 豆类 | 维生素 $B_6$,镁,蛋白质 |
| 低脂液态奶（牛奶和酸奶） | 蛋白质,维生素 D,钙,维生素 $B_{12}$,钾,镁 |
| 坚果类（包括杏仁,葵花籽和核桃） | 维生素 E、A-亚麻酸,维生素 $B_6$,镁,蛋白质 |
| 鱼类（特别是脂肪含量较高的鱼类）、海鲜 | DHA、EPA、蛋白质、维生素 $B_6$、维生素 D |
| 家禽和瘦肉 | 蛋白质,维生素 $B_6$ |
| 全谷类（100% 全麦面包和谷类） | 膳食纤维、维生素 $B_6$、镁 |
| 强化早餐谷类 | 维生素 $B_{12}$ |
| 菜籽油 | α-亚麻酸 |

续表

| 限量 | 减少摄入量 |
| --- | --- |
| 软饮料和甜果汁饮料（特别是可乐） | 无热量，快速吸收碳水化合物 |
| 谷物制品（白面包，烘焙食品，白米饭） | 空热量，钠，磷 |
| 快餐和油炸食品 | 反式脂肪和饱和脂肪，空热量，钠，磷 |
| 加工肉类（包括烤肉） | 磷化合物，饱和脂肪，空热量，钠，血红素，铁 |
| 肝脏和瘦肉 | 视黄醇（预制维生素 A），血红素，铁 |

## ω-3 脂肪酸

ω-3 脂肪酸可预防多种慢性疾病。基于人群的研究表明，鱼类摄入量与相关的 DHA 和 EPA 摄食量之间存在关联，从而降低了冠心病死亡率[18]，致命性心肌梗死[19]、卒中[20]和痴呆或阿尔茨海默氏病[21-24]。机制研究表明，ω-3 脂肪酸可以减轻炎症，炎症是许多慢性衰老疾病的重要因素。已显示它们可减少多种细胞中的膜磷脂花生四烯酸，从而导致促炎性介质的产生减少[25]。并下调核因子 -κβ，该因子参与调节通气反应中的基因表达[26]，以及其他抗通气机制。最近的一项综述得出结论，ω-3 脂肪酸通过多种作用具有心脏保护作用，并有证据表明它们可以降低血栓形成的风险，降低甘油三酸酯，改善内皮功能，减缓斑块形成并具有抗心律不齐的作用[27]。

还有越来越多的证据表明，鱼类摄入对脑血管事件具有保护作用。一项系统评价审查了 26 项关于鱼类摄入的前瞻性队列研究，得出的结论是，每周进食 2~4 顿鱼类（vs<1）与脑血管结局风险降低 6% 相关，此外，每周食用 5 次或以上鱼类与风险降低 12% 有关[28]。然而，在同一篇评论中，对 12 种鱼油补充剂与安慰剂的随机试验进行的荟萃分析未显示鱼油补充剂对脑血管结局具有显著的保护作用。

也有越来越多的证据表明鱼或 ω-3 脂肪酸对衰老的认知功能有保护作用。重要的是 DHA 是大脑中最浓缩的脂肪酸，对神经功能很重要。最近对十项有关血浆脂肪酸浓度的研究进行的荟萃分析得出结论，相对于类似年龄的对照组，老年痴呆症成年人的 EPA，DHA 和总 ω-3 脂肪酸浓度明显较低[29]。最近一项针对 65 名老年人的鱼油补充剂（每天 2.2g 的长链 n-3 脂肪酸）的随机试验为期 26 周，与服用安慰剂的人相比，鱼油导致认知能力（尤其是执行功能）显著改善，并且大脑结构的测量指标（包括白质的完整性和灰质的体积）明显改善[30]。动物模型和体外研究表明，DHA 对小鼠的学习能力具有保护作用，并能抵抗脑组织中的淀粉样蛋白堆积和 Aβ 纤维化[31]。

尽管从海产品中获取的长链 ω-3 脂肪酸 DHA 和 EPA 被认为是对健康最活跃的 ω-3 脂肪酸，但最近有证据表明摄入植物性 α- 亚麻酸具有有益的作用，并且其来源——特别是核桃或亚麻籽和相关油———直在积累。作为 EPA 和 DHA 的前体，α- 亚麻酸是必需脂肪酸。但是，将其转化为其他长链 ω-3 脂肪酸的效率不高。在 2008 年的一次科学研讨会上，研究了 DHA 和 EPA 的参考摄入量得出的结论是，有明确而一致的证据表明 EPA+DHA 摄入量与致命（甚至可能是非致命）冠状动脉疾病风险呈负相关，并且越来越多的证据可以防止认知能力下降[32]。他们还得出结论，α- 亚麻酸向这些脂肪酸的转化率如此之低，以致只能通过直接食用 DHA 和 EPA 才能获得保护性组织浓度。直到最近,有关 α- 亚麻酸本身的保护作用的证据才受到关注。一项评论[33]得出结论,α- 亚麻酸可能在保护心脏,调节炎症反应和保护中枢神经系统功能方面具有直接作用。最近的报道显示,它亦可以在脑细胞炎症减少,哮喘控制[34,35],降低患糖尿病的风险方面发挥作用[36]。

由于食物来源的数量有限,大部分人并没有摄入足够的这些重要脂肪酸。α- 亚麻酸的足够摄入量(adequate intake,AI)建议设定为:老年男性为 1.6g/d,老年女性为 1.1g/d。2009—2010 NHANES 数据(参见表 21.1)显示,年龄在 70 岁及以上的男性平均摄入量为 1.5g/d,女性为 1.3g/d,但由于这些平均摄入量接近建议值,因此许多老年人的摄入量较建议摄入量低。α- 亚麻酸的来源包括亚麻籽、核桃和某些油,包括菜籽油,以及在更小程度上包括大豆油。目前,DHA 或 EPA 没有 AI,但个别团体提出了建议。上面提到的有关此主题的研讨会[32]得出结论,个人应每天摄入 0.25~0.5g DHA+EPA,而与 α 亚麻酸无关。美国心脏协会建议没有心脏病的人每周两次吃鱼,最好是油性鱼,以平均每天 0.5g 的 EPA+DHA 摄入量,建议心脏病患者摄入更多的食物或高甘油三酸酯[37]。长链 ω-3 脂肪酸的主要来源是冷水脂肪鱼类,包括鲑鱼、鲭鱼、沙丁鱼和金枪鱼。

## 膳食纤维

膳食纤维对于肠道健康和预防心脏病和代谢综合征至关重要,并且为了增加饱腹感而添加大量食物有助于限制能量摄入。

膳食纤维有两个主要分类,这两个分类对于老龄化人口都很重要。全谷类和蔬菜的不易消化部分含有不溶性膳食纤维,有助于调节肠道运输时间,从而避免了老年人常见的便秘问题[38]。水果和谷物还含有可溶性纤维,已显示可降低血清胆固醇并降低患心脏病的风险[39]。

在美国,老年男性或女性的纤维摄入量始终远远低于 AI 推荐标准:男性每天 30g,女性每天 21g。2009—2010 NHANES 数据显示,男性平均摄入量为 17g/d,女性平均摄入量为 15g/d(见表 21.1)。尽管纤维补充剂已被广泛使用,但重要的是要认识到食物中的纤维与食物基质中的额外的维生素,矿物质和植物营养素往往结合在一起;因此,建议增加水果、蔬菜和全谷类的摄入量,以增加膳食纤维的摄入量[40]。

## 维他命

随着年龄的增长,尽管能量需求降低,但对多种维生素的需求却增加了。这是由于某些营养素的吸收,代谢和保留效率下降所致。关键的短缺维生素包括几种 B 维生素、维生素 D、维生素 E 和类胡萝卜素——后者是植物来源的维生素 A 前体。相反,应避免以视黄醇形式存在的维生素 A 前体的高摄入量,因为随着年龄的增长,人体排泄维生素 A 的能力降低[41]。

## 维生素 A 和类胡萝卜素

尽管饮食评估报告通常表明老年人的维生素 A 摄入量不足,但重要的是还要避免过量的视黄醇,这种视黄醇是在动物性食品(尤其是肝脏)和某些补品(包括鳕鱼肝油)中发现的预先形成的维生素 A。与许多其他维生素相反,在这些维生素中,与年龄相关的吸收和代谢效率降低会增加需求,而随着年龄的增长,肝脏和其他周围组织对维生素 A 的清除率也会降低[42]。高摄入量的预制维生素 A 与骨质流失有关[43]并增加了骨折的风险[44]。最近的一项研究还表明,脑视黄醇浓度与认知功能成反比,而血清类胡萝卜素浓度与更好的认知功能有关[45]。

因此,建议老年人从植物性食物中的类胡萝卜素中获取大部分维生素 A;β- 胡萝卜素、α- 胡萝卜素和 β- 隐黄质都可以裂解形成维生素 A,但是这种转化受到需求的限制,因此提供了一种自然的调节机制,可将视黄醇毒性的风险降至最低。除了其维生素 A 的活性外,越来越多的证据表明类胡萝卜素还具有其他健康优势,包括强大的抗氧化剂活性。食物中的类胡萝卜素与心脏病[46]和癌症[47]的风险较低相关。叶黄素和玉米黄质(非维生素 A 的类胡萝卜素)在眼中的浓度很高,并且与预防白内障和年龄相关的黄斑变性有关[48]。番茄红素是另一种非维生素 A 的类胡萝卜素,已被证明可以预防前列腺癌[49]。尽管它作为抗氧化剂的重要性,并且在食物中食用时具有一贯的保护作用,但是备受瞩目的试验以补充剂的形式提供高剂量的 β- 胡萝卜素,实际上却增加了癌症的发生,而不是预期降低风险[50-52]。尽管尚未完全理解其机制,但越来越多的证据表明类胡萝卜素与食物基质中的其他成分一起食用时效果最佳。因此,应从食物中获取最大的摄入量,并且一般应避免补充类胡萝卜素[53]。确保摄入足够量的类胡萝卜素(包括维生素原 A 类胡萝卜素)的最佳方法是食用各种五颜六色的水果和蔬菜。前维生素 A 类胡萝卜素最集中在深橙色的水果和蔬菜(即胡萝卜、桃子)和多叶绿色蔬菜(即菠菜、西蓝花)中。深色多叶蔬菜也是叶黄素的主要来源,玉米是玉米黄质的来源,番茄和西瓜是番茄红素的来源。摄入水果和蔬菜的益处超出了这些类胡萝卜素的范围,延伸至其他有益的植物化学物质,越来越多地显示出对各种与年龄相关的健康状况的保护作用[54]。

## 维生素 B

维生素 B 在多种天然食品供应中趋向丰富。从历史上看,小麦和大米的广泛提纯导致维生素 B 缺乏症,导致严重的缺乏性疾病,如脚气病,这使得它们对中枢神经系统的重要性非常明确。为了避免这些情况,长期以来,精制小麦和白米一直富含维生素 $B_1$(硫胺素)、$B_2$(核黄素)和 $B_3$(烟酸),以补充这些在碾磨过程中去除的维生素。直到最近,叶酸(另一种 B 族维生素)还是老龄化人口的重要短缺营养素,尤其是其在 DNA 甲基化和降低高半胱氨酸方面的作用方面,高半胱氨酸是一种与心脏病和卒中风险增加有关的代谢物[55]。然而,在 20 世纪 90 年代,美国的谷物供应开始以添加叶酸,主要是为了确保育龄妇女摄入足够的叶酸(因为已经显示出足够的叶酸含量可以减少神经管缺陷的发生率)。因此,在所有年龄组中,饮食中叶酸不足的情况现在相对较少。相反,应注意确保摄入量不会增加至超过 1 000μg 叶酸的上限。可以将维生素补充剂、强化的早餐谷物、强化的谷物和其他食品混合使用,轻松实现这一目标。尽管食物的充足和食物中添加叶酸改善了 B 族维生素摄入,但有两种 B 族维生素仍然是老年人的重要短缺营养素,维生素 $B_6$ 吡哆醇和维生素 $B_1$ 钴胺素。

## 维生素 B₆

维生素 B₆（吡哆醇）以几种相关形式出现在食品中，包括吡哆醇、吡哆醛和吡哆胺。体内的活性形式——5- 磷酸吡啶（PLP）——在 100 多种酶的功能中起作用。作为其许多活动的例子，蛋白质代谢、氨基酸的糖异生、糖原的葡萄糖释放、神经递质的合成、血红素的合成、色氨酸向烟酸的转化、一碳代谢和核酸的合成都需要 PLP[56,57]。除了叶酸和维生素 B₁₂ 之外，维生素 B₆ 不足还会导致高半胱氨酸浓度升高，而高半胱氨酸浓度又与心脏病和认知能力下降的风险增加有关[58,59]。多项研究已将维生素 B₆ 含量低与心脏病[60-63]联系起来。一项前瞻性研究报告，维生素 B₆ 摄入量最高（五分之一）的人群与最低人群相比，冠心病的发病率降低 30%[64]。在纵向美国退伍军人管理局规范性衰老研究中，在基线血浆 PLP 最低与最高三分位数者相比，最低三分位数者认知得分显著下降[65]。PLP 浓度也与抑郁症状呈负相关[66]。淋巴细胞和白介素 -2 的减少与维生素 B₆ 缺乏有关，说明其对免疫功能的重要性[67]。维生素 B₆ 也与炎症标志物呈负相关[68,69]，表明与许多慢性疾病有关的这种常见状况可能会增加对维生素的需求[70]。综上所述，有关维生素 B₆ 的文献清楚地表明，这种营养对于优化新陈代谢非常重要，而营养不足会对健康产生多种影响。

尽管在 2009—2010 年 NHANES 中平均维生素 B₆ 摄入量在美国人群中似乎并不低（对于年龄≥70 岁的男性和女性，相对于 RDA 分别为 1.7mg 和 1.5mg，分别为 2.11mg 和 1.66mg），很多人都低于建议的摄入量[71]。血浆 PLP 浓度≥30nmol/L 已被定义为正常状态[72]，但 <20nmol/L 被广泛用于表示该指标过低。在荷兰，发现 65~65 岁以上的成年人中有 10%~45% 缺乏维生素 B₆[73]。在马萨诸塞州，年龄≥60 岁的西班牙裔成年人中有 16% 的 PLP<20nmol/L，非西班牙裔白人中有 11%。维生素 B₆ 在包括肝脏、鱼类、猪肉、鸡肉、全谷类、坚果和种子，豆类，鳄梨和香蕉在内的天然食品中被广泛发现，但在美国饮食中，许多高度加工的食品中维生素 B₆ 的含量往往较低。

## 维生素 B₁₂

维生素 B₁₂ 是将半胱氨酸转化为蛋氨酸的途径中的辅酶，这是合成 S- 腺苷蛋氨酸（DNA 甲基化所需的甲基供体）所需的。维生素 B₁₂ 也是能量代谢和血红蛋白合成所必需的。维生素 B₁₂ 不足会导致高半胱氨酸和甲基丙二酸循环升高，并可能导致巨幼细胞性贫血。由于甲基化反应对神经递质合成的重要性，维生素 B₁₂ 缺乏症与抑郁症有关[74]。保持神经功能至关重要，因为它可以保护神经的髓鞘层[75]。B₁₂ 缺乏的早期症状包括手脚针刺感和麻木，以及振动和位置感降低。其他症状取决于神经损伤的位置，但可能包括步态障碍，记忆力减退，迷失方向，失眠，失禁，视力障碍和痴呆。

维生素 B₁₂ 缺乏症的检测传统上取决于诊断为巨幼细胞性贫血后的随访以及血浆 B₁₂ 的评估。临床临界点 <148pmol/L 被认为是不足的。但是，已经证明有维生素 B₁₂ 缺乏的临床症状的人被发现有较高的血浆维生素 B₁₂ 浓度[75]，现在建议将较高的临床临界点（250pmol/L）用来定义可能的维生素 B₁₂ 不足，然后再测量甲基丙二酸 - 维生素 B₁₂ 不足的特定代谢指标[76,77]。由于即使维生素 B₁₂ 缺乏，高叶酸摄入量也可以纠正巨幼细胞性贫血，因此有人担心，在美国谷物中用叶酸强化谷物可能会进一步导致维生素 B₁₂ 缺乏症得不到诊断。此外，一些研究还指出，缺乏维生素 B₁₂ 的无贫血症患者的神经系统并发症比具有巨幼

细胞性贫血的患者更为严重[78,79]，这表明叶酸和维生素 $B_{12}$ 之间的失衡可能会加速 $B_{12}$ 对神经的损害。重要的是，对强化后 NHANES 数据的分析表明，与血浆叶酸含量高的人相比，血浆叶酸浓度高且维生素 $B_{12}$ 浓度低的老年人患贫血和认知障碍的可能性明显更高，这引起人们担忧最近增加的叶酸摄入可能使维生素 $B_{12}$ 缺乏的问题更加严重[80]。

不幸的是，维生素 $B_{12}$ 缺乏症在老年人中相对普遍。许多人由于患有进行性、经常未被诊断的萎缩性胃炎而胃酸过少，吸收维生素 $B_{12}$ 困难。据估计，这种疾病影响≥65 岁的成年人的多达 25%~40%[81]。需要胃酸才能从食物中的蛋白质中分离出维生素 $B_{12}$，如果没有此步骤，维生素 $B_{12}$ 就无法被吸收。因此，尽管表现出食物摄入量足够，仍可能缺乏维生素 $B_{12}$。维生素 $B_{12}$ 缺乏症的另一个原因是广泛使用了抗酸药物，尤其是质子泵抑制剂，这种药物会抑制吸收[82]。另一种用于糖尿病的常见药物二甲双胍也被证明可以降低维生素 $B_{12}$ 的浓度[83]。因此，建议在使用这些类型的药物时服用维生素 $B_{12}$ 补充剂。

但相对于 RDA 为 2.4μg 而言——NHANES 2009—2010 统计≥70 岁的男性和女性的平均摄入量约为该量的两倍（参见表 21.1）——大多数美国老年人的平均每日维生素 $B_{12}$ 摄入量似乎并不低，但维生素 $B_{12}$ 血浆浓度不足依然常见。在弗雷明汉心脏研究中，超过 16% 的老年人维生素 $B_{12}$ 浓度较低[84]。在自然饮食中，维生素 $B_{12}$ 几乎仅存在于动物性食品中，而这种维生素的缺乏是严格素食者或缺乏动物产品的人群的重要考虑因素。拉丁美洲的一项研究[85]发现，51% 的男性和 31% 的女性维生素 $B_{12}$ 浓度 <148pmol/L。如上所述，由于许多老年人难以从食物中吸收维生素 $B_{12}$，因此医学研究所（IOM）[71]建议老年人以两种强化食品（某些早餐谷物）的形式获取其非结合结晶形式的维生素 $B_{12}$ 或补充。NHANES 数据现在报告消耗的添加的维生素 $B_{12}$ 晶体的数量；在 2009—2010 年，年龄在 70 岁以上的男性和女性报告的食物摄入量分别为添加 $B_{12}$ 量为 1.5μg/d 和 1.0μg/d。如果没有其他补充剂，则仍不足 2.4μgRDA（请参见表 21.1）。补充剂可以帮助，但不能保证足够。Framingham 研究发现，补充剂使用者与非补充剂相比，维生素 $B_{12}$ 含量低的可能性要低得多，但仍有 4.0% 的补充剂使用者被认定为缺乏维生素[12]。由于早期治疗的重要性，对维生素 $B_{12}$ 状况存有疑虑的老年人应测量其浓度，如果低于 250pmol/L（350 pg/mL），则应要求进行其他甲基丙二酸的测量。

## 维生素 D

维生素 D 不足在整个人群中都很普遍，但对于老年人尤其重要。维生素 D 的独特之处在于，除了饮食来源外，它还可以由皮肤暴露于阳光中紫外线下合成：皮肤中的 7- 脱氢胆固醇（7-DHC）可以转化为维生素 $E_3$，然后再转化为维生素 $D_3$。饮食中的维生素 $D_2$ 或 $D_3$ 以及皮肤中的维生素 $D_3$ 在肝脏中转化为 25- 羟基维生素 D[ 25（OH）D ]，然后在肾脏中转化为具有生物活性的形式 1,25- 二羟基维生素 D[ 1,25（OH）$_2$D ]。老年人由于多种原因特别容易缺乏维生素 D。他们倾向于花更少的时间在户外，因此与年轻人相比，他们在阳光下进行皮肤转化的机会更少。此外，即使暴露在外，皮肤随着紫外线的作用将维生素 $D_3$ 前体转化为维生素 $D_3$ 的能力也会随着年龄的增长而降低，肝脏和肾脏将其转化为活性形式的效率也会降低[86]。这些局限性在北部纬度地区更为严重，那里的研究表明，冬季的阳光不足以刺激皮肤中维生素 D 的形成。例如，波士顿的一项研究表明，冬季和春季维生素 D 的状况明显出现季节性下降,相对于夏季和秋季[87]。肥胖症患病率增加是导致维生素 D 状况不良的另一个原因。作为脂溶性维生素,有证据表明维生素 D 被隔离在脂肪组织中,这限制了其在以下段落中详述的其他重要过程的可用性[88]。

长期以来,人们一直认为维生素 D 对于钙的吸收和代谢至关重要,而维生素 D 的不足会导致低骨量和骨质疏松症的高患病率,进而导致老年人口骨折的发生[89]。髋部骨折非常重要,因为除了暂时性残疾之外,它还会导致肌肉质量下降,并经常与长期丧失活动能力和增加的死亡风险相关。

最近,维生素 D 缺乏症已与许多其他疾病相关联,并且维生素 D 受体已在人体的各种组织(包括神经、肠道和免疫细胞)中得到鉴定。最重要的是积累有关维生素 D 在神经系统疾病和免疫系统疾病中作用的证据。长期以来,已知多发性硬化症是一种免疫介导的疾病,可导致神经髓鞘的逐渐退化,在北部气候中更为普遍。越来越多的证据表明,维生素 D 在多发性硬化症的病因中具有明确的作用[90,91]。此外,正在进行的研究表明维生素 D 在帕金森病、系统性红斑狼疮和阿尔茨海默氏病中可能发挥重要作用[92,93]。更普遍地,最近对 28 项横断面和纵向研究的系统评价支持了维生素 D 状况与老龄人口认知能力下降之间的关联[94,95]。最近的一项系统评价显示,对于 25 项横断面研究中的 18 项,以及对 4~7 年的随访的 6 项纵向研究中的 4 项,维生素 D 和认知测试得分之间存在显著的保护性关联[96]。

另外,维生素 D 与心脏疾病和糖尿病的关联受到关注。一项纵向研究发现,与最低三分位数的人群相比,最高三分位数的血清 25［OH]D 浓度水平的男性有 44%(女性为 68%)的心肌梗死的风险降低[97]。同一项研究的另一项分析发现,在极端维生素 D 三分位数中发生 2 型糖尿病的可能性降低了 37%。他们注意到对通气标记的校正削弱了这种关系,这表明亚临床炎症可能是一种介导因素[98]。在一项意大利研究中,四分位数最低(相对最高)的血清维生素 D 浓度肥胖患者发生代谢综合征的可能性高四倍以上[99,100]。最近的一项综述得出结论,有越来越多的证据表明,维生素 D 可能通过几种维生素 D 相关的代谢和免疫途径在胰岛素抵抗的发病机制中发挥作用[101]。

维生素 D 的复杂作用还扩展到了癌症的预防,因为维生素 D 已被确定为细胞生长和分化的调节剂。基于人群的研究表明对结肠癌、乳腺癌、卵巢癌、肾癌、胰腺癌、前列腺癌和其他癌症的发生率具有保护作用[102]。根据细胞培养和动物模型研究,最近的一篇综述描述了几个解释这些复杂的癌症保护作用的生化机制,包括细胞中的抗增殖、抗血管生成、促凋亡、促分化和抗炎活性[103]。

在美国的饮食中,维生素 D 的食物来源是有限的,主要来源于鱼类和含有添加剂的牛奶,而老年人对这些食物的摄入量不大。对于 70 岁以上的男性和女性,目前维生素 D 摄入的 RDA 为 20μg/d(800IU/d),主要基于保护骨骼健康的证据[104]。但是,如上所述,鉴于越来越多的证据表明维生素 D 在多种慢性病中的重要性,一些科学家认为临界点太低了[105]。尽管如此,目前老年人的摄入量仍大大低于建议的水平。2009—2010 年 NHANES 报告称,年龄≥70 岁的男性平均摄入量仅为 5.8μg/d,女性平均摄入量为 4.4μg/d。在 2001—2006 年 NHANES 中,IOM 定义血浆含量 <30nmol/L 为有维生素 D 缺乏的风险,30~49nmol/L 为有维生素 D 不足的风险,这表明在 70 岁以上的人群中,有 7% 的男性和 11% 的女性有维生素 D 缺乏的风险;另有 24% 的男性和 27% 的女性有维生素 D 不足的风险[106]。重要的是,这些风险在非裔美国人和墨西哥裔美国人中显著高于非西班牙裔白人。

改善维生素 D 状况的努力包括增加脂肪含量较高的鱼和强化食品(包括牛奶)的摄入量,以及一些酸奶和谷物早餐品牌(请检查标签)。某些暴露于紫外线下的蘑菇含有维生素 D,并且已经可以买到。但是,对于大多数人来说,仅从饮食中获取足够的维生素 D 是困难的。每天中午仅 10min/d 的日照可使维生素 D 的状态发生很大变化。但是,现在许多人都在使用防晒霜,这会干扰防晒效果。因此,许多专家现在建议仅在暴露 10~15 分钟后使用防晒霜。在高纬度的冬季,或者对于无法外出的个人,建议使用补品。

## 维生素 E

当前关于维生素 E 摄入量的建议是基于对这种有效抗氧化剂在预防各种与年龄相关的功能退化的重要性的日益了解。维生素 E 也已被证明可有效促进抵抗感染的免疫功能[107,108]。有观察证据表明,摄入维生素 E 对血浆状况具有保护作用,可预防心血管疾病、认知能力下降、白内障和全因死亡率[109-113]。但是,与 β- 胡萝卜素一样,α- 生育酚的试验令人失望 - 在大多数情况下,与安慰剂相比,在服用补充剂的成年人中,在 3~10 年内,没有大量预防心脏病,癌症或死亡的益处[114-118]。相反,一项试验显示,维生素 E 补充剂组的人群出现心力衰竭的风险更高[119],另一项试验则显示出罹患前列腺癌的风险更高[120]。一项评估维生素 E 补充剂是否可以降低阿尔茨海默氏病风险的试验也显示没有益处[121]。

维生素 E 补充剂以 α- 生育酚的形式被证明可以降低血浆 γ- 生育酚的含量,这对于实现最佳健康状况也可能很重要[122]。自然界中的维生素 E 包括不同形式的生育酚和生育三烯酚。尽管有证据表明,除 α- 生育酚以外的其他形式的维生素 E 对健康的许多方面都很重要[123],包括在预防乳腺癌中的潜在作用[124],但目前的 RDA 仅提供了 α- 生育酚的指导。这些发现加强了从饮食中获取维生素 E 的重要性,而不是获取 α- 生育酚补充剂的重要性。

大多数人每天维生素 E 达 15mg α- 生育酚的 RDA 接近标准[125]。在 NHANES 2009—2010 年≥70 岁的成年人中,男性平均维生素 E 摄入量为 8.2μg/d,女性为 6.3μg/d。维生素 E 是另一种营养素,仅在某些食物中才能大量发现。主要的饮食来源是植物油。坚果和种子,尤其是杏仁和葵花籽,含量最高[126]。通过饮食模拟来确定在健康饮食模式下改善维生素 E 摄入的方法,发现如果不包括坚果和种子,则很难达到 RDA[127]。

# 矿物质

与维生素一样,多种天然食品也可提供必需的矿物质。但是,其中许多很容易在加工过程中流失,而有些则集中在有限的食物组中。钙、镁和钾的不足对老年人的健康有重要影响,将在以下各节中进行讨论。但是,首先将提到对两种必需矿物质含量过高的潜在担忧。铁是生命周期中大部分时间都短缺的营养素,会随着年龄的增长而累积,血清铁蛋白高会增加患冠心病的风险[128]。因此,老年人应注意避免血红素形式的铁过多(来自红色和加工肉类)或补充。磷是我们现代食品供应中过量消耗的另一种必需矿物质。这种天然存在于蛋白质食品中的矿物质已被添加到多种加工食品中,包括可乐、腌制或加工的肉类以及许多快餐食品。过量摄入似乎越来越普遍,并且与对骨骼、肾脏和心脏健康的不良影响有关[129]。天然来源以外的磷摄入可能特别有害,如可乐饮料中的磷不能与其他营养物质保持平衡,即使没有大剂量摄入也可能有规律的周期性负面影响。例如,经常饮用可乐饮料与女性骨矿物质密度低有关[130]。

## 钙

钙是人体中至关重要的矿物质,可作为细胞内信使,调节各种细胞过程以及作为细胞外酶和蛋白质的辅助因子。它在细胞外液中保持紧密的平衡。它主要存储在骨骼的羟基磷灰石中,可以根据需要释放以保持血浆浓度。因此,充足的钙摄入量对于防止与衰老相关的骨质流失和相关的骨折风险至关重要。骨丢失是所有老年人关注的问题,但由于雌激素流失的影响,绝经后女性尤其会加速骨丢失。随着年龄的增长,肾功能下降和钙吸收减弱会进一步导致骨质流失[131,132]。除了众所周知的对于骨骼状态的重要性外,钙的摄入对于调节血压也很重要[133]。

很少有成年人能达到每天 1 200mg 的摄入量推荐,而且老年人比年轻人更不经常喝牛奶和低脂乳制品[134]。一些研究人员质疑是否需要如此大量的钙,而是将注意力集中在平衡维生素 D 摄入量与较低的钙摄入量之间的重要性[135]。由于老年人不满足饮食方面对钙摄入的建议,因此医生经常建议营养补充剂一些营养,尤其是对绝大部分的绝经后妇女。但是,有一些证据表明从补品中大量摄入钙会产生有害影响。例如,一项研究表明,相对于每天摄入 600~1 000mg 钙的女性,钙摄入量大于 1 400mg/d 的女性,尤其是如果服用钙补充剂的妇女,心脏病和总死亡的风险增加[136]。与补钙有关的其他健康问题包括肾结石[137]和前列腺癌[138],尽管这些仍然引起争议。

综上所述,证据表明,平衡钙的摄入量与参与其吸收和代谢的其他营养物质之间的平衡非常重要。因此,与钙补充剂相比,食物来源的钙对骨骼状况可能具有更好的长期保护作用,并且不平衡的风险可能较小,而这种不平衡可能会带来不利的副作用。食用富含钙的食物有很多好处,包括低脂乳制品、鱼(带有沙丁鱼或鲑鱼罐头的骨头)和绿叶蔬菜。应鼓励改善这种饮食来源的摄入量,因为除了钙以外,它们还倾向于包含维生素 D、镁、钾和其他重要营养素。

## 镁

体内许多新陈代谢反应都需要镁。其中,镁对于 ATP 利用、蛋白质和脂质代谢、氨基酸激活、DNA 转录、膜流动性、离子通道功能和钙代谢至关重要[139]。各种慢性病,包括心脏病、因心律不齐而突然死亡、骨质疏松和 2 型糖尿病[140]。最近的评论指出,低镁摄入也与代谢综合征、炎症、高血压、血管疾病、偏头痛、哮喘和结肠癌有关[141]。这些作者认为,钙镁比例的增加也可能是造成这些疾病风险的因素。

饮食调查一致表明,大多数成年人没有达到镁摄入量的建议[142]。像维生素 B₆ 一样,镁在许多完整食品中也有发现,但很容易在加工过程中流失。随着我们加工食品供应的增加,过去 1 个世纪中镁的摄入量已显示出下降[143]。重要的是,大多数老年人的镁摄入量较低。优质来源包括全谷物、坚果、豆类和新鲜蔬菜。这些食物的摄入量增加还将改善其他营养素,包括 B 族维生素和膳食纤维。

## 钾

钾是主要的细胞内阳离子,由于其对心脏节律和传导以及骨骼肌功能的重要性,因此它在体液中受到严格调节。它主要参与细胞的新陈代谢和跨细胞膜的运输。低钾血症可导致心律不齐和肌肉细胞坏死。这种情况通常是由包括呕吐和腹泻在内的临床情况引起的,而不是由摄入不足引起的,但也可能是由利尿药等药物引起的[144]。低钾摄入导致的亚临床不足与高血压、心血管疾病和肾脏疾病的风险增加以及酸碱平衡紊乱、葡萄糖调节紊乱和骨丢失有关[145]。

钾是另一种在大多数现代饮食中摄入特别少的矿物质。与镁一样,大多数老年人的钾摄入量远远低于建议的摄入量。水果、蔬菜和低脂乳制品是大多数成年人摄入不足的钾的极好来源,增加它们的摄入量也将有助于增加维生素 C、膳食纤维、类胡萝卜素以及其他抗氧化剂和抗炎性植物营养素、钙、镁以及含添加剂的牛奶或酸奶中的维生素 D。

# 结论

越来越多的证据表明,营养对保护老年人的慢性疾病的发展和恶化至关重要。老年人需要的能量较少,对许多营养物质的吸收和利用效率较低,但由于器官功能的下降和药物的作用,他们对许多营养物质的需求可能比年轻人更大。同时,他们面临着越来越多的健康状况风险,这些健康状况可能因营养素摄入不足或不平衡而受到不利影响。这带来了巨大的挑战,因为许多年纪较大的人还经历着味觉和气味的变化、食欲不振、牙齿和咀嚼问题,以及行动不便和获得优质新鲜食品的限制。

如上所述,饮食调查一直显示,老年人在几个单项营养素的摄入方面存在不足。在将营养与慢性病风险和衰老联系起来方面,大多数研究都集中在单一营养素的作用上。这导致了测试营养补充剂降低心脏病、癌症、骨质疏松症和其他重要慢性病风险的功效的试验。这些试验中的许多试验都未能证明其有益效果,加上全脂食品具有保护作用的证据,进一步强调了强调营养丰富的食品和多种全脂食品饮食方式的重要性,并努力改善老年人获取优质食品的机会。

相对于食物组的摄入量建议,老年人倾向于报告水果、蔬菜、豆类、全谷类、坚果或种子、鱼类、瘦肉、家禽和低脂液态乳制品的摄入不足。由于能源需求较低,因此这些营养丰富的食物类别的重要性不可低估。相反,大多数老年人从精制谷物产品、加工肉和脂肪肉、油炸食品、固体脂肪和添加的糖中摄入过多的能量,这可能导致肥胖,却没有提供使健康最大化所需的营养[146]。

当健康状况或药物干扰了特定营养素的吸收或有效利用,使其难以或不可能仅通过饮食获得足够的摄入量时,这些补充剂当然很重要。如上所述,这些例子包括萎缩性胃炎患者的维生素 $B_{12}$,使用阻酸药、二甲双胍或其他干扰性药物,以及阳光照射不足的人以及北纬度地区的冬季月份的维生素 D。

综上所述,增加营养密集型未加工食物的摄入量,同时减少能量密集的精制和加工食品,并在需要时明智地使用补充剂,对于优化代谢、保护细胞和器官功能以及保持衰老的健康至关重要。

(陈宝玉 译 蒋佼佼 校)

# 参考文献

1. Russell RM. Micronutrient requirements of the elderly. Nutr Rev. 1992;50(12):463–6.
2. Chan LN. Drug-nutrient interactions. J Parenter Enteral Nutr. 2013;37(4):450–9.
3. Baumgartner RN, Stauber PM, McHugh D, Koehler KM, Garry PJ. Cross-sectional age differences in body composition in persons 60+ years of age. J Gerontol A Biol Sci Med Sci. 1995;50(6):M307–16.
4. Baumgartner RN. Body composition in healthy aging. Ann N Y Acad Sci. 2000;904:437–48.
5. Evans WJ, Cyr-Campbell D. Nutrition, exercise, and healthy aging. J Am Diet Assoc. 1997;97(6):632–8.
6. Houston DK, Nicklas BJ, Ding J, Harris TB, Tylavsky FA, Newman AB, et al. Dietary protein intake is associated with lean mass change in older, community-dwelling adults: the Health, Aging, and Body Composition (Health ABC) Study. Am J Clin Nutr. 2008;87(1):150–5.
7. Barzel US, Massey LK. Excess dietary protein can adversely affect bone. J Nutr. 1998;128(6):1051–3.
8. Kerstetter JE, O'Brien KO, Insogna KL. Low protein intake: the impact on calcium and bone homeostasis in humans. J Nutr. 2003;133(3):855S–61.
9. Hannan MT, Tucker KL, Dawson-Hughes B, Cupples LA, Felson DT, Kiel DP. Effect of dietary protein on bone loss in elderly men and women: the Framingham Osteoporosis Study. J Bone Miner Res. 2000;15(12):2504–12.
10. Promislow JH, Goodman-Gruen D, Slymen DJ, Barrett-Connor E. Protein consumption and bone mineral density in the elderly: the Rancho Bernardo Study. Am J Epidemiol. 2002;155(7):636–44.
11. Munger RG, Cerhan JR, Chiu BC. Prospective study of dietary protein intake and risk of hip fracture in postmenopausal women. Am J Clin Nutr. 1999;69(1):147–52.
12. Darling AL, Millward DJ, Torgerson DJ, Hewitt CE, Lanham-New SA. Dietary protein and bone health: a systematic review and meta-analysis. Am J Clin Nutr. 2009;90(6):1674–92.
13. Gaffney-Stomberg E, Insogna KL, Rodriguez NR, Kerstetter JE. Increasing dietary protein requirements in elderly people for optimal muscle and bone health. J Am Geriatr Soc. 2009;57(6):1073–9.
14. Paddon-Jones D, Rasmussen BB. Dietary protein recommendations and the prevention of sarcopenia. Curr Opin Clin Nutr Metab Care. 2009;12(1):86–90.
15. Paddon-Jones D, Short KR, Campbell WW, Volpi E, Wolfe RR. Role of dietary protein in the sarcopenia of aging. Am J Clin Nutr. 2008;87(5):1562S–6.
16. Bauer J, Biolo G, Cederholm T, Cesari M, Cruz-Jentoft AJ, Morley JE, et al. Evidence-based recommendations for optimal dietary protein intake in older people: a position paper from the PROT-AGE Study Group. J Am Med Dir Assoc. 2013;14(8):542–59.
17. Food and Nutrition Board, Institute of Medicine. Dietary reference intakes for energy, carbohydrate, fiber, fat, fatty acids, cholesterol, protein, and amino acids. Washington, DC: National Academies Press; 2002.
18. He K, Song Y, Daviglus ML, Liu K, Van Horn L, Dyer AR, et al. Accumulated evidence on fish consumption and coronary heart disease mortality: a meta-analysis of cohort studies. Circulation. 2004;109(22):2705–11.
19. Daviglus ML, Stamler J, Orencia AJ, Dyer AR, Liu K, Greenland P, et al. Fish consumption and the 30-year risk of fatal myocardial infarction. N Engl J Med. 1997;336(15):1046–53.
20. He K, Rimm EB, Merchant A, Rosner BA, Stampfer MJ, Willett WC, et al. Fish consumption and risk of stroke in men. JAMA. 2002;288(24):3130–6.
21. Kalmijn S, Launer LJ, Ott A, Witteman JC, Hofman A, Breteler MM. Dietary fat intake and the risk of incident dementia in the Rotterdam Study. Ann Neurol. 1997;42(5):776–82.
22. Morris MC, Evans DA, Bienias JL, Tangney CC, Bennett DA, Wilson RS, et al. Consumption of fish and n-3 fatty acids and risk of incident Alzheimer disease. Arch Neurol. 2003;60(7):940–6.
23. Laurin D, Verreault R, Lindsay J, Dewailly E, Holub BJ. Omega-3 fatty acids and risk of cognitive impairment and dementia. J Alzheimers Dis. 2003;5(4):315–22.
24. Schaefer EJ, Bongard V, Beiser AS, Lamon-Fava S, Robins SJ, Au R, et al. Plasma phosphatidylcholine docosahexaenoic acid content and risk of dementia and Alzheimer disease: the Framingham Heart Study. Arch Neurol. 2006;63(11):1545–50.
25. Calder PC. N-3 polyunsaturated fatty acids and inflammation: from molecular biology to the clinic. Lipids. 2003;38(4):343–52.

26. de Winther MP, Kanters E, Kraal G, Hofker MH. Nuclear factor kappaB signaling in atherogenesis. Arterioscler Thromb Vasc Biol. 2005;25(5):904–14.

27. Kromhout D, Yasuda S, Geleijnse JM, Shimokawa H. Fish oil and omega-3 fatty acids in cardiovascular disease: do they really work? Eur Heart J. 2012;33(4):436–43.

28. Chowdhury R, Stevens S, Gorman D, Pan A, Warnakula S, Chowdhury S, et al. Association between fish consumption, long chain omega 3 fatty acids, and risk of cerebrovascular disease: systematic review and meta-analysis. BMJ. 2012;345:e6698.

29. Lin PY, Chiu CC, Huang SY, Su KP. A meta-analytic review of polyunsaturated fatty acid compositions in dementia. J Clin Psychiatry. 2012;73(9):1245–54.

30. Witte AV, Kerti L, Hermannstadter HM, Fiebach JB, Schreiber SJ, Schuchardt JP, et al. Long-chain omega-3 fatty acids improve brain function and structure in older adults. Cereb Cortex. 2013 [Epub ahead of print]

31. Hashimoto M, Hossain S. Neuroprotective and ameliorative actions of polyunsaturated fatty acids against neuronal diseases: beneficial effect of docosahexaenoic acid on cognitive decline in Alzheimer's disease. J Pharmacol Sci. 2011;116(2):150–62.

32. Harris WS, Mozaffarian D, Lefevre M, Toner CD, Colombo J, Cunnane SC, et al. Towards establishing dietary reference intakes for eicosapentaenoic and docosahexaenoic acids. J Nutr. 2009;139(4):804S–19.

33. Stark AH, Crawford MA, Reifen R. Update on alpha-linolenic acid. Nutr Rev. 2008;66(6):326–32.

34. Carey AN, Fisher DR, Joseph JA, Shukitt-Hale B. The ability of walnut extract and fatty acids to protect against the deleterious effects of oxidative stress and inflammation in hippocampal cells. Nutr Neurosci. 2013;16(1):13–20.

35. Barros R, Moreira A, Fonseca J, Delgado L, Castel-Branco MG, Haahtela T, et al. Dietary intake of alpha-linolenic acid and low ratio of n-6:n-3 PUFA are associated with decreased exhaled NO and improved asthma control. Br J Nutr. 2011;106(3):441–50.

36. Hutchins AM, Brown BD, Cunnane SC, Domitrovich SG, Adams ER, Bobowiec CE. Daily flaxseed consumption improves glycemic control in obese men and women with pre-diabetes: a randomized study. Nutr Res. 2013;33(5):367–75.

37. Kris-Etherton PM, Harris WS, Appel LJ. Fish consumption, fish oil, omega-3 fatty acids, and cardiovascular disease. Circulation. 2002;106(21):2747–57.

38. Sturtzel B, Mikulits C, Gisinger C, Elmadfa I. Use of fiber instead of laxative treatment in a geriatric hospital to improve the well-being of seniors. J Nutr Health Aging. 2009;13(2):136–9.

39. Bazzano LA. Effects of soluble dietary fiber on low-density lipoprotein cholesterol and coronary heart disease risk. Curr Atheroscler Rep. 2008;10(6):473–7.

40. Slavin J, Jacobs D. Dietary fiber: all fibers are not alike. In: Wilson T, Bray GA, Temple NJ, Struble MB, editors. Nutrition guide for physicians. New York, NY: Humana Press; 2010. p. 13–24.

41. Russell RM. The vitamin A spectrum: from deficiency to toxicity. Am J Clin Nutr. 2000;71(4):878–84.

42. Krasinski SD, Cohn JS, Schaefer EJ, Russell RM. Postprandial plasma retinyl ester response is greater in older subjects compared with younger subjects. Evidence for delayed plasma clearance of intestinal lipoproteins. J Clin Invest. 1990;85(3):883–92.

43. Crandall C. Vitamin A, intake and osteoporosis: a clinical review. J Womens Health (Larchmt). 2004;13(8):939–53.

44. Michaelsson K, Lithell H, Vessby B, Melhus H. Serum retinol levels and the risk of fracture. N Engl J Med. 2003;348(4):287–94.

45. Johnson EJ, Vishwanathan R, Johnson MA, Hausman DB, Davey A, Scott TM, et al. Relationship between serum and brain carotenoids, alpha-tocopherol, and retinol concentrations and cognitive performance in the oldest old from the Georgia Centenarian Study. J Aging Res. 2013;2013:951786.

46. Voutilainen S, Nurmi T, Mursu J, Rissanen TH. Carotenoids and cardiovascular health. Am J Clin Nutr. 2006;83(6):1265–71.

47. Mannisto S, Smith-Warner SA, Spiegelman D, Albanes D, Anderson K, van den Brandt PA, et al. Dietary carotenoids and risk of lung cancer in a pooled analysis of seven cohort studies. Cancer Epidemiol Biomarkers Prev. 2004;13(1):40–8.

48. Mares-Perlman JA, Millen AE, Ficek TL, Hankinson SE. The body of evidence to support a protective role for lutein and zeaxanthin in delaying chronic disease. Overview. J Nutr. 2002;132(3):518S–24.

49. Dahan K, Fennal M, Kumar NB. Lycopene in the prevention of prostate cancer. J Soc Integr Oncol. 2008;6(1):29–36.

50. The effect of vitamin E and beta carotene on the incidence of lung cancer and other cancers in male smokers. The Alpha-Tocopherol, Beta Carotene Cancer Prevention Study Group. N Engl J Med. 1994;330(15):1029–35.

51. Omenn GS, Goodman GE, Thornquist MD, Balmes J, Cullen MR, Glass A, et al. Risk factors for lung cancer and for intervention effects in CARET, the Beta-Carotene and Retinol Efficacy Trial. J Natl Cancer Inst. 1996;88(21):1550–9.

52. Hennekens CH, Buring JE, Manson JE, Stampfer M, Rosner B, Cook NR, et al. Lack of effect of long-term supplementation with beta carotene on the incidence of malignant neoplasms and cardiovascular disease. N Engl J Med. 1996;334(18):1145–9.

53. Kris-Etherton PM, Hecker KD, Bonanome A, Coval SM, Binkoski AE, Hilpert KF, et al. Bioactive compounds in foods: their role in the prevention of cardiovascular disease and cancer. Am J Med. 2002;113(Suppl 9B):71S–88.

54. Van Duyn MA, Pivonka E. Overview of the health benefits of fruit and vegetable consumption for the dietetics professional: selected literature. J Am Diet Assoc. 2000;100(12):1511–21.

55. Homocysteine Studies Collaboration. Homocysteine and risk of ischemic heart disease and stroke: a meta-analysis. JAMA. 2002;288(16):2015–22.

56. Leklem JE. Vitamin B6. In: Shils ME, Olson JA, Shike M, Ross AC, editors. Modern nutrition in health and disease. 9th ed. Baltimore, MD: Williams & Wilkins; 1999. p. 413–22.

57. Mackey AD, Davis SR, Gregory III JF. Vitamin B6. In: Shils ME, Shike M, Ross AC, Caballero B, Cousins RJ, editors. Modern nutrition in health and disease. 3rd ed. Philadelphia, PA: Lippincott Williams & Wilkins; 2006. p. 452–61.

58. Selhub J, Jacques PF, Bostom AG, D'Agostino RB, Wilson PW, Belanger AJ, et al. Relationship between plasma homocysteine, vitamin status and extracranial carotid-artery stenosis in the Framingham Study population. J Nutr. 1996;126(4 Suppl):1258S–65.

59. Stampfer MJ, Malinow MR, Willett WC, Newcomer LM, Upson B, Ullmann D, et al. A prospective study of plasma homocyst(e)ine and risk of myocardial infarction in US physicians. JAMA. 1992;268(7):877–81.

60. Folsom AR, Nieto FJ, McGovern PG, Tsai MY, Malinow MR, Eckfeldt JH, et al. Prospective study of coronary heart disease incidence in relation to fasting total homocysteine, related genetic polymorphisms, and B vitamins: the Atherosclerosis Risk in Communities (ARIC) study. Circulation. 1998;98(3):204–10.

61. Robinson K, Arheart K, Refsum H, Brattstrom L, Boers G, Ueland P, et al. Low circulating folate and vitamin B6 concentrations: risk factors for stroke, peripheral vascular disease, and coronary artery disease. European COMAC Group. Circulation. 1998;97(5):437–43.

62. Robinson K, Mayer EL, Miller DP, Green R, van Lente F, Gupta A, et al. Hyperhomocysteinemia and low pyridoxal phosphate. Common and independent reversible risk factors for coronary artery disease. Circulation. 1995;92(10):2825–30.

63. Lin PT, Cheng CH, Liaw YP, Lee BJ, Lee TW, Huang YC. Low pyridoxal 5′-phosphate is associated with increased risk of coronary artery disease. Nutrition. 2006;22(11–12):1146–51.

64. Rimm EB, Willett WC, Hu FB, Sampson L, Colditz GA, Manson JE, et al. Folate and vitamin B6 from diet and supplements in relation to risk of coronary heart disease among women. JAMA. 1998;279(5):359–64.

65. Tucker KL, Qiao N, Scott T, Rosenberg I, Spiro III A. High homocysteine and low B vitamins predict cognitive decline in aging men: the Veterans Affairs Normative Aging Study. Am J Clin Nutr. 2005;82(3):627–35.

66. Merete C, Falcon LM, Tucker KL. Vitamin B6 is associated with depressive symptomatology in Massachusetts elders. J Am Coll Nutr. 2008;27(3):421–7.

67. Meydani SN, Ribaya-Mercado JD, Russell RM, Sahyoun N, Morrow FD, Gershoff SN. Vitamin B-6 deficiency impairs interleukin 2 production and lymphocyte proliferation in elderly adults. Am J Clin Nutr. 1991;53(5):1275–80.

68. Friso S, Jacques PF, Wilson PW, Rosenberg IH, Selhub J. Low circulating vitamin B(6) is associated with elevation of the inflammation marker C-reactive protein independently of plasma homocysteine levels. Circulation. 2001;103(23):2788–91.

69. Shen J, Lai CQ, Mattei J, Ordovas JM, Tucker KL. Association of vitamin B-6 status with inflammation, oxidative stress, and chronic inflammatory conditions: the Boston Puerto Rican Health Study. Am J Clin Nutr. 2010;91(2):337–42.

70. Paul L, Ueland PM, Selhub J. Mechanistic perspective on the relationship between pyridoxal 5′-phosphate and inflammation. Nutr Rev. 2013;71(4):239–44.

71. Food and Nutrition Board, Institute of Medicine. Dietary reference intakes for thiamin, riboflavin, niacin, vitamin B6, folate, vitamin B12, pantothenic acid, biotin, and choline. Washington, DC: National Academy Press; 1998.

72. Leklem JE. Vitamin B-6: a status report. J Nutr. 1990;120 Suppl 11:1503–7.

73. Tolonen M, Schrijver J, Westermarck T, Halme M, Tuominen SE, Frilander A, et al. Vitamin B6 status of Finnish elderly. Comparison with Dutch younger adults and elderly. The effect of supplementation. Int J Vitam Nutr Res. 1988;58(1):73–7.

74. Tiemeier H, van Tuijl HR, Hofman A, Meijer J, Kiliaan AJ, Breteler MM. Vitamin B12, folate, and homocysteine in depression: the Rotterdam Study. Am J Psychiatry. 2002;159(12):2099–101.

75. Lindenbaum J, Healton EB, Savage DG, Brust JC, Garrett TJ, Podell ER, et al. Neuropsychiatric disorders caused by cobalamin deficiency in the absence of anemia or macrocytosis. N Engl J Med. 1988;318(26):1720–8.

76. Savage DG, Lindenbaum J, Stabler SP, Allen RH. Sensitivity of serum methylmalonic acid and total homocysteine determinations for diagnosing cobalamin and folate deficiencies. Am J Med. 1994;96(3):239–46.

77. Refsum H, Smith AD, Ueland PM, Nexo E, Clarke R, McPartlin J, et al. Facts and recommendations about total homocysteine determinations: an expert opinion. Clin Chem. 2004;50(1):3–32.

78. Healton EB, Savage DG, Brust JC, Garrett TJ, Lindenbaum J. Neurologic aspects of cobalamin deficiency. Medicine (Baltimore). 1991;70(4):229–45.

79. Savage D, Gangaidzo I, Lindenbaum J, Kiire C, Mukiibi JM, Moyo A, et al. Vitamin B12 deficiency is the primary cause of megaloblastic anaemia in Zimbabwe. Br J Haematol. 1994;86(4):844–50.

80. Selhub J, Morris MS, Jacques PF, Rosenberg IH. Folate-vitamin B-12 interaction in relation to cognitive impairment, anemia, and biochemical indicators of vitamin B-12 deficiency. Am J Clin Nutr. 2009;89(2):702S–6.

81. Krasinski SD, Russell RM, Samloff IM, Jacob RA, Dallal GE, McGandy RB, et al. Fundic atrophic gastritis in an elderly population. Effect on hemoglobin and several serum nutritional indicators. J Am Geriatr Soc. 1986; 34(11):800–6.

82. Dharmarajan TS, Kanagala MR, Murakonda P, Lebelt AS, Norkus EP. Do acid-lowering agents affect vitamin B12 status in older adults? J Am Med Dir Assoc. 2008;9(3):162–7.

83. Xu L, Huang Z, He X, Wan X, Fang D, Li Y. Adverse effect of metformin therapy on serum vitamin B12 and folate: short-term treatment causes disadvantages? Med Hypotheses. 2013;81(2):149–51.

84. Tucker KL, Rich S, Rosenberg I, Jacques P, Dallal G, Wilson PW, et al. Plasma vitamin B-12 concentrations relate to intake source in the Framingham Offspring study. Am J Clin Nutr. 2000;71(2):514–22.

85. Olivares M, Hertrampf E, Capurro MT, Wegner D. Prevalence of anemia in elderly subjects living at home: role of micronutrient deficiency and inflammation. Eur J Clin Nutr. 2000;54(11):834–9.

86. Holick MF, Chen TC. Vitamin D deficiency: a worldwide problem with health consequences. Am J Clin Nutr. 2008;87(4):1080S–6.

87. Salamone LM, Dallal GE, Zantos D, Makrauer F, Dawson-Hughes B. Contributions of vitamin D intake and seasonal sunlight exposure to plasma 25-hydroxyvitamin D concentration in elderly women. Am J Clin Nutr. 1994;59(1):80–6.

88. Wortsman J, Matsuoka LY, Chen TC, Lu Z, Holick MF. Decreased bioavailability of vitamin D in obesity. Am J Clin Nutr. 2000;72(3):690–3.

89. Gennari C. Calcium and vitamin D nutrition and bone disease of the elderly. Public Health Nutr. 2001;4(2B): 547–59.

90. Simon KC, Munger KL, Ascherio A. Vitamin D and multiple sclerosis: epidemiology, immunology, and genetics. Curr Opin Neurol. 2012;25(3):246–51.

91. VanAmerongen BM, Dijkstra CD, Lips P, Polman CH. Multiple sclerosis and vitamin D: an update. Eur J Clin Nutr. 2004;58(8):1095–109.

92. L Ng K, Nguyen L. Role of vitamin D in Parkinson's disease. ISRN Neurol. 2012;2012:134289.

93. vinh quoc Luong K, Nguyen LT. The beneficial role of vitamin D in systemic lupus erythematosus (SLE). Clin Rheumatol. 2012;31(10):1423–35.

94. Buell JS, Tucker KL. The value of physiologic vitamin D as a biomarker of dementia. Drugs Today (Barc). 2011;47(3):223–31.

95. Soni M, Kos K, Lang IA, Jones K, Melzer D, Llewellyn DJ. Vitamin D and cognitive function. Scand J Clin Lab Invest Suppl. 2012;243:79–82.

96. van der Schaft J, Koek HL, Dijkstra E, Verhaar HJ, van der Schouw YT, Emmelot-Vonk MH. The association between vitamin D and cognition: a systematic review. Ageing Res Rev. 2013;12:1013–23.

97. Karakas M, Thorand B, Zierer A, Huth C, Meisinger C, Roden M, et al. Low levels of serum 25-hydroxyvitamin D are associated with increased risk of myocardial infarction, especially in women: results from the MONICA/KORA Augsburg case-cohort study. J Clin Endocrinol Metab. 2013;98(1):272–80.

98. Thorand B, Zierer A, Huth C, Linseisen J, Meisinger C, Roden M, et al. Effect of serum 25-hydroxyvitamin D on risk for type 2 diabetes may be partially mediated by subclinical inflammation: results from the MONICA/KORA Augsburg study. Diabetes Care. 2011;34(10):2320–2.

99. Barchetta I, De Bernardinis M, Capoccia D, Baroni MG, Fontana M, Fraioli A, et al. Hypovitaminosis D is independently associated with metabolic syndrome in obese patients. PLoS One. 2013;8(7):e68689.

100. Niino M. Vitamin D, and its immunoregulatory role in multiple sclerosis. Drugs Today (Barc). 2010;46(4): 279–90.

101. Sung CC, Liao MT, Lu KC, Wu CC. Role of vitamin D in insulin resistance. J Biomed Biotechnol. 2012;2012:634195.

102. Garland CF, Garland FC, Gorham ED, Lipkin M, Newmark H, Mohr SB, et al. The role of vitamin D in cancer prevention. Am J Public Health. 2006;96(2):252–61.

103. Chiang KC, Chen TC. The anti-cancer actions of vitamin D. Anticancer Agents Med Chem. 2013;13(1):126–39.

104. Food and Nutrition Board, Institute of Medicine. Dietary reference intakes for calcium and vitamin D. Washington, DC: National Academy Press; 2011.

105. Holick MF. The IOM D-lemma. Public Health Nutr. 2011;14(5):939–41.

106. Looker AC, Johnson CL, Lacher DA, Pfeiffer CM, Schleicher RL, Sempos CT. Vitamin D status: United States, 2001–2006. NCHS Data Brief. 2011;59:1–8.

107. Meydani SN, Meydani M, Blumberg JB, Leka LS, Siber G, Loszewski R, et al. Vitamin E supplementation and in vivo immune response in healthy elderly subjects. A randomized controlled trial. JAMA. 1997;277(17): 1380–6.

108. Meydani SN, Leka LS, Fine BC, Dallal GE, Keusch GT, Singh MF, et al. Vitamin E and respiratory tract infections in elderly nursing home residents: a randomized controlled trial. JAMA. 2004;292(7):828–36.

109. Stampfer MJ, Hennekens CH, Manson JE, Colditz GA, Rosner B, Willett WC. Vitamin E consumption and the risk of coronary disease in women. N Engl J Med. 1993;328(20):1444–9.

110. Rimm EB, Stampfer MJ, Ascherio A, Giovannucci E, Colditz GA, Willett WC. Vitamin E consumption and the risk of coronary heart disease in men. N Engl J Med. 1993;328(20):1450–6.

111. Morris MC, Evans DA, Bienias JL, Tangney CC, Wilson RS. Vitamin E and cognitive decline in older persons. Arch Neurol. 2002;59(7):1125–32.

112. Jacques PF, Taylor A, Moeller S, Hankinson SE, Rogers G, Tung W, et al. Long-term nutrient intake and 5-year change in nuclear lens opacities. Arch Ophthalmol. 2005;123(4):517–26.

113. Wright ME, Lawson KA, Weinstein SJ, Pietinen P, Taylor PR, Virtamo J, et al. Higher baseline serum concentrations of vitamin E are associated with lower total and cause-specific mortality in the Alpha-Tocopherol, Beta-Carotene Cancer Prevention Study. Am J Clin Nutr. 2006;84(5):1200–7.

114. Dietary supplementation with n-3 polyunsaturated fatty acids and vitamin E after myocardial infarction: results of the GISSI-Prevenzione trial. Gruppo Italiano per lo Studio della Sopravvivenza nell'Infarto miocardico. Lancet. 1999;354(9177):447–55.

115. Yusuf S, Dagenais G, Pogue J, Bosch J, Sleight P. Vitamin E supplementation and cardiovascular events in high-risk patients. The Heart Outcomes Prevention Evaluation Study Investigators. N Engl J Med. 2000;342(3):154–60.

116. Lee IM, Cook NR, Gaziano JM, Gordon D, Ridker PM, Manson JE, et al. Vitamin E in the primary prevention of cardiovascular disease and cancer: the Women's Health Study: a randomized controlled trial. JAMA. 2005;294(1):56–65.

117. Hercberg S, Galan P, Preziosi P, Bertrais S, Mennen L, Malvy D, et al. The SU.VI.MAX Study: a randomized, placebo-controlled trial of the health effects of antioxidant vitamins and minerals. Arch Intern Med. 2004;164(21):2335–42.

118. Sesso HD, Buring JE, Christen WG, Kurth T, Belanger C, MacFadyen J, et al. Vitamins E and C in the prevention of cardiovascular disease in men: the Physicians' Health Study II randomized controlled trial. JAMA. 2008;300(18):2123–33.

119. Lonn E, Bosch J, Yusuf S, Sheridan P, Pogue J, Arnold JM, et al. Effects of long-term vitamin E supplementation on cardiovascular events and cancer: a randomized controlled trial. JAMA. 2005;293(11):1338–47.

120. Klein EA, Thompson Jr IM, Tangen CM, Crowley JJ, Lucia MS, Goodman PJ, et al. Vitamin E and the risk of prostate cancer: the Selenium and Vitamin E Cancer Prevention Trial (SELECT). JAMA. 2011;306(14):1549–56.

121. Petersen RC, Thomas RG, Grundman M, Bennett D, Doody R, Ferris S, et al. Vitamin E and donepezil for the treatment of mild cognitive impairment. N Engl J Med. 2005;352(23):2379–88.

122. Cooney RV, Franke AA, Harwood PJ, Hatch-Pigott V, Custer LJ, Mordan LJ. Gamma-tocopherol detoxification of nitrogen dioxide: superiority to alpha-tocopherol. Proc Natl Acad Sci U S A. 1993;90(5):1771–5.

123. Saldeen K, Saldeen T. Importance of tocopherols beyond alpha-tocopherol: evidence from animal and human studies. Nutr Res. 2005;25:877–89.

124. Sylvester PW, Akl MR, Malaviya A, Parajuli P, Ananthula S, Tiwari RV, et al. Potential role of tocotrienols in the treatment and prevention of breast cancer. Biofactors. 2013;40(1):49–58.

125. Food and Nutrition Board, Institute of Medicine. Dietary reference intakes for vitamin C, vitamin E, selenium, and carotenoids. Washington, DC: National Academy Press; 2000.

126. King JC, Blumberg J, Ingwersen L, Jenab M, Tucker KL. Tree nuts and peanuts as components of a healthy diet. J Nutr. 2008;138(9):1736S–40.

127. Gao X, Wilde PE, Lichtenstein AH, Bermudez OI, Tucker KL. The maximal amount of dietary alpha-tocopherol intake in U.S. adults (NHANES 2001–2002). J Nutr. 2006;136(4):1021–6.

128. Turnlund J, Costa F, Margen S. Zinc, copper, and iron balance in elderly men. Am J Clin Nutr. 1981;34(12):2641–7.

129. Calvo MS, Uribarri J. Public health impact of dietary phosphorus excess on bone and cardiovascular health in the general population. Am J Clin Nutr. 2013;98(1):6–15.

130. Tucker KL, Morita K, Qiao N, Hannan MT, Cupples LA, Kiel DP. Colas, but not other carbonated beverages, are associated with low bone mineral density in older women: The Framingham Osteoporosis Study. Am J Clin Nutr. 2006;84(4):936–42.

131. Nordin BE, Need AG, Steurer T, Morris HA, Chatterton BE, Horowitz M. Nutrition, osteoporosis, and aging. Ann N Y Acad Sci. 1998;854:336–51.

132. Rizzoli R, Boonen S, Brandi ML, Burlet N, Delmas P, Reginster JY. The role of calcium and vitamin D in the management of osteoporosis. Bone. 2008;42(2):246–9.

133. Wang L, Manson JE, Buring JE, Lee IM, Sesso HD. Dietary intake of dairy products, calcium, and vitamin D and the risk of hypertension in middle-aged and older women. Hypertension. 2008;51(4):1073–9.

134. Nicklas TA, O'Neil CE, Fulgoni III VL. The role of dairy in meeting the recommendations for shortfall nutrients in the American diet. J Am Coll Nutr. 2009;28 Suppl 1:73S–81.

135. Bischoff-Ferrari HA, Kiel DP, Dawson-Hughes B, Orav JE, Li R, Spiegelman D, et al. Dietary calcium and serum 25-hydroxyvitamin D status in relation to BMD among U.S. adults. J Bone Miner Res. 2009;24(5):935–42.

136. Michaelsson K, Melhus H, Warensjo Lemming E, Wolk A, Byberg L. Long term calcium intake and rates of all cause and cardiovascular mortality: community based prospective longitudinal cohort study. BMJ. 2013;346:f228.
137. Heaney RP. Calcium supplementation and incident kidney stone risk: a systematic review. J Am Coll Nutr. 2008;27(5):519–27.
138. Ma RW, Chapman K. A systematic review of the effect of diet in prostate cancer prevention and treatment. J Hum Nutr Diet. 2009;22(3):187–99. quiz 200–2.
139. Wolf FI, Cittadini A. Chemistry and biochemistry of magnesium. Mol Aspects Med. 2003;24(1–3):3–9.
140. Musso CG. Magnesium metabolism in health and disease. Int Urol Nephrol. 2009;41(2):357–62.
141. Rosanoff A, Weaver CM, Rude RK. Suboptimal magnesium status in the United States: are the health consequences underestimated? Nutr Rev. 2012;70(3):153–64.
142. Ford ES, Mokdad AH. Dietary magnesium intake in a national sample of US adults. J Nutr. 2003;133(9): 2879–82.
143. Marier JR. Magnesium content of the food supply in the modern-day world. Magnesium. 1986;5(1):1–8.
144. Kjeldsen K. Hypokalemia and sudden cardiac death. Exp Clin Cardiol. 2010;15(4):e96–9.
145. He FJ, MacGregor GA. Beneficial effects of potassium on human health. Physiol Plant. 2008;133(4):725–35.
146. Ervin RB. Healthy Eating Index scores among adults, 60 years of age and over, by sociodemographic and health characteristics: United States, 1999–2002. Adv Data. 2008;20(395):1–16.

# 第 22 章

# 体力活动和锻炼：老年人营养的重要补充

Anne O. Brady, Alison Clune Berg, Mary Ann Johnson, and Ellen M. Evans

## 要点

- 体力活动（physical activity，PA）被定义为任何能使身体产生能量消耗增加的运动。
- 运动（exercise，EX）为体力活动的一个独特的分支，它是有计划的、有目的性的、并以达到特定健康为目标的 PA。
- 体力活动对于预防和管理几乎所有慢性疾病和状况至关重要，包括心血管疾病、癌症、骨质疏松症、与年龄相关的身体功能丧失和衰弱。
- 公共卫生指南中体力活动包括终生进行有氧运动、阻抗训练和柔韧性练习，并额外增加了平衡训练以减少老年人跌倒风险。
- 现在已有专为老年人设计的基于循证的计划以改善各种功能和饮食习惯，并可作为临床医生转诊的资源在社区和临床环境中实施。
- 临床医生与社区工作者的伙伴关系将帮助老年人更好地获得改善体力活动和营养计划的机会，最终提高老年人的独立性和生活质量。

**关键词**　体力活动·运动·体能训练·心血管疾病·癌症·骨质疏松·身体功能·虚弱·功能能力·循证计划

# 引言

## 运动和体力活动的定义

　　科学文献清楚地证明了身体运动对人的一生，尤其是老年人的身心健康是有益的。现已出版针对美国人体力活动的公共卫生指南[1]，并且其中针对老年人有单独的声明[2]。关于需要多少运动（数量）和什么运动方式（质量）才能最有效地获得健康益处的研究仍在进行中。这些问题的最终答案将取决于个体及其具体的健康状况和需要达到的健康目标。例如，现在的一个研究课题是久坐行为（如久坐时间）对健康状况的影响[3]。而重要的是，研究显示，休闲时间的体力活动并不能完全抵消久坐对健康的不利影响[4]。这种运动模式存在于那些每天锻炼 30~60 分钟,但一天中剩下的 23~23.5 小时都是久坐不动的人之中。

　　为了理解本章之前提到的主题,读者需要了解我们将会使用的体力活动(PA)、运动(EX)及体能训练(physical fitness)的概念[1,5]。PA 被定义为任何能使身体产生能量消耗增加的运动。又或者说,PA 包括任何非久坐或不涉及静坐着或躺着的任何活动。PA 可以包括休闲时间 PA,其范围从低强度的活动(如钓鱼)到高强度的活动(如进行体育运动)以及职业或与工作相关的 PA。EX 为 PA 的一个独特的子集,它是有计划的、有目的的,并且旨在达到特定健康目标的 PA。EX,特别是在老年人中,通常是为了增强或维持心肺势能(cardiorespiratory fitness)、肌肉力量、耐力、灵活性和平衡。然而,许多人也习惯通过运动来改善他们的心理健康,例如治疗焦虑或轻度抑郁,并改善他们的睡眠质量。在本章中,我们将使用术语"PA/EX",并在需要时给出具体说明。

　　体能训练有许多定义,通常分为与健康相关的体能训练或与表现相关的体能训练[5]。与健康相关的体能通常通过形态(如身体成分、骨密度)、肌肉、运动(如平衡)、心肺和代谢(如葡萄糖耐量、脂代谢)定义。表现相关的体能训练与健康相关的身体素质之间互有联系,但应将其属性应用于执行包括竞技运动、军事练习或职业工作等包括在内的任务。由于老年人关注重点主要为身体功能,根据世界卫生组织(World Health Organization,WHO)的定义,将体能训练定义为"充分地进行肌肉工作的能力",并且 WHO 认为,在日常生活中,健康相关体能训练会影响身体功能的许多方面。这些术语之间虽然有明显不同的用法,但在文献中它们经常被交替使用,主要是因为术语之间的相互关联。

## 饮食和运动的协同效应

　　对于能量和营养摄入量与 PA/EX 潜在的叠加或协同效应对老年人健康具有重要意义。例如,在减肥期间,PA/EX 与能量摄入限制相结合,可促进身体成分的变化,如在脂肪质量减少的同时减少瘦体重(lean mass)和骨矿物质质量(bone mineral mass)的损失[6]。此外,在减肥期间,与高蛋白能量限制饮食相结合相比,EX 与高碳水化合物能量限制饮食的相互作用可以减少瘦体重的损失并增加脂肪质量的减少[7-9]。PA/EX 与微量营养素交互作用的一个经典例子是钙和维生素 D,以及 PA/EX 对最佳骨矿物质量的作用[10]。事实上,在设计研究或临床试验时,探索骨矿物质对新形式的负荷(即 EX)或钙/维生素 D 补充的反应是必要的,由于每个因素对骨状态的既定独立影响,因此有必要仔细考虑其他因素[1,10]。虽然能量和营养摄入以及 PA/EX 对老年人健康状况的协同作用已经有文献记载,但还需要进一步的研究。随着当代学者和跨学科团队弥合营养和运动之间的差距,预计将提供更多关于多模式干预措施的信息。此外,由于饮食摄入和 PA/EX 实践本质上是行为选择,与行为科学家的伙伴关系将极大地加强我们对最佳做法的理解,最终目标是通过有效和可持续的干预措施和方案来增强老年人的健康。

## 疾病预防与管理

　　PA/EX 不仅有助于预防慢性病,也是慢性病管理的有力策略。在美国,超过 60% 的 65

岁以上成年人至少有两种慢性病[11],大约50%的70~80岁的老年妇女无法完成一般的活动任务,如爬楼梯或完成家务[12]。这种低功能状态加上慢性病的高患病率表明PA/EX可能对老年人特别有益[2]。

## 概述和行动号召

本章将总结PA/EX对于老年人影响的文献,内容涉及:① PA/EX对主要代谢性疾病(包括肥胖、心血管疾病、糖尿病和癌症)的益处;主要的精神和心理社会问题,包括认知下降和抑郁;骨骼肌肉问题,包括骨质疏松症和身体功能。②建议的依从性。③现行公共卫生指南。④障碍和挑战。⑤基于循证的计划。本章的目的是鼓励临床工作者接受PA/EX作为营养补充的重要性,积极影响老年人的健康状况。此外,如果营养专家对他们的PA/EX知识没有信心,本章的内容可能有助于营养学家与PA/EX学者以及在社区和临床环境中工作的其他专业人员的进行合作。

# 体力活动和运动的益处

参与PA/EX能够对许多慢性病和状况、与健康相关的体能训练和身体功能产生积极影响,最终提高老年人的生活质量。最终,大多数慢性疾病和病情都会对身体功能产生负面影响,威胁老年人的独立性,并降低其生活质量。并且,就像慢性疾病和病情的集中性一样,PA/EX对几种相关疾病及病情都有有益的影响。例如,PA/EX能够消耗能量(肥胖),同时改善胰岛素敏感性(2型糖尿病)和血脂(心血管疾病),增加肌肉力量(生理功能),有益于心理健康(抑郁),并最终改善生活质量。以下部分将简要概述老年人习惯性PA/EX对原发性疾病和病情的积极影响。

## 肥胖

能量摄入与能量消耗对肥胖风险的相对重要性仍然没有被完全证明。这个问题无疑将在一段时间内没有答案,因为:①无法长时间准确测量自由个体能量平衡方程的任何一个组成部分;②"没有一个能量平衡方程适用于所有人",因为任何给定的能量平衡方程都是高度个体化的,尽管包括老年人在内的特定群体中存在不平衡模式。此外,PA/EX对健康结果的影响是独立于营养因素和肥胖的一个值得关注的活跃领域。换句话说,当肥胖的老年人在有不好的饮食习惯的情况下,他们能在多大程度上保持健康?肥胖在整个生命周期中普遍存在,包括老年人。在美国,在2007—2010年间,65岁及以上的成年人中约有35%为肥胖,这一数据代表了超过800万65~74岁的成年人和约500万75岁及以上的成年人肥胖[13]。男性与女性的肥胖率相似。老龄人口的增长及年轻人群肥胖率的增长,将对我们的医疗保健系统产生重大影响。值得注意的是,肥胖被认为是让老年人丧失独立性和进入疗养院的主要因素[14]。

体重管理的公共健康目标是通过管理"能量缺口"来控制或减少脂肪量,保持或增加瘦体重和骨量,后两者对老年人非常重要。目前的研究[15]表明,限制能量摄入与增加能量消耗相结合,对于体重管理所有方面都是最重要的,包括防止体重增加、减肥和减肥后的保持。PA/EX 对于这个多方面的目标来说是独一无二的,因为习惯性的 PA/EX 既能消耗能量,又有助于保持瘦体重和骨量。PA/EX 通过几种机制促进能量消耗[16]。首先,众所周知,运动所需的肌肉力量直接导致能量需求的增加。在其他因素相同的情况下,涉及大肌肉群的有氧活动(通常是有节奏地进行)最适合于进行能量消耗,而强度更高(如走得更快)或持续时间更长(例如,步行分钟)的活动的能量消耗则更高。散步、骑自行车和游泳是老年人常进行的有氧运动。其次,如果活动具有足够的强度(如跑步)和持续时间(通常大于 30 分钟),则能量消耗可能会通过运动后过量耗氧而降低,理论上是由于运动开始时发生的能量不足,以及体温调节和内分泌系统的紊乱共同导致活动停止后代谢率升高。最后,习惯性进行较高强度的 PA/EX(包括有氧训练和耐力训练),可能会导致较高的静息能量消耗(REE),并可能减弱随着年龄增长而发生 REE 的自然下降。PA/EX 对 REE 的影响主要是通过影响瘦体重介导的,这可以解释大约 80% 的 REE。而对于大部分成年人特别是老年人来说,REE 是每日总能量消耗的最大贡献者,约占每日总能量消耗的 60%~70%,因此保持 REE 对能量平衡至关重要[16]。

　　虽然长期减肥可以通过调节能量摄入量和参加习惯性体力活动来实现,但问题在于多少 PA/EX 才够? 目前的指南表明,每天 60 分钟的中等强度运动是防止体重增加的目标水平,然而,在显著减重后,为防止体重回升,每天 60~90 分钟的量可能才是目标量[17]。阻抗训练虽然不会增加减重的效果,但阻抗训练能够减少脂肪量并增加瘦体重,并且阻抗训练与降低健康风险和保持功能独立性有关。但有关阻抗运动对体重管理的长期影响,特别是对老年人的影响,还没有较好的研究结果。最后,PA/EX 对老年人体重管理至关重要。详见第2 章。在限制饮食能量的情况下进行耐力和力量训练相结合的模式对于正在减肥的老年人保持瘦体重和骨量至关重要[6,18]。由于老年人患骨质疏松的风险很高,因此在减肥的同时保持骨量和瘦体重是最重要的。

## 心血管疾病

　　已有研究证明习惯性 PA/EX 能够降低心血管问题,这是我们面临的主要公共卫生挑战。由于年龄是心血管疾病和冠心病以及脑卒中[19]的独立风险因素,因此对于老年人来说,冠心病和脑卒中的预防和治疗就尤为重要。体力活动能够降低冠心病的风险[19,20],PA/EX 是心脏康复的主要组成部分。PA/EX 能够改变冠心病的一些可改变风险因素,包括高胆固醇、高甘油三酯、高血压、糖尿病、压力和肥胖。老年人在空闲时间定期参加中等强度至高等强度的体力活动可降低缺血性和出血性卒中的风险约 30%[1]。尽管身体康复的主要目标是恢复身体功能(physical function),但是与冠心病相似,PA/EX 同样也是心血管疾病康复的主要组成部分[21]。

　　PA/EX 对冠心病独立作用的机制被认为与心肌氧供需有关,其主要机制是直接作用于血管壁,增强血管内皮功能、减少止血和炎症生物标志物来实现[22]。这些有益的影响是叠加在已确定的 PA/EX 能改善可改变的冠心病风险因素(如血脂、血压)之上的。首先,在特定强度的体力活动过程中,规律性运动会降低心脏对于氧气的需求,从而降低在体力工作或面对压力时出现缺血的风险。在长期运动超负荷之后,心肺功能指数(cardiorespiratory fitness)在中枢机制和外周机制上都会增加,并且这一影响涵盖所有年龄阶层,包括老年人。除了在训练后肌肉通过增强氧气摄入和利用来适应外周以外,血浆的增加和左心室的重塑能够增强每搏输出量,导致在完成给定量的运动时心率下降,从而降低对于心脏工作的要求。其次,血浆容量的增加也降低了冠状动脉血栓形成的风险,其可能是通过一系列事件实现的,包括血液黏稠度,从而降低血小板的聚集和凝血,而凝血是已知的导致大多数心肌疾病的原因。再次,运动后内皮功能也会发生有益的变化。正常的内皮功能能够允许适当的动脉血管舒张,以适应代谢需求的增加,最明显的是冠状动脉。一氧化氮系统在运动中产生的血管舒张反应起着至关重要的作用,因为其可以减轻因为炎症导致的动脉粥样硬化反应。运动刺激一氧化氮合成酶,改善内皮功能。最后,炎症与凝血和内皮功能障碍有关。当代对于老年人的研究和临床兴趣中,慢性炎症在几种年龄相关慢性疾病中的作用都是热点,特别是冠心病[23]。重要的是,PA/EX 是除了营养外治疗慢性感染的关键[23]。

高血压,作为脑卒中和冠心病的主要风险因素,也被认为是一种发病广泛的心血管疾病,在美国,70% 的 65 岁以上的老年人都患有高血压[24]。已经有相当多的研究表明 PA/EX 和心肺耐力对于血压有积极的影响[1]。当控制了其他风险因素后,习惯性 PA/EX 对于舒张压和收缩压影响的大小大约在 7mmHg 和 6mmHg[25]。PA/EX 的抗高血压机制可能是多方面的,包括抗炎作用、对于内皮的作用、交感神经系统以及肾素 - 血管紧张素 - 醛固酮系统潜在的有益改变。预防冠心病、卒中以及高血压的运动指南都集中在空闲时间的 PA 以及心肺耐力方面。后者要求较高的运动强度(60%~75% 最大强度),而空闲时间的 PA 则为 40%~60% 最大强度以及持续性运动(大约 30 分钟)。不管是对高血压人群还是正常血压人群,阻抗训练都能降低血压[25]。

## 代谢疾病、2 型糖尿病和血脂异常

代谢综合征是一组与胰岛素拮抗机制相关的病理生理疾病,包括向心性肥胖、高甘油三酯血症、低高密度脂蛋白胆固醇、高血糖和高血压[26]。代谢性疾病是冠心病和 2 型糖尿病发病的主要先兆。尽管代谢性疾病的危险性因素的分类仍有争议,但是习惯性 PA/EX 以及高心肺指数对于代谢性疾病、2 型糖尿病和血脂异常有预防性作用。面临这些健康挑战的主要人群就是老年人,超过 50% 的 60 岁以上男性和女性有代谢疾病[26]。尽管这些疾病和状况也受体重和饮食摄入影响但众所周知,PA/EX 能在不依赖于肥胖和饮食习惯影响下降低代谢疾病和 2 型糖尿病风险[27]。

肥胖、代谢疾病和 2 型糖尿病在慢性低级别炎症、内皮功能障碍和胰岛素抵抗中有相同的潜在病理基础。有代谢综合征伴 2 型糖尿病的人群胰岛素功能发生改变,经典的模式为高胰岛素血症和潜在高血糖(2 型糖尿病的经典诊断标准)。能量代谢的增加加上骨骼肌对于葡萄糖(以及其他来源的能量)需求的增加,能够在即使没有胰岛素存在的情况下刺激葡萄糖摄取。习惯性 PA/EX 能通过额外的机制,包括骨骼肌内代谢酶和线粒体密度的适应性,来有助于增强葡萄糖的代谢。因此,PA/EX 能够帮助患者在进行 PA/EX 期间和休息的时候增加葡萄糖摄取以及增加胰岛素敏感性[28]。另外,在进行 PA/EX 时还会发生其他的改变以促进脂肪代谢,这将有益于血脂的分布。与饮食控制相比,低密度脂蛋白和胆固醇对 PA/EX 的反应较弱,而高密度脂蛋白胆固醇和甘油三酯会受到 PA/EX 的积极影响。需要指出的是,后两种脂蛋白与代谢性疾病相关。PA/EX 还会减少餐后脂血症反应,餐后脂血症指一餐中脂肪摄入的量导致餐后脂蛋白激增。餐后脂血症对凝血功能的影响使得其与心肌梗死和卒中相关。并且有相当多的研究表明,急性(chronic)和慢性(acute)的 PA/EX 都能减少一餐后餐后脂血症反应的(时间)长度与数量(amount)[28]。

有关通过 EX/PA 来缓解或治疗代谢综合征和 2 型糖尿病的建议与冠心病的建议相似,该活动应是有氧运动且涉及大肌肉群的活动(如走路、骑车和游泳),强度应该是中等至剧烈,每天 60 分钟,也可以将其分为较短的时段,但不能少于 15 分钟 / 次,每周应进行至少一次大于 30 分钟的运动。由于胰岛素敏感性增加的细胞适应是短暂的,因此强烈建议每天进行一些 PA/EX。除此之外,PA/EX 的能量消耗应该要大于 2 000 卡 / 周。阻抗训练应该作为有氧训练的补充。重要的是,高强度和更长时间的运动才能帮助实现高密度脂蛋白胆固醇的正向转化[27,28]。

## 癌症

尽管人们认为肥胖与多种癌症相关联的倾向有所增长,但 PA/EX 对于癌症的独立益处的研究还不如心血管疾病和代谢疾病的研究透彻。在美国,近一半的男性和三分之一的女性将在有生之年患上某种形式的癌症[29]。重要的是,尽管所有的癌症都涉及控制细胞生长和复制的基因障碍,但仅有约 5% 的癌症具有强遗传性的,这就意味着癌症的一级预防和二级预防是公共卫生的高级优先事项[29]。由于年龄是各种癌症种类的独立风险因素,老年人通常担心癌症的预防以及治疗和生存问题。已经有大量的研究显示 PA/EX 能够通过多种形式对癌症相关的治疗和生存问题产生积极的影响,包括疲劳、抑郁和生活质量[30]。PA/EX 与预防癌症相关的有益影响最强力和最一致的证据是其对于结肠癌和乳腺癌的影响。从下面阐述的保护机制可以证明,最佳的癌症预防指南与之前提到的预防肥胖和胰岛素抵抗相关。

虽然 PA/EX 预防结肠癌的确切机制尚未被完全阐明,但有几种可能的理论。首先,最初的理论是 PA/EX 会缩短胃肠道转运时间,从而使得结肠黏膜暴露在潜在致癌物中的时间缩短,尽管最近的研究并没采纳这一理论。其次,胰岛素抵抗可能是 PA/EX 与结肠癌之间一个重要的连接。PA/EX 的保护作用在各种体重状态都会发生。胰岛素抵抗引起的高胰岛素血症是结肠癌细胞重要的生长因素[31]。再次,慢性的低度感染也在 PA/EX 与结肠癌的联系中扮演着重要的角色。最后,有限的证据表明 PX/EX 对于结肠癌的保护性作用可能也与免疫系统的积极改变(后天,先天或两者兼而有之)以及前列腺素的降低有关[1]。

与结肠癌相似,PA/EX 降低乳腺癌风险的确切机制也尚不明确。除了对于免疫系统的积极影响外,有一些结论也认为 PA/EX 对于乳腺癌的积极影响是通过减少胰岛素、胰岛素样生长因子和炎症来实现,和结肠癌相似,这些因素都能促进肿瘤细胞的生长[32]。伴随一生的卵巢激素中,雌激素是公认的乳腺癌风险因素。所以 PA/EX 对于性激素的影响也是一个重要理论。例如,青春期剧烈运动可能会推迟月经初潮,也与月经周期较长有关,因为生殖年卵泡期较长,这可能部分是由于体力训练导致的肥胖减少所致。PA/EX也可能会影响绝经,活跃的女性通常更瘦而肥胖与更年期较晚和增加的雌激素暴露有关。因此,很难确定PA/EX对乳腺癌风险的有利影响是直接影响排卵周期的活动,还是通过饮食、身体成分、热量消耗或两者的结合间接作用。

## 骨质疏松和身体功能

与心血管疾病或代谢性疾病相比,骨质疏松、与虚弱相关的骨折以及功能丧失几乎只发生在老年人身上。值得我们关注的是跌倒[33],跌倒可能导致创伤性脑损伤、髋关节骨折和其他骨折。在老年人中,这类严重的伤害可能会迅速进展至丧失独立能力或死亡。据估计,在美国,有4 400万年龄在50岁以上的人群有骨质疏松或骨量减少,其中80%是女性,并且55%的成年人有骨质疏松或骨量减少[34]。残疾的风险和机体受限被多种因素影响,包括很多合并症(comorbidities)(如癌症、心血管疾病、肥胖、骨质疏松)、心理因素(如抑郁、自信心、动机)、感觉障碍(如视力)以及肌肉功能(muscular fitness)。根据美国疾病预防控制中心(CDC),身体功能限制可以被视为难以执行以下任何一项活动:步行400m;不休息步行10步;站立2小时;坐两小时;弯腰,弯腰或跪下,过头顶够物;用手指拿或抓小的物件;举起或拿起重量超过4.5kg的物体[12]。目前的研究表明,23%的60~69岁的老年人有一个或多个身体限制,并且身体限制的存在与年龄呈线性关系[12]。

身体功能能力和骨质疏松之间有很强的联系。骨骼和身体功能包括形态、肌肉以及和健康相关的运动部分并且骨骼和身体的这部分功能能够最终决定运动表现,对于老年人来说,运动部分就是其在日常生活活动中的表现。骨折风险可以分为骨骼依赖性风险因素和骨骼非依赖性风险因素。不可否认的是,适当的营养能够同时影响骨骼状况以及生理功能,有大量的研究表明钙和维生素D对于骨骼健康的益处,以及蛋白质的摄入对肌肉的量和质量的影响。在这里我们重点介绍PA/EX对于骨骼状况、肌肉能力,以及身体功能积极影响的最重要的机制。

骨骼适应负荷,而我们最主要的负荷方式有两种,即重力或地面反作用力和肌肉肌腱的相互作用力或关节反作用力,他们发生在肌肉收缩,行走以及姿势的维持过程中。虽然遗传因素在很大程度上决定了骨的几何性质,但环境因素(主要是饮食、激素和PA/EX)通过其对骨吸收和形成的影响,极大地影响了骨量、骨密度和骨结构(即骨小梁)的形成。降低骨折风险的两个主要的骨骼依赖型策略是:①在儿童和成年期间最大限度地提高峰值骨量以及骨密度;②尽量减少40岁以后出现的骨量的减少和骨密度的降低[35]。即使在老年人群中,PA/EX对整个寿命中的骨量和骨密度影响的益处也被充分肯定[35]。尽管我们还未能完全了解骨适应,但是主流说法认为骨适应符合沃夫定律,即假设机械负荷影响微结构重塑[36]。虽然力学应变转化为骨密度增加的生物力学机制尚未被完全研究清楚,然而它的机制被认为包括压电电位、血流增加,和涉及前列腺素、一氧化氮和生长因子的激素反应[36]。重要的是,PA/EX对骨骼的影响在最佳营养和激素环境下最大化。

骨折的另一个重要组成部分,特别是对髋关节骨折来说,是跌倒风险。这与身体功能有关。虽然我们已经知道衰老过程会影响肌肉容量(见第7章),包括肌力、肌耐力和爆发力(快速发力的能力），而 PA/EX 能够极大程度上减缓肌肉质量的下降。身体的活动量少（inactivity）与肌肉量减少、肌肉质量下降以及身体功能能力下降直接相关，而习惯性 PA 则一直与身体功能的改善有关[1,2]。体力活动的益处包括，在生命周期中运动障碍和丧失独立性出现前的时间延长，并且在实验室环境中，也能对身体功能测试分数产生有临床意义的提高。PA/EX 对于肌肉功能增加的机制包括增加神经通路的激活以及促进肌纤维肌肥大，而年轻人的肌肥大反应更加显著。重要的是，功能性训练（比如像拿起椅子的日常活动）和阻抗训练都是对于老年人有效的训练策略，但是适应性（改变）是有任务针对性（task-specific）的。

增加骨骼状态的最佳 PA/EX 方案应该是动态的，高负荷的，多次的并且有间隔的训练组。然而，对于一般的老年人来说，这种类型的负荷可能会导致骨质疏松的骨骼、关节和肌肉受伤。因此，对于老年人来说，最安全的超负荷（overload）策略是通过肌力训练或阻抗训练来得到关节反作用力。EX 计划是多模式的，包括阻抗训练和功能性训练，将提供肌肉能力的益处，以减少功能能力的下降。高水平的 PA 以及心肺和有氧训练对防御其他共同疾病（如肥胖、冠心病）也很重要，后者也间接导致身体功能下降。

## 认知与抑郁

尽管 PA/EX 对老年人身体健康状况的积极影响已经有了很好的记录和研究，但身体上积极的生活方式同样对心理和精神健康有好处。在老年人中，此类问题（心理和精神）中最突出的是认知问题和抑郁。虽然 PA/EX 已被证明对认知和抑郁有积极影响，但认知和抑郁的损害也会降低老年人参与 PA/EX 的可能性。因此，我们应该认识到，PA/EX 对心理和精神健康有多方面的直接和间接的好处，下面将简要介绍这一内容。

文献总结前瞻性研究后支持 PA 能够延缓与年龄相关的痴呆症和认知衰退的出现[1]。其他有关定期锻炼和心肺耐力训练对认知功能的益处的研究表明，目标导向与决策行为相关的任务对于认知功能的影响最大[37]。PA/EX 改善认知的机制可能包括脑神经元的可塑性和存活率、增加脑血流量和神经通路的强化。对于 EX 研究最多的是其有氧心肺的本质，而这更加表明当心肺耐力发生改变时，上述的有益的变化才会发生。

在老年人中，抑郁症的发病率很高，而治疗却往往并不充分。基于各种研究设计的丰富文献证明，在所有年龄段，包括老年人在内，PA 水平越高，抑郁症状的发生概率越低[38,39]。对于 PA/EX 对抑郁症状影响机制的解释包括与认知相关的社会和生物因素[40]。推测与 PA/EX 相关的抑郁症减少的主要神经生物学机制包括：①内啡肽假说；②脑血流量假说；③调节身体对压力反应的下丘脑垂体 - 肾上腺皮质（HPA）轴；④改善睡眠；⑤针对神经递质多巴胺、去甲肾上腺素和 5- 羟色胺的单胺假说。重要的是，中等强度和高强度的 PA 同样可以降低患抑郁症的概率。增强体质并不是产生这种效果的必要条件。有氧运动训练和阻抗运动训练对轻中度抑郁症的个体也有类似的益处[40]。

## 死亡率与生活质量

大量的观察性研究有力地支持 PA/EX 水平较高和身体素质（fitness）更好的人比不爱

活动（inactive）或相对不那么健康的同龄人过早死亡率更低[41]。尽管关于后者的数据有限，但这种联系的强度在男性和女性之间以及不同的种族 - 民族群体之间都是一致的。由于超过 50% 的死亡是由冠心病、脑卒中和癌症造成的，这种联系的生物学合理性（biological plausibility）是公认的。因此，更高强度的 PA/EX 能够通过减少之前提到的慢性疾病的发生、减缓身体功能能力的下降以增加独立性来增强老年人的生活质量。多发病（multimorbidity）的定义为两种或两种以上慢性疾病共存，多重病症与残疾、功能状况下降和生活水平下降都有关[11]。随着死亡率的下降和人口的老龄化，多发病在未来无疑会增加。习惯性的 PA/EX 对于整个生命周期的身心健康是至关重要的，但其对于帮助老年人预防和管理慢性疾病并维持身体功能更为重要。重要的是，开始进行 PA/EX 永远都不晚。有关 PA/EX 的立场声明[1,2]建立在大量文献研究的基础上，这些文献记录了人体对 PA/EX 的适应性，并且大部分研究的对象都是 80~90 岁的个体[2]。

# 老年人体力活动普及率

一个全面的运动计划包括多个组成部分，包括有氧运动、阻抗训练、柔韧性和平衡训练。根据 2011 年行为危险因素监测系统（Behavioral Risk Factor Surveillance System，BRFSS），48.9% 的美国老年人没有按推荐量进行有氧运动[42]。更大比例（78.1%）的人没有进行推荐量的阻抗训练运动，近 84% 的美国老年人没有进行推荐量的有氧和阻抗训练活动。尽管有上述统计数据，但来自 BRFSS 的数据显示，从事定期体育活动的老年人数量出现了积极的转变。1996 年，只有 19.9% 的老年人每周有 5 天或 5 天以上进行体力活动时间达到了 30 分钟。到 2005 年，这一比例翻了一番，近 40% 的老年人报告每周至少有 5 天或更多天进行 30 分钟中等强度的体力活动，或每周有 3 天或更多天进行 20 分钟的高强度运动[42]。即使一个均衡的运动计划包括多个组成部分，但有关老年人进行足够量的柔韧性和平衡训练的百分比的数据也很少。

# 老年人体力活动公共卫生指南

## 2008 年美国人体力活动指南

美国卫生与公众服务部（Department of Health and Human Services，DHHS）提供了一份最受认可和推荐的针对老年人的体力活动指南[1]。2008 年美国人的体力活动指南将重点放在不同年龄段进行有氧运动和肌肉力量训练。DHHS 针对老年人的体力活动指南与针对普通成年人的建议相同，但另外还加入了针对有跌倒风险老年人的平衡训练。此外，DHHS 还表示，患有慢性病的老年人应该在这些慢性疾病允许的情况下尽可能多运动。每种类型的体力活动（有氧运动、肌力训练和平衡训练）都能给个人带来显著的健康益处，所以只要有可能，一个完整的 PA/EX 计划应该包含所有类型的体力活动。

DHHS 对老年人建议的一个关键是避免不活动，任何活动都比不活动好。慢性疾病的积累可能会阻止老年人达到推荐水平的活动，但这些患者应该在他们条件允许的情况下尽可能活动。具体地说，为了获得实质性的健康益处，DHHS 建议老年人每周至少进行 150 分钟的中等强度有氧体力活动，或每周 75 分钟的高强度有氧体力活动，或进行等量的中等强度和高强度有氧体力活动组合[1]。用 0~10 分来评估强度，0 相当于在椅子上静坐，10 相当于最大强度，中等强度的活动应该是 5 或 6。中等强度的活动应该增加呼吸频率和心率。使用相同的评估标准，高强度的活动是 7 或 8，会导致呼吸和心率的大幅增加。有氧运动总量可以通过 1 周中每次 10 分钟一组的运动来进行累计。进行超过推荐强度的体力活动可以获得额外的健康益处。最常推荐的有氧运动是步行，因为它需要的器材很少，而且对大多数老年人来说是一种常见和熟悉的活动。其他形式的有氧运动包括跳舞、游泳、水上有氧运动、自行车、园艺活动（堆树叶、推割草机）和有氧舞蹈课。

肌力训练活动也是全面体力活动计划的关键组成部分。DHHS 建议老年人每周至少两天进行中等到高强度的肌肉训练活动。这些活动应该包括身体所有主要肌群，包括腿部、髋周、背部、胸部、腹部、肩和手臂的肌肉。阻力带、手持重物或阻抗训练机都是用来进行肌力训练的常见设备。诸如墙壁俯卧撑（wall push-ups）、爬楼梯或椅旁下蹲（chair squats）这样利用自重的运动为我们提供了一种在器材有限的情况下进行肌力训练的简单方法。其他的选择包括搬运食品杂货，做园艺时挖土或举起，以及一些瑜伽和太极练习。每个主要肌群进行一组 8~12 次的运动就是有效的，但 2~3 组运动可能更有利于增长和保持肌肉力量。

平衡是老年人锻炼计划中的一个重要组成部分，因为它有助于降低跌倒风险。DHHS 建议那些跌倒风险较高或过去曾跌倒的老年人进行平衡训练。老年人每周应该进行 3 天或 3 天以上的平衡训练。平衡练习的例子包括向后或横向行走，勾脚或垫脚行走，以及从坐到站练习。可以通过在进行平衡训练时使用稳定的支撑过渡到不使用任何支撑来增加平衡训练的难度。但现在，我们对于达到健康益处所必须进行的平衡训练类型、强度和频率方面还没有深入的研究。

热身、放松和柔韧性练习也应该被包含在老年人的体力活动计划中。热身可以让心率和呼吸频率在开始有氧运动之前逐渐增加，而放松可以让心率和呼吸频率在有氧运动结束后逐渐降低。虽然没有证据表明，单纯的柔韧性对于预防主要的慢性疾病（如心脏病）有益处，但是保持足够的柔韧性对于完成日常生活活动是至关重要的。最后，安全是老年人运动计划中的一个关键因素。根据个人的健康状况，我们还是建议在有资质的专业人员监督下进行运动。

## 美国运动医学会立场：针对老年人的运动和体力活动

2009 年，美国运动医学会（American College of Sports Medicine，ACSM）发表了一份题为"老年人运动和体力活动"的倡议书[2]。其目的是提高理解老年人体力活动重要性，包括与正常衰老相关的功能变化，体力活动与衰老的相互作用，以及体力活动对健康和身体功能的短期和长期益处。该文件提供了有关这些相关领域文献的深入回顾，并且对于想要寻找循证研究的相关从业者，这份文件可能也是有用的资源。该文件还提供了每一个推荐体力活动的参考强度，范围从 A（来自随机对照试验和 / 或观察性研究的压倒性证据，在大量数据的基础上提供了统一的调研模式）到 D（小组共识判断，即证据强度不足以将其归入 A~C 类）。

总体而言,ACSM 建议的老年人的体力活动与 2008 年 DHHS 美国人体力活动指南是一致的。ACSM 还建议每周需进行 150 分钟的有氧运动来保持健康,但每天也需进行 30~60 分钟的中等强度有氧运动,20~30 分钟的高强度有氧运动,或同等量的中等强度和剧烈强度运动的组合,这些活动可以以 10 分钟一次的回合进行积累[1,2]。尽管在术语上有一些差异,但关于进行阻抗训练/肌力训练,DHHS 和 ACSM 的建议是一致的。该声明提供了更多关于灵活性和平衡训练的指导。根据 ACSM 的声明,建议每周至少进行 2 天中等强度的柔韧性训练(强度等级为 10 分中的 5~6 分),包括任何形式上能够保持或增加柔韧性的持续性牵拉,而不是进行例如弹跳(bouncing)的弹振式运动,因为这样的运动可能会导致受伤。ACSM 还建议有跌倒或活动受限病史的患者进行平衡训练。因为相关研究的缺乏阻碍了 ACSM 对于平衡练习频率、强度或类型的具体建议,但是 ACSM 鼓励通过逐渐减少支撑面(如双腿站立、双腿半前后站、双腿前后站到单腿站立)、进行动态运动(如双腿前后抵拢直线行走、转圈)、强调姿势肌群(如脚后跟站立、脚趾站立),以及减少感觉输入(如闭眼站立)来增加平衡训练的难度。总体而言,有强有力的证据(证据等级为 A 或 B)支持有氧运动对久坐不动的人的运动能力、心血管、身体成分、代谢和骨骼健康都有益处。此外,也有强有力的证据(证据等级为 A 或 B)支持阻抗训练对久坐不动的人的肌肉的力量、爆发力、质量和骨骼健康有益。

美国国家老龄研究所提供了免费的相关出版物,可以在线查看,以打印件的方式订阅,或以有声读物形式下载。例如,名为"运动和体力活动:您的日常指南"的手册[43]描述了老年人进行体力活动的好处,并且配有图片和说明,并回答了一些关于老年人锻炼的常见问题。

## 老年人运动的障碍及挑战

尽管有规律的体力活动对身体和社会心理(psychosocial)有许多好处,但大多数老年人仍然不进行活动。不运动(inactivity)可能是由于老年人特有的实际问题和感知障碍。识别和解决老年人面临的独特挑战可能会增加老年人对体力活动计划的坚持,并让更多的老年人过上积极的生活方式。在普通人群中,最常见的不参加定期运动计划的原因是缺乏时间;然而,这似乎并不是老年人中最常见的障碍。老年人中常见的限制是健康状况、疼痛、环境问题、缺乏内科医生的建议,以及普遍缺乏关于体力活动的认知[44]。在老年人中,其他的障碍包括缺乏时间和精力、害怕受伤、缺乏动力以及安全问题。

在所有年龄段的老年人中,目前的健康状况是体力活动最常见的障碍。在美国,80% 的老年人至少有一种慢性病[45],超过 60% 的人至少有两种慢性病[11]。此外,BRFSS 数据表明,随着年龄增长的身体、精神和情绪问题导致了老年人参与活动的限制,而现在的数据显示超过三分之一的老年人有这些障碍。美国 CDC 建议患有慢性病的老年人应该与他们的医生交谈,观察他们的健康状况是否会以任何方式限制他们的活动能力。如果一位老年人正在考虑开始一项锻炼计划,我们建议他们评估一下自己安全地进行运动的能力。一种常用的工具是 PAR-Q,即体力活动准备情况问卷。PAR-Q 包含 7 个问题,要求回答"是"或"否"。如果一位老年人对任何一个问题的回答都是"是",建议他们在开始运动计划之前先咨询他们的医生。同样重要的是,老年人最常见的慢性健康状况(心脏病、糖尿病和关节炎)可以通过定期的体力活动得到改善,并且定期的体力活动还可能降低老年人发展其他疾病的风险。即使老年人由于健康问题而不能达到最低体力活动标准,我们也鼓励他们在考虑到自己的慢性病和目前健康状况的情况下,尽可能多做运动。

老年人的身处环境也可能对参加定期体力活动计划构成挑战。例如,如果个人周围环境维护不善或没有人行道,可能会阻碍其体力活动的参与。此外,喜欢在室外散步的老年人,当他们感觉到自己所处社区是安全的,他们会更活跃。身体活动的其他环境障碍包括到当地娱乐设施、健身房、公园或游泳池的距离。克服建筑环境中的障碍是具有挑战性的,但CDC、美国退休人员协会(AARP)、WHO 和其他机构正在提出建议,通过改善通往公园、公共交通和步行道的通道,创造安全的环境,并鼓励人们在社区进行体育活动。

通常认为老年人缺乏相关知识是开始体力活动计划的障碍。老年人可能缺乏对有益健康所必需量和强度的体力活动的了解。此外,许多老年人可能认为他们正常的日常生活活动为疾病预防提供了足够的锻炼。而老年人的医生可以在促进这一人群锻炼方面发挥关键作用。尽管老年人往往比一般人更常去看医生,但大多数医生并不定期向病人提供体力活动方面的咨询。2010 年,41.9% 的 65~74 岁的人得到了医生或其他健康专业人员有关运动的建议,但这一比例随着年龄的增长而下降,32.9% 的 75~84 岁的人和只有 28.9% 的 85 岁及以上的人得到了医生或其他健康专业人员有关运动的建议[46]。了解到医生在克服老年人体力活动障碍方面可以发挥关键作用,美国运动医学会和美国医学会最近推出了一项名为 Exercise is medicine 的运动[47]。该项目鼓励医生在每次就诊时评估和审查每个患者的身体活动习惯,并为医生提供咨询个别患者的工具和方法。Exercise is medicine 网站为医生和其他医疗保健提供者提供免费指南,可以下载、打印或通过电子邮件发送。例如,"卫生保健提供者行动指南"建议医生从询问他们的病人目前是否在运动,如果答案是肯定的,鼓励医生询问活动的类型、持续时间、强度和频率,并记录这些信息。如果答案是否定的,建议医生询问原因,并确定患者是否愿意开始运动计划。此外,该指南还包括体力活动准备情况问卷、运动处方和转介表以及体力活动许可表。

为了鼓励老年人启动体力活动计划或提高对计划的忠诚度,消除他们感知到的和实际存在的障碍是很重要的。在消除或减轻常见障碍方面,多种方法都是有效的。例如,在老年人的群体环境中,强调通过规律的体力活动计划可以获得的社会支持和积极互动是很重要的。同龄人之间的运动为老年人创造了一个压力较小的环境,并且这涉及一个社会因素,从长远来看,这可以提高老年人对体力活动的忠诚度。建立自尊和自我效能感对老年人也很重要,而且这已经被证明与老年人进行体力活动模式有关。而传输有关如何安全地参与运动中以及体力活动的好处方面的知识能够提高老年人对于参与运动的忠诚度和愉悦度。最后,重要的是要记住,在一些老年人中,障碍也可能成为动力。例如,不佳的健康状况可能会导致老年人进行体力活动更具挑战性,这通常被视为一种障碍,但这也可以作为一种动力让老年人更加活跃。帮助老年人识别他们特有的进行运动时的障碍和动机是一种可以用来帮助我们创建既安全又有效的运动计划的有用工具。相关从业者应该牢记,我们的最终目标是鼓励老年人终生保持活跃。

# 结论:针对老年人的循证体力活动项目

本章最后通过总结为老年人提供的可行的、实用的和循证的计划,更新关于体育活动带来益处的知识库。临床工作者必须具备提供知识、支持和鼓励老年人进行体力活动的能力。对于大多数临床工作者来说,提供有关体力活动对健康有益的基础教育以及鼓励是最比较简单的,但对有不同慢性疾病和不同运动经验的老年人建议具体运动模式是更为复杂的。幸运的是,现在我们有很多基于循证的体力活动计划可供临床工作者放心地推荐和使用。

美国国家老龄委员会(National Council on Aging,NCOA)和国家卫生研究所(National Institute on Aging,NIH)的国家老龄问题研究所(National Institute of Health,NIA)支持对老年人使用基于循证的体力活动方案,并且其网站上提供了许多方案提供方的联系资料[48-50]。"美国老年人法案"(Older Americans Act,OAA)的 Title IIID 授权卫生与公共服务部(Department of Health and Human Services,DHHS)、老龄管理局(Administration on Aging,AOA)提供资金,具体用于实施以循证为基础的健康促进和疾病预防方案(如体力活动、戒烟、预防跌倒),并利用其他资金,特别是通过合作伙伴关系,来支持这些计划[49]。AOA 使用一套分级标准(最低、中等和最高级别标准)来定义可以被纳入 AOA 第 3 章内容考虑范围的项目。AOA、NCOA 和 NIA 正推广循证体力活动方案的使用,因为这些方案在目标人群中被证明有效,并且也已经可以被相关临床工作者和各类型组织翻译并投入使用[49]。这些方案特别成功,因为它们解决了老年人进行体力活动的许多障碍(例如,安全问题、知识问题、可行性、慢性病管理)。

例如,Title IIID 最高标准的合格体力活动计划"Healthy Moves for Aging Well"解决了安全问题,除了高级水平训练外,还为身体虚弱的个人或有功能限制的人提供坐位训练[51,52](表 22.1)。大多数这些 NCOA、AOA 和 NIA 推荐的方案大多涉及由非专业人员或卫生专业人员进行指导、演示和监督,这可能会让忧心忡忡的老年人感到放心。

交通障碍可以通过社区老年中心来克服,这些中心同时提供交通和体育活动计划,例如在长期护理设施、疗养院、辅助生活设施和独立生活社区。大约 90% 的社区老年中心至少提供一项循证计划,其中许多包括体力活动[48]。此外,在教学手册和 DVD 的指导下,设计了一些体育活动方案供家庭使用。斯坦福慢性病自我管理计划等计划鼓励改变生活方式,包括增加体力活动,适用于多种慢性病的预防和管理,而其他以循证为基础的计划则针对具体疾病,如以缓解关节炎不适为具体目标的轻松行走计划[51,53]。

临床医生还应该联系其他当地组织,如社区、卫生系统、学院和大学,当地健身中心以及包括基督教青年会,以确定现有的体育活动计划,并探讨建立合作伙伴关系以提供这些计划[54]。例如,SilverSneaker 计划由多个联邦医疗保险健康计划提供,为许多健身中心(包括公司健身房和基督教青年会)提供会员资格,并提供访问 SilverSneaker® 计划顾问和 SilverSneaker® 专属课程的权限[55]。SilverSneaker 计划还为那些不方便前往健身中心的老年人提供个性化健身计划[55]。

表 22.1 强调了几个基于证据的健康促进 / 疾病预防、体力活动和营养计划,其中许多计划得到了 NCOA 和 NIA 的认可,并有资格获得 OAA Title IIID 资助[51]。由于体育活动和营养为健康和福祉提供了协同效益,同时针对这两个目标的项目,如佛罗里达国际大学的 Eat

表 22.1 针对老年人的循证体力活动和营养计划

| 项目 | 营养 | 体力活动 | 项目目标 | 项目描述 | 目标人群 |
|---|---|---|---|---|---|
| Eat Better, Move More | ✓ | ✓ | 增加日常水果、蔬菜、纤维和钙的消耗<br>吃适量的食物以保持健康体重<br>每周中的大部分时间要进行至少 30 分钟的体力活动 | 为期 12 周的小组教育<br>由健康专业人员指导营养和体力活动<br>用于激励的步数计数器 | 任何健康水平的老年人（有医生许可） |
| Active Living Every Day (ALED) | | ✓ | 将更多的体力活动加入到日常生活中 | 为期 12 周的小组教育<br>带有可选在线配套材料的图书 | 对体育活动融入日常生活感兴趣的成年人 |
| Healthy Eating Every Day (HEED) | ✓ | | 改善饮食习惯以获得最佳健康，设定可实现的目标和奖励，并应对不健康饮食的诱因 | 为期 12 周的小组教育<br>有在线配套材料的图书 | 对于改善营养健康感兴趣的成年人 |
| Diabetes Prevention Program | ✓ | ✓ | 通过 DHHS 2008 年体力活动指南以及提高营养来预防或延迟 2 型糖尿病的发病 | 一年的项目生活方式教练提供 22 个小节教育课程由 DTTACb 提供训练 | 对于预防或延迟 2 型糖尿病发病有兴趣的成年人 |
| Stanford School of Medicine Chronic Disease Self- Management Program | ✓ | ✓ | 通过营养、体力活动、压力管理、人际交流，用药管理等方面的教育，提高慢性病自我管理水平 | 为期六周，每周 2.5 小时，在社区中心、教堂、图书馆和医院<br>该计划提供信息并教授管理慢性健康问题的实用技能 | 有 1 种或以上慢性疾病的成年人 |
| Eat Smart Live Long | ✓ | ✓ | 增加水果和蔬菜消耗（每天至少 3.5 杯）<br>每周中大部分时间参加至少 30 分钟的中等强度体力活动 | 4 个由社区成员领导的互动会议<br>领导者指南和会议指南提供自我评估工具和教育<br>可复制的学员讲义 CD | 参与 USDA FNS 身体健全的老年人（60~74 岁）<br>营养辅助项目（SNAPc，SFMNPd，OAAe Congregate Meals Providers） |

续表

| 项目 | 营养 | 体力活动 | 项目目标 | 项目描述 | 目标人群 |
|---|---|---|---|---|---|
| Walk With Ease | | ✓ | 减轻因关节炎导致的疼痛和不适 增加平衡、力量和步行速度 建立运动能力的信心，改善整体健康状况 | 认证讲师带领1小时的小组课程，每周3天，为期6周 参与指南提供健身计划，牵拉运动和心率监测相关技术 配套的在线工具、视频和社交媒体 | 有关节炎，但能承重10分钟以上没有疼痛增加的老年人 |
| Healthy Moves for Aging Well | | ✓ | 通过增强力量，增加灵活性并帮助降低跌倒的风险，帮助最大限度地提高独立性 | 家庭体育活动干预（chair bound 和更高级运动）每周锻炼3~5天 护理人员和参与者之间进行15分钟的目标设定和指导会议 | 年龄≤65岁，身体虚弱、久坐不动的成年人并且目前正在参加护理管理计划；2~4个ADL需要辅助 |
| Project Enhance( Enhance Fitness, Enhance Wellness ) | | ✓ | 增强身体素质：改善老年人功能性身体素质 增强幸福感（EW）：慢性病患者的行为矫正 | （EF）专注于拉伸和柔韧性的低强度有氧、力量训练和平衡训练；每周3天的1小时课程 （EW）健康专业人员参与者和医生一起制定行为目标和行动计划 | （EF）旨在保持或提高其功能能力的老年人 （EW）有慢性病的老年人 |
| Go4Life | ✓ | ✓ | 增加体力活动量 | 个人层面的体力活动 开始健身：可以订购或下载未打印的运动计划示例（13个运动） 指南和视频、小贴士手册、运动有声读物、健康老龄化手册和小册子 | 年龄≤50岁的成年人 |

Better Move More 和 Human Kinetics 的同伴项目 Active Living Daily 和 Healthy Diving Daily，可能是改善老年人健康和福祉的最佳方案。有了现成的循证资源，临床医生可以帮助鼓励老年人进行更多的体育活动。

（李磊 译 蒋佼佼 校）

# 参考文献

1. United States Department of Health and Human Services (DHHS). 2008 Physical activity guidelines for Americans: be active, healthy, and happy! Washington, DC. Available from: http://www.health.gov/paguidelines/guidelines/default.aspx.
2. Chodzko-Zajko WJ, Proctor DN, Fiatarone Singh MA, Minson CT, Nigg CR, Salem GJ, et al. American College of Sports Medicine position stand. Exercise and physical activity for older adults. Med Sci Sports Exerc. 2009; 41(7):1510–30.
3. Proper KI, Singh AS, van Mechelen W, Chinapaw MJM. Sedentary behaviors and health outcomes among adults a systematic review of prospective studies. Am J Prev Med. 2011;40(2):174–82.
4. Katzmarzyk PT, Church TS, Craig CL, Bouchard C. Sitting time and mortality from all causes, cardiovascular disease, and cancer. Med Sci Sports Exerc. 2009;41(5):998–1005.
5. Bouchard C, Shephard RJ, Stephens T, editors. Physical activity, fitness, and health: international proceedings and consensus statement. Champaign, IL: Human Kinetics Publishers; 1994.
6. Villareal DT, Apovian CM, Kushner RF, Klein S. Obesity in older adults: technical review and position statement of the American Society for Nutrition and NAASO, the Obesity Society. Am J Clin Nutr. 2005;82(5):923–34.
7. Mojtahedi MC, Thorpe MP, Karampinos DC, Johnson CL, Layman DK, Georgiadis JG, et al. The effects of a higher protein intake during energy restriction on changes in body composition and physical function in older women. J Gerontol A Biol Sci Med Sci. 2011;66(11):1218–25.
8. Layman DK, Evans EM, Erickson D, Seyler J, Weber J, Bagshaw D, et al. A moderate-protein diet produces sustained weight loss and long-term changes in body composition and blood lipids in obese adults. J Nutr. 2009; 139(3):514–21.
9. Layman DK, Evans EM, Baum JI, Seyler J, Erickson DJ, Boileau RA. Dietary protein and exercise have additive effects on body composition during weight loss in adult women. J Nutr. 2005;135(8):1903–10.
10. US Department of Agriculture (USDA) and US Department of Health and Human Services (DHHS). Dietary guidelines for Americans, 2010. 7th ed. Washington, DC: U.S. Government Printing Office; 2010.
11. Salive ME. Multimorbidity in older adults. Epidemiol Rev. 2013;35(1):75–83.
12. Holmes J, Powell-Griner E, Lethbridge-Cejku M, Heyman K. Aging differently: physical limitations among adults aged 50 years and over: United States, 2001–2007. NCHS Data Brief. 2009;20:1–8.
13. Ogden CL, Carroll MD, Kit BK, Flegal KM. Prevalence of obesity in the United States, 2009–2010. NCHS Data Brief. 2012;82:1–8.
14. Vincent HK, Vincent KR, Lamb KM. Obesity and mobility disability in the older adult. Obes Rev. 2010;11(8):568–79.
15. National Institutes of Health (NIH) National Heart, Lung, and Blood Institute (NHLBI). The practical guide: identification, evaluation, and treatment of overweight and obesity in adults. Bethesda, MD. 1998. Available from: http://catalog.nhlbi.nih.gov/catalog/product/The-Practical-Guide-Identification-Evaluation-and-Treatment-of-Overweight-and-Obesity-in-Adults/00-4084
16. Kenney LW, Wilmore JH, Costill DL. Energy expenditure and fatigue. In: Physiology of sport and exercise. 5th ed. Champaign, IL: Human Kinetics; 2012.
17. Donnelly JE, Blair SN, Jakicic JM, Manore MM, Rankin JW, Smith BK. Appropriate physical activity intervention strategies for weight loss and prevention of weight regain for adults. Med Sci Sports Exerc. 2009;41(2):459–71.
18. Waters DL, Ward AL, Villareal DT. Weight loss in obese adults 65 years and older: a review of the controversy. Exp Gerontol. 2013;48:1054.
19. Lloyd-Jones DM, Hong Y, Labarthe D, Mozaffarian D, Appel LJ, Van Horn L, et al. Defining and setting national goals for cardiovascular health promotion and disease reduction: the American Heart Association's strategic impact goal through 2020 and beyond. Circulation. 2010;121(4):586–613.
20. Balady GJ, Williams MA, Ades PA, Bittner V, Comoss P, Foody JA, et al. Core components of cardiac rehabilitation/secondary prevention programs: 2007 update: a scientific statement from the American Heart Association Exercise, Cardiac Rehabilitation, and Prevention Committee, the Council on Clinical Cardiology; the Councils on Cardiovascular Nursing, Epidemiology and Prevention, and Nutrition, Physical Activity, and Metabolism; and the

American Association of Cardiovascular and Pulmonary Rehabilitation. J Cardiopulm Rehabil Prev. 2007; 27:121–9.

21. Miller EL, Murray L, Richards L, Zorowitz RD, Bakas T, Clark P, et al. Comprehensive overview of nursing and interdisciplinary rehabilitation care of the stroke patient: a scientific statement from the American Heart Association. Stroke. 2010;41:2402–48.

22. Bowles DK, Laughlin MH. Mechanism of beneficial effects of physical activity on atherosclerosis and coronary heart disease. J Appl Physiol. 2011;111(1):308–10.

23. Prasad S, Sung B, Aggarwal B. Age-associated chronic diseases require age-old medicine: role of chronic inflammation. Prev Med. 2012;54:S29–37.

24. Centers for Prevention and Disease Control (CDC). Vital signs: prevalence, treatment, and control of hypertensio--nited States, 1999–2002 and 2005–2008. MMWR Morb Mortal Wkly Rep [Internet]. 2011; 60(4):103–8. Available from: http://www.cdc.gov/mmwr/preview/mmwrhtml/mm6004a4.htm

25. Pescatello LS, Franklin BA, Fagard R, Farquhar WB, Kelley GA, Ray CA. American College of Sports Medicine position stand. Exercise and hypertension. Med Sci Sports Exerc. 2004;36(3):533–53.

26. Ervin RB. Prevalence of metabolic syndrome among adults 20 years of age and over, by sex, age, race and ethnicity, and body mass index: United States, 2003–2006. Natl Health Stat Rep. 2009;(13):1–7

27. Colberg SR, Sigal RJ, Fernhall B, Regensteiner JG, Blissmer BJ, Rubin RR, et al. Exercise and type 2 diabetes: the American College of Sports Medicine and the American Diabetes Association: joint position statement executive summary. Diabetes Care. 2010;33(12):2692–6.

28. Roitman JL, LaFontaine T. Exercise and physical activity. In: The exercise professional's guide to optimizing health: strategies for preventing and reducing chronic disease. Philadelphia, PA: Lippincott Williams & Wilkins; 2012. p. 46–73.

29. American Cancer Society. Cancer facts and figures 2013. Atlanta, GA: American Cancer Society; 2013 [cited 2013 April 17]; Available from: http://www.cancer.org/research/cancerfactsfigures/cancerfactsfigures/cancer-facts-figures-2013

30. Schmitz KH, Courneya KS, Matthews C, Demark-Wahnefried W, Galvao DA, Pinto BM, et al. American College of Sports Medicine roundtable on exercise guidelines for cancer survivors. Med Sci Sports Exerc. 2010; 42(7):1409–26.

31. Giovannucci E. Insulin, insulin-like growth factors and colon cancer: a review of the evidence. J Nutr. 2001;131(11 Suppl):3109S–20.

32. Brown KA, Simpson ER. Obesity and breast cancer: mechanisms and therapeutic implications. Front Biosci (Elite Ed). 2012;4:2515–24.

33. Centers for Disease Control and Prevention National Center for Injury Prevention and Control, Division of Unintentional Injury Prevention. Falls among older adults: an overview 2012 [cited 2013 Apr 22]. Available from: http://www.cdc.gov/homeandrecreationalsafety/falls/adultfalls.html

34. National Osteoporosis Foundation. What is osteoporosis. 2013 [cited 2013 April 7]; Available from: http://www.nof.org/articles/7

35. Kohrt WM, Bloomfield SA, Little KD, Nelson ME, Yingling VR. American College of Sports Medicine position stand: physical activity and bone health. Med Sci Sports Exerc. 2004;36(11):1985–96.

36. Chen JH, Liu C, You L, Simmons CA. Boning up on Wolff's law: mechanical regulation of the cells that make and maintain bone. J Biomech. 2010;43(1):108–18.

37. Colcombe S, Kramer AF. Fitness effects on the cognitive function of older adults: a meta-analytic study. Psychol Sci. 2003;14(2):125–30.

38. Bridle C, Spanjers K, Patel S, Atherton NM, Lamb SE. Effect of exercise on depression severity in older people: systematic review and meta-analysis of randomised controlled trials. Br J Psychiatry. 2012;201(3):180–5.

39. Blake H, Mo P, Malik S, Thomas S. How effective are physical activity interventions for alleviating depressive symptoms in older people? A systematic review. Clin Rehabil. 2009;23(10):873–87.

40. Dishman RK, Washburn RA, Heath GW. Physical activity and mental health. In: Physical activity epidemiology. Champaign, IL: Human Kinetics Publishers; 2004. p. 379–440.

41. Dishman RK, Washburn RA, Heath GW. All-cause mortality. In: Physical activity epidemiology. Champaign, IL: Human Kinetics Publishers; 2004. p. 77–94.

42. Behavioral risk factor surveillance system data. [Internet]. Atlanta, GA: Centers for Disease Control and Prevention. c 1996, 2005, 2011; Available from: http://www.cdc.gov/brfss/

43. National Institute on Aging (NIA). Exercise & physical activity: your everyday guide from the National Institute on Aging. Gaithersburg, MD. 2009. Available from: http://www.nia.nih.gov/health/publication/exercise-physical-activity-your-everyday-guide-national-institute-aging-1

44. Schutzer KA, Graves BS. Barriers and motivations to exercise in older adults. Prev Med. 2004;39(5):1056–61.

45. Centers for Disease Control and Prevention (CDC). Healthy Aging: helping people to live long and productive lives and enjoy a good quality of life [Internet]. 2011 [cited 2013 Apr 7]; Available from: http://www.cdc.gov/chronicdisease/resources/publications/AAG/aging.htm

46. Barnes PM, Schoenborn CA. Trends in adults receiving a recommendation for exercise or other physical activity from a physician or other health professional, NCHS Data Brief, vol. 86. Hyattsville, MD: National Center for

Health Statistics; 2012.

47. American College of Sports Medicine. Exercise is medicine [Internet]. 2008 [cited 2013 Apr 7]; Available from: http:/exerciseismedicine.org

48. National Council on Aging (NCOA) Center for Healthy Aging (US). About evidence-based programs. [Internet] Washington, DC, 2013 [cited 2013 February 2, 2013]; Available from: http://www.ncoa.org/improve-health/center-for-healthy-aging/about-evidence-based-programs.html

49. (US) Administration on Aging. Disease prevention and health promotion services (oaa title iid). Washington, DC [updated 2013 Feb 5; cited 2013 February 2]; Available from: http://www.aoa.gov/AoARoot/AoA_Programs/HPW/Title_IIID/index.aspx#purpose

50. National Institute on Aging (NIA) at the National Institutes of Health (NIH). Go4life: info for health professionals. [Internet] 2013 [cited 2013 February 2]; Available from: http://go4life.nia.nih.gov/about/health-professionals

51. National Council on Aging (NCOA) Center for Healthy Aging (US). Title iii-d highest tier evidence-based health promotion/disease prevention programs. Washington, DC: NCOA; 2012 [updated 2013 January]

52. Partners in Care Foundation (Partners). Healthy moves for aging well. [Internet] [cited 2013 February 2]; Available from: http://www.picf.org/landing_pages/22,3.html

53. Arthritis Foundation. Walk with ease. [Internet] [cited 2013 February 2]; Available from: http://www.arthritis.org/resources/community-programs/walk-with-ease/

54. National Council on Aging (NCOA). Healthy aging programs: secrets to success. [Internet] 2012 [cited 2013 February 2]; Available from: http://www.ncoa.org/national-institute-of-senior-centers/nisc-news/healthy-aging-programs.html

55. Healthways Inc. SilverSneakers®? [Internet] Franklin, TN [cited 2014 September 16]; Available from: http://www.silversneakers.com/.

# 第 23 章

# 老年人的膳食补充剂

Johanna T. Dwyer, Rebecca Costello, Joyce Merkel, and Paul M. Coates

## 要点

- 有时仅靠食物并不能满足老年人的所有营养需求,而某些饮食和医疗食品可以帮助维持健康。
- 根据营养成分不同,老年人对膳食补充剂的需求也有很大差异,例如,维生素 D 和钙可预防骨质疏松,而 B 族维生素对保护血管的作用尚不明确。
- 增加所需膳食补充剂的可能因素包括骨质疏松、酗酒、胃肠道功能异常、肾功能不全、心血管疾病、营养性贫血或任何食物长期摄入不足的情况。
- 医护人员应定期对老年人进行筛查,以了解其是否需要使用膳食补充剂以及是否存在过量摄入膳食补充剂的风险,这包括经济困难以及药物和其他膳食补充剂的相互作用等情况。

**关键词** 膳食补充剂·维生素·矿物质·植物·草本植物

## 引言

本章重点介绍使用膳食补充剂维持健康和降低一些常见慢性病风险的基本原理和证据基础。该综述通过总结 2009—2013 年发表的证据,包括具有疾病终点的临床随机对照试验的系统综述和荟萃分析,更新了 2009 年以来老年人膳食补充剂的数据信息[1]。本章最后给出了评估老年人膳食补充剂的使用推荐及为他们提供咨询和建议。我们已根据这些补充剂的有效成分进行分类,且特别注意了补充剂标签上对健康状况或身体具体部位的健康影响的声明。

健康的饮食习惯对维持健康和幸福至关重要。然而,有时仅食物不能满足所有营养需求,或疾病导致的生理受限改变了营养需求。在这种情况下,某些饮食和医疗食品可以帮助维持健康。例如,补充维生素 D 和钙以预防老年人骨质疏松[2-7]。而使用 B 族维生素(如叶酸、维生素 $B_6$ 和 $B_{12}$)作为补充剂来预防老年人血管疾病的效果尚不清楚[8-10]。部分膳食补充剂无法有效降低疾病风险的原因可能是:在美国,除了高危人群,如老年人,临床缺乏维生素或矿物质并不常见(有一小部分例外如钙、维生素 D 和铁[7,11])。在其他情况下,从强化剂或补充剂中摄取过量营养可能会产生不良影响。例如,一些老年人为了预防骨质疏松而服用大剂量的维生素 D,这可能会引起健康问题,如肾结石[12]。

目前市场上在售的膳食补充剂包括除基本营养素以外的许多成分,如草药和其他植物的提取物。美国老年人使用这些产品来预防、控制或减少与年龄相关的疾病。这种用法可能不适用于某些情况和疾病[13]。在最近一项 2007—2010 年国家健康与营养检查调查(National Health and Nutrition Examination Survey,NHANES)关于 19 岁以上成年人的数据分析显示,仅 23% 的补充剂是遵照医护人员的建议使用的[13]。虽然目前使用的所有药物中约有 25% 来自植物[14],但市场上很少有植物补充剂经过严格的临床疗效和毒性测试。另一个问题是膳食补充剂与老年人使用的其他药物之间可能存在相互作用的风险[15]。

## 膳食补充剂的市场

根据 2012 年版《营养商业杂志》的数据,目前美国每年的保健品销售额超过 300 亿美元,其中很大一部分是由消费者对健康的渴望推动的[16]。

## 膳食补充剂的类型

可通过多种方式对膳食补充剂进行分类。例如,市场营销人员会根据来源(即动物或植物)分类,营养学研究者会按其对人体健康的重要性或化学成分(如维生素、矿物质或蛋白质)分类,流行病学家按使用率进行分类,监管机构按其健康益处(如骨骼健康或心脏健康)或制造 / 生产过程(如使用有机原料,使用传统方法或人工合成)进行分类,或者是这些分类的组合。即使这些补充剂的疗效尚未得到证实,市场营销人员也常根据宣称的健康益处来推广产品。

补充剂所含生物活性成分的剂量可以相差很大。有些补充剂每份含 100% 或更多的每日摄入量(daily value,DV),而另一些则少得多。"高效"营养产品(每份含 100% 的 DV)和含有大量单一成分或浓缩提取物的非膳食补充剂可能会与其他饮食成分和药物发生不良反应[15,17]。这些相互作用可能会导致老年人同时服用多种药物出现健康问题。

## 使用膳食补充剂的动机

对 2007—2010 年 NHANES 的分析发现,美国成年人常使用补充剂来"改善"(43%)或"维持"(33%)他们的整体健康,而非从食物中获得营养的补充[13]。用于"骨骼健康"或"心脏健康或降低胆固醇"等特定情况的比例也很高。与年轻人相比,60 岁以上的成年人报告的使用膳食补充剂的动机更可能与特定健康状况或身体部位健康相关,如心脏、骨骼、关节或眼睛。

## 美国老年人膳食补充剂的使用情况

在美国,约一半成年人和 70% 的 71 岁以上老年人使用膳食补充剂[18]。美国老年人中,使用补充剂的女性(75%)略多于男性(66%)。目前为止,复合维生素/矿物质(multivitamin/multimineral,MVM)在老年人中最受欢迎(46%的人报告在过去1个月使用过),而报告使用了植物性补充剂的人(17%)较少[18]。老年人普遍使用的维生素补充剂含有以下至少一种的成分:维生素C占41%,维生素E占40%,维生素A占37%,维生素$B_6$占36%和维生素K占28%。该年龄段的矿物质使用率为:锌36%,镁35%,硒32%,铬32%,铁16%。此外,大部分老年人使用含一种或多种维生素和/或矿物质的补充剂,而并非含植物或其他成分的补充剂[19]。

服用较多草药和其他植物补充剂的成年人常通过这些产品来治疗特定的健康问题,如上呼吸道感染或焦虑[20]。最近一项使用《美国国家健康调查》数据的研究中发现,与病情较轻的糖尿病患者相比,病情较重者更可能使用补充和替代药物,包括基于饮食的干预措施和非维生素/非矿物质的膳食补充剂[21]。

关于膳食补充剂使用情况的调查不容易进行研究间比较,由于使用方式逐年变化,收集工具或方法不同(例如电话调查、在线调查、24小时回忆和食物频率问卷调查),参与者可能被询问不同时期的使用情况(例如,过去1周与上个月),且受访者可能会对与给定问题相关的补充剂类型分辨不清。

## 目前补充剂的市场趋势

目前市场上的膳食补充剂的类型和营养剂量各不相同。这些产品包括:①MVM产品;②多种维生素,例如复合维生素B或复合抗氧化维生素;③含钙产品,含或不含有其他矿物质或维生素,如钙、维生素D及以钙为主要成分的抗酸剂;④镁、锌等多矿物质制剂;⑤单一维生素/矿物质或单一矿物质补充剂,如提供维生素A或铁的补充剂;⑥ω-3脂肪酸和ω-6脂肪酸,如鱼油、DHA和亚麻籽;⑦含蛋白质、氨基酸和含氮成分的产品,如肌酸、赖氨酸、精氨酸或肌酐;⑧以纤维为主要成分或纤维作为通便剂的产品,包括带有双重标签的非处方产品,如Metamucil和Citrucel。

20世纪90年代,草药产品和高剂量维生素的使用变得更加普遍[22]。在此期间,针对特定情况和其他特殊膳食补充剂的销售量也迅速增长,许多消费者从单一膳食补充剂转向针对特定情况的组合产品[16,23]。

在销售膳食补充剂时,制造商常声称这些产品在促进各种器官健康方面有效。营销商还在连锁药店、保健食品店、杂货店和杂志中推广针对特定条件的补充剂和处方药组合,尽管这种努力并不总是奏效。虽然如此,维生素、复合维生素和矿物质补充剂是一般人群在药店和杂货店最常与心脏有关的处方药一起购买的产品[24]。

目前在美国销售的各种膳食补充剂的数量尚不清楚,美国食品药品管理局(Food and Drug Administration,FDA)估计总数至少为55 000种[25]。膳食补充剂在全球多地生产,并通过多种渠道进行销售,包括互联网、药店、超市、杂货店、保健食品店、健身中心以及一些医疗服务提供商的办公室。市场上不断出现新的补充剂。补充剂的成分、质量和价格差异很大,即使是配方相似的补充剂,每个制造商之间也可能存在明显差异。

广告主题密切关注人口统计学的变化,如老年人数量的增加和科学的新兴趋势。膳食补充剂的营销极富想象力,以至于老年人很容易推断出补充剂的作用远不止简单地增加营养摄入,还可能预防或治疗慢性病。事实上,最新的行业刊物《营养商业杂志》(*Nutrition Business Journal*)关于目前在美国市场上销售的补充剂的年度统计数据表明,市场上没有针对特定疾病的补充剂来治疗人类的疾病或缓解痛苦[16]。为老年人提供咨询服务的人应了解当前的市场吸引力,与患者讨论实际安全性,并解决这些产品与广告声称的疗效大相径庭的问题。

复合维生素是目前市场上面向大众健康的膳食补充剂之一。制造商声称许多补充剂具有抗衰老疗效,吸引了人们对外形和年轻相貌的渴望或者减轻对记忆力丧失的恐惧。辅酶 Q10(Coenzyme Q10,CoQ10)是目前流行的抗衰老药物。CoQ10 的制造商在营销文案中经常提到端粒长度(生理年龄的一个标志)和"端粒健康"(telomere health),据称其可通过白藜芦醇、ω-3 脂肪酸、维生素 C、D 和 E 等成分来改善。然而,目前几乎没有证据来证实该说法的真实性。

许多针对特定情况的补充剂对老年人很有吸引力。大脑健康和精神敏度似乎也具有特别吸引力。该类产品近一半的销售额源于富含 ω-3 脂肪酸的鱼油和动物油[16]。制造商声称补充剂成分(包括维生素 B、D 和 E;锌;磷脂酰丝氨酸;CoQ10;银杏叶;圣约翰草;腺苷甲硫氨酸;卡瓦)可改善认知功能,减少焦虑和抑郁,减缓痴呆发作和阿尔茨海默病的进展。此外,许多补充剂(如多种维生素和 5- 羟色氨酸)也可用于治疗情绪障碍,如抑郁症。制造商声称缬草等草本植物和褪黑素等其他成分可缓解压力和失眠。

心血管 / 心脏健康状况专用补充剂的销售额也在迅速增长,尤其是富含 ω-3 脂肪酸的鱼油和动物油[16]。大型临床试验显示叶酸和维生素 E 无明显疗效,导致该补充剂销售量有所下降[26-33],但补充剂行业仍在营销其他产品,例如用于治疗高血压的钾、镁和钙。一些产品正在进行临床试验,但在结果出来前就已经在市场上销售了,如 CoQ10 和原花青素(天然存在于黑巧克力、茶和 Concord 葡萄汁中)。

对数百万患有骨质疏松、关节炎、膝关节炎、慢性关节炎和骨痛的美国老年人而言,针对这些病销售的葡糖胺 / 软骨素产品随处可见。对于骨骼健康者,钙是最常见的市场产品,维生素 D 和维生素 K 紧随其后[16]。老年人担心视力和眼部健康,尤其是老年性黄斑变性会导致视力下降和白内障[34]。在视力保健品中,叶黄素最受欢迎。针对糖尿病和代谢综合征的膳食补充剂的销售额也在迅速增长,其中维生素 B 和生物素最为畅销。

## 膳食补充剂的管理

在美国老年人的健康问题上,明确膳食补充剂的安全性和有效性至关重要。虽然大多数膳食补充剂是安全且有效的,但其并未像处方药那样经过严格的测试。与常规食品一样,国会授权 FDA 监管市场上的膳食补充剂。然而,与医疗器械不同的是,FDA 在膳食补充剂进入市场前无权对其进行监管。包括老年人在内的美国公众可能认为,FDA 在膳食补充剂上市前就已对其安全性和有效性进行审查。

## 膳食补充剂的健康声明

美国允许在常规食品、膳食补充剂和符合指定标准的补充剂贴上健康声明标识。在此条件下,健康声明是描述食品或食品成分与疾病(如心血管疾病)或与健康相关状况(如高血压)之间关系的声明。健康声明仅限于降低疾病风险的声明,不能暗示产品可治愈、减轻、治疗或预防疾病。

　　FDA 可通过几种方法来确定哪些健康声明可以在标签上或膳食补充剂标签上使用。在某些情况下,FDA 会批准一些健康声明,其依据是:有证据表明营养素或膳食补充剂会影响生物标志物,从而降低疾病风险。

　　如果有证明表明某产品具有潜在益处,而 FDA 认为该证据不充分,其仍可能获得合格的健康声明。但合格的健康声明必须附有诸如"FDA 已确定此证据有限且无定论"之类的文字。

　　FDA 批准了 16 项与健康 - 疾病相关的食品声明,包括 8 项针对心血管疾病,4 项针对癌症,2 项针对龋齿,1 项针对神经管缺损及 1 项与骨质疏松相关的疾病。只有 3 项健康声明被批准用于膳食补充剂:1 项用于骨质疏松,1 项用于神经管缺损,另 1 项用于心血管疾病。FDA 批准了 17 项针对食品的合格健康声明:7 项针对心血管疾病、5 项针对癌症、1 项针对认知功能、1 项针对特应性皮炎、1 项针对高血压、1 项针对神经管先天性缺陷以及 1 项针对糖尿病相关疾病。补充剂的合格健康声明包括至少 2 种心血管疾病、6 种癌症、1 种认知功能、1 种高血压、1 种神经管缺陷和 1 种糖尿病。

　　制造商可在传统食品和膳食补充剂的标识上声明结构 - 功能,以描述影响人体正常结构或功能的成分的作用。FDA 不会在其使用前审查或批准结构 - 功能声明。因此,这些声明必须附有免责声明。

# 老年人膳食补充剂的有效性和安全性

　　补充剂、健康和疾病风险之间关系的评估很复杂,因为所用的配方因研究而异。此外,补充剂使用者和非使用者具有不同的人口统计学、生活方式和其他影响健康的特征。尽管如此,通过本章节我们仍可得出一些结论。

　　由于篇幅所限,这里无法对膳食补充剂中提供的所有基本营养素进行全面讨论。因此,我们优先考虑最新的证据,这些证据包括支持或反对美国老年人中最受欢迎的膳食补充剂的疗效。我们将按使用的流行程度讨论这些成分。

## 含多种维生素的补充剂

### 复合维生素 / 矿物质(MVM)

　　对于 MVM 必须包含哪些营养素及含量,目前尚无规范的定义。市场上有许多含不同层次的营养成分和其他成分的产品。最常见的 MVM 维生素含量通常接近其每日摄入量(DV),但某些矿物质的含量远低于其 DV,否则会增加产品的体积。针对老年人的特殊"银"配方通常提供与面向所有成年人销售的相同的维生素和矿物质,但其含量更接近于老年人的推荐膳食摄入量(recommended dietary allowance,RDA)。高效制剂含有比标准 MVM 更多的维生素和矿物质。专门针对特定情况的"条件补充剂"可以吸引老年人的注意力,例如免疫功能或记忆维持,其中包含多种维生素、矿物质以及其他成分。

## MVM：在饮食中补充营养

老年人服用 MVM 的原因之一是为了确保他们获取足够的营养,最大限度地提高健康水平[13]。服用 MVM 确实会增加这些产品所含营养的摄入量,但 MVM 中的营养物质可能不是服用者饮食中含量低或缺乏的营养物质,或其含量可能不足以满足服用者的营养需求。MVM 用户往往饮食习惯中营养摄入量相对较高,因此他们可能不需要 MVM。此外,使用者的饮食中可能已存在大量或过量的营养物质。如果每天服用许多"高效能"MVM 补充剂,可能会导致过量摄入。矛盾的是,最有可能从 MVM 中获益的微量营养素摄入量过低的老年人群恰恰是最不可能服用 MVM[18]的人群。

## MVM：慢性病预防

一些老年人服用 MVM 来预防或治疗慢性退行性疾病和其他疾病。2006 年,美国国立卫生研究院医学应用研究室和膳食补充剂办公室(Office of Medical Applications of Research and Office of Dietary Supplements)发起了一项关于随机对照试验(randomized controlled trials,RCT)的系统评价,主要评估 MVM 对许多慢性病的风险和益处[37]。专家委员会评估了科学现状,得出结论:目前关于支持或反对美国公众使用 MVM 来预防慢性病的证据均是不足的。美国预防医学工作组还发现,没有足够的证据确定 MVM 能预防癌症或心血管疾病[38]。世界癌症研究基金会和美国癌症研究所在其 2007 年的报告《食物、营养、身体活动和癌症预防》中建议,不要使用补充剂预防癌症。这些组织建议人们仅通过饮食来满足其营养需求,这将最大限度地提高在没有补充剂的情况下获得充足营养的人口比例[39]。

## MVM：死亡率

MVM 是否能增加或降低老年人的死亡风险仍存在争议。据报道称某些人群亚组的死亡率较高[40]。对包含约 91 000 人(平均年龄 62 岁)的 21 项 RCT 进行荟萃分析显示,8 800 例死亡,MVM 对全因死亡率没有显著影响[相对风险(relative risk,RR),0.98;95% 置信区间(confidence interval,CI),0.94~1.02][41]。在纳入分析的 13 项一级预防试验中,MVM 对癌症(RR,0.96;95%CI,0.88~1.04)或血管因素所致死亡率无影响。

## MVM：癌症

在对 MVM 和乳腺癌的队列研究和病例对照研究的分析中,纳入了 8 项研究,包含 355 000 多名服用 MVM 3~10 年(每周至少 2 次)的女性[42]。纳入 5 项队列研究的汇总数据的荟萃分析中发现,延长使用时间或增加使用频率均与降低乳腺癌风险无显著相关(RR,0.10;95%CI,0.60~1.63)。对 14 项 RCT、病例对照研究的数据进行分析,230 000 多名 40 岁及以上男性纳入研究,未发现充分的证据表明复合维生素对前列腺癌的发病率、严重程度或死亡率有影响[43]。一篇针对 13 项前瞻性队列研究的汇总分析,共纳入 676 000 多名成年人和 5 400 例结肠癌患者,研究维生素 A、C 和 E 摄入量(包括复合维生素的摄入量)与患结肠癌风险之间的关联[44]。结果显示从食物中摄入维生素与结肠癌风险变化无关,即使调整叶酸总摄入量亦是如此。而服用复合维生素与患结肠癌风险呈负相关(RR,0.88;95%CI,0.81~0.96)。

　　两项大型 RCT 表明,β- 胡萝卜素和维生素 A 会增加吸烟者罹患肺癌的风险[45]。因此,吸烟者和可能的已戒烟者应避免使用含大量该营养素的 MVM 产品。

## MVM:感染

　　感染是老年人发病的主要原因。一篇纳入 20 项 RCT,包含 35 000 多名成年人的系统评价发现,65 岁以上服用或未服用 MVM 人群感染的次数无统计学差异[加权平均差(weighted mean difference,WMD),0.06;95%CI,–0.04~0.16 ][46]。而研究结果确实表明,营养不良的老年人可能从服用至少 6 个月的补充剂中获益(WMD,–0.67;95%CI,–1.24~–0.10)。

## MVM:认知

　　一篇系统评价纳入了 10 项 RCT,评估了 3 200 名 18 岁以上,认知功能正常的成年人服用至少 1 个月的 MVM 对其有效认知结局的影响[47]。MVM 增强了即时自由回忆记忆(标准均数差,–0.32;95%CI,0.09~0.56;P<0.01),但对延迟自由回忆记忆和言语流畅性无影响。一项 RCT 评估了 900 名(每个治疗组 450 例)65 岁以上的社区居住老年人接受 12 个月每日摄入 MVM 的干预,未发现在认知功能多个维度改变的证据,包括顺序背数(即时记忆评估)和言语流畅性(执行功能评估)[48]。

## MVM:结论

　　综上所述,对于饮食摄入量少或不足的老年人而言,某些营养素在其饮食中无法提供足够的量,故服用含有近似 DV 水平的微量营养素的 MVM 可能会有所帮助。目前关于服用 MVM 是否能预防慢性病或降低老年人的死亡风险的证据仍然不足。在推荐使用 MVM 之前,需更多高质量的研究来明确其作用。

# 含有钙和维生素 D 的补充剂

　　许多含或不含其他维生素和矿物质的含钙补充剂都是针对老年人的。2011 年,医学研究所食品和营养委员关于钙和维生素 D 膳食参考摄入量(dietary reference intake,DRI)的报告中,总结了维生素 D 和钙与各种慢性退行性疾病预后相关性的证据[49]。2011 年的 DRI 是基于降低骨质疏松和骨折风险所需的钙和维生素 D 的量计算得出的。

　　含或不含维生素 D 的钙补充剂在美国老年人中非常流行,部分原因是许多老年人无法从食物中获得足够的营养[50]。71 岁以上的男性和女性钙和维生素 D 的 RDA 分别为 1 200mg 和 800IU(20μg)。根据 2010 年 NHANES 数据的分析,71 岁或以上女性钙补充剂的使用率为 65%,男性为 56%[50]。这为女性增加的平均摄入量为 608mg/d,男性为 373mg/d。71 岁以上的老年人中,使用维生素 D 补充剂的使用率为 49%,约摄入 11μg/d。这两种营养素的食物和补充剂总摄入量均低于该年龄组的适宜摄入量(adequate intake,AI),但钙和维生素 D 补充剂服用者的摄入量比未服用者更接近 AI。

## 钙和维生素 D:骨质疏松

　　人体 99% 以上的钙储存于骨骼和牙齿中以支持其结构[51]。在婴儿期、儿童期和青春期摄入足量的钙和维生素 D,并进行负重锻炼,可最大限度地提高骨骼强度和骨密度,有助于预防日后的骨质疏松和骨折。1993 年,FDA 批准了一项关于钙和骨质疏松的食品标识的健康声明,以响应相关科学证据。这些证据表明钙摄入不足会导致骨量峰值较低,是骨质疏松的危险因素[52]。该声明指出:"作为均衡饮食的一部分,一生中摄入足量的钙可降低患骨质疏松的风险。"生产商也在膳食补充剂中对关于钙和骨质疏松以及钙、维生素 D 和骨质疏松进行健康声明。这些声明的一个例子是:"充足的钙和维生素 D 作为均衡饮食的一部分,加上体育锻炼,可降低骨质疏松的风险。"

在美国,每年超过 150 万例骨折与骨质疏松相关,并因此产生了高昂的医疗费用[53]。美国公共卫生部部长关于骨骼健康和治疗的报告指出,补充钙和维生素 D 对降低某些人群骨质流失和骨折风险非常重要[54]。然而,关于钙补充剂预防绝经后健康女性骨折有效性的数据仍不明确。妇女健康提倡协会随访了 36 000 多名 50~79 岁的绝经后女性,对数据分析后表明,与安慰剂相比,每日补充碳酸钙(1 000mg)和维生素 $D_3$(400IU)长达 10 年可使髋骨密度有小但显著的改善(1.06%;$P<0.01$),但并未显著降低髋部骨折的发生率[风险比(hazard,HR),0.88;95%CI,0.72~1.08][4]。

美国内分泌学会在其《男性骨质疏松临床实践指南》中建议,对 70 岁及以上和年轻男性进行骨质疏松风险因素测试[55]。指南还建议患有骨质疏松或有患此病风险的男性每天摄入 1 000~1 200mg 的钙。维生素 D 水平较低的男性则需补充维生素 D。

## 钙和维生素 D:骨密度

自 2011 年 DRI 发布以来,目前已有更多与老年人相关的信息出现。骨密度(bone mineral density,BMD)是衡量骨折风险的较好替代指标之一。一项对 3 200 名澳大利亚绝经后女性的 32 项 RCT 的综述发现,每天补钙(700~2 000mg/d),维持至少 1 年可减缓骨质流失,但仅当补钙剂量高于 700mg/d 时才起作用[56]。治疗 4 年后,疗效逐渐减弱。与 1 000mg/d 的剂量相比,大于该剂量无明显益处。一篇纳入 15 项含或不含维生素 D(400~800IU/d)的钙补充剂,包含 47 000 多名绝经后女性的 RCT 的综述显示,腰椎 BMD 的增加并不一定与骨折风险降低有关[57]。

## 钙和维生素 D:骨折

2011 年的一篇包含 11 项 RCT 的荟萃分析发现,在 53 000 名成年中,其中 69% 来自妇女健康提倡协会的绝经后女性,联合补充维生素 D(300~1 100IU/d)和钙(1 200mg/d)可降低骨折风险(合并相对风险,0.88;95%CI,0.78~0.99)[12]。但效果因环境而异,在住院环境中疗效最佳(RR,0.71;95%CI,0.57~0.88),而在社区居住的老年人则较差(RR,0.89;95%CI,0.76~1.04),这可能是由于环境间的依从性差异所致。老年女性偶尔会发生不良反应,包括肾结石和尿路结石的风险增加。

## 钙和维生素 D:死亡率和其他结局

最近加拿大一项大样本纵向队列研究对 9 033 名 25 岁以上的男性和女性进行了调查,研究钙和维生素 D 总摄入量与死亡率之间的关系[58]。男性和女性钙摄入量增加与死亡风险降低之间关系尚无定论。与未服用者相比,女性补充剂服用者使用钙补充剂可降低死亡率风险(HR,0.78;95%CI,0.66~0.92),而在男性使用者中则并非如此。

总之,对于膳食和强化食品摄入量较低的老年人而言,维生素 D 补充剂[维生素 $D_2$(麦角钙化醇)或 $D_3$(胆钙化醇)]可有助于 51~70 岁的人群达到约 600IU(15μg)、70 岁以上人群达到 800IU(20μg)的 RDA 摄入水平。由于存在毒性风险,老年人应避免从任何来源摄入超过 4 000IU(100μg)/d 的药物。

一些医师使用血液来评价维生素 D 的状态,特别是血清中 25- 羟基维生素 D 的水平,并据此提出建议。维生素 D 含量以纳摩尔 / 升(nmol/L)或纳克 / 毫升(ng/mL)表示,其中 1nmol/L=0.4ng/mL。一般来说,低于 30nmol/L(12ng/mL)的水平对于骨骼或身体健康来说太低。如果允许的话,医生可能会给您开维生素 D 补充剂的处方。50nmol/L(20ng/mL)的血清水平足以满足大多数人群的需求。而对于骨骼或其他健康结局,高于 50nmol/L(20ng/mL)尚无已知益处。血清超过 125nmol/L(50ng/mL)可能过高,应该避免。新出现的证据表明高水平的血清可能产生潜在的不利影响,尤其是超过 150nmol/L(60ng/mL)时。

51~70 岁的老年女性每天应摄入至少 1 200mg 钙,男性每天至少 1 000mg。70 岁以上的男、女性每天应摄入至少 1 200mg。对于食物和强化食品摄入量未达到该水平的人群,膳食补充剂可能会有所帮助。未来仍需更多的研究来明确大量钙的影响;当然不应超过目前可耐受最高摄入量(tolerable upper intake level,UL)。同样重要的是,要保证足够的维生素 D 摄入量,同时避免日常摄入 2 000mg/d 或更多,因为可能会产生副作用,如钙过量导致肾结石。

## 维生素、矿物质和其他营养物质的组合

### 前列腺癌

前列腺癌患者血液中,前列腺特异性抗原(prostate-specific antigen,PSA)的水平通常会升高。PSA 也被用作癌症进展的标志,治疗后 PSA 升高有时表明癌症复发。一些补充剂可能会降低 PSA 水平,但没有证据表明它们能延缓癌症进展。2013 年,一篇关于使用非草药膳食补充剂和维生素的 RCT 的系统综述发现,在两项 RCT 中,与安慰剂相比,膳食补充剂(包括异黄酮、番茄红素、矿物质、植物雌激素和维生素)的组合显著降低了 PSA 水平[59]。而另外 6 项研究发现不同成分的补充剂对 PSA 无明显影响。因此,对于前列腺癌患者,不推荐使用此类补充剂作为有效的治疗手段。

### 眼部健康

目前,含维生素、矿物质和其他营养成分的补充剂已被广泛地推销给老年人以促进"眼部健康",但几乎无证据表明膳食补充剂可预防或治疗眼部疾病。年龄相关性眼病研究(age-related eye disease study,AREDS)检查了老年性黄斑变性(age-related macular degeneration,AMD)和晶状体混浊的临床过程,包含一项 RCT,以测试 3 540 名 55~80 岁的参与者在 5 年内使用膳食补充剂减缓疾病进展的情况[60]。这些补充剂包含:抗氧化剂维生素 C(500mg)、维生素 E(400IU)和 β- 胡萝卜素(15mg);锌(氧化锌 80mg)和铜(氧化铜为 2mg);抗氧化剂 + 锌;或安慰剂。可能受益于补充剂的参与者包括:有发展为晚期 AMD 的高风险者、患有重度 AMD 或仅一只眼睛在基线时患有晚期 AMD 者。在这些参与者中,服用抗氧化剂加锌者在 5 年时罹患晚期 AMD 及伴随视力丧失的风险最低(20%,相比之下,仅服用锌者为 22%,仅

服用抗氧化剂为 23%，而服用安慰剂者为 28%）。但这些膳食补充剂对年龄相关的白内障的发生或进展无显著影响。AREDS 是首个针对 AMD 高危人群的循证治疗方案。

Blue Mountain 眼部研究是一项基于澳大利亚人群的队列研究，共有 3 654 名 49 岁或以上的受试者接受了 10 年的随访[61]。该研究发现，锌摄入量越高，患 AMD 风险就越低（与其他人群相比，摄入量最高的十分之一的 RR，0.56；95%CI，0.32~0.97）。与 AREDS 不同的是，该研究并未发现大剂量的锌、β-胡萝卜素及维生素 C 和 E 的联合使用可以预防晚期 AMD。

动物初步研究表明，ω-3 脂肪酸或其他抗氧化剂可能通过与光吸收过程中产生的自由基反应来防止视网膜细胞受损。因此，专家们希望补充 ω-3 脂肪酸或其他抗氧化剂来预防或减缓 AMD 进展。ARED 2 是一项多中心的 III 期 RCT，共 4 200 名 50~85 岁、存在晚期 AMD 风险的参与者，评估口服补充叶黄素（10mg/d）、玉米黄素（2mg/d）、ω-3 长链多不饱和 DHA（350mg）和二十二碳六烯酸（EPA，650mg/d）对发展为晚期 AMD 的风险的影响[62]。添加叶黄素、玉米黄素、DHA 和 EPA 或所有这些成分到 AREDS 配方中，并没有比原始 AREDS 配方更能降低患晚期 AMD 的风险。

最近一些联合维生素治疗或预防 AMD 的试验也出现了阴性结果。2012 年，Cochrane 发表了一篇关于抗氧化剂维生素和矿物质补充剂延缓 AMD 进展的综述，包括对 62 520 名健康人进行的 4 项 RCT。结果发现，维生素和 β-胡萝卜素补充剂单独或联合使用并不能降低急性 AMD（合并 RR，0.98；95%CI，0.89~1.08）或晚期 AMD（RR，1.05；95%CI，0.80~1.39）的发病率[63]。对 6 项纵向研究的系统评价和荟萃分析发现，从食物中摄入叶黄素和玉米黄素与早期 AMD 风险无关，但与晚期 AMD 风险（RR，0.74；95%CI，0.57~0.97）和新生血管性 AMD 风险降低相关（RR，0.68；95%CI，0.51~0.92）[64]。在叶黄素和其他类胡萝卜素预防晚期 AMD 方面还需要更多的研究来明确其作用。

## 维生素

### B 族维生素

制造商经常销售含有 B 族维生素的补充剂，声称这些补充剂可改善心血管健康、预防癌症、改善认知功能和降低死亡风险。

在美国，维生素 B 缺乏症很少是由饮食摄入不足引起，通常是由疾病所致，如恶性贫血、萎缩性胃炎、减肥手术或其他影响吸收的胃肠道因素。这些疾病在衰老时更为常见。此外，质子泵抑制剂是老年人常用的药物，这些药物也能降低胃液酸度，从而降低食物中维生素 $B_{12}$ 的吸收。美国医学研究院建议，50 岁以上的人以强化食品或 DV 量的口服补充剂的形式服用未结合的维生素 $B_{12}$。口服补充剂可有效治疗维生素 $B_{12}$ 缺乏症，且可防止健康老年人需要通过注射维生素 $B_{12}$ 来预防维生素 $B_{12}$ 缺乏症[65,66]。

### 叶酸：死亡率

一篇纳入 8 项 RCT，包括 37 000 多名心血管疾病（cardiovascular disease，CVD）高危人群，接受叶酸补充剂治疗平均 5 年的病因特异性死亡率的荟萃分析发现，在治疗期间或治疗后几年内，叶酸补充剂（0.8~40.0mg/d）对癌症死亡率（RR，1.00；95% CI，0.85~1.18）或全因死亡率（RR，1.02；95% CI，0.97~1.08）没有影响。

## 叶酸：CVD

关于 B 族维生素的补充剂是否可以通过降低高半胱氨酸的水平（其含量高时可作为血管毒素）来降低 CVD 的风险仍有争议[68~72]。例如，在对上述 8 项 RCT、病因特异性死亡率的荟萃分析中发现，即使 0.8~40.0mg/d 的叶酸治疗可使高半胱氨酸水平降低 25%，但对血管结局没有影响[ 包括主要血管事件（RR，1.01；95%CI，0.97~1.05）、主要冠状动脉事件（RR，1.03；95%CI，0.97~1.10）和卒中（RR，0.96；95%CI，0.87~1.06）][67]。对 16 项 RCT 的系统评价和荟萃分析还发现，叶酸补充剂（0.8~40mg/d）可降低高半胱氨酸水平，但对主要心血管事件、心肌梗死、全因死亡率或卒中发生率没有影响[73]。另一项系统评价中，补充叶酸并未影响主要心血管临床终点（RR，1.02；95%CI，0.93~1.13）或卒中（RR，0.95；95%CI，0.84~1.08）的风险[74]。而一项荟萃分析发现，补充叶酸（0.4~0.8mg/d）可将卒中风险降低 11%（RR，0.89；95%CI，0.82~0.97）。该荟萃分析包括 10 项 RCT，纳入了 43 000 多名生活在食品供应很少或没有叶酸强化的地区的个体。在使用他汀类药物较少的人群中效果更明显[75]。

虽然补充剂对 CVD 风险影响可能很小，但是这种影响不太可能很显著，尤其是在面粉中叶酸强化和使用含有叶酸的 MVM 补充剂很普遍且血液叶酸水平已经很高的国家（如美国）。同样在这些国家，他汀类药物的使用非常普遍，很难检测到叶酸任何微小的附加作用。

总之，在美国，健康饮食和其他必要措施可能比补充叶酸或其他 B 族维生素更适合预防 CVD 和高胆固醇血症。

## 叶酸：过量的可能风险

饮食、膳食补充剂和健康之间的关系很复杂。自 1998 年以来，美国和加拿大因谷物未煮熟导致血液叶酸水平升高，以及含叶酸补充剂的使用增加，令人担忧。NHANES 的数据显示，2003—2006 年 50 岁以上的人群从食物和补充剂的摄入的叶酸和叶酸总量最高，50~71 岁人群中约 5% 的总摄入量超过了 UL[76]。叶酸强化治疗已达到了减少新生儿神经管缺陷的目标。然而，目前尚不清楚是否已产生了预期的心血管益处，且人们对患癌风险也提出了担忧。

叶酸是单碳转移反应的已知辅助因子，对 DNA 合成很重要，可能调节结直肠癌的进展[77]。流行病学研究表明，叶酸摄入量与结直肠癌发病率呈负相关[78]。动物研究显示，补充叶酸的时间和剂量可能会影响其对结直肠癌的进展或抑制作用[77]。20 世纪 90 年代中期，美国和加拿大出现叶酸强化治疗时，结直肠癌发病率的下降趋势被逆转，今年后又开始下降。一些研究人员据此推测，这种现象存在因果关系[79]。这种联系尚未得到证实。在正常的上皮组织中，叶酸缺乏可能会促进肿瘤转化[77]。而适量补充叶酸可能抑制肿瘤的发展。在已证实的肿瘤或显微镜下的肿瘤中则相反。动物研究表明，叶酸缺乏可能起抑制作用，而补充剂可能促进已长成的结直肠癌的进展。

前列腺癌、肺癌、结直肠癌和卵巢癌筛查试验收集了 25 400 名 55~74 岁女性的观察数据，结果表明摄入高叶酸可能会增加患乳腺癌的风险[80]。每天摄入至少 400μg/d 叶酸补充剂的女性患乳腺癌的风险比未摄入叶酸补充剂者高 19%（95%CI，1.01~1.41）。摄入叶酸总量最高的五分之一的人群患乳腺癌的风险比摄入叶酸总量最低的五分之一人群高 32%（95%CI，1.04~1.68）。这些数据表明，叶酸对癌症的发展具有双重调节作用。尽管这些数据不是决定性的,但他们确实保证了以人群为基础的血液中游离叶酸水平的持续监测,正如NHANES的调查所做的那样。

## B 族维生素:认知

复合维生素 B 被宣传为促进"大脑健康"和认知。但许多混杂因素与晚年认知能力下降有关。这些因素包括目前的烟草使用、某些基因型的存在(如载脂蛋白 E ε-4 基因型)、多发性梗死性痴呆和一些医疗条件。而对 127 项观察性研究、22 项 RCT 的系统综述和 16 篇系统综述发现,无明确证据表明营养因素在维持认知功能中起作用[81]。

众所周知,维生素 $B_{12}$ 缺乏对认知功能可能有不良影响,包括注意力不集中、定向障碍和痴呆[82]。叶酸补充剂可掩盖维生素 $B_{12}$ 缺乏症的存在,并通过延迟对此缺乏症的治疗,导致相关神经系统症状进展,包括情绪和认知障碍[83]。人们担心维生素 $B_{12}$ 缺乏的老年人可能服用大剂量的叶酸补充剂。

叶酸补充剂在一定程度上降低了高半胱氨酸水平,一些证据表明高半胱氨酸水平与患痴呆和阿尔茨海默病风险增加相关[83]。但很少有证据表明其他 B 族维生素会影响认知功能,也没有证明表明含或不含维生素 $B_{12}$ 的叶酸补充剂在预防健康老年人群痴呆或治疗痴呆患者方面的作用。例如,Framingham 对 1 092 名无痴呆参与者(平均年龄 76 岁)的研究数据分析发现,高半胱氨酸水平高于 14mmol/L 的人 8 年后患上阿尔茨海默氏病的风险是较低的高半胱氨酸水平的人的两倍(95%CI,1.3~2.5);每升高 5mmol/L,其风险增加 40%(95%CI,1.1~1.9)[84]。一项针对 816 名无痴呆症成年人(平均年龄 74 岁)的观察性队列研究评估了新诊断的痴呆和阿尔茨海默病的发病率[85]。4 年后,高半胱氨酸基线水平高于 15μmol/L 的人(阿尔茨海默病的 HR,2.11;95%CI,1.19~3.76;痴呆的 HR:2.08;95%CI,1.31~3.30)和叶酸水平低于 11.8mmol/L 的人(阿尔次海默病的 HR,1.98;95%CI,1.15~3.40;痴呆的 HR,1.87;95%CI,1.21~2.89)患痴呆和阿尔茨海默病的风险更高。高同型半胱氨酸血症是否为痴呆的危险标志或危险因素尚不清楚。

如果高水平的同型半胱氨酸是危险因素,通过增加叶酸或维生素 $B_{12}$ 的摄入量来降低这一水平可能会降低患痴呆的风险。然而,如果高同型半胱氨酸血症是痴呆的一个标志,降低同型半胱氨酸水平不太可能影响该疾病的风险。一项 RCT 发现,195 名患轻度维生素 $B_{12}$ 缺乏症的老年人持续 24 周补充维生素 $B_{12}$(1 000μg/d)联合 / 不联合叶酸(400mg/d)对认知功能没有影响[86]。另一项为期 2 年的 RCT 研究了 818 名 50~70 岁血浆中同型半胱氨酸水平高而血清维生素 $B_{12}$ 水平正常的参与者中,叶酸补充剂(800μg/d)与安慰剂的使用情况比较[87]。补充剂改善了整体功能[加权平均差(weighted mean difference,WMD),0.05;95%CI,0.004,0.096;P=0.033 ],记忆力(WMD,0.132;95%CI,0.032~0.233;P=0.06)和信息处理速度(WMD,0.087;95%CI,0.016~0.158;P=0.016)。在这两项研究中,补充剂均降低了同型半胱氨酸水平。

2009 年,一篇基于 8 项 RCT 的 Cochrane 系统评价研究了使用含或不含维生素 $B_{12}$(1 000μg/d~1mg/d)的叶酸补充剂(400μg/d~15mg/d)来预防或治疗老年痴呆的疗效。结果显示:无充分证据表明该补充剂可预防健康老年人认知功能或情绪健康下降[88]。在 4 项对认知障碍患者进行补充剂测试的试验中,有一项发现叶酸补充剂(1mg/d)能显著改善对胆碱酯酶抑制剂的反应,特别是对阿尔茨海默病患者(OR,4.06;95%CI,1.22~13.53;P=0.02)。该研究使用护士对老年人观察量表(Nurse's Observation Scale for Geriatric patients)的子量表测量老年人日常生活和社会行为的工具活动得分。另外 3 项试验发现,含或不含维生素 $B_{12}$ 的叶酸补充剂对认知功能均无益处。2012 年,对 19 项 RCT 进行的荟萃分析发现,服用 60 天 ~ 24 个月单独或组合含维生素 $B_{12}$(0.5~1mg/d)、维生素 $B_6$(25mg/d)和叶酸(0.8~15mg/d)的补充剂无法改善 5 398 名,50 岁以上健康或有轻度认知障碍的人的认知功能[89]。研究结果似乎不受叶酸状态、研究持续时间或规模的影响。对 22 项 RCT 进行的系统评价测试了至少含有 1 种维生素、矿物质或 ω-3 脂肪酸的补充剂对 3 400 名 65 岁或以上的老年人的各项认知测试的影响。结果表明,B 族维生素补充剂对整体认知功能无明显影响[90]。

## 维生素 D

前文讨论了钙和维生素 D 对骨骼和死亡率的影响。本部分将针对维生素 D 对老年人健康问题影响的证据进行综述。

2007 年,美国医疗保健研究与质量局(Agency for Healthcare Research and Quality,AHRQ)的一篇综述纳入 167 项研究(112 项 RCT、19 项前瞻性队列研究、30 项病例对照研究和 6 项前 - 后研究),内容涉及循环系统中 25- 羟基维生素 D[ 25-hydroxyvitamin D,25(OH)D ]浓度与骨骼健康之间的关系[91]。作者发现,在 22 项研究维生素 D 补充剂是否具有毒副作用的 RCT 中(包括 17 项关于老年人的 RCT),虽然目前最相关的试验还未充分评估不良事件的长期风险,但维生素 D 的摄入量高于当前 DRI 通常是可以耐受的。一些研究发现大量摄入维生素 D 会增加高钙血症和高尿血症的风险,但这些影响在临床上并不明显。

## 维生素 D:骨骼健康

2007 年的 ARHQ 综述[91]和 2006 年美国国立卫生研究院(National Institute of Health,NIH)主题为 "21 世纪的维生素 D 与健康:进展" 的会议[87]表明,迄今进行的大多数试验中,无法评估单独使用维生素 D 补充剂(不依赖钙摄入量)的效果。AHRQ 综述的大多数试验中,与安慰剂相比,每日补充 700IU 维生素 $D_3$ 和钙对 BMD 和降低骨折及跌倒的风险有很小的益处,虽然这种益处有时局限于特定的亚组[92]。AHRQ 报告的作者还指出,确定哪种维生素 D 标志物的血液水平最适合骨骼健康是很困难的。其中一个挑战是,目前测量血清 25(OH)D 水平的方法在许多研究中均产生了高度不一致的结果,部分原因是缺乏可用于校准实验室间测量的标准参考制剂。

2011 年,一项包括 13 篇 RCT,对 60 岁及以上老年人在无运动干预情况下服用维生素 D 补充剂的荟萃分析发现,补充维生素 D 可减少姿势摇摆(标准差,–0.20;95%CI,–0.39~ –0.01),缩短完成起立行走测试的时间(–0.19;95%CI,–0.11~0.20),改善下肢力量(0.05;95%CI,0.11~0.20),但对步态没有影响[93]。所有每日维生素 D 剂量为 800IU 或更高的研究表明,该补充剂可改善平衡和肌肉力量。

对 26 项 RCT 进行的系统评价和荟萃分析纳入了 45 700 多名参与者,其中大多数是老年女性,跌倒风险中位数为 50%,发现使用含维生素 D(200~1 100IU/d,每周 10 000IU,每 10 周 100 000IU 或一次 100 000~600 000IU)降低了跌倒的风险(OR,0.86;95%CI,0.77~0.96)[94]。这种效果在 25(OH)D 基线水平较低及同时服用钙和维生素 D 补充剂的患者中尤为显著。

其他一些研究发现维生素 D 补充剂可降低老年人跌倒的风险。例如,对 10 项 RCT 进行的系统评价和荟萃分析发现,与单用钙补充剂(200~1 200mg/d)或安慰剂相比,补充维生素 D(200~1 000IU)1~36 个月可使跌倒次数减少 14%(RR,0.6;95%CI,0.79~0.93)[95]。该结果具有统计学意义,特别是对生活在社区,年龄小于 80 岁,服用辅助钙补充剂,无跌倒骨折史,使用补充剂超过 6 个月,或服用 800IU 或更大剂量的维生素 D 的人。一篇包含 60 项 RCT 的 Cochrane 系统评价对减少护理设施和医院跌倒的干预措施进行了测试。基于 4 603 名参与者的 5 项试验的结果发现,补充维生素 D(200~1 100IU/d 或 10 000IU/w)3~5 个月可降低跌倒率(RR,0.63;95%CI,0.46~0.86),但跌倒风险并未下降(RR,0.99;95%CI,0.90~1.08)[96]。

其他研究未能发现补充维生素 D 能有效预防跌倒。对预防社区居住老年人跌倒的干预试验的 Cochrane 系统评价发现,除了在治疗前维生素 D 摄入量较低的个体外,补充维生素 D(200~2 000IU/d 或一次 300 000IU)似乎并没有减少跌倒次数(RR,1.00;95%CI,0.90~1.11,基于在 9 300 多名参与者进行的 7 项试验)或跌倒风险(RR,0.96;95%CI,0.89~1.03,基于 26 700 多名参与者进行的 13 项试验)。补充剂不能降低跌倒的风险(RR,0.96;95%CI,0.89~1.03)[97]。

一些证据表明,补充维生素 D 可改善肌肉力量。例如,在一项涉及 5 072 名参与者(大多年龄在 60 岁以上),包括 17 篇 RCT 的系统评价中,补充维生素 D(400~1 000IU/d 维生素 $D_3$,60 000IU/w 维生素 $D_3$,150 000IU/mon 维生素 $D_3$ 或一次 300 000IU 维生素 $D_3$,2 000~9 000IU/d 维生素 $D_2$,或一次 600 000IU 维生素 $D_2$)对 25(OH)D 基线水平高于 25nmol/L 的成人肌肉力量(如握力或下肢近端力量)无显著影响,但可改善 25(OH)D 水平较低的人的髋部肌肉力量[98]。

关于使用维生素 D 补充剂降低骨折风险的证据好坏参半。2012 年的一项联合分析纳入来自 11 篇 RCT 的参与者水平的数据。这些 RCT 包括 31 022 名患者(主要是 65 岁以上女性),比较含钙或不含钙(84~830mg/d)的口服维生素 D 补充剂(199~846IU/d)与单独补钙或安慰剂预防骨折的效果[99]。事实上,与对照组相比,随机分配接受维生素 D 治疗的女性髋部骨折的风险无明显降低(10%)(HR,0.90;95%CI,0.80~1.01),非椎体骨折风险降低 7%(HR,0.93;95%CI,0.87~0.99)。骨折风险改变仅在最高摄入量(相当于中位数 800IU/d)时才明显。维生素 D 基线水平较高的人可能不需要如此高剂量的补充剂来预防骨折。最佳摄入量可能取决于个体的基线营养维生素 D 状况,因国家/地区而异。

## 维生素 D:癌症

一项荟萃分析评价了维生素 D 补充剂(含或不含钙)预防癌症或骨折的情况,其中包括对健康绝经后女性、71 岁以上的男性和女性进行的 3 项持续 4~7 年的 RCT 以及 28 项侧重于癌症预防的观察研究[12]。来自 RCT 的有限数据表明,每天补充 1 000IU 维生素 D 可能会降低患癌症的风险。但观察研究的数据表明,血液中 25(OH)D 浓度升高可能与患癌症风险增加有关。该分析中的混合效应、剂量-反应荟萃分析显示,血液中 25(OH)D 浓度每增加 10nmol/L,患结直肠癌的风险降低 6%(95%CI,0.03~0.09),但乳腺癌或前列腺癌的剂量-反应关系并不明显。一篇对前瞻性研究的荟萃分析评估了 6 466 名个体(9 项研究)从食物和补充剂中的摄入维生素 D、2 767 例患者的血液 25(OH)D 水平和 3 948 例对照者与结直肠癌风险间的关系,发现维生素 D 摄入量(汇集 RR,0.88;95%CI,0.80~0.96)和血液 25(OH)D 水平(汇集 RR,0.67;95%CI,0.54~0.80)与患结直肠癌风险之间成反比[100]。

## 维生素 D：认知和痴呆

一篇对 37 项研究（21 项横断面研究、10 项病例对照研究、1 项与对照组前 - 后对照试验、2 项前瞻性队列研究和 3 项 RCT）的综述评估了维生素 D 浓度和 18 岁以上成年人认知与痴呆的关系，发现维生素 D 浓度较低与认知功能较差和患阿尔茨海默病的风险较高相关[101]。作者认为结果可能是由于关联而不是因果关系，因为大多数研究是前瞻性的。在对 7 688名老年人维生素 D 缺乏与认知障碍之间关系进行的 2 项纵向和 5 项横断面研究的系统评价和荟萃分析发现，与维生素 D 水平正常者相比，维生素 D 低水平者患认知障碍的风险增加[102]。但尚不能确定维生素 D 缺乏是否导致了这种损害。

## 维生素 D：其他慢性病

维生素 D 水平与慢性病之间存在许多其他关联，但尚未得到证实。例如，在对 51 篇RCT 进行的系统评价和荟萃分析中，评估了含或不含钙（500~1 000mg/d）的维生素 D 补充剂（200~3 332IU/d，8~10μg/d，每周 10 000~100 000IU，每周 2 次 50 000IU，每两周 12 000IU，每4 个月 100 000IU 或单次注射 100 000~300 000IU）和 / 或其他营养素与成人心血管结局之间的关系，结果显示这些补充剂对死亡（RR，0.96；95%CI，0.93~1.00；$P$=0.08）、心肌梗死（RR，10.02；95%CI，0.93~1.13；$P$=0.64）或卒中（RR，1.05；95%CI，0.88~1.25；$P$=0.59）的风险无显著影响[103]。对 12 项 RCT 进行的荟萃分析评估了 1 346 名受试者维生素补充剂对血脂水平的影响，发现维生素 D 补充剂（800IU/d 或一次 100 000~200 000IU）对低密度脂蛋白（low-density lipoprotein，LDL）胆固醇水平的影响很小（如 1~6mg/dL）[104]。对 15 项 RCT 进行的系统评价和荟萃分析评估了维生素 D 补充剂对健康或患有 2 型糖尿病或胰岛素抵抗的成年人的血糖控制和胰岛素抵抗的影响，发现补充剂对空腹血糖、血红蛋白 A1c 水平或胰岛素抵抗无显著影响，且在糖尿病或葡萄糖耐量受损患者中，对空腹血糖（–0.32mmol/L；95%CI，–0.57~–0.07）和胰岛素抵抗［标准平均差（standard mean difference，SMD），–0.25；95%CI，–0.48~–0.03］的影响很小[105]。对 429 例血压正常或高血压的成年人（平均年龄 64 岁）研究的 4篇 RCT 进行的综述显示，维生素 D 补充剂（200~600IU/d）对收缩压的影响很小（2.44mmHg；WMD：–2.44；95%CI，–4.86~–0.02）[106]。对西欧高血压患者研究的 8 篇 RCT 进行的系统评价和荟萃分析发现，与安慰剂相比，虽然维生素 D 补充剂或紫外线照射降低了收缩压，但效果并不显著（–3.6mmHg；95%CI，–9.0~0.7）[107]。

## 维生素 E

维生素 E 是一种很受欢迎的维生素，老年人常大量服用，以期改善心血管健康。维生素E 可以多种形式存在于补充剂，α- 生育酚被认为是最活跃的形式。与其他维生素不同，在实验室制成并在许多补充剂中发现的 α- 生育酚的形式（所有的 Rac-α- 生育酚）与天然形式（RRR-α- 生育酚）不同，其活性低于天然形式。15mg 的维生素 E RDA 相当于 22IU 的天然维生素 E 和 33IU 的合成维生素 E。研究表明，健康成年人服用 4 个月的 200~1 200IU/d 的维生素 E 是安全的[108-110]。

### 维生素 E：心血管健康

活性氧导致动脉粥样硬化形成。维生素 E 作为具有炎症特性的抗氧化剂，可能介导自由基反应，从而氧化 LDL 胆固醇并引发动脉粥样硬化形成[111,112]。

女性健康研究表明，在大约 10 年的时间里，每隔一天服用 600IU 维生素 E 并不能降低 45 岁或以上健康女性患重大心血管事件的风险（RR，0.93；95%CI，0.82~1.05；$P$=0.26），但补充剂可使心血管疾病死亡发生率降低 24%（主要是 65 岁或以上女性的猝死；RR，0.76；95%CI，0.59~0.98；$P$=0.03）[28]。心脏结局预防评估（Heart Outcomes Prevention Evaluation，HOPE）试验研究了补充维生素 E 对 9 541 名 55 岁或以上的血管疾病或糖尿病患者的主要心血管事件的影响。该实验表明补充维生素（平均 400IU/d，4.5 年）并没有降低心肌梗死、卒中和心血管死亡的复合指标的风险（RR，1.05；95%CI，0.95~1.16；$P$=0.33），且与任何不良反应无关[113]。对 738 名受试者进行的为期 7 年的 HOPE 试验被动随访结果表明，补充维生素 E 不能预防重大心血管事件（RR，1.04；95%CI，0.96~1.14；$P$=0.34）[27]。

临床试验的结果并不支持维生素 E 在心脏病一级或二级预防中的作用。由于缺乏证据支持维生素 E 对 CVD 的治疗作用，FDA 拒绝了维生素 E 的健康声明。期望单一维生素补充剂来克服不良的饮食习惯和久坐不动的生活方式对心脏病的已知危险因素（如高血压和高胆固醇血症）的影响可能过于乐观[112]。

未来仍需更多的研究来进一步探索维生素 E 在治疗和 / 或预防心脏病方面的益处。有发展为 CVD 高风险或患有 CVD 的老年人应与心脏病专家或主治医师咨询服用维生素 E 补充剂的好处，该补充剂剂量应不超过 1 000IU/d。大多数复合维生素制剂中均未提供此量的维生素 E，通常需要补充维生素 E。

### 维生素 E：癌症预防

维生素 E 补充剂在癌症预防方面的益处的证据其实也不确定。一项针对 39 876 名健康的女性医疗从业人员（平均年龄 54.6 岁）的 RCT 显示，维生素 E 补充剂（每隔一天服用 600IU，10 年）并不能预防癌症（RR，1.01；95%CI，0.94~1.08；$P$=0.87）[28]。但在 α- 生育酚和 β- 胡萝卜素研究的随访期，该研究将来自芬兰的 29 133 名 50~69 岁的男性吸烟者随机分配，给予 50mg α- 生育酚、20mg β- 胡萝卜素（两者）或安慰剂 5~8 年。结果显示，接受 α- 生育酚补充剂的参与者中，前列腺癌的发病率降低 32%（95%CI，−0.47~−0.12），死亡率降低了 41%（95%CI，−0.65~−0.01）[114]。试验结束 6 年后，随访数据显示 α- 生育酚补充剂与前列腺癌风险降低相关（RR，0.88；95%CI，0.76~1.03）[115]。有趣的是，对 19 年摄入量的追踪数据进行的分析发现，血清 α- 生育酚基线水平较高的 1/5 男性患癌症死亡的风险低于最低 1/5 的男性（RR，0.79；95%CI，0.72~0.86），表明循环系统内正常范围的 α- 生育酚浓度对健康有益[116]。作者对北美和欧洲的 8 项前瞻性研究进行了汇集分析，研究了维生素抗氧化剂、复合维生素的摄入量和肺癌之间的相关性，得出的结论是，无论吸烟习惯和肺癌细胞类型如何，现有数据均不支持维生素 E 摄入量与患肺癌风险之间的相关性（汇集多元 RR，0.86；95%CI，0.76~0.99）[117]。

规模最大的维生素 E 和癌症相关研究之一是硒和维生素 E 癌症预防试验（Selenium and Vitamin E Cancer Prevention Trial，SELECT），该试验包括来自美国、加拿大和波多黎各的 35 533 名 PSA 水平高达 4.0ng/mL 的 55 岁或以上的黑人男性和其他男性[118]。受试者被随机分配补充维生素 E（400IU/d）、硒（200μg/d）或安慰剂。7~12 年后,补充维生素 E 不仅没有降低前列腺癌的发病率,且与安慰剂相比,它们与患前列腺癌风险增加有关（仅维生素 E 补充剂的 HR,1.17;99%CI,1.004~1.36;$P$=0.008）。

目前,似乎还没有证据表明维生素 E 补充剂有助于预防前列腺癌或其他癌症。在有关营养和癌症的建议中,美国癌症协会[119]和世界癌症研究联合会/美国癌症研究所[39]不建议老年人服用维生素 E 补充剂。目前尚无足够的证据推荐老年人服用维生素 E 补充剂。

## 矿物质

### 钾

在 2010 年的《美国饮食指南》中,钾被描述为公众健康关注的一种营养素,因为很少有美国人每天摄入足够的 4 700mg 的量[120]。

### 钾:CVD

美国高血压预防、检测、评估和治疗联合委员会指出,富含钾的饮食可降低血压,美国心脏协会建议将钾摄入量增加至 4 700mg/d 以降低血压[121]。在此前一些研究的基础上,有学者将健康饮食与减肥、低盐摄入和高钾摄入相结合以预防和治疗高血压[122]。健康人每天吃 8~10 份水果和蔬菜可达到 4 700mg/d 的摄入量,但对肾功能受损或充血性心力衰竭的人来说,该摄入量可能过高,不符合许多人的食物选择。每天含 75mEq（即约 3 500mg 钾元素）的饮食可能有助于降低卒中的风险。钾补充剂对普通人群来说既不必要也不推荐。高剂量钾补充剂不在柜台出售,含有超过小剂量 MVM 制剂的钾补充剂只能在医师指导下服用。

### 硒

硒补充剂在老年男性中很受欢迎,他们服用硒补充剂是为了预防前列腺癌。硒可以硒代蛋氨酸和在富硒培养基中生长的酵母（硒化酵母）的形式存在于补充剂中。该酵母每天提供高达 1 000~2 000μg 硒,其中绝大部分是硒代蛋氨酸。硒的 RDA 仅为 55μg/d,似乎从食物和补充剂的平均摄入量高于该水平[123、124]。饮食中硒摄入不足的老年人可能从 MVM 补充剂中受益,该补充剂可为硒提供 100% 的 RDA。硒的 UL 为 400μg/d。

### 硒:癌症

FDA 批准了一项合格健康声明,承认硒具有抗癌潜力[125]。硒补充剂对饮食中硒充足的人没有抗癌作用,而从食物和补充剂总摄入量过多的人可能会因服用硒补充剂受到损害。无法或不愿将饮食中硒摄入量增加到 RDA 水平的老年人可能会受益于 MVM 补充剂,该补充剂可为硒提供 100% 的 RDA/DV。

硒包含在约 25 种硒蛋白中。两种硒蛋白,硫氧还蛋白酶和谷胱甘肽过氧化物酶,是可保护自由基的抗氧化酶。研究人员推测硒化合物和硒蛋白可能通过调节自由基代谢和其他生物机制来预防癌症[126]。此外,在一些研究中血液水平较高或硒摄入量较高的人群中,某些癌症的发病率较低[127,128]。

21 世纪初,人们非常希望能通过硒和维生素 E 单独或联合使用以降低前列腺癌的发病率。专家认为,基于硒和维生素 E 的已知抗氧化活性,可能需要摄入高于 RDA 水平的硒,以最大限度地提高所有含硒蛋白的硒含量。大规模化学预防试验的二次分析及人类观察研究表明,这些化合物有可能降低患癌症风险。SELECT(详见上文"维生素 E"部分)旨在检验该假设[118]。7 年后,仅含硒补充剂(200μg/d)或硒和维生素 E(400IU/d)补充剂与高危男性前列腺癌的发生率降低无关[129]。回顾过去,虽然补充剂的剂量、配方、研究设计或队列特征可能存在问题,但对 SELECT 结果的最可能解释是硒补充剂的任何抗癌作用可能局限于某些男性亚群[130]。我们面临的挑战是确定这些亚群,包括其基线硒状态、年龄以及特定硒蛋白的基因型,以使结果最大化。

目前,很少有人服用高剂量硒补充剂来促进前列腺健康,这样做可能会有一些副作用。

## 硒:过量

适量和过量的硒摄入量之间的界限是很小的,NHANES Ⅲ期横断面数据表明,高水平血清硒与患糖尿病风险呈正相关[131]。此外,对癌症营养预防试验的两项二次分析数据发现,平均 7 年服用 200μg/d 的硒补充剂不能预防 CVD[132],而可能增加患 2 型糖尿病的风险[133]。

## ω-3 和 ω-6 脂肪酸

美国老年人是否应该在健康饮食的同时补充 ω-3 脂肪酸? 营销商声称这些补充剂可改善心血管健康、保护人们视力、提高认知并预防癌症。多不饱和脂肪酸包括 α- 亚麻酸(alpha-linolenic acid,ALA),ω-3 脂肪酸和亚油酸(一种 ω-6 脂肪酸)。亚油酸在体内转化为花生四烯酸。ALA 在体内转化为 EPA 和 DHA 两种脂肪酸,它们均通过相同的生化途径代谢。饮食必须提供这些营养素,因为人体无法制造它们。大多数美国饮食提供的 ω-6 脂肪酸是 ω-3 脂肪酸的 10 倍以上。

AHRQ 在 2004 年和 2005 年对 ω-3 脂肪酸的许多公认益处进行广泛系统的循证评估[134-144]。该评估表明,除了对心血管有益外,几乎没有证据显示 ω-3 脂肪酸对大多数适应证有益处。

### ω-3 脂肪酸:CVD

必需的 ω-6 脂质促进促炎性类花生酸的形成,而必需的 ω-3 脂质促进抗炎类花生酸的形成。ω-3 脂肪的抗炎作用可能部分解释了它们的心脏保护作用,这些脂肪与细胞膜结合可促进血管舒张,刺激抗心律失常作用,促进血管通畅[145,146]。

20 世纪 90 年代的几项大型饮食研究支持了 ω-3 脂肪对心血管的益处。最有力的证据是 CVD 的二级预防。迄今为止,规模最大的二级预防试验是 GISSI-Prevenzione 研究。该研究在意大利招募了 11 324 名心肌梗死患者(其中约一半年龄在 60 岁以上),他们患该病平均存活了 16 天[147]。研究人员使用析因设计对每天补充 850~882mg EPA 和 DHA(平均 EPA-DHA 比例为 1∶2)以及 300mg 维生素 E 的效果进行 3.5 年的研究。EPA 和 DHA 治疗可将总死亡率降低 20%,主要是降低 45% 心脏性猝死发生率。

很少有研究关注 ω-3 脂肪酸补充剂对 CVD 一级预防的作用。日本 EPA 脂质干预研究是一项一级预防试验,其随机分配 18 645 名高脂血症患者(平均年龄 61 岁),接受 1.8g/d

EPA 和他汀类药物或仅接受他汀类药物治疗[148]。在基线水平,有 20% 的受试者存在冠心病病史。平均 4.6 年后,EPA 组的主要冠状动脉事件发生率显著降低 19%(P=0.011)。2006 年,一项对共 36 913 名参与者的 48 篇 RCT(其中大部分规模和持续时间有限,随访 6 个月 ~ 6 年)进行的荟萃分析发现,补充 ω-3 脂肪酸(0.4~7g/d)与总死亡率(13%;95%CI,0.73~1.03)和 CVD 总发生率(5%;95%CI,0.82~1.12)呈较小、非显著性降低相关[149]。一项针对 901 名参与者(基线平均 9~66 岁)的 16 篇 RCT 的荟萃分析发现,ω-3 补充剂(0.45~4.5g/d,平均 56 天)以剂量依赖的方式降低了血液中甘油三酯水平,这可能减少了患动脉粥样硬化的风险[150]。在对 11 篇 RCT 和 7 项队列研究的荟萃分析中,补充鱼油(1~3g/d)或食用鱼类 5 天到 18 年对患房颤的风险没有影响(RCT,汇集 OR,0.79;95%CI,0.56~1.12;P=0.19;队列研究,汇集 OR,0.83;95%CI,0.59~1.16;P=0.27)[151]。AHRQ 回顾了 123 项研究,这些研究评估了 ω-3 脂肪酸对心血管危险因素的影响,结果显示 ω-3 补充剂可使血压降低约 2mmHg[142]。

关于使用 ω-3 脂肪酸预防 CVD 的 RCT 的最新综述包括对 68 680 名接受富含 ω-3 脂肪酸的食物或补充剂治疗 1 年以上的患者的 20 项一级和二级预防试验[152]。当所有试验一起分析时,ω-3 脂肪酸补充剂(0.24~3.4g/d)对全因死亡率(RR,0.96;95%CI,0.91~1.02)、心源性死亡(RR,0.91;95%CI,0.85~0.98)、猝死(RR,0.87;95%CI,0.75~1.01)、心肌梗死(RR,0.80;95%CI,0.76~1.04)或卒中(RR,1.05;95%CI,0.93~1.18)无统计学意义。此外,诸如预防措施、患者体内的植入型心律转复除颤器或 ω-3 脂肪酸的剂量等因素似乎并未影响结果。

另一项荟萃分析存在问题。该分析包括 20 485 名(平均 63 岁)有 CVD 病史的成年人的 14 项二级预防 RCT[153]。持续服用 ω-3 脂肪酸补充剂(0.4~4.8g/d)1~4.7 年对心血管事件(RR,0.99;95%CI,0.89~1.09)、全因死亡率(RR,0.96;95%CI,0.90~1.02)、心脏猝死(RR,0.92;95%CI,0.66~1.30)、心肌梗死(RR,0.92;95%CI,0.71~1.17)或短暂性脑缺血发作和卒中(RR,1.13;95%CI,0.77~1.66)的总发生率无显著影响。但研究者发现,当排除了一项没有安慰剂的开放性研究后,心血管疾病死亡人数略有减少(RR,0.91;95%CI,0.84~0.99)。亚组分析显示,CVD 病史、联合用药、试验质量、治疗持续时间、EPA 或 DHA 剂量、仅使用鱼油补充剂、国家或地区之间无显著相关性。虽然作者发现 ω-3 脂肪酸的剂量与临床结局之间没有关联,但在大多数回顾的研究中,ω-3 脂肪酸的剂量都很高(超过 1g/d)。这项荟萃分析的结果后来受到了批判,因为它包含了一些小规模研究,使用了不恰当的安慰剂,缺乏足够的统计能力或质量较差,且排除了无安慰剂对照的大型研究。

2004—2005 年 AHRQ 综述发现,ω-3 脂肪酸对三级预防有益处的证据不充分,如对冠状动脉成形术后冠状动脉再狭窄以及冠状动脉粥样硬化患者运动能力的改善[142]。更多高质量、有力的、控制良好的 RCT 将有助于解决这些问题。

FDA 已批准一种 ω-3 脂肪酸的处方(Lovaza,GlaxoSmithKline)用于治疗非常高的甘油三酯水平[154]。处方产品每 1g 胶囊含有 0.84g EPA 和 DHA。每天需要约 2~4g 的 EPA 和 DHA 来降低甘油三酯水平。EPA/DHA 胶囊也可在没有处方的情况下使用,但美国心脏协会建议高甘油三酯血症患者应在医生的指导下接受 EPA 和 DHA 治疗[155]。

美国心脏协会和美国心脏病学院建议动脉粥样硬化性血管疾病患者每天摄入 1g 的 ω-3 脂肪酸以控制血脂水平[156]。虽然 NHLBI 建议高胆固醇人群每周至少吃两顿含有鱼类的饭食,但国家心肺和血液研究所(National Heart,Lung,and Blood Institute,NHLBI)、美国心脏病学会基金会 / 美国心脏协会实践指南专题小组、美国内科医师协会、美国胸外科协会、预防性心血管护理协会、心血管造影和干预协会和胸外科医师协会不建议患有 CVD 或有 CVD 风险的人服用 ω-3 补充剂[157,158]。

如果老年人想要使用 ω-3 脂肪酸补充剂,则应与有执业资格的医护人员讨论这一选择。医护人员应和患者一起评价各种治疗方案的优缺点、个人需求和潜在相互作用(如与血液稀释剂,包括华法林)。

## ω-3 脂肪酸:癌症

研究人员认为 ω-3 脂肪酸可能有助于预防癌症,但这种作用的证据仍然薄弱。其原理是 ω-3 脂肪酸抑制花生四烯酸衍生的类花生酸的生物合成,从而影响血管生成、细胞凋亡、细胞增殖、炎症、免疫细胞功能等机制[159]。一些临床前期研究表明,含 ω-3 脂肪酸的营养干预可提高细胞对化疗的敏感性[160]。

关于 ω-3 脂肪酸和患癌症风险的流行病学数据目前仍不一致。一项对 38 份报告的综述研究了饮食中摄入 ω-3 脂肪酸对包括 70 万名参与者在内的 20 项前瞻性队列研究的患癌症风险的影响,结果未能证明两者存在显著相关性[141]。作者得出结论:饮食中补充 ω-3 脂肪酸不太可能预防癌症。

在一项针对 489 465 名成年人饮食摄入 ω-3 脂肪酸和结肠癌预防的 7 篇研究的大型荟萃分析中,总体效果为零,但四项队列研究的其中一项亚组分析结果显示男性患结直肠癌的风险有降低的趋势(RR,0.87;95%CI,0.75~1.00)[161]。关于食用鱼类或饮食摄入 α-亚油酸对患前列腺癌和胃癌风险影响的研究的荟萃分析结果也为阴性[162-164]。根据一项正在进行的系统评价,世界癌症研究基金会和美国癌症研究所不建议使用 ω-3 脂肪酸预防癌症[39]。

## ω-3 脂肪酸:认知

许多老年人服用 ω-3 脂肪酸补充剂来改善或预防认知功能下降,但该营养素是否具有该作用尚无定论。自 2004—2005 年 AHRQ 综述以后,几乎没有什么变化以阐明其效益作用[138]。

一项包含 10 篇 RCT 的荟萃分析研究了 ω-3 脂肪酸补充剂(20~1 670mg/d EPA 和 / 或 40~1 550mg/d DHA)对健康人、轻度认知障碍但无痴呆者、阿尔茨海默病患者的记忆的多个维度的影响。将研究中所有患者数据合并进行分析时发现结果是无效的(Hedge 效应量,0.04;95%CI,−0.06~−0.14)[165]。对于存在认知障碍但无痴呆者来说,结果显示即时回忆的影响虽小但在统计学上具有显著意义(Hedge 效应量,0.16;95%CI,0.01~0.31)。相比之下,在健康老年人或已患有阿尔茨海默病的老年人中均无明显益处。阿尔茨海默病患者补充 ω-3 脂肪酸并不能提高他们在“简易精神状态检查”或“阿尔茨海默病评估量表 - 认知子量表”的评分。对 3 536 名参与者至少持续 6 个月的 ω-3 脂肪酸补充剂(200~1 093mg/d EPA 和 160~847mg/d DHA,在一项研究中为 2g ALA)的 3 篇 RCT 进行的 Cochrane 系统评价发现,ω-3 脂肪酸补充剂对痴呆没有影响[166]。但这些研究大多数规模小、持续时间短且质量较差。

虽然更长期的大型研究可能显示出疗效,但目前证据的数量和强度无法得出结论:ω-3 脂肪酸可随着年龄增长保护认知功能,或降低痴呆症(包括阿尔茨海默氏病)的发病率或临床进展。ω-3 脂肪酸补充剂的研究剂量似乎是安全的,很少有不良反应的报道。

# 老年人非营养补充剂的有效性和安全性

以下是最新支持使用某些流行的补充剂的荟萃分析证据。这些例子说明在对这些产品的使用提出循证建议时仍存在不确定性和困难。

## 草药和植物

植物性膳食补充剂由植物制成，以多种形式出售，包括新鲜的、脱水后的、液体、固体提取物、药片、胶囊、粉末和茶包的形式。这些产品含有一种或多种植物或草药成分，如银杏叶和圣约翰草，含或不含维生素和矿物质。专家们不知道有多少植物制剂有效，也不明确它们的有效成分。掺假或未申报药品的存在也可能是有毒的。

### 大豆蛋白和大豆异黄酮

大豆含有三种苷元或异黄酮的水解形式——染料木素、大豆苷元和糖蛋白，它们各自的糖苷形式被酯化为丙二酸或乙酸。美国食品中的异黄酮主要以糖苷结合物的形式存在。除非食物经过发酵，否则补充剂和食品中的苷元含量往往很低。"苷元异黄酮"一词最能描述异黄酮的生物活性形式。因此，如果没有对干预措施的完整描述，很难从大豆研究中得出关于大豆对健康影响的普遍结论[167]。这一缺陷困扰了许多早期大豆对健康影响的研究。

### 大豆蛋白和大豆异黄酮：CVD

1999 年，FDA 批准在食品包装上使用的第一批健康声明之一是，含有至少 25g 大豆蛋白的食品可以预防冠心病（尽管这一声明的有效性近年来受到质疑）。而后来的研究表明，这些食物并没有降低 LDL 水平。

2006 年，美国心脏协会科学顾问小组根据 22 篇 RCT 明确，即使人们食用大量大豆蛋白（50g，相当于一个人通常蛋白质摄入量的一半），大豆（25~135g/d 大豆蛋白和 40~318mg/d 大豆异黄酮）也仅能在很小程度上降低 LDL 水平（平均约 3%）。此外，大豆蛋白对高密度脂蛋白胆固醇（high-density lipoprotein cholesterol，HDL）、甘油三酯、脂蛋白或血压无显著影响[168]。该综述评估的 19 项大豆异黄酮研究表明，补充大豆异黄酮对绝经期妇女的脂质危险因素或潮热症状没有影响，对绝经后骨质流失的影响不明确，对患癌症风险的作用尚不清楚。很少有证据表明大豆异黄酮是大豆蛋白降低胆固醇的原因。专家小组的结论是，几乎无证据表明大豆蛋白较其他蛋白具有更为重要的临床益处，且不建议在食物中或药片中使用异黄酮补充剂。

关于含大豆或大豆异黄酮的补充剂对 LDL 的作用大小仍存在很大分歧。一篇纳入 43 项 RCT 的荟萃分析中：持续 9.2 周、平均大豆蛋白摄入中位数为 30g/d 的干预在平行实验设计时，与血清脂蛋白的净减少 5.5%（95%CI，-0.28~-0.18）相关；在交叉研究中，血清脂蛋白净减少为 4.2%（95%CI，-0.22~-0.11）；此外，平行研究中血清 HDL 浓度也增加（3.2%）增加[169]。另一篇纳入 30 项 RCT（2 913 名受试者）的荟萃分析中，评估英国含大豆食品的健康声明，摄入至少 25g 大豆蛋白与平均 LDL6.0% 或 0.23mmol/L 的显著标准均值差异相关（95%CI，-0.160~-0.306；P<0.000 1），总胆固醇为 3.7% 或 0.22mmol/L（95%CI，-0.142~-0.291；

$P<0.000\ 1$），计算出的总胆固醇与 HDL 的平均比率降低了 10%，虽然结果表明 15~40g（这些食物中通常存在的异黄酮水平）的摄入量无剂量效应[170]。然而，许多不同的大豆食品被纳入了本荟萃分析评价中，且纳入研究的质量差异很大。大豆对 LDL 和总胆固醇的影响是由于大豆异黄酮单独作用还是大豆异黄酮加蛋白质所致，也一直存在争议。一篇纳入了 10 项综述和 9 项 RCT 的荟萃分析，研究了每天平均摄入 70mg 大豆异黄酮作为苷元而不摄入大豆蛋白长达 3 个月的影响，结果显示胆固醇水平正常的绝经女性中，无论是总胆固醇水平（0.01mmol/L；95%CI，–0.12~0.14；$P=0.86$）还是低密度脂蛋白胆固醇水平（0.03mmol/L；95%CI，–0.011~0.16；$P=0.71$）均无明显影响[171]。

由 NIH 资助的女性异黄酮大豆健康试验（Women's Isoflavone Soy Health trial，WISH）是一项双盲 RCT，纳入 350 名绝经后女性，其基线时无糖尿病或 CVD[172]。她们每天接受两次含 91mg 苷元异黄酮当量的 25g 大豆蛋白或安慰剂治疗 2.7 年。研究人员监测了其颈动脉内 - 中膜厚度，这是潜在动脉粥样硬化的征兆。结果两组均进展为动脉粥样硬化（治疗组为 4.77μm/ 年；95%CI，3.39~6.16；安慰组为 5.68μm/ 年，95%CI，4.30~7.06），组间进展率无统计学差异。然而，在过去 5 年内经历更年期的健康中年女性亚组中，服用异黄酮大豆蛋白补充剂的妇女进展率低于安慰剂参与者，这一差异具有统计学意义（2.16μm/ 年，95%CI，–1.10；6.79μm/ 年，95%CI，3.56~10.01）。

WISH 结果的另一项分析显示，大豆蛋白补充剂对整体认知能力没有影响，这是超过 2 年后 14 项神经心理测试分数加权和的综合得分[173]。与基线水平相比，大豆组与安慰剂组的总体认知评分的平均标准化改善分别为 0.42 和 0.31，差异为 0.11 分（95%CI，–0.13~–0.35），大豆组的视觉记忆较好（平均标准差 =0.33 分；95%CI，0.06~0.60），其他 3 个认知因素和个体测试得分均无变化。此外，认知因素评分在绝经后年轻女性中无显著改善。作者得出结论，长期补充大豆异黄酮补充剂的剂量与传统亚洲饮食剂量相当，对健康绝经后女性的整体认知没有影响，尽管这些补充剂可能会改善视觉记忆。

大豆蛋白和大豆异黄酮的新证据表明，医护人员必须紧跟有关补充剂安全性和有效性的文献。出于同样的原因，医护人员需要继续更新对患者的建议，这些建议可能需要随着时间而改变。

### 大豆蛋白和大豆异黄酮：骨质疏松

骨质疏松是许多老年女性和老年男性非常关注的问题，他们在更年期后骨密度下降。大多数治疗女性骨密度降低的有效方法都有副作用。有人担心单用雌激素会增加患卒中的风险，而雌、孕激素联合用药会增加患卒中和乳腺癌的风险[174,175]。双膦酸盐与颌骨坏死和胃肠道问题有关，其他用于延缓骨质丢失的药物可能存在雌激素相关影响，包括增加血栓的风险。因此，人们对大豆异黄酮和大豆蛋白在骨骼健康方面的可能益处很感兴趣。

一篇纳入 10 项 RCT 的荟萃分析，研究 896 名女性每日摄入 87mg 大豆异黄酮至少 1 年的数据[176]。结果显示该补充剂对腰椎、股骨颈或全髋关节的骨密度无影响。随后一篇更全面的系统评价纳入了含大豆异黄酮提取物或大豆分离蛋白的补充剂对亚洲和西方国家绝经后女性骨密度和代谢指标的影响的数据[177]。该系统评价包括 3 项关于大豆异黄酮对腰椎、全髋、股骨颈和股骨转子骨密度影响的荟萃分析。大豆异黄酮可适度改善腰椎骨密度，但不影响全髋、股骨颈或股骨转子的骨密度。6 个月的治疗期似乎足以在大于 75mg/d 的剂量下发挥有益作用。尿脱氧吡啶啉(骨吸收标志物)减少,而血清碱性磷酸酶和骨钙素(骨吸收标志物)未受影响。

最近的一篇系统评价纳入了 19 项小型 RCT,研究对象为亚洲、欧洲和美国的 1 442 名女性,她们在 1 个月至 2.5 年间服用了 22.7~126mg 大豆异黄酮补充剂[178]。骨密度增加 54%(95%CI,0.13~0.94;$P<0.001$),且尿脱氧吡啶啉测定的骨吸收降低 23%(95%CI,−0.44~−0.02)。而作为骨形成标志物的血清碱性磷酸酶没有改变。此外,根据补充剂的类型、异黄酮的剂量和干预时间的长短,研究结果也有很大差异。

相比之下,对 1 433 名西方国家女性的 12 项 RCT 的分析显示,这些女性摄入的大豆异黄酮的总剂量(52~120mg/d,24 周至 3 年内)远远低于包括亚洲女性在内的荟萃分析的基线水平,而在其他更早的研究中发现,这对骨质流失影响很小[179]。缺乏效果可能是由于异黄酮剂量较低,异黄酮摄入量的基线水平较低或所用补充剂的其他差异。

对于基线摄入量已经很高的女性,服用异黄酮补充剂可在一定程度上减少腰椎(髋部)的骨质流失,但对其他部位没有效果。而相同的异黄酮补充剂可能对年龄较大的美国女性没有益处,因为她们的基线异黄酮水平要低得多。需要更多的研究来验证绝经后美国女性的这些效应的大小。此外,由于一些女性食用大豆食品并服用含大豆异黄酮和大豆分离蛋白的补充剂及抗骨质疏松药物,因此应评估可能的不良相互作用。北美更年期协会(North American Menopause Society)在 2010 年的一份声明中指出,无论异黄酮的来源如何,饮食中的异黄酮在预防或治疗绝经后骨质疏松的任何益处的数据都是相对较弱的[180]。

### 大豆蛋白和大豆异黄酮:更年期症状

潮热,也称热潮红,是一种体温调节障碍,如面部、颈部和胸部突然感到发热、盗汗和其他绝经期、更年期女性常见的血管舒缩症状。由于担心这些疗法(尤其是黄体酮治疗)可能会增加患卒中、胆囊疾病和乳腺癌的风险,因此有关更年期女性单独使用雌激素或与孕激素一起使用的激素替代疗法以缓解潮热、骨质丢失或心血管风险的建议在结合长期数据后被修订和更新[181]。医护人员建议女性在短时间内尽可能最低剂量使用激素替代疗法。该建议导致许多女性针对更年期症状寻求替代疗法。这些替代疗法包括食用大豆、异黄酮补充剂和红三叶草(三叶草,一种富含异黄酮的草药)补充剂以及其他被建议用来缓解这些症状的制剂。

大豆异黄酮和大豆蛋白对绝经前、后女性的循环雌激素和其他激素有一定作用,但其临床意义尚不明确。在最近一项对 47 项随机或交叉研究的荟萃分析中,对 1 165 名绝经后女性进行的 35 项研究表明,服用含大豆异黄酮和大豆蛋白的补充剂 4~104 周对雌二醇、雌酮、性激素结合球蛋白、促卵泡激素或黄体生成素水平无显著影响[182]。结果确实显示服用大豆或异黄酮的女性的总雌二醇水平有少量非显著性增加(在 21 项研究中,SMD 约为 14%,$P=0.07$)。因此,尽管富含异黄酮的豆制品可能会增加绝经后女性的雌二醇水平,但促卵泡激素和黄体生成素的适度变化的临床意义仍有待确定。

现有的关于异黄酮和大豆制品作用的研究使用了不同的剂量和制剂(如大豆食品补充剂、大豆提取物、浓缩异黄酮染料木素或大豆素),其使用时间和其他因素也有所不同,难以对异黄酮和豆制品治疗更年期症状的疗效做出明确的结论[183]。一篇对 19 项关于大豆异黄酮的 RCT 的荟萃分析发现,绝经后女性中至少 3 个月的大豆异黄酮的总体 SMD 为 −0.39

（95%CI,−0.53~−0.25），但数据是不一致的,特别是对于服用提取物和补充剂的女性[184]。这项研究说明,在一个单独的分析中将多种不同种类的产品与多种不同形式的异黄酮结合起来是很困难的。

规模最大和最新的综述集中于提取或合成大豆异黄酮对潮热的疗效[185]。与安慰剂相比,摄入大豆异黄酮（中位剂量54mg苷元当量）6周至12个月可使出现潮热的频率减少20.6%（95%CI,−28.38~−12.86）。大豆异黄酮还能减轻26.2%的潮热症状（95%CI,−42.23~−10.15）。此外,在较高剂量下（染料木素中位数高于19mg）,它们降低潮热频率的效能更大。因此,这些特性良好的大豆异黄酮补充剂在降低潮热的频率和严重程度方面似乎比安慰剂好一些,但临床效果可能还不足以帮助一些女性。

接受抗雌激素治疗乳腺癌的女性在使用浓缩异黄酮补充剂前应咨询医生,虽然食用含大豆食物没有什么值得担心的。

## 黑升麻（美类叶升麻）

自20世纪50年代中期以来,德国就开始使用黑升麻来控制更年期症状[186]。黑升麻中的药理活性成分是从该植物的根茎和根中提取的[186]。

黑升麻的作用机制尚未明确。此前专家认为黑升麻可能通过雌激素受体发挥其作用,以缓解更年期症状和潮热。最近研究表明,黑升麻提取物具有血清素能活性[187]。有关黑升麻安全性和有效性的许多公开证据均基于一种商业提取物Remifemin的使用,该提取物已获得德国监管部门的批准。黑升麻被用于临床研究长达12个月[188,189]。美国市场上的黑升麻产品质量参差不齐。

虽然有些数据是矛盾的,但大多数研究结果表明黑升麻提取物对更年期潮热、盗汗、焦虑和失眠的影响不大。更年期草药替代疗法试验（Herbal Alternatives for Menopause Trial,HALT）纳入了351名绝经前后、45~55岁女性[190]。这项为期12个月的五臂试验中,受试者被随机分配接受以下治疗：①黑升麻（160mg/d）;②多种植物药（包括黑升麻200mg/d）;③多种植物药（botanicals）以及有关大豆饮食的咨询;④激素疗法（每天服用0.625mg马结合雌激素）;⑤安慰剂。与其他4种治疗方法相比,激素疗法可显著减轻血管舒缩症状,且在试验的任何时间点上都没有发现其他4种疗法之间的差异。一般而言,更年期较晚的女性对黑升麻的反应似乎比更年期较早的女性更好。由于HALT包括安慰剂组和雌激素替代组,12个月的随访数据收集以及92%的试验完成率,因此HALT提供了有力的证据,证明黑升麻在治疗更年期症状方面只能起到有限的效果。

有证据表明,黑升麻制剂可改善更年期血管舒缩症状,但结果因研究而异[191]。此外,一项NIH资助的89名健康绝经前、后女性的RCT结果表明,与安慰剂相比,补充12个月的黑升麻（128mg/d,标准化7.27mg三萜糖苷）或红三叶草（398mg/d,标准化120mg异黄酮）不会减少血管舒缩症状的数量[189]。另一项对92名45~65岁的澳大利亚健康女性进行的RCT表明,每24小时至少出现6种血管舒缩症状,但也未能证明服用含中草药和黑升麻（350mg/d）的配方16周后可减轻血管舒缩症状[192]。一篇Cochrane系统评价纳入16项RCT,比较了2 027例围绝经期和绝经后女性口服黑升麻（美类叶升麻或总状升麻,平均剂量40mg/d,持续23周）或安慰剂治疗更年期症状的效果[193]。作者发现潮热频率（平均差：每天0.07次;95%CI,0.43~0.56）和更年期症状评分（SMD:−0.10;95%CI,−0.32~0.11）无显著影响。此外,另一项针对 28 名围绝经期或绝经后女性的研究中,与安慰剂相比,该草药(64mg/d,持续 12 周)对焦虑影响很小[194]。

目前没有足够的证据支持使用黑升麻治疗更年期症状。然而,化学和生物标准化提取形式的黑升麻具有相对良好的安全性[189]。由于存在与该草药有关的肝毒性病例报告,以及市场上一些黑升麻制剂特征不明确,因此来自多个国家的卫生当局要求在黑升麻产品上贴上警示标识。患有肝病或出现肝病症状(如腹痛,尿色暗淡或黄疸)的女性应停止使用该草药并咨询医生。

## 锯棕榈(锯叶矮棕榈浆果)

锯棕榈作为一种治疗良性前列腺增生(benign prostatic hyperplasia,BPH)相关症状的替代疗法已流行多年。BPH 是一种非恶性的前列腺增生,可导致下尿路梗阻和刺激。锯棕榈的成熟果实有多种形式,包括磨碎的和脱水的干果或整个浆果。锯棕榈可以液体提取物、片剂、胶囊以及制成饮品或饮茶的形式获得。现代锯棕榈制剂含有从浆果粉中提取的脂质,主要成分包括饱和脂肪酸、不饱和脂肪酸以及游离和结合的植物固醇[195]。许多锯棕榈产品是基于其脂肪酸含量进行标准化的。

锯棕榈已被证明具有抗雄激素、抗增殖和抗炎的特性,似乎有助于缓解 BPH 症状[196]。锯棕榈似乎不会影响前列腺的整体大小,但专家认为其会缩小前列腺内上皮[196]。锯棕榈果实在体外具有抑制 5-α- 还原酶和芳香化酶,防止睾酮转化为双氢睾酮的作用,可能在 BPH 的发展中起作用[197]。

在一些为期 1 年的双盲 RCT 中发现,与安慰剂相比,锯棕榈改善了尿流率和前列腺疾病的大多数其他指标[198]。而一项设计良好的临床试验中,与安慰剂相比,225 名中至重度 BPH 的男性患者每天服用 320mg 锯棕榈,一年后症状没有改善[199]。为了进一步评价这些发现,NIH 资助了一项大型 RCT,研究增加锯棕榈提取物的剂量(每次 320mg/d,1、2 或 3 次,持续 24 周)在 369 名 45 岁及以上男性的影响[200]。基线检查时,男性峰值尿流率为 4 mL/s 或更高,美国泌尿协会的下尿路症状指数为 8~24 分。在 72 周时,治疗组的症状评分从 14.4 降至 12.2(−2.20 分;95%CI,−3.04~−3.06),而安慰剂组的症状评分也从 14.7 降至 11.7(−2.99 分;95%CI,−3.81~−2.17)。锯棕榈提取物和安慰剂组之间从基线到 72 周的症状评分变化的平均差异为 0.79 分,但这种差异有利于安慰剂组。

最新一篇锯棕榈治疗 BPH 的系统评价是 Cochrane 系统评价,其纳入了上述讨论的试验,评估了 5 666 名有 BPH 症状至少一个月的男性的数据[198]。纳入的 32 项 RCT 比较了锯棕榈(平均 100~960mg/d,持续 29.2 周)和安慰剂对泌尿系统症状和尿流动力学测量结果的影响。在高质量的长期试验中,使用症状评分指数测量时,该草药降低下尿路症状的程度与安慰剂相同(平均标准差 =0.25 分;95%CI,−0.58~1.07)。而锯棕榈和安慰剂对其他测量指标如夜尿、尿峰流量和前列腺的大小无显著差异。因此,目前没有足够的证据支持使用锯棕榈来减轻前列腺肥大。

锯棕榈具有良好的耐受性,基本无毒,且没有已知的药物相互作用。停药后,不良反应如腹痛、腹泻、恶心、疲劳、头痛、性欲减退和鼻炎很少见且可逆[201,202]。与 Proscar 的标准疗法不同,锯棕榈治疗的优点是它似乎不会影响 PSA 读数,使得临床医师可以更准确地筛查 BPH 患者是否患有前列腺癌。

## 银杏

银杏是德国和法国最受欢迎的药物之一,在那里医生会开出针对治疗记忆衰退、头晕、焦虑、头痛、耳鸣和其他问题的处方。银杏叶和银杏萃取液(ginkgo biloba extract,GBE)含有类黄酮、萜类和有机酸。每一种化学物质在临床质量都应以一定量存在。银杏的许多成分具有内在药理作用,且这些成分可能协同作用产生比任何单独成分更有效的药理作用。两项早期独立荟萃分析的作者得出结论:与安慰剂相比,持续3~12个月的120~240mg/d GBE能显著改善认知功能的客观指标[203,204]。

NIH发起了一项为期5年的多中心RCT,即"银杏记忆评估(ginkgo evaluation of memory,GEM)研究",对3 069名大于75岁的参与者进行为期6.1年,每日服用240mg银杏叶(EGb 761)的研究,以评估其预防痴呆或阿尔茨海默病的安全性和有效性[205]。主要结局是全因痴呆的发生率,次要结局包括认知和功能下降率、心脑血管事件发生率和死亡率。银杏组的总痴呆率是3.3/100人年,安慰剂组是2.9/100人年。银杏叶与安慰剂对全因性痴呆(1.12;95%CI,0.94~1.33)和阿尔茨海默病(1.15;95%CI,0.97~1.39)的HRs均无统计学意义。银杏对轻度认知障碍患者的痴呆进展率也没有显著影响(HR:1.13;95%CI,0.85~1.50)。近三分之一的GEM队列报告称,研究开始时使用了某种类型的非维生素/非矿物质膳食补充剂[206]。近10%的参与者正在服用银杏,他们不愿放弃目前服用的银杏补充剂,也不愿意接受安慰剂。

GuidAge研究是一项为期5年的双盲RCT,研究对象是2 854名70岁以上,有记忆障碍的老年痴呆患者,目的是研究240mg/d(EGb 761)的标准化银杏提取物预防阿尔茨海默氏病的疗效[207]。这是欧洲最大的一项预防老年痴呆症的研究。结果显示,与安慰剂相比,长期使用标准化GBE并没有降低发展为阿尔茨海默病的风险。5年后,银杏组的发病率为1.2/100人年,而安慰剂的发病率为1.4/100人年(HR:0.84;95%CI,0.60~1.18)[208]。两组之间不良事件、卒中及其他出血或CVD事件的发病率无差异。

对36项RCT进行的Cochrane系统评价评估了使用银杏(80~600mg/d)3至52周内治疗痴呆或认知功能减退的结果,但结果不一致且不可靠[209]。大多数研究使用了相同的标准化银杏提取物(EGb 761)。虽然观察到的不良事件很少,但许多研究规模较小,可能存在发表偏倚。一篇纳入了13项RCT的荟萃分析研究了1 145名健康成年人使用银杏改善记忆、执行功能和注意力的作用,显示使用银杏没有任何积极作用[210]。另一篇针对6项RCT进行的荟萃分析对1 838名成年人使用标准化银杏制剂(120~240mg/d)治疗至少6个月来治疗痴呆,结果显示,与安慰剂相比,银杏制剂在认知功能(-0.89;95%CI,-1.82~0.04)和认知评分方面(-2.65;95%CI,-4.53~-0.76)较基线存在小而显著的SMD,且倾向于草药[211]。一篇针对2 372名血管性痴呆、混合性痴呆或阿尔茨海默病患者接受标准化银杏提取物(120~240mg/d),持续12~52周的9项RCT的大型分析发现,与安慰剂相比,所有参与者的认知变化评分均倾向于标准化的银杏提取物(SMD:0.58;95%CI,-1.14~-0.01)[212]。但日常生活活动的差异并不显著。一篇关于所有使用银杏和/或药物治疗多发性硬化和轻度记忆障碍患者的记忆障碍的RCT的综述发现,银杏与任何严重不良事件均无关联,虽然综述中没有详细列出结局数据[213]。因此,目前尚无证据支持使用银杏来治疗记忆障碍。

银杏可能会引起出血,尤其是与抗凝剂联合使用时,但通常是安全的[15]。在24例(中位年龄 64.5 岁）接受稳定华法林治疗的患者中，使用银杏（100mg/d）和 CoQ10（100mg/d）并未出现这种不良反应。在 4 周治疗期间，华法林的平均剂量均未发生变化[214]。同样，包含 50 名 20~44 岁健康男性的双盲交叉 RCT 中，银杏（240mg/d）与阿司匹林（500mg/d）联合使用 7 天，除了阿司匹林的作用外，并没有改变出血性时间或其他凝血参数[215]。对 1 895 名成年人（其中 87% 患有痴呆、外周动脉疾病或糖尿病，其余为健康人）进行的 18 项 RCT 的荟萃分析的作者得出结论：标准化银杏提取物疗法的出血风险不高于安慰剂[216]。但正在服用抗凝剂，有出血性疾病，计划进行手术或拔牙的患者应在咨询医生后决定是否使用银杏药物。

## 非营养、非植物性补充剂

非营养补充剂包括非植物性产品，如褪黑素和 CoQ10，以及许多"特定条件"的补充剂，如葡萄糖胺 / 软骨素，这些补充剂在市场上用于预防或治疗许多疾病。

### 葡萄糖胺 / 软骨素

氨基葡萄糖盐酸盐是软骨和其他结缔组织中的一种氨基糖化合物。硫酸软骨素是一种复合糖，有助于保持软骨水分。这两种产品均面向老年人销售，声称这些产品有助于保持关节健康、保护肌腱和减少炎症。2004 年，FDA 否定了一项健康声明，即葡萄糖胺和软骨素可以降低骨关节炎、关节退变和软骨退化的风险。

一篇纳入 25 项研究治疗骨关节炎的 Cochrane 评价显示，4 963 名患者平均使用 25.5 周葡萄糖胺（口服剂量为 1 500mg/d 或注射剂量为 800~2 800mg/w）后，根据西安大略省西部和麦克马斯特大学关节炎指数（Western Ontario and McMaster Universities Arthritis Index，WOMAC）所测得的疼痛并未有任何减轻[217]。一些品牌似乎比其他品牌更有效，且一个自主品牌似乎比安慰剂能更有效地治疗疼痛和步态障碍。

为了响应这些结果和其他发现，NIH 资助了氨基葡萄糖 / 软骨素关节炎干预试验，以确定使用 24 个月葡萄糖胺（1 500mg/d）、软骨素（1 200mg/d）、塞来昔布（200mg/d）以及 3 种疗法的组合，或安慰剂，能否帮助中至重度疼痛的膝骨关节炎患者[218]。对 16 个试验点中的其中 9 个试验点进行了 24 个月的数据分析，结果显示，662 例患者在 WOMAC 疼痛亚表评分中，塞来昔布、氨基葡萄糖、硫酸葡萄糖胺和硫酸软骨素以及单独硫酸软骨素使疼痛下降 20% 的比例分别为 1.21、1.16、0.83 和 0.69。所有药物的置信区间基本重叠。

自氨基葡萄糖 / 软骨素关节炎干预试验成立以来，许多其他的研究也已经开始进行。例如，挪威研究小组的一项 RCT 纳入 125 名患有慢性腰痛和退行性腰椎骨关节炎的患者，探讨服用 1 500mg 葡萄糖胺持续 6 个月对疼痛相关障碍的影响[219]。治疗结束或 6 个月后发现葡萄糖胺并没有降低疼痛相关障碍。一项对葡萄糖胺（1 500~1 800mg/d）、软骨素（1 200mg/d）和甲磺酰甲烷（另一种补充剂）用于治疗退行性关节病和脊柱骨关节炎 2~4 个月的系统评价发现，只有两篇高质量的文章，其中纳入 124 名成人[220]。这两篇文章的作者都报告了阴性结果。

一项 10 项大型 RCT 的系统评价发现，3 803 名患者使用葡萄糖胺（1 500mg/d）、软骨素（800~1 200mg/d）、葡萄糖胺和软骨素或安慰剂治疗髋或膝关节骨关节炎长达 3 年，存在 10cm

视觉模拟评分量表的疼痛强度差异[221],其中氨基葡萄糖为 0.4 厘米(95%CI,-0.7~-0.1),软骨素为 0.3 厘米(95%CI,-0.7~0.0),联合用药为 0.5 厘米(95%CI,-0.9~0.0)。但这些差异均不具有临床意义。与独立进行的试验相比,企业资助的差异更大。作者指出这些产品均无法缓解关节疼痛或缩小关节间隙,治疗方法是无效的。

尽管其他研究发现,使用葡萄糖胺或硫酸软骨素超过 3 年可能会延缓膝关节骨关节炎的影像学上的进展[222],但并不能减轻疼痛。即使葡萄糖胺或软骨素是有效的,也未被证明存在经济效益[223]。

国际骨关节炎研究学会评价了髋关节和膝关节骨关节炎治疗的证据,确定了 1 项系统评价和 20 项评价氨基葡萄糖疗效的 RCT[224]。RCT 荟萃分析的效应量为 0.46(95%CI,0.23~0.69),但结果不一致,存在显著的发表偏倚。该综述还确定了软骨素研究的 5 项荟萃分析。最新的研究包括对 3 846 名患者进行的 20 项试验,效应量为 0.75(95%CI,0.50~0.99),但这些报告也存在发表偏倚,结果也高度不一致。另一个专家组回顾了膝关节骨关节炎的不同治疗方法,不建议使用葡萄糖胺或软骨素[225]。

总而言之,现有证据并不支持使用葡萄糖胺和软骨素预防或治疗关节疼痛和骨关节炎。

## CoQ10

CoQ10,也称为泛醌,参与氧化磷酸化和生成三磷酸腺苷。此外,CoQ10 是一种自由基清除剂和膜稳定剂。20 世纪 60 年代在日本首次报道 CoQ10 的治疗特性[196]。证据表明,CoQ10 可以提高心脏组织中产能效率,以在物理和 / 或氧化应激时协助心脏。CoQ10 的传统剂量范围为 100~200mg,每天分两到三次服用[196]。

### CoQ10:心血管健康

大多数证明 CoQ10 治疗有效的证据来自充血性心力衰竭患者和非健康人群。数十个对照试验评估了 CoQ10 对心血管疾病的影响。本书先前版本中总结的早期研究表明,CoQ10 能够改善主观(生活质量)和客观(增加左室射血分数、改善卒中指数分数、减少住院)评估结果,但近期研究不太支持上述结论[226]。

一项纳入 9 项 RCT 的荟萃分析发现,824 名心衰患者使用 CoQ10(100~200mg/d 或 2mg/kg)治疗 2~12 周后,射血分数增加和死亡率降低的趋势并不显著[227]。然而,患者数量较少不足以产生有意义的结果。一项最新的荟萃分析纳入了 11 项临床试验,319 例患者使用剂量范围为 60~200mg/d 的 CoQ10 持续 1~6 个月后,发现射血分数改善净值为 3.7%(95%CI,1.59~5.77),未经血管紧张素转换酶抑制剂治疗的患者的效果更大(6.74%;95%CI,2.63~10.86)[228]。

最新的荟萃分析纳入 13 项主要结局指标为射血分数或纽约心脏协会功能分级的改变的 RCT 发现,395 例心力衰竭患者补充 CoQ10(60~300mg/d)4~28 周后,射血分数平均改善了 3.67%(95%CI,1.60~5.74),功能级下降了 -0.30(95%CI,0.66~0.06)[229]。此外,交叉试验、短疗程(12 周)试验、老年研究(1994 年之前发表)、使用 100mg/d 或更少剂量的研究以及参与者在研究开始时有较少严重充血性心力衰竭的研究均显示 CoQ10 有积极作用,但研究纳入患者数量较少。

观察研究和一部分 RCT 发现,接受他汀类药物治疗的患者血浆或血清 CoQ10 水平有所降低。最大的试验纳入 1 049 例中度高胆固醇血症患者,使用阿托伐他汀治疗 1 年后,血浆 CoQ10 水平下降约 1/3[230]。他汀类药物治疗后血液中 CoQ10 水平的降低可能与 CoQ10 合成减少以及循环水平降低有关,因低密度脂蛋白胆固醇在血液中携带 CoQ10。与维生素 E(400IU/ 天)相比,CoQ10(100mg/d,30ds)可减少 32 例他汀类药物相关肌病症状的患者 40%(P<0.001)的肌肉疼痛[231]。一项最近的系统评价纳入 18 项探讨 CoQ10 在他汀类相关肌病中作用的研究,发现他汀类药物治疗(5~80mg/d,1~18 个月)降低了 CoQ10 的循环水平,补充 CoQ10 可提高 CoQ10 的循环水平[232]。然而,依然缺乏补充 CoQ10 对肌病症状影响的数据,且现有数据相互矛盾。作者表明现有证据不足以证明他汀类药物相关肌病与 CoQ10 缺乏有关系,需要大样本、高质量的临床试验来进行验证。另一项研究纳入 76 名认为由他汀类药物引起肌痛的患者,随机分配到每天服用 120mg CoQ10 或安慰剂,同时继续接受他汀类药物治疗[233]。结果显示 CoQ10 并没有比安慰剂更大程度地减轻患者的疼痛。

因此,目前常规使用 CoQ10 预防他汀类药物引起的肌痛的效果存在质疑。

CoQ10 也被用于降低血压。一项 Cochrane 系统评价纳入 3 项 RCT 来观察 96 名原发性高血压患者每天使用 100~120mg CoQ10 至少 3 周后血压降低的情况,结果发现 CoQ10 没有明显的效果[234]。另一篇荟萃分析纳入 5 项 RCT,探讨 194 例有和无 CVD 的患者使用 CoQ10 对血管内皮功能的影响[235]。CoQ10 补充剂(150~300mg/d,1~3 个月)在随机效应模型中显著改善了血流介导的舒张功能(SMD,1.70;95%CI,1.0~2.4)。然而,在固定效应模型中,硝酸盐介导的动脉扩张评估内皮功能没有改善(SMD,−0.19;95%CI,−1.75~−1.38)。一项评估 CoQ10 作为高血压和代谢综合征患者辅助治疗的 RCT 表明,CoQ10 不会降低收缩压或舒张压[236]。在 56 例左室收缩功能障碍和缺血性心脏病患者的 RCT 中,与安慰剂组相比,CoQ10 的补充(300mg/d,8 周)使血流介导的舒张功能改善了 1.51%(P=0.03)[237]。因此,目前 CoQ10 补充剂对心血管疾病相关结果的影响并不显著。

一般来说,CoQ10 补充剂是安全的。在持续一年的研究中也没有发现明显的副作用。CoQ10 在化学成分上类似于维生素 K。由于维生素 K 对抗华法林的抗凝作用,有个案报告将 CoQ10 治疗与国际标准化比率(international normalized ratio,INR)降低联系起来。INR 是一种与华法林治疗患者的平均时间相比,衡量血液凝结所需时间的指标。在一项随机、双盲、安慰剂对照、交叉试验中,21 名华法林治疗患者每天服用 100mg CoQ10,持续 4 周,结果表明 CoQ10 对 INR 无影响[214]。患者若同时服用 CoQ10 和华法林,应意识到 CoQ10 可能会降低华法林的疗效和缩短凝血时间。

## CoQ10:神经系统健康

越来越多学者开始关注 CoQ10 在治疗神经退行性疾病中的潜在作用。

已有研究证明 CoQ10 能减缓帕金森病进展。在一项 NIH 资助的 RCT 中,80 名早期帕金森病患者每天服用 300、600 或 1 200mg CoQ10 或安慰剂 16 个月[238]。结果表明,CoQ10,特别是在最高剂量下,可能延缓了疾病的进展。一项预试验结果表明高达 3 000mg/d 的 CoQ10 剂量是可耐受的[239]。一项在德国最近进行的试验,131 名正在服用帕金森病药物的中期帕金森病患者随机分为每天服用 300mg CoQ10 或安慰剂 3 个月[240]。尽管治疗组和安慰剂组在帕金森病统一评定量表得分上都有显著改善,但两组之间的结果差异没有统计学意义。研究者认为该项研究不支持恢复多巴胺能神经元受损的能量代谢会对中期帕金森病治疗的患者产生有益的影响。

一篇 Cochrane 系统评价纳入 4 项 RCT 452 名早期或中期原发性帕金森病患者,以评估服用 CoQ10 的安全性和有效性。结果发现,在 16 个月内,每天服用 CoQ10 高达 1 200mg 是可以耐受的,除了轻度咽炎和腹泻外,几乎没有副作用[241]。治疗后,日常生活活动与其他测试均得到改善(WMD,-3.12;95%CI,-5.880~-0.36)。

总之,目前小规模研究表明 CoQ10 能够保护帕金森病患者神经。然而,还需要进一步的证据证明 CoQ10 补充剂可推荐日常使用。

# 老年人膳食补充剂安全使用指南

在急性护理设施内外,膳食补充剂可影响药物治疗。由于许多老年人服用药物和多药使用是非常普遍的,医务人员需要认识到膳食补充剂对医疗状况和治疗的潜在影响。为此,联合委员会已将维生素、草药和“营养品”纳入安全标准所规定的药物范围。联合委员会希望医疗机构建立标准化流程,将当前的医嘱与通常服用的药物进行比较,从而消除用药失误,如遗漏、药物相互作用、重复用药和不同护理环境(包括入院、手术、出院)中的剂量差异,以及所有的护理环境过渡。因此医护人员需要询问患者的膳食补充剂使用情况。注册营养师尤其应该熟悉膳食补充剂。护士也需要熟悉膳食补充剂,因为他们负责大多数入院评估。共同问责制鼓励评估来自所有科室的膳食摄入流程。

一些制造商使用标准化流程来确保产品的批次一致性,这个过程通常包括标记的使用,以帮助识别一致的产品并提供质量控制措施。由于膳食补充剂没有标准化或规范化的定义,膳食补充剂包的标准化声明与质量没有关联。因为药物与营养相互作用,其生产标准不一致,并且担心这些膳食补充剂的入院评估不能准确进行,一些医院已经限制或禁止患者使用膳食补充剂[242,243]。

## 膳食补充剂的注意事项

老年人服用药物较多,药物与补充剂相互作用的可能性尤其大。天然药物综合数据库发现了 1 900 多种药物 - 补充剂相互作用[196]。大约 15% 的相互作用很可能发生,且后果较为严重,包括 74% 可能发生和中等程度的严重性,11% 不可能发生和后果不严重。大多数相互作用只有少数病例报告记录,强调需要更好的不良事件报告。在这些潜在的相互作用中,25%~45% 是药代动力学(取决于药物的吸收、分布、代谢和排泄模式)和 45%~55% 是药效动力学(由于药物的代谢效应)。但这些数据大多是推测性的,因为多数相互作用并没有以易于检索的临床格式记录下来。

与大多数传统药物不同,植物和草药产品由生物活性物质的复杂混合物组成,这些物质可能具有或可能不具有治疗活性。如表 23.1 所述,活性成分通常不为人所知,且缺乏所有化学成分的完整特征。与传统药物一样,许多草药产品在某种剂量下是治疗性的,另一种则可能是有毒性的,特别是如果它们高度浓缩的话。草药的同时使用可以模拟、放大或对抗药物作用。许多心血管药物如华法林和地高辛的治疗窗狭窄,因此草药和传统药物之间未知的相互作用在心脏病学中尤其重要。

一些草药产品通过直接干扰影响临床实验室测试结果,最常见的干扰是通过免疫测定、毒性或酶诱导发挥生理作用或产生污染物。

表 23.1 草药和植物补充剂与药物的区别

| 标准 | 药物 | 草药和植物补充剂 |
|---|---|---|
| 使用历史 | 通常使用历史很短 | 通常整株植物的使用历史很长但用于提取物或其他制剂使用历史不一定很久 |
| 药物特性 | 活性成分已知<br>纯化合物<br>成分固定 | 活性成分通常未知,标记化合物通常用作标准<br>纯化合物不可用;常存在多种化合物<br>成分因季节、温度和其他收获条件而变化 |
| 作用机制 | 通常已知 | 通常未知 |
| 安全性 | 副作用通常已知<br>治疗窗通常较窄<br>不良反应较多 | 副作用通常未经研究,可能对某些但并非所有上市的副作用进行了评估<br>治疗窗通常较宽<br>不良反应罕见或未知 |
| 美国监管 | 经美国食品药品管理局批准方可上市 | 不需美国食品药品管理局的上市前批准 |

# 膳食补充剂需求评估

鉴于许多维生素和矿物质的饮食摄入不足的普遍性以及老年人补充剂使用不当的可能性,医务人员应定期对老年人进行筛查,以确定是否需要使用膳食补充剂以及补充剂摄入过多的风险。以下问题可以明确健康状况、症状或需要就强化食品和/或膳食补充剂的使用提供咨询的情况,并建议老年人做出适当的饮食改变。

1. 老年患者是否被诊断患有身体疾病,或是否表现出可能表明需要加强食品和/或膳食补充剂的症状? 可能需要膳食补充剂的情况及相对应的补充剂如下:

- 骨质疏松症:钙、维生素 D 和镁
- 酗酒:B 族维生素和镁
- 胃肠道异常,包括胃酸反流、腹泻、脂肪吸收不良和萎缩性胃炎:维生素 $B_{12}$、脂溶性维生素(维生素 A、D、E 和 K)和镁
- 肾功能不全:维生素 D
- 心血管疾病:维生素 E 和叶酸
- 营养性贫血:铁、维生素 $B_{12}$ 和叶酸
- 体重减轻、食欲减退、恶心或其他症状表明摄入不足:普通 MVM 补充或医疗营养补充

2. 老年人是否有进食或使用补充剂行为,使他/她面临营养缺乏或过量的高风险? 这些行为可能包括:

- 每天少于两餐
- 每天喝超过 1(女性)或 2(男性)瓶酒精饮料
- 每天只吃不到两份蔬菜

- 每天只吃不到两份水果
- 每天服用多种膳食补充剂
- 服用大大超过 RDA 的维生素和矿物质补充剂 (除非医生建议服用这些剂量),特别是当摄入量大于 UL 时
- 不知道他或她服用的补充剂的剂量
- 消耗大量葡萄柚汁,可能与药物相互作用
- 使用质子泵抑制剂,可能导致镁的大量消耗,因此患者需要定期检查血清镁水平

3. 身体成分的变化或身体功能的限制是否表明患者可能营养不足？这些改变和限制包括:

- 体重指数小于 21
- 在过去 6 个月内无意中减掉或增加了 4.54kg
- 咀嚼或吞咽困难
- 身体残疾,限制了他 / 她购买和 / 或准备食物的能力

4. 患者是否有可能妨碍正常营养摄入的生活习惯或条件？这些生活习惯或条件包括:

- 无法离家
- 有抑郁症的临床证据
- 需要自理援助
- 表现出精神或认知障碍

5. 客户是否患有禁止使用膳食补充剂的疾病？例如,患者是否有限制镁等补充剂排泄的医学问题,如肾功能受损？患者是否服用任何可能与膳食补充剂产生不利影响的药物？

每天,临床医生都必须解释已经确立和正在出现的证据,以便为他们的患者提供最好的护理。推荐意见包括许多水平[226],一级推荐受医生个人疾病经验和处理风险能力的影响。当做出这样的决定时,医生们可能会问自己,"我是为自己还是为我的直系亲属做这个？"临床医生为患者提出二级推荐也会受到先前经验的影响,但科学证据的力量可能会发挥更大的作用。最后,三级推荐可被视为一项针对人口的全面公共卫生建议。这些推荐意见必须以严格评估科学证据为基础。随着膳食补充剂的数据更加可靠和越来越多的证据,临床医生将更有把握在个人和群体两个层面上就使用膳食补充剂维持健康和降低风险作出推荐意见。

# 结论:持续关注

老年人,特别是那些健康状况不佳的老年人,需要向他们的医疗服务人员描述和讨论膳食补充剂使用情况。医护人员和患者必须坦诚地谈论这些产品。关于老年人使用膳食补充剂的原因的公开讨论有时有助于医疗服务人员发现健康问题,如记忆困难,否则可能难以发现。讨论还允许医疗服务人员和患者在必要时共同选择合适的补充剂,避免与患者服用的许多药物发生不良反应,避免成为误导性和欺骗性广告的牺牲品。膳食补充剂通常较昂贵,对于收入固定的老年人来说,可能难以负担。此外,老年人常患有多种慢性病需要多种药物治疗,比年轻人发生不良反应的风险更高。由于上述原因,膳食补充剂安全性和有效性的坦诚讨论应成为老年患者和医疗服务人员之间互动的一部分。

**致谢** 作者感谢在膳食补充剂办公室的同事，特别是 Leila Saldanha 博士，感谢其有益建议。

（江汉宏 译 桂尘璠 校）

# 参考文献

1. Buhr G, Bales CW. Nutritional supplements for older adults: review and recommendations-part I. J Nutr Elder. 2009;28(1):5–29.
2. Dawson-Hughes B, Harris SS, Krall EA, Dallal GE, Falconer G, Green CL. Rates of bone loss in postmenopausal women randomly assigned to one of two dosages of vitamin D. Am J Clin Nutr. 1995;61:1140–5.
3. Chapuy MC, Arlot ME, Duboeuf F, Brun J, Crouzet B, Arnaud S, et al. Vitamin D3 and calcium to prevent hip fractures in the elderly women. N Engl J Med. 1992;327(23):1637–42.
4. Jackson RD, LaCroix AZ, Gass M, Wallace RB, Robbins J, Lewis CE, et al. Calcium plus vitamin D supplementation and the risk of fractures. N Engl J Med. 2006;354(7):669–83.
5. Grant AM, Avenell A, Campbell MK, McDonald AM, MacLennan GS, McPherson GC, et al. Oral vitamin D3 and calcium for secondary prevention of low-trauma fractures in elderly people (Randomised Evaluation of Calcium Or vitamin D, RECORD): a randomised placebo-controlled trial. Lancet. 2005;365(9471):1621–8.
6. O'Brien KO. Combined calcium and vitamin D supplementation reduces bone loss and fracture incidence in older men and women. Nutr Rev. 1998;56:148–58.
7. Institute of Medicine. Dietary reference intakes for calcium and vitamin D. Washington, DC: National Academies Press; 2011.
8. Picciano MF, Yetley EA, Coates PM. Folate and health. CAB Rev Perspect Agric Vet Sci Nutr Nat Resour [Internet]. 2007 June 20, 2013; 2:[No. 018 p.]. Available from: http://www.cabi.org/cabreviews/?loadmodule=review&page=4051&reviewid=29483&site=167.
9. Refsum H, Ueland PM, Nygard O, Vollset SE. Homocysteine and cardiovascular disease. Annu Rev Med. 1998; 49:31–62.
10. Tawakol A, Migrino RQ, Aziz KS, Waitkowska J, Holmvang G, Alpert NM, et al. High-dose folic acid acutely improves coronary vasodilator function in patients with coronary artery disease. J Am Coll Cardiol. 2005;45:158–64.
11. Holick MF. Vitamin D, deficiency. N Engl J Med. 2007;357(3):266–81.
12. Chung M, Lee J, Terasawa T, Lau J, Trikalinos TA. Vitamin D with or without calcium supplementation for prevention of cancer and fractures: an updated meta-analysis for the U.S. Preventive Services Task Force. Ann Intern Med. 2011;155(12):827–38.
13. Bailey RL, Gahche JJ, Miller PE, Thomas PR, Dwyer JT. Why US adults use dietary supplements. JAMA Intern Med. 2013;173(5):355–61.
14. Schmidt BM, Ribnicky DM, Lipsky PE, Raskin I. Revisiting the ancient concept of botanical therapeutics. Nat Chem Biol. 2007;3(7):360–6.
15. Fugh-Berman A. Herb-drug interactions. Lancet. 2000;355:134–8.
16. Journal NB. Supplement business report 2012. San Diego, CA: New Hope Natural Media, Penton Media Inc.; 2012.
17. Rovati LC, Girolami F, Persiani S. Crystalline glucosamine sulfate in the management of knee osteoarthritis: efficacy, safety, and pharmacokinetic properties. Ther Adv Musculoskelet Dis. 2012;4(3):167–80.
18. Bailey RL, Gahche JJ, Lentino CV, Dwyer JT, Engel JS, Thomas PR, et al. Dietary supplement use in the United States, 2003–2006. J Nutr. 2011;141(2):261–6.
19. Kishiyama SS, Leahy MJ, Zitzelberger TA, Guariglia R, Zajdel DP, Calvert Jr JF, et al. Patterns of dietary supplement usage in demographically diverse older people. Altern Ther Health Med. 2005;11(3):48–53.
20. Bardia A, Nisly NL, Zimmerman BM, Gryzlak BM, Wallace RB. Use of herbs among adults based on evidence-based indications: findings from the National Health Interview Survey. Mayo Clin Proc. 2007;82(5):561–6.
21. Nahin RL, Byrd-Clark D, Stussman BJ, Kalyanaraman N. Disease severity is associated with the use of complementary medicine to treat or manage type-2 diabetes: data from the 2002 and 2007 National Health Interview Survey. BMC Complement Altern Med. 2012;12:193.
22. Eisenberg DM, Davis RB, Ettner SL, Appel S, Wilkey S, Rompay MV, et al. Trends in alternative medicine use in the United States, 1990–1997: results of a follow-up national survey. JAMA. 1998;280:1569–75.
23. Sloan E. Why people use vitamin and mineral supplements. Nutr Today. 2007;42(2):55–61.
24. Health Focus International. The 2005 HealthFocus trend report: a national study of public attitudes and actions toward shopping and eating. St. Petersburg, FL: HealthFocus International; 2005.

25. U.S. Food and Drug Administration. Draft guidance for industry: dietary supplements: new dietary ingredient notifications and related issues 2011 [August 7, 2013]. Available from: http://www.fda.gov/Food/Guidance Regulation/GuidanceDocumentsRegulatoryInformation/DietarySupplements/ucm257563.htm.

26. Jialal I, Devaraj S. Vitamin E supplementation and cardiovascular events in high-risk patients. N Engl J Med. 2000;342(25):1917–8.

27. Lonn E, Bosch J, Yusuf S, Sheridan P, Pogue J, Arnold JM, et al. Effects of long-term vitamin E supplementation on cardiovascular events and cancer: a randomized controlled trial. JAMA. 2005;293(11):1338–47.

28. Lee IM, Cook NR, Gaziano JM, Gordon D, Ridker PM, Manson JE, et al. Vitamin E in the primary prevention of cardiovascular disease and cancer: the Women's Health Study: a randomized controlled trial. JAMA. 2005;294(1): 56–65.

29. Klein EA, Thompson Jr IM, Tangen CM, Crowley JJ, Lucia MS, Goodman PJ, et al. Vitamin E and the risk of prostate cancer: the Selenium and Vitamin E Cancer Prevention Trial (SELECT). JAMA. 2011;306(14):1549–56.

30. Ebbing M, Bonaa KH, Nygard O, Arnesen E, Ueland PM, Nordrehaug JE, et al. Cancer incidence and mortality after treatment with folic acid and vitamin B12. JAMA. 2009;302(19):2119–26.

31. Andreeva VA, Touvier M, Kesse-Guyot E, Julia C, Galan P, Hercberg S. B vitamin and/or omega-3 fatty acid supplementation and cancer: ancillary findings from the supplementation with folate, vitamins B6 and B12, and/or omega-3 fatty acids (SU.FOL.OM3) randomized trial. Arch Intern Med. 2012;172(7):540–7.

32. Song Y, Manson JE, Lee IM, Cook NR, Paul L, Selhub J, et al. Effect of combined folic acid, vitamin B(6), and vitamin B(12) on colorectal adenoma. J Natl Cancer Inst. 2012;104(20):1562–75.

33. Gibson TM, Weinstein SJ, Pfeiffer RM, Hollenbeck AR, Subar AF, Schatzkin A, et al. Pre- and postfortification intake of folate and risk of colorectal cancer in a large prospective cohort study in the United States. Am J Clin Nutr. 2011;94(4):1053–62.

34. National Eye Institute. Eye health needs of older adults literature review [August 7, 2013]. Available from: http://www.nei.nih.gov/nehep/research/The_Eye_Health_needs_of_Older_Adults_Literature_Review.pdf.

35. U.S. Food and Drug Administration. Current good manufacturing practice in manufacturing, packaging, labeling, or holding operations for dietary supplements; Final Rule. Fed Regis 72(121):34751–958 Washington, DC: Food and Drug Administration; 2007 [cited 2013 June 20]. Available from: http://www.fda.gov/Food/GuidanceRegulation/GuidanceDocumentsRegulatoryInformation/DietarySupplements/ucm238182.htm.

36. Corby-Edwards AK. Regulation of dietary supplements. Washington, DC: Congressional Research Service; 2013. p. 21.

37. Coates PM, Dwyer JT, Thurn AL. Introduction to state-of-the-science conference: multivitamin/mineral supplements and chronic disease prevention. Am J Clin Nutr. 2007;85(1):255S–6.

38. U.S. Preventive Services Task Force. Routine vitamin supplementation to prevent cancer and cardiovascular disease: recommendations and rationale. Ann Intern Med. 2003;139(1).51–5.

39. World Cancer Research Fund, American Institute for Cancer Prevention. Food, nutrition, physical activity, and the prevention of cancer: a global perspective. Washington, DC: American Institute for Cancer Research; 2007.

40. Mursu J, Robien K, Harnack LJ, Park K, Jacobs Jr DR. Dietary supplements and mortality rate in older women: the Iowa Women's Health Study. Arch Intern Med. 2011;171(18):1625–33.

41. Macpherson H, Pipingas A, Pase MP. Multivitamin-multimineral supplementation and mortality: a meta-analysis of randomized controlled trials. Am J Clin Nutr. 2013;97(2):437–44.

42. Chan AL, Leung HW, Wang SF. Multivitamin supplement use and risk of breast cancer: a meta-analysis. Ann Pharmacother. 2011;45(4):476–84.

43. Stratton J, Godwin M. The effect of supplemental vitamins and minerals on the development of prostate cancer: a systematic review and meta-analysis. Fam Pract. 2011;28(3):243–52.

44. Park Y, Spiegelman D, Hunter DJ, Albanes D, Bergkvist L, Buring JE, et al. Intakes of vitamins A, C, and E and use of multiple vitamin supplements and risk of colon cancer: a pooled analysis of prospective cohort studies. Cancer Causes Control. 2010;21(11):1745–57.

45. Prentice RL. Clinical trials and observational studies to assess the chronic disease benefits and risks of multivitamin-multimineral supplements. Am J Clin Nutr. 2007;85(1):308S–13.

46. Stephen AI, Avenell A. A systematic review of multivitamin and multimineral supplementation for infection. J Hum Nutr Diet. 2006;19(3):179–90.

47. Grima NA, Pase MP, Macpherson H, Pipingas A. The effects of multivitamins on cognitive performance: a systematic review and meta-analysis. J Alzheimers Dis. 2012;29(3):561–9.

48. McNeill G, Avenell A, Campbell MK, Cook JA, Hannaford PC, Kilonzo MM, et al. Effect of multivitamin and multimineral supplementation on cognitive function in men and women aged 65 years and over: a randomised controlled trial. Nutr J. 2007;6:10.

49. Institute of Medicine. Dietary reference intakes: water, potassium, sodium, chloride, and sulfate. Washington, DC: National Academies Press; 2004.

50. Bailey RL, Dodd KW, Goldman JA, Gahche JJ, Dwyer JT, Moshfegh AJ, et al. Estimation of total usual calcium and vitamin D intakes in the United States. J Nutr. 2010;140(4):817–22.

51. Food and Nutrition Board, Institute of Medicine. Dietary reference intakes: applications in dietary assessment. Washington, DC: National Academies Press; 2000.

52. U.S. Food and Drug Administration. Guidance for industry: a food labeling guide—health claims: calcium and osteoporosis. 21 CFR 101.72. Washington, DC: Food and Drug Administration; 1993 [cited 2013 June 20]. Available from: http://www.fda.gov/Food/GuidanceRegulation/GuidanceDocumentsRegulatoryInformation/LabelingNutrition/ucm064919.htm.

53. Gass M, Dawson-Hughes B. Preventing osteoporosis-related fractures: an overview. Am J Med. 2006;119(4): S3–11.

54. Office of the Surgeon General. Bone health and osteoporosis: a report of the Surgeon General. Rockville, MD: Office of the Surgeon General, Department of Health and Human Services; 2004.

55. Watts NB, Adler RA, Bilezikian JP, Drake MT, Eastell R, Orwoll ES, et al. Osteoporosis in men: an Endocrine Society clinical practice guideline. J Clin Endocrinol Metab. 2012;97(6):1802–22.

56. Nordin BE. The effect of calcium supplementation on bone loss in 32 controlled trials in postmenopausal women. Osteoporos Int. 2009;20(12):2135–43.

57. Rabenda V, Bruyere O, Reginster JY. Relationship between bone mineral density changes and risk of fractures among patients receiving calcium with or without vitamin D supplementation: a meta-regression. Osteoporos Int. 2011;22(3):893–901.

58. Langsetmo L, Berger C, Kreiger N, Kovacs CS, Hanley DA, Jamal SA, et al. Calcium and vitamin D intake and mortality: results from the Canadian Multicentre Osteoporosis Study (CaMos). J Clin Endocrinol Metab. 2013;98:3010–8.

59. Posadzki P, Lee MS, Onakpoya I, Lee HW, Ko BS, Ernst E. Dietary supplements and prostate cancer: a systematic review of double-blind, placebo-controlled randomised clinical trials. Maturitas. 2013;75(2):125–30.

60. Age-Related Eye Disease Study Research Group. A randomized, placebo-controlled, clinical trial of high-dose supplementation with vitamins C and E, beta carotene, and zinc for age-related macular degeneration and vision loss: AREDS report no. 8. Arch Ophthalmol. 2001;119(10):1417–36.

61. Tan JSL, Wang JJ, Flood V, Rochtchina E, Smith W, Mitchell P. Dietary antioxidants and the long-term incidence of age-related macular degeneration: the Blue Mountains Eye Study. Am Acad Ophthalmol. 2008;115(2):334–41.

62. Age-Related Eye Disease Study Group. Lutein + zeaxanthin and omega-3 fatty acids for age-related macular degeneration: the Age-Related Eye Disease Study 2 (AREDS2) randomized clinical trial. JAMA. 2013;309(19): 2005–15.

63. Evans JR, Lawrenson JG. Antioxidant vitamin and mineral supplements for preventing age-related macular degeneration. Cochrane Database Syst Rev. 2012;6, CD000253.

64. Ma L, Dou HL, Wu YQ, Huang YM, Huang YB, Xu XR, et al. Lutein and zeaxanthin intake and the risk of age-related macular degeneration: a systematic review and meta-analysis. Br J Nutr. 2012;107(3):350–9.

65. Andres E, Fothergill H, Mecili M. Efficacy of oral cobalamin (vitamin B12) therapy. Expert Opin Pharmacother. 2010;11(2):249–56.

66. Andres E, Vogel T, Federici L, Zimmer J, Kaltenbach G. Update on oral cyanocobalamin (vitamin B12) treatment in elderly patients. Drugs Aging. 2008;25(11):927–32.

67. Clarke R, Halsey J, Lewington S, Lonn E, Armitage J, Manson JE, et al. Effects of lowering homocysteine levels with B vitamins on cardiovascular disease, cancer, and cause-specific mortality: meta-analysis of 8 randomized trials involving 37,485 individuals. Arch Intern Med. 2010;170(18):1622–31.

68. Bronstrup A, Hages M, Pietrzik K. Lowering of homocysteine concentrations in elderly men and women. Int J Vitam Nutr Res. 1999;69(3):187–93.

69. Brouwer IA, van Dusseldorp M, Thomas CM, Duran M, Hautvast J, Eskes T, et al. Low-dose folic acid supplementation decreases plasma homocysteine concentrations: a randomized trial. Am J Clin Nutr. 1999;69:99–104.

70. Selhub J, Jacques PF, Wilson PF, Rush D, Rosenberg IH. Vitamin status and intake as primary determinants of homocysteinemia in an elderly population. JAMA. 1993;270:2693–8.

71. Lonn E, Yusuf S, Arnold MJ, Sheridan P, Pogue J, Micks M, et al. Homocysteine lowering with folic acid and B vitamins in vascular disease. N Engl J Med. 2006;354(15):1567–77.

72. Bønaa KH, Njolstad I, Ueland PM, Schirmer H, Tverdal A, Steigen T, et al. Homocysteine lowering and cardiovascular events after acute myocardial infarction. N Engl J Med. 2006;354(15):1578–88.

73. Zhou YH, Tang JY, Wu MJ, Lu J, Wei X, Qin YY, et al. Effect of folic acid supplementation on cardiovascular outcomes: a systematic review and meta-analysis. PLoS One. 2011;6(9):e25142.

74. Miller III ER, Juraschek S, Pastor-Barriuso R, Bazzano LA, Appel LJ, Guallar E. Meta-analysis of folic acid supplementation trials on risk of cardiovascular disease and risk interaction with baseline homocysteine levels. Am J Cardiol. 2010;106(4):517–27.

75. Huo Y, Qin X, Wang J, Sun N, Zeng Q, Xu X, et al. Efficacy of folic acid supplementation in stroke prevention: new insight from a meta-analysis. Int J Clin Pract. 2012;66(6):544–51.

76. Bailey RL, Dodd KW, Gahche JJ, Dwyer JT, McDowell MA, Yetley EA, et al. Total folate and folic acid intake from foods and dietary supplements in the United States: 2003–2006. Am J Clin Nutr. 2010;91(1):231–7.

77. Kim YI. Folate, colorectal carcinogenesis, and DNA methylation: lessons from animal studies. Environ Mol Mutagen. 2004;44(1):10–25.

78. Giovannucci E. Epidemiologic studies of folate and colorectal neoplasia: a review. J Nutr. 2002;132(8 Suppl): 2350S–5.

79. Mason JB, Dickstein A, Jacques PF, Haggarty P, Selhub J, Dallal G, et al. A temporal association between folic acid fortification and an increase in colorectal cancer rates may be illuminating important biological principles: a hypothesis. Cancer Epidemiol Biomarkers Prev. 2007;16(7):1325–9.

80. Stolzenberg-Solomon RZ, Chang SC, Leitzmann MF, Johnson KA, Johnson C, Buys SS, et al. Folate intake, alcohol use, and postmenopausal breast cancer risk in the Prostate, Lung, Colorectal, and Ovarian Cancer Screening Trial. Am J Clin Nutr. 2006;83(4):895–904.

81. Plassman BL, Williams Jr JW, Burke JR, Holsinger T, Benjamin S. Systematic review: factors associated with risk for and possible prevention of cognitive decline in later life. Ann Intern Med. 2010;153(3):182–93.

82. Institute of Medicine. Dietary reference intakes for thiamin, riboflavin, niacin, vitamin B6, folate, vitamin B12, pantothenic acid, biotin, and choline. Washington, DC: National Academies Press; 1998.

83. Schneider JA, Tangney CC, Morris MC. Folic acid and cognition in older persons. Expert Opin Drug Saf. 2006;5(4):511–22.

84. Seshadri S, Beiser A, Selhub J, Jaques PF, Rosenberg IH, D'Agostino RB, et al. Plasma homocysteine as a risk factor for dementia and Alzheimer's disease. N Engl J Med. 2002;346:476–83.

85. Ravaglia G, Forti P, Maioli F, Martelli M, Servadei L, Brunetti N, et al. Homocysteine and folate as risk factors for dementia and Alzheimer disease. Am J Clin Nutr. 2005;82(3):636–43.

86. Eussen SJ, de Groot LC, Joosten LW, Bloo RJ, Clarke R, Ueland PM, et al. Effect of oral vitamin B-12 with or without folic acid on cognitive function in older people with mild vitamin B-12 deficiency: a randomized, placebo-controlled trial. Am J Clin Nutr. 2006;84(2):361–70.

87. Durga J, van Boxtel MPJ, Schouten EG, Kok FJ, Jolles J, Katan MB, et al. Effect of 3-year folic acid supplementation on cognitive function in older adults in the FACIT trial: a randomised, double blind, controlled trial. Lancet. 2007;369(9557):208–16.

88. Malouf R, Grimley Evans J. Folic acid with or without vitamin B12 for the prevention and treatment of healthy elderly and demented people. Cochrane Database Syst Rev. 2008;4, CD004514.

89. Ford AH, Almeida OP. Effect of homocysteine lowering treatment on cognitive function: a systematic review and meta-analysis of randomized controlled trials. J Alzheimers Dis. 2012;29(1):133–49.

90. Jia X, McNeill G, Avenell A. Does taking vitamin, mineral and fatty acid supplements prevent cognitive decline? A systematic review of randomized controlled trials. J Hum Nutr Diet. 2008;21(4):317–36.

91. Cranney A, Horsley T, O'Donnell S, Weiler H, Puil L, Ooi D, et al. Effectiveness and safety of vitamin D in relation to bone health (prepared by University of Ottawa Evidence-based Practice Center, under contract No. 290 02 0021). Evidence Report/Technology Assessment No 158. Rockville, MD: Agency for Healthcare Research and Quality; 2007

92. Cranney A, Horsley T, O'Donnell S, Weiler H, Puil L, Ooi D, et al. Effectiveness and safety of vitamin D in relation to bone health. Evid Rep Technol Assess (Full Rep). 2007;(158):1–235.

93. Muir SW, Montero-Odasso M. Effect of vitamin D supplementation on muscle strength, gait and balance in older adults: a systematic review and meta-analysis. J Am Geriatr Soc. 2011;59(12):2291–300.

94. Murad MH, Elamin KB, Abu Elnour NO, Elamin MB, Alkatib AA, Fatourechi MM, et al. Clinical review: The effect of vitamin D on falls: a systematic review and meta-analysis. J Clin Endocrinol Metab. 2011;96(10): 2997–3006.

95. Kalyani RR, Stein B, Valiyil R, Manno R, Maynard JW, Crews DC. Vitamin D treatment for the prevention of falls in older adults: systematic review and meta-analysis. J Am Geriatr Soc. 2010;58(7):1299–310.

96. Cameron ID, Gillespie LD, Robertson MC, Murray GR, Hill KD, Cumming RG, et al. Interventions for preventing falls in older people in care facilities and hospitals. Cochrane Database Syst Rev. 2012;12, CD005465.

97. Gillespie LD, Robertson MC, Gillespie WJ, Sherrington C, Gates S, Clemson LM, et al. Interventions for preventing falls in older people living in the community. Cochrane Database Syst Rev. 2012;9, CD007146.

98. Stockton KA, Mengersen K, Paratz JD, Kandiah D, Bennell KL. Effect of vitamin D supplementation on muscle strength: a systematic review and meta-analysis. Osteoporos Int. 2011;22(3):859–71.

99. Bischoff-Ferrari HA, Willett WC, Orav EJ, Lips P, Meunier PJ, Lyons RA, et al. A pooled analysis of vitamin D dose requirements for fracture prevention. N Engl J Med. 2012;367(1):40–9.

100. Ma Y, Zhang P, Wang F, Yang J, Liu Z, Qin H. Association between vitamin D and risk of colorectal cancer: a systematic review of prospective studies. J Clin Oncol. 2011;29(28):3775–82.

101. Balion C, Griffith LE, Strifler L, Henderson M, Patterson C, Heckman G, et al. Vitamin D, cognition, and dementia: a systematic review and meta-analysis. Neurology. 2012;79(13):1397–405.

102. Etgen T, Sander D, Bickel H, Sander K, Forstl H. Vitamin D deficiency, cognitive impairment and dementia: a systematic review and meta-analysis. Dement Geriatr Cogn Disord. 2012;33(5):297–305.

103. Elamin MB, Abu Elnour NO, Elamin KB, Fatourechi MM, Alkatib AA, Almandoz JP, et al. Vitamin D and cardiovascular outcomes: a systematic review and meta-analysis. J Clin Endocrinol Metab. 2011;96(7):1931–42.

104. Wang H, Xia N, Yang Y, Peng DQ. Influence of vitamin D supplementation on plasma lipid profiles: a meta-analysis of randomized controlled trials. Lipids Health Dis. 2012;11:42.

105. George PS, Pearson ER, Witham MD. Effect of vitamin D supplementation on glycaemic control and insulin resistance: a systematic review and meta-analysis. Diabet Med. 2012;29(8):e142–50.

106. Wu SH, Ho SC, Zhong L. Effects of vitamin D supplementation on blood pressure. South Med J. 2010;103(8): 729–37.

107. Witham MD, Nadir MA, Struthers AD. Effect of vitamin D on blood pressure: a systematic review and meta-analysis. J Hypertens. 2009;27(10):1948–54.

108. Dereska NH, McLemore EC, Tessier DJ, Bash DS, Brophy CM. Short-term, moderate dosage vitamin E supplementation may have no effect on platelet aggregation, coagulation profile, and bleeding time in healthy individuals. J Surg Res. 2006;132(1):121–9.

109. Meydani SN, Meydani M, Blumberg JB, Leka LS, Pedrosa M, Diamond R, et al. Assessment of the safety of supplementation with different amounts of vitamin E in older adults. Am J Clin Nutr. 1998;68:311–8.

110. Morinobu T, Ban R, Yoshikawa S, Murata T, Tamai H. The safety of high-dose vitamin E supplementation in healthy Japanese male adults. J Nutr Sci Vitaminol (Tokyo). 2002;48(1):6–9.

111. Blumberg JB. An update: vitamin E supplementation and heart disease. Nutr Clin Care. 2002;5(2):50–5.

112. Traber MG. Heart disease and single-vitamin supplementation. Am J Clin Nutr. 2007;85(1):293S–9.

113. Yusuf S, Dagenais G, Pogue J, Bosch J, Sleight P. Vitamin E supplementation and cardiovascular events in high-risk patients. The Heart Outcomes Prevention Evaluation Study Investigators. N Engl J Med. 2000;342(3):154–60.

114. Heinonen OP, Albanes D, Virtamo J, Taylor PR, Huttunen JK, Hartman AM, et al. Prostate cancer and supplementation with alpha-tocopherol and beta-carotene: incidence and mortality in a controlled trial. J Natl Cancer Inst. 1998;18:440–6.

115. Virtamo J, Pietinen P, Huttunen JK, Korhonen P, Malila N, Virtanen MJ, et al. Incidence of cancer and mortality following alpha-tocopherol and beta-carotene supplementation: a postintervention follow-up. JAMA. 2003; 290(4):476–85.

116. Wright ME, Lawson KA, Weinstein SJ, Pietinen P, Taylor PR, Virtamo J, et al. Higher baseline serum concentrations of vitamin E are associated with lower total and cause-specific mortality in the Alpha-Tocopherol, Beta-Carotene Cancer Prevention Study. Am J Clin Nutr. 2006;84(5):1200–7.

117. Cho E, Hunter DJ, Spiegelman D, Albanes D, Beeson WL, van den Brandt PA, et al. Intakes of vitamins A, C and E and folate and multivitamins and lung cancer: a pooled analysis of 8 prospective studies. Int J Cancer. 2006;118(4):970–8.

118. Klein EA, Thompson IM, Lippman SM, Goodman PJ, Albanes D, Taylor PR, et al. SELECT: the next prostate cancer prevention trial. Selenium and Vitamin E Cancer Prevention Trial. J Urol. 2001;166:1311–5.

119. Kushi LH, Doyle C, McCullough M, Rock CL, Demark-Wahnefried W, Bandera EV, et al. American Cancer Society Guidelines on nutrition and physical activity for cancer prevention: reducing the risk of cancer with healthy food choices and physical activity. CA Cancer J Clin. 2012;62(1):30–67.

120. U.S. Department of Agriculture and U.S. Department of Health and Human Services. Dietary guidelines for Americans, 2010 7th Edition. Washington, DC: 2010 December 2010. US Goverment Printing Office.

121. Lichtenstein AH, Appel LJ, Brands M, Carnethon M, Daniels S, Franch HA, et al. Diet and lifestyle recommendations revision 2006: a scientific statement from the American Heart Association Nutrition Committee. Circulation. 2006;114:82–96.

122. Appel LJ, Brands MW, Daniels SR, Karanja N, Elmer PJ, Sacks FM. Dietary approaches to prevent and treat hypertension: a scientific statement from the American Heart Association. Hypertension. 2006;47(2):296–308.

123. Institute of Medicine. Dietary reference intakes for vitamin C, vitamin E, selenium, and carotenoids. Washington, DC: National Academies Press; 2000.

124. U.S. Department of Agriculture, Agricultural Research Service. What we eat in America, 2009–2010 [updated July 16, 2012]. Available from: http://www.ars.usda.gov/Services/docs.htm?docid=18349.

125. U.S. Food and Drug Administration. Qualified health claims subject to enforcement discretion: selenium & cancer, Docket No. 02P-0457. Washington, DC: Food and Drug Administration; 2003 [cited 2013 June 20]. Available from: http://www.fda.gov/Food/IngredientsPackagingLabeling/LabelingNutrition/ucm073992.htm#selenium.

126. Piekutowski K, Makarewicz R, Zachara BA. The antioxidative role of selenium in pathogenesis of cancer of the female reproductive system. Neoplasma. 2007;54:374–8.

127. Chen Y, Hall M, Graziano JH, Slavkovich V, van Geen A, Parvez F, et al. A prospective study of blood selenium levels and the risk of arsenic-related premalignant skin lesions. Cancer Epidemiol Biomarkers Prev. 2007;16(2):207–13.

128. Brinkman M, Reulen RC, Kellen E, Buntinx F, Zeeers M. Are men with low selenium levels at increased risk of prostate cancer? Eur J Cancer. 2006;42:2463–71.

129. Lippman SM, Klein EA, Goodman PJ, Lucia MS, Thompson IM, Ford LG, et al. Effect of selenium and vitamin E on risk of prostate cancer and other cancers: the Selenium and Vitamin E Cancer Prevention Trial (SELECT). JAMA. 2009;301(1):39–51.

130. Nicastro HL, Dunn BK. Selenium and prostate cancer prevention: insights from the selenium and vitamin E cancer prevention trial (SELECT). Nutrients. 2013;5(4):1122–48.

131. Bleys J, Navas-Acien A, Guallar E. Serum selenium and diabetes in U.S. adults. Diabetes Care. 2007;30(4):829–34.

132. Stranges S, Marshall JR, Trevisan M, Natarajan R, Donahue RP, Combs GF, et al. Effects of selenium supplementation on cardiovascular disease incidence and mortality: secondary analyses in a randomized clinical trial. Am J Epidemiol. 2006;163:694–9.

133. Stranges S, Marshall JR, Natarajan R, Donahue RP, Trevisan M, Combs GF, et al. Effects of long-term selenium supplementation on the incidence of type 2 diabetes: a randomized trial. Ann Intern Med. 2007;147:217–23.

134. Hodge W, Barnes D, Schachter H, Pan Y, Lowcock E, Zhang L, et al. Effects of omega-3 fatty acids on eye health. Rockville, MD: Agency for Healthcare Research and Quality; 2005. Contract No.: AHRQ Publication No. 04-E012-2.

135. Lewin GA, Schachter HM, Yuen D, Merchant P, Mamaladze V, Tsertsvadze A. Effects of omega-3 fatty acids on child and maternal health. Rockville, MD: Agency for Healthcare Research and Quality; 2005. Contract No.: AHRQ Publication No. 05-E025-2.

136. Schachter H, Kourad K, Merali Z, Lumb A, Tran K, Miguelez M, et al. Effects of omega-3 fatty acids on mental health. Rockville, MD: Agency for Healthcare Research and Quality; 2005. Contract No.: AHRQ Publication No. 05-E022-2.

137. Schachter H, Reisman J, Tran K, Dales B, Kourad K, Barnes D, et al. Health effects of omega-3 fatty acids on asthma. Rockville, MD: 2004 Contract No.: AHRQ Publication No. 04-E013-2.

138. Maclean CH, Issa AM, Newberry SJ, Mojica WA, Morton SC, Garland RH, et al. Effects of omega-3 fatty acids on cognitive function with aging, dementia, and neurological diseases. Evid Rep Technol Assess (Summ). 2005;(114):1–3.

139. MacLean CH, Mojica WA, Morton SC, Pencharz J, Hasenfeld Garland R, Tu W, et al. Effects of omega-3 fatty acids on lipids and glycemic control in type II diabetes and the metabolic syndrome and on inflammatory bowel disease, rheumatoid arthritis, renal disease, systemic lupus erythematosus, and osteoporosis. Rockville, MD: Agency for Healthcare Research and Quality; 2004. Contract No.: AHRQ Publication No. 04-E012-2.

140. MacLean CH, Newberry SJ, Mojica WA, Issa A, Khanna P, Lim YW, et al. Effects of omega-3 fatty acids on cancer. Rockville, MD: Agency for Healthcare Research and Quality; 2005. Contract No.: AHRQ Publication No. 05-E010-2.

141. MacLean CH, Newberry SJ, Mojica WA, Khanna P, Issa AM, Suttorp MJ, et al. Effects of omega-3 fatty acids on cancer risk: a systematic review. JAMA. 2006;295(4):403–15.

142. Balk E, Chung M, Lichtenstein A, Chew P, Kupelnick B, Lawrence A, et al. Effects of omega-3 fatty acids on cardiovascular risk factors and intermediate markers of cardiovascular disease. Rockville, MD: Agency for Healthcare Research and Quality; 2004. Contract No.: AHRQ Publication No. 04-E010-2.

143. Jordan H, Matthan N, Chung M, Balk E, Chew P, Kupelnick B, et al. Effects of omega-3 fatty acids on arrhythmogenic mechanisms in animal and isolated organ/cell culture studies. Rockville, MD: Agency for Healthcare Research and Quality; 2004. Contract No.: AHRQ Publication No 04-E011-2.

144. Wang C, Chung M, Lichtenstein A, Balk E, Kupelnick B, DeVine D, et al. Effects of omega-3 fatty acids on cardiovascular disease. Rockville, MD: Agency for Healthcare Research and Quality; 2004. Contract No.: AHRQ Publication No. 04-E009-2.

145. Calder PC. Polyunsaturated fatty acids and inflammation. Prostaglandins Leukot Essent Fatty Acids. 2006;75(3): 197–202.

146. de Lorgeril M. Essential polyunsaturated fatty acids, inflammation, atherosclerosis and cardiovascular diseases. Subcell Biochem. 2007;42:283–97.

147. Gruppo Italiano per lo Studio della Sopravvivenza nell'Infarto miocardico. Dietary supplementation with n-3 polyunsaturated fatty acids and vitamin E after myocardial infarction: results of the GISSI-Prevenzione trial. Gruppo Italiano per lo Studio della Sopravvivenza nell'Infarto miocardico. Lancet. 1999;354:447–55.

148. Yokoyama M, Origasa H, Matsuzaki M, Matsuzawa Y, Saito Y, Ishikawa Y, et al. Effects of eicosapentaenoic acid on major coronary events in hypercholesterolaemic patients (JELIS): a randomised open-label, blinded endpoint analysis. Lancet. 2007;369:1090–8.

149. Hooper L, Thompson RL, Harrison RA, Summerbell CD, Ness AR, Moore HJ, et al. Risks and benefits of omega 3 fats for mortality, cardiovascular disease, and cancer: systematic review. BMJ. 2006;332:752–60.

150. Wang Q, Liang X, Wang L, Lu X, Huang J, Cao J, et al. Effect of omega-3 fatty acids supplementation on endothelial function: a meta-analysis of randomized controlled trials. Atherosclerosis. 2012;221(2):536–43.

151. Khawaja O, Gaziano JM, Djousse L. A meta-analysis of omega-3 fatty acids and incidence of atrial fibrillation. J Am Coll Nutr. 2012;31(1):4–13.

152. Rizos EC, Ntzani EE, Bika E, Kostapanos MS, Elisaf MS. Association between omega-3 fatty acid supplementation and risk of major cardiovascular disease events: a systematic review and meta-analysis. JAMA. 2012;308(10):1024–33.

153. Kwak SM, Myung SK, Lee YJ, Seo HG. Efficacy of omega-3 fatty acid supplements (eicosapentaenoic acid and docosahexaenoic acid) in the secondary prevention of cardiovascular disease: a meta-analysis of randomized, double-blind, placebo-controlled trials. Arch Intern Med. 2012;172(9):686–94.

154. McKenney JM, Sica D. Role of prescription omega-3 fatty acids in the treatment of hypertriglyceridemia. Pharmacotherapy. 2007;5:715–28.

155. Kris-Etherton PM, Harris WS, Appel LJ. Fish consumption, fish oil, omega-3 fatty acids, and cardiovascular disease. Arterioscler Thromb Vasc Biol. 2003;23(2):e20–30.

156. Smith Jr SC, Allen J, Blair SN, Bonow RO, Brass LM, Fonarow GC, et al. AHA/ACC guidelines for secondary prevention for patients with coronary and other atherosclerotic vascular disease: 2006 update: endorsed by the National Heart, Lung, and Blood Institute. Circulation. 2006;113(19):2363–72.

157. National Heart, Lung, and Blood Institute. Your guide to lowering Your cholesterol with TLC: National Heart, Lung, and Blood Institute; 2006 [cited 2013 June 20]. Available from: http://www.nhlbi.nih.gov/health/public/heart/chol/chol_tlc.pdf.

158. Fihn SD, Gardin JM, Abrams J, Berra K, Blankenship JC, Dallas AP, et al. ACCF/AHA/ACP/AATS/PCNA/SCAI/STS guideline for the diagnosis and management of patients with stable ischemic heart disease: a report of the American College of Cardiology Foundation/American Heart Association Task Force on Practice Guidelines, and the American College of Physicians, American Association for Thoracic Surgery, Preventive Cardiovascular Nurses Association, Society for Cardiovascular Angiography and Interventions, and Society of Thoracic Surgeons. J Am Coll Cardiol. 2012;60(24):e44–164.

159. Larsson SC, Kumlin M, Ingelman-Sundberg J, Wolk A. Dietary long-chain n-3 fatty acids for the prevention of cancer: a review of potential mechanisms. Am J Clin Nutr. 2004;79(6):935–45.

160. Pardini RS. Nutritional intervention with omega-3 fatty acids enhances tumor response to anti-neoplastic agents. Chem Biol Interact. 2006;162(2):89–105.

161. Shen XJ, Zhou JD, Dong JY, Ding WQ, Wu JC. Dietary intake of n-3 fatty acids and colorectal cancer risk: a meta-analysis of data from 489,000 individuals. Br J Nutr. 2012;108(9):1550–6.

162. Szymanski KM, Wheeler DC, Mucci LA. Fish consumption and prostate cancer risk: a review and meta-analysis. Am J Clin Nutr. 2010;92(5):1223–33.

163. Carayol M, Grosclaude P, Delpierre C. Prospective studies of dietary alpha-linolenic acid intake and prostate cancer risk: a meta-analysis. Cancer Causes Control. 2010;21(3):347–55.

164. Wu S, Liang J, Zhang L, Zhu X, Liu X, Miao D. Fish consumption and the risk of gastric cancer: systematic review and meta-analysis. BMC Cancer. 2011;11:26.

165. Mazereeuw G, Lanctot KL, Chau SA, Swardfager W, Herrmann N. Effects of omega-3 fatty acids on cognitive performance: a meta-analysis. Neurobiol Aging. 2012;33(7):1482 e17–29.

166. Sydenham E, Dangour AD, Lim WS. Omega 3 fatty acid for the prevention of cognitive decline and dementia. Cochrane Database Syst Rev. 2012;6, CD005379.

167. Klein MA, Nahin RL, Messina MJ, Rader JI, Thompson LU, Badger TM, et al. Guidance from an NIH workshop on designing, implementing, and reporting clinical studies of soy interventions. J Nutr. 2010;140(6):1192S–204.

168. Sacks FM, Lichtenstein A, Van Horn L, Harris W, Kris-Etherton P, Winston M. Soy protein, isoflavones, and cardiovascular health: an American Heart Association Science Advisory for professionals from the Nutrition Committee. Circulation. 2006;113(7):1034–44.

169. Anderson JW, Bush HM. Soy protein effects on serum lipoproteins: a quality assessment and meta-analysis of randomized, controlled studies. J Am Coll Nutr. 2011;30(2):79–91.

170. Harland JI, Haffner TA. Systematic review, meta-analysis and regression of randomised controlled trials reporting an association between an intake of circa 25 g soya protein per day and blood cholesterol. Atherosclerosis. 2008;200(1):13–27.

171. Taku K, Umegaki K, Ishimi Y, Watanabe S. Effects of extracted soy isoflavones alone on blood total and LDL cholesterol: meta-analysis of randomized controlled trials. Ther Clin Risk Manag. 2008;4(5):1097–103.

172. Hodis HN, Mack WJ, Kono N, Azen SP, Shoupe D, Hwang-Levine J, Petitti D, Whitfield-Maxwell L, Yan M, Franke AA, Selzer RH for the WISH Research Group. Isoflavone soy protein supplementation and atherosclerosis progression in healthy postmenopausal women: a randomized controlled trial. Stroke. 2011;42(11):3168–75.

173. Henderson VW, St John JA, Hodis HN, Kono N, McCleary CA, Franke AA, Mack WJ for the WISH Research Group. Long term soy isoflavone supplementation and cognition in women: a randomized controlled trial. Neurology. 2012;78:1841–8.

174. Hendrix SL, Wassertheil-Smoller S, Johnson KC, Howard BV, Kooperberg C, Rossouw JE, et al. Effects of conjugated equine estrogen on stroke in the Women's Health Initiative. Circulation. 2006;113(20):2425–34.

175. Stefanick ML, Anderson GL, Margolis KL, Hendrix SL, Rodabough RJ, Paskett ED, et al. Effects of conjugated equine estrogens on breast cancer and mammography screening in postmenopausal women with hysterectomy. JAMA. 2006;295(14):1647–57.

176. Liu J, Ho SC, Su YX, Chen WQ, Zhang CX, Chen YM. Effect of long-term intervention of soy isoflavones on bone mineral density in women: a meta-analysis of randomized controlled trials. Bone. 2009;44(5):948–53.

177. Taku K, Melby MK, Nishi N, Omori T, Kurzer MS. Soy isoflavones for osteoporosis: an evidence-based approach. Maturitas. 2011;70(4):333–8.

178. Wei P, Liu M, Chen Y, Chen DC. Systematic review of soy isoflavone supplements on osteoporosis in women. Asian Pac J Trop Med. 2012;5(3):243–8.

179. Ricci E, Cipriani S, Chiaffarino F, Malvezzi M, Parazzini F. Soy isoflavones and bone mineral density in peri-menopausal and postmenopausal Western women: a systematic review and meta-analysis of randomized controlled trials. J Womens Health (Larchmt). 2010;19(9):1609–17.

180. North American Menopause Society. Management of osteoporosis in postmenopausal women: 2010 position statement of The North American Menopause Society. Menopause. 2010;17(1):25–54. quiz 5–6.

181. North American Menopause Society. The 2012 hormone therapy position statement of: The North American Menopause Society. Menopause. 2012;19(3):257–71.

182. Hooper L, Ryder JJ, Kurzer MS, Lampe JW, Messina MJ, Phipps WR, et al. Effects of soy protein and isoflavones on circulating hormone concentrations in pre- and post-menopausal women: a systematic review and meta-analysis. Hum Reprod Update. 2009;15(4):423–40.

183. Jacobs A, Wegewitz U, Sommerfeld C, Grossklaus R, Lampen A. Efficacy of isoflavones in relieving vasomotor menopausal symptoms—a systematic review. Mol Nutr Food Res. 2009;53(9):1084–97.

184. Bolanos R, Del Castillo A, Francia J. Soy isoflavones versus placebo in the treatment of climacteric vasomotor symptoms: systematic review and meta-analysis. Menopause. 2010;17(3):660–6.

185. Taku K, Melby MK, Kronenberg F, Kurzer MS, Messina M. Extracted or synthesized soybean isoflavones reduce menopausal hot flash frequency and severity: systematic review and meta-analysis of randomized controlled trials. Menopause. 2012;19(7):776–90.

186. Blumenthal M, Busse WR, Goldberg A, Gruenwald J, Hall T, Riggins CW, et al., editors. Complete German Commission E monographs: therapeutic guide to herbal medicines. Austin, TX: American Botanical Council; 1998.

187. Burdette JE, Liu J, Chen SN, Fabricant DS, Piersen CE, Barker EL, et al. Black cohosh acts as a mixed competitive ligand and partial agonist of the serotonin receptor. J Agric Food Chem. 2003;51(19):5661–70.

188. Maki PM, Rubin LH, Fornelli D, Drogos L, Banuvar S, Shulman LP, et al. Effects of botanicals and combined hormone therapy on cognition in postmenopausal women. Menopause. 2009;16(6):1167–77.

189. Geller SE, Shulman LP, van Breemen RB, Banuvar S, Zhou Y, Epstein G, et al. Safety and efficacy of black cohosh and red clover for the management of vasomotor symptoms: a randomized controlled trial. Menopause. 2009;16(6):1156–66.

190. Newton KM, Reed SD, LaCroix AZ, Grothaus LC, Ehrlich K, Guiltinan J. Treatment of vasomotor symptoms of menopause with black cohosh, multibotanicals, soy, hormone therapy, or placebo: a randomized trial. Ann Intern Med. 2006;145(12):869–79.

191. Shams T, Setia MS, Hemmings R, McCusker J, Sewitch M, Ciampi A. Efficacy of black cohosh-containing preparations on menopausal symptoms: a meta-analysis. Altern Ther Health Med. 2010;16(1):36–44.

192. van der Sluijs CP, Bensoussan A, Chang S, Baber R. A randomized placebo-controlled trial on the effectiveness of an herbal formula to alleviate menopausal vasomotor symptoms. Menopause. 2009;16(2):336–44.

193. Leach MJ, Moore V. Black cohosh (Cimicifuga spp.) for menopausal symptoms. Cochrane Database Syst Rev. 2012;9, CD007244.

194. Amsterdam JD, Yao Y, Mao JJ, Soeller I, Rockwell K, Shults J. Randomized, double-blind, placebo-controlled trial of Cimicifuga racemosa (black cohosh) in women with anxiety disorder due to menopause. J Clin Psychopharmacol. 2009;29(5):478–83.

195. Schulz V, Hansel R, Tyler VE. Rational phytotherapy: a physician's guide to herbal medicine. 4th ed. Berlin: Springer; 2001.

196. Therapeutic Research Faculty. Natural Medicines Comprehensive Database [Internet]. Stockton, CA: Therapeutic Research Center; 1995–2013 [cited 2013 June 20]. Available from: http://www.naturaldatabase.com. Subscription required.

197. Koch E, Biber A. Pharmacological effects of sabal and urtica extracts as basis for a rational drug therapy in benign prostate hyperplasia. Urologe. 1994;34(2):90–5.

198. Tacklind J, Macdonald R, Rutks I, Stanke JU, Wilt TJ. Serenoa repens for benign prostatic hyperplasia. Cochrane Database Syst Rev. 2012;12, CD001423.

199. Bent S, Kane C, Shinohara K, Neuhaus J, Hudes ES, Goldberg H, et al. Saw palmetto for benign prostatic hyperplasia. N Engl J Med. 2006;354(6):557–66.

200. Barry MJ, Meleth S, Lee JY, Kreder KJ, Avins AL, Nickel JC, et al. Effect of increasing doses of saw palmetto extract on lower urinary tract symptoms: a randomized trial. JAMA. 2011;306(12):1344–51.

201. Agbabiaka TB, Pittler MH, Wider B, Ernst E. Serenoa repens (saw palmetto): a systematic review of adverse events. Drug Saf. 2009;32(8):637–47.

202. Avins AL, Bent S, Staccone S, Badua E, Padula A, Goldberg H, et al. A detailed safety assessment of a saw palmetto extract. Complement Ther Med. 2008;16(3):147–54.

203. Oken BS, Storzbach DM, Kaye JA. The efficacy of Ginkgo biloba on cognitive function in Alzheimer's disease. Arch Neurol. 1998;55:1409–15.

204. Ernst E, Pittler MH. Ginkgo biloba for dementia: a systematic review of double-blind placebo controlled trials. Clin Drug Invest. 1999;17:301–8.

205. DeKosky ST, Williamson JD, Fitzpatrick AL, Kronmal RA, Ives DG, Saxton JA, et al. Ginkgo biloba for prevention of dementia: a randomized controlled trial. JAMA. 2008;300(19):2253–62.

206. Nahin RL, Fitzpatrick AL, Williamson JD, Burke GL, DeKosky ST, Furberg C, et al. Use of herbal medicine and other dietary supplements in community-dwelling older people: baseline data from the ginkgo evaluation of memory study. J Am Geriatr Soc. 2006;54:1725–35.

207. Vellas B, Andrieu S, Ousset PJ, Ouzid M, Mathiex-Fortunet H, GuidAge Study Group. The GuidAge study: methodological issues. A 5-year double-blind randomized trial of the efficacy of EGb 761 for prevention of Alzheimer disease in patients over 70 with a memory complaint. Neurology. 2006;67(9 Suppl 3):S6–11.

208. Vellas B, Coley N, Ousset PJ, Berrut G, Dartigues JF, Dubois B, et al. Long-term use of standardised Ginkgo biloba extract for the prevention of Alzheimer's disease (GuidAge): a randomised placebo-controlled trial. Lancet Neurol. 2012;11(10):851–9.

209. Birks J, Evans Grimley J. Ginkgo biloba for cognitive impairment and dementia. Cochrane Database Syst Rev. 2009;1, CD003120.

210. Laws KR, Sweetnam H, Kondel TK. Is Ginkgo biloba a cognitive enhancer in healthy individuals? A meta-analysis. Hum Psychopharmacol. 2012;27(6):527–33.

211. Wang BS, Wang H, Song YY, Qi H, Rong ZX, Wang BS, et al. Effectiveness of standardized Ginkgo biloba extract on cognitive symptoms of dementia with a six-month treatment: a bivariate random effect meta-analysis. Pharmacopsychiatry. 2010;43(3):86–91.

212. Weinmann S, Roll S, Schwarzbach C, Vauth C, Willich SN. Effects of Ginkgo biloba in dementia: systematic review and meta-analysis. BMC Geriatr. 2010;10:14.

213. He D, Zhou H, Guo D, Hao Z, Wu B. Pharmacologic treatment for memory disorder in multiple sclerosis. Cochrane Database Syst Rev. 2011;10, CD008876.

214. Engelsen J, Nielsen JD, Winther K. Effect of coenzyme Q10 and Ginkgo biloba on warfarin dosage in stable, long-term warfarin treated outpatients. A randomised, double blind, placebo-crossover trial. Thromb Haemost. 2002;87(6):1075–6.

215. Wolf HR. Does Ginkgo biloba special extract EGb 761 provide additional effects on coagulation and bleeding when added to acetylsalicylic acid 500 mg daily? Drugs R D. 2006;7(3):163–72.

216. Kellermann AJ, Kloft C. Is there a risk of bleeding associated with standardized Ginkgo biloba extract therapy? A systematic review and meta-analysis. Pharmacotherapy. 2011;31(5):490–502.

217. Towheed TE, Maxwell L, Anastassiades TP, Shea B, Houpt J, Welch V, et al. Glucosamine therapy for treating osteoarthritis. Cochrane Database Syst Rev. 2009;4, CD002946. doi:10.1002/14651858.CD002946.pub2.

218. Sawitzke AD, Shi H, Finco MF, Dunlop DD, Harris CL, Singer NG, et al. Clinical efficacy and safety of glucosamine, chondroitin sulphate, their combination, celecoxib or placebo taken to treat osteoarthritis of the knee: 2-year results from GAIT. Ann Rheum Dis. 2010;69(8):1459–64.

219. Wilkens P, Scheel IB, Grundnes O, Hellum C, Storheim K. Effect of glucosamine on pain-related disability in patients with chronic low back pain and degenerative lumbar osteoarthritis: a randomized controlled trial. JAMA. 2010;304(1):45–52.

220. Stuber K, Sajko S, Kristmanson K. Efficacy of glucosamine, chondroitin, and methylsulfonylmethane for spinal degenerative joint disease and degenerative disc disease: a systematic review. J Can Chiropr Assoc. 2011;55(1): 47–55.

221. Wandel S, Juni P, Tendal B, Nuesch E, Villiger PM, Welton NJ, et al. Effects of glucosamine, chondroitin, or placebo in patients with osteoarthritis of hip or knee: network meta-analysis. BMJ. 2010;341:c4675.

222. Lee YH, Woo JH, Choi SJ, Ji JD, Song GG. Effect of glucosamine or chondroitin sulfate on the osteoarthritis progression: a meta-analysis. Rheumatol Int. 2010;30(3):357–63.

223. Black C, Clar C, Henderson R, MacEachern C, McNamee P, Quayyum Z, et al. The clinical effectiveness of glucosamine and chondroitin supplements in slowing or arresting progression of osteoarthritis of the knee: a systematic review and economic evaluation. Health Technol Assess. 2009;13(52):1–148.

224. Zhang W, Nuki G, Moskowitz RW, Abramson S, Altman RD, Arden NK, et al. OARSI recommendations for the management of hip and knee osteoarthritis: part III: Changes in evidence following systematic cumulative update of research published through January 2009. Osteoarthritis Cartilage. 2010;18(4):476–99.

225. Richmond J, Hunter D, Irrgang J, Jones MH, Levy B, Marx R, et al. Treatment of osteoarthritis of the knee (non-arthroplasty). J Am Acad Orthop Surg. 2009;17(9):591–600.

226. Costello RB, Leser M, Coates PM. Dietary supplements: current knowledge and future frontiers. In: Bales CW, Ritchie CS, editors. Handbook of clinical nutrition and aging. 2nd ed. New York, NY: Humana Press; 2009. p. 553–633.

227. Rosenfeldt F, Hilton D, Pepe S, Krum H. Systematic review of effect of coenzyme Q10 in physical exercise, hypertension and heart failure. Biofactors. 2003;18(1–4):91–100.

228. Sander S, Coleman CI, Patel AA, Kluger J, White CM. The impact of coenzyme Q10 on systolic function in patients with chronic heart failure. J Card Fail. 2006;12(6):464–72.

229. Fotino AD, Thompson-Paul AM, Bazzano LA. Effect of coenzyme Q10 supplementation on heart failure: a meta-analysis. Am J Clin Nutr. 2013;97(2):268–75.

230. Davidson M, McKenney J, Stein E, Schrott H, Bakker-Arkena R, Fayyad R, et al. Comparison of one-year efficacy and safety of atorvastatin versus lovastatin in primary hypercholesterolemia. Am J Cardiol. 1997;79(11): 1475–81.

231. Caso G, Kelly P, McNurlan MA, Lawson WE. Effect of coenzyme Q10 on myopathic symptoms in patients treated with statins. Am J Cardiol. 2007;99:1409–12.

232. Marcoff L, Thompson PD. The role of coenzyme Q10 in statin-associated myopathy: a systematic review. J Am Coll Cardiol. 2007;49:2231–7.

233. Bookstaver DA, Burkhalter NA, Hatzigeorgiou C. Effect of coenzyme Q10 supplementation on statin-induced myalgias. Am J Cardiol. 2012;110(4):526–9.

234. Ho MJ, Bellusci A, Wright JM. Blood pressure lowering efficacy of coenzyme Q10 for primary hypertension. Cochrane Database Syst Rev. 2009;4, CD007435.

235. Gao L, Mao Q, Cao J, Wang Y, Zhou X, Fan L. Effects of coenzyme Q10 on vascular endothelial function in humans: a meta-analysis of randomized controlled trials. Atherosclerosis. 2012;221(2):311–6.

236. Young JM, Florkowski CM, Molyneux SL, McEwan RG, Frampton CM, Nicholls MG, et al. A randomized, double-blind, placebo-controlled crossover study of coenzyme Q10 therapy in hypertensive patients with the metabolic syndrome. Am J Hypertens. 2012;25(2):261–70.

237. Dai YL, Luk TH, Yiu KH, Wang M, Yip PM, Lee SW, et al. Reversal of mitochondrial dysfunction by coenzyme Q10 supplement improves endothelial function in patients with ischaemic left ventricular systolic dysfunction: a randomized controlled trial. Atherosclerosis. 2011;216(2):395–401.

238. Shults CW, Oakes D, Kieburtz K, Beal MF, Haas R, Plumb S, et al. Effects of coenzyme Q10 in early Parkinson disease: evidence of slowing of the functional decline. Arch Neurol. 2002;59(10):1541–50.

239. Shults CW, Flint Beal M, Song D, Fontaine D. Pilot trial of high dosages of coenzyme Q10 in patients with Parkinson's disease. Exp Neurol. 2004;188(2):491–4.

240. Storch A, Jost WH, Vieregge P, Spiegel J, Greulich W, Durner J, et al. Randomized, double-blind, placebo-controlled trial on symptomatic effects of coenzyme Q(10) in Parkinson disease. Arch Neurol. 2007;64(7):938–44.

241. Liu J, Wang L, Zhan SY, Xia Y. Coenzyme Q10 for Parkinson's disease. Cochrane Database Syst Rev. 2011;12, CD008150.

242. Cohen MH, Hrbek A, Davis RB, Schachter SC, Eisenberg DM. Emerging credentialing practices, malpractice liability policies, and guidelines governing complementary and alternative medical practices and dietary supplement recommendations: a descriptive study of 19 integrative health care centers in the United States. Arch Intern Med. 2005;165(3):289–95.

243. Bazzie KL, Witmer DR, Pinto B, Bush C, Clark J, Deffenbaugh Jr J. National survey of dietary supplement policies in acute care facilities. Am J Health Syst Pharm. 2006;63(1):65–70.